Stephan Illing

# Das gesunde und das kranke Neugeborene

2., überarbeitete und erweiterte Auflage

79 Abbildungen · 26 Tabellen

 Ferdinand Enke Verlag Stuttgart 1998

**Dr. med. Stephan Illing**
Hermann-Löns-Weg 7
D-70736 Fellbach

**Die Deutsche Bibliothek – CIP-Einheitsaufnahme**

**Bücherei der Hebamme :** Beihefte zur Zeitschrift „Die Hebamme". –
Stuttgart : Enke
    Reihe Bücherei der Hebamme zu: Die Hebamme
    Bd. 2. Illing, Stephan: Das gesunde und das kranke Neugeborene. – 2.,
überarb. und erw. Aufl. – 1998

**Illing, Stephan:**
Das gesunde und das kranke Neugeborene : 26 Tabellen / Stephan
Illing. – 2., überarb. und erw. Aufl. – Stuttgart : Enke, 1998
    (Bücherei der Hebamme ; Bd. 2)
    ISBN 3-432-25412-1

**Wichtiger Hinweis:**

Wie jede Wissenschaft ist die Medizin ständigen Entwicklungen unterworfen. Forschung und klinische Erfahrung erweitern unsere Erkenntnisse, insbesondere was Behandlung und medikamentöse Therapie anbelangt. Soweit in diesem Werk eine Dosierung oder eine Applikation erwähnt wird, darf der Leser zwar darauf vertrauen, daß Autoren, Herausgeber und Verlag große Sorgfalt darauf verwandt haben, daß diese Angabe dem **Wissensstand bei Fertigstellung des Werkes** entspricht. Für den Inhalt der einzelnen Artikel sind die jeweiligen Autoren verantwortlich.

Für Angaben über Dosierungsanweisungen und Applikationsformen kann vom Verlag jedoch keine Gewähr übernommen werden. **Jeder Benutzer ist angehalten,** durch sorgfältige Prüfung der Beipackzettel der verwendeten Präparate und gegebenenfalls durch Konsultation eines Spezialisten festzustellen, ob die dort gegebene Empfehlung für Dosierungen oder die Beachtung von Kontraindikationen gegenüber der Angabe in diesem Buch abweicht. Eine solche Prüfung ist besonders wichtig bei selten verwendeten Präparaten oder solchen, die neu auf den Markt gebracht worden sind. **Jede Dosierung oder Applikation erfolgt auf eigene Gefahr des Benutzers.** Autoren und Verlag appellieren an jeden Benutzer, ihm etwa auffallende Ungenauigkeiten dem Verlag mitzuteilen.

Geschützte Warennamen (Warenzeichen®) werden **nicht immer** besonders kenntlich gemacht. Aus dem Fehlen eines solchen Hinweises kann also nicht geschlossen werden, daß es sich um einen freien Warennamen handelt.

1. Auflage 1993

© 1998 Ferdinand Enke Verlag, P.O. Box 30 03 66, D-70443 Stuttgart – Printed in Germany

Satz: Photocomposition Jung, F-67420 Diespach/Plaine
Schrift: 3,5/4,1 mm Times, TypoScript
Druck: Druckerei C. Maurer, D-73312 Geislingen      5 4 3 2 1

# Vorwort

Es mag zunächst überflüssig erscheinen, einen Band über Kinderheilkunde nur für Hebammen zu schreiben. Bisherige Lehr- und Arbeitsbücher für Hebammen haben sich jedoch und zu Recht mehr oder weniger ausschließlich mit der Geburtshilfe befaßt. In den klassischen Kinderheilkunde-Büchern sind die Erkrankungen des Neugeborenen ein Thema unter vielen.

Ziel ist daher, die Besonderheiten und Erkrankungen des Neugeborenen ohne unnötigen Ballast aus der allgemeinen Kinderheilkunde darzustellen.

In der Ausbildung zur Hebamme spielt das Fach Kinderheilkunde eine große Rolle, was sich letztlich auch in der Prüfungsordnung niederschlägt. Nahm man es früher hin, daß ein Neugeborenes starb oder krank war, so hat sich innerhalb der letzten Generationen ein deutlicher Wechsel ergeben. Die Sorge um das Kind und sein Wohlergehen ist sehr viel mehr in den Mittelpunkt gelangt. Die Hebamme hat jetzt eine sehr viel höhere Verantwortung dem Neugeborenen gegenüber, zumal sie es in vielen Fällen in den ersten Lebenstagen auch daheim betreut.

Die allermeisten Kinder kommen gesund zur Welt und bleiben auch gesund. Daher ist es wichtig, auch über normale Befunde, über Pflege und Ernährung einige Kapitel voranzustellen. Über Vorsorge und Impfungen herrschen weitverbreitet unklare und teilweise falsche Vorstellungen.

Die Kapitel über Notfallmaßnahmen, hinweisende Krankheitszeichen und Alarmsymptome sollen mehr zum Nachschlagen sein.

Ohne die interessierten Fragen und anregenden Unterrichtsdiskussionen wäre dieses Werk nie entstanden, so daß den Hebammenschülerinnen ein ganz besonderer Dank gebührt. Die Unterrichtsmanuskripte waren der Grundstock, der durch oft kritische, aber immer fruchtbare Diskussion auch um kontroverse und damit um so wichtigere Themen erweitert wurde.

Nachdem die erste Auflage nicht nur freundlich aufgenommen wurde, sondern auch vielfache Resonanz fand, konnten zahlreiche Änderungswünsche und Anregungen aufgegriffen werden. Besonders hervorzuheben ist Herr Dr. *Ralph Maier*, der zu vielen Aktualisierungen und Ergänzungen beigetragen hat.

Den MitarbeiterInnen des Ferdinand Enke Verlages danke ich für die gute und immer problemlose Zusammenarbeit und die gute Ausstattung des Werkes. So konnte insbesondere die zweite Auflage in kürzester Zeit mit allen Änderungswünschen und Ergänzungen erstellt werden.

Und nicht zuletzt ist meiner Frau und meinen Kindern *Susanne* und *Bernd* zu danken, die wieder einmal erleben durften, daß Computer und Papier besonders wichtige Attribute im Leben sind.

Fellbach, im Herbst 1998                                    *Stephan Illing*

# Inhalt

| | | |
|---|---|---:|
| **1** | **Theoretische Grundlagen** | 1 |
| 1.1 | Geschichte | 1 |
| 1.2 | Intrauterine Entwicklung des Kindes | 3 |
| 1.3 | Funktion der Plazenta | 4 |
| 1.4 | Funktion von Eihäuten und Nabelschnur | 5 |
| 1.5 | Umstellungen bei der Geburt | 6 |
| 1.6 | Schädigende Einflüsse auf Embryo und Fetus | 8 |
| | | |
| **2** | **Das normale Neugeborene** | 10 |
| 2.1 | Zustandsbeurteilung | 10 |
| 2.2 | Reifezeichen | 11 |
| 2.3 | Körperliche Untersuchung | 13 |
| 2.4 | Harmlose Auffälligkeiten und Abweichungen | 19 |
| 2.5 | Ernährung des Neugeborenen und Säuglings | 21 |
| 2.5.1 | Stillen | 21 |
| 2.5.2 | Stillanleitung | 23 |
| 2.5.3 | Abpumpen und Aufbewahren von Muttermilch | 24 |
| 2.5.4 | Stillhindernisse | 27 |
| 2.5.5 | Künstliche Säuglingsernährung | 28 |
| 2.5.6 | Entwöhnung und Zufütterung | 29 |
| 2.6 | Pflege und Versorgung des Neugeborenen und Säuglings | 30 |
| 2.7 | Allgemeine Hygiene auf der Säuglingsstation | 36 |
| 2.8 | Entwicklung und Vorsorge beim Säugling | 39 |
| 2.9 | Atopieprophylaxe | 43 |
| | | |
| **3** | **Pränatale Diagnostik und fetale Eingriffe** | 46 |
| | | |
| **4** | **Erkennung von Risikopatienten und Notfallbehandlung** | 51 |
| 4.1 | Hinweise auf Risikogeburten bzw. –Neugeborene | 51 |
| 4.1.1 | Vor der Schwangerschaft bestehende Risikofaktoren | 51 |
| 4.1.2 | Risikofaktoren und pathologische Befunde während der aktuellen Schwangerschaft | 51 |
| 4.1.3 | Risikofaktoren im Geburtszeitpunkt und Ablauf | 52 |
| 4.2 | Beachtenswerte klinische Symptome beim Neugeborenen | 52 |
| 4.3 | Reanimation des Neugeborenen | 55 |
| 4.3.1 | Personelle Voraussetzungen | 55 |
| 4.3.2 | Apparative Voraussetzungen | 56 |
| 4.3.3 | Hinweise zur Durchführung | 58 |

**5      Asphyxie** ............................................... 63
5.1     Häufigkeit und Ursachen .............................. 63
5.2     Klinische Zeichen ...................................... 64
5.3     Besondere Asphyxieformen und -situationen ............... 64
5.4     Auswirkung der Asphyxie auf die einzelnen Organe ......... 65
5.5     Behandlung ............................................ 66
5.6     Prognose ............................................. 66
5.7     Mekoniumaspiration .................................. 67

**6      Frühgeborene** .......................................... 69
6.1     Definition ........................................... 69
6.2     Ursachen ............................................ 69
6.3     Folgen der Unreife ................................... 70
6.4     Prophylaktische Maßnahmen vor der Geburt .............. 72
6.5     Versorgung des Frühgeborenen ......................... 73
6.6     Prognose ............................................. 74

**7      Dystrophe Neugeborene** ................................ 76
7.1     Definition ........................................... 76
7.2     Ursachen ............................................ 76
7.3     Körperlicher Befund .................................. 78
7.4     Typische Probleme und Komplikationen .................. 78
7.5     Erstversorgung und Behandlung ........................ 79
7.6     Prognose ............................................. 80

**8      Geburtsverletzungen** .................................. 81
8.1     Hautverletzungen ..................................... 81
8.2     Blutungen und Weichteilverletzungen ................... 82
8.3     Verletzungen von Knochen und Knorpel ................. 84
8.4     Nervenschädigungen .................................. 87
8.5     Verletzungen innerer Organe .......................... 89

**9      Erkrankungen der Atmungsorgane** ...................... 90
9.1     Atemnotsyndrom ..................................... 90
9.2     Fehlbildungen ........................................ 94
9.3     Pneumothorax ........................................ 97
9.4     Apnoen .............................................. 98
9.5     Entzündliche Erkrankungen der Atemwege ............... 99

**10     Erkrankungen und Fehlbildungen von Herz und Kreislauf** ..... 101
10.1    Vorkommen und Bedeutung von Herzfehlern .............. 101
10.2    Untersuchungen beim herzkranken Neugeborenen .......... 103
10.3    Herz- und Gefäßfehler ohne Zyanose .................... 104
10.3.1  Ventrikelseptumdefekt (VSD) .......................... 104
10.3.2  Vorhofseptum-Defekt (ASD) ........................... 106
10.3.3  Persistierender Ductus arteriosus (Ductus Botalli, PDA) ...... 107
10.3.4  Pulmonalstenose ..................................... 108

| | | |
|---|---|---|
| 10.3.5 | Aortenstenose | 109 |
| 10.3.6 | Aortenisthmusstenose (ISTA) | 109 |
| 10.3.7 | Atrioventrikular-Kanal (AV-Kanal) | 110 |
| 10.4 | Herzfehler mit Zyanose | 111 |
| 10.4.1 | Fallotsche Tetralogie | 111 |
| 10.4.2 | Transposition der großen Gefäße (TGA) | 112 |
| 10.5 | Weitere Herzfehler | 114 |
| 10.6 | Rhythmusstörungen | 114 |
| 10.7 | Sonstige Herzerkrankungen des Neugeborenen | 115 |
| 10.8 | SIDS (plötzlicher Kindstod) | 115 |
| | | |
| **11** | **Erkrankungen und Fehlbildungen des Magen-Darm-Traktes** | **117** |
| 11.1 | Fehlbildungen | 117 |
| 11.1.1 | Lippen-Kiefer-Gaumen-Spalte | 117 |
| 11.1.2 | Ösophagusatresie | 118 |
| 11.1.3 | Magen und Dünndarm | 120 |
| 11.1.4 | Dickdarm und Anus | 120 |
| 11.1.5 | Leber und Gallengänge | 121 |
| 11.1.6 | Bauchwand und Nabel | 122 |
| 11.2 | Erkrankungen des Magen-Darm-Traktes | 123 |
| 11.2.1 | Infektionen | 123 |
| 11.2.2 | Nekrotisierende Enterokolitis (NEC) | 123 |
| 11.2.3 | Leistenbruch und Nabelbruch | 124 |
| 11.2.4 | Gastroösophagealer Reflux | 125 |
| 11.2.5 | Pylorusstenose | 125 |
| 11.2.6 | Mukoviszidose (CF) | 126 |
| | | |
| **12** | **Erkrankungen und Fehlbildungen des Nervensystems** | **128** |
| 12.1 | Neurologische Symptome | 128 |
| 12.2 | Fehlbildungen | 129 |
| 12.3 | Hypoxisch-ischämische Enzephalopathie | 137 |
| 12.4 | Blutungen, Trauma | 139 |
| 12.5 | Krampfanfälle | 140 |
| 12.6 | Erkrankungen der Sinnesorgane | 144 |
| 12.6.1 | Auge | 144 |
| 12.6.2 | Ohr/Innenohr | 146 |
| 12.7 | Neuromuskulare Erkrankungen | 147 |
| | | |
| **13** | **Erkrankungen und Fehlbildungen der Harn- und Geschlechtsorgane** | **150** |
| 13.1 | Fehlbildungen der Niere und Harnwege | 150 |
| 13.1.1 | Anatomische Fehlbildungen | 150 |
| 13.1.2 | Bauchwanddefekte mit Harnwegsbeteiligung | 152 |
| 13.1.3 | Hereditäre (zystische) Nierenerkrankungen | 152 |
| 13.1.4 | Funktionelle Störungen | 153 |
| 13.1.5 | Nierenfehlbildungen bei Syndromen | 153 |
| 13.2 | Akute Erkrankungen der Niere und Harnwege | 153 |

13.3    Fehlbildungen und Erkrankungen des männlichen Genitale .... 154
13.4    Fehlbildungen und Erkrankungen des weiblichen Genitale ..... 155
13.5    Intersexuelles Genitale ................................. 155

14      **Skeletterkrankungen und Orthopädie** .................... 157
14.1    Systemerkrankungen des Skeletts ........................ 157
14.2    Fehlbildungen des Fußes ............................... 158
14.3    Hüftdysplasie ........................................ 160
14.4    Fehlbildungen und Erkrankungen der Wirbelsäule .......... 161

15      **Hauterkrankungen** .................................... 163
15.1    Hautanhängsel ....................................... 163
15.2    Gefäßerkrankungen und -fehlbildungen .................. 163
15.3    Pigmentationsstörungen und Naevi ...................... 164
15.4    Schuppende Erkrankungen ............................. 165
15.5    Blasenbildende Erkrankungen .......................... 165
15.6    Atypische Körperöffnungen ............................ 166

16      **Erkrankungen des Blutes und Gerinnungssystems** ........... 167
16.1    Wichtige hämatologische Begriffe und Untersuchungen ...... 167
16.2    Anämien ............................................. 167
16.2.1  Immunhämolytische Anämien (Blutgruppenunverträglichkeit) .. 168
16.2.2  Andere hämolytische Anämien ......................... 170
16.2.3  Blutungs-Anämien .................................... 171
16.2.4  Baustoffmangel-Anämien ............................. 171
16.3    Polyglobulie ......................................... 172
16.4    Erkrankungen der weißen Blutzellen .................... 173
16.5    Erkrankungen der Thrombozyten ....................... 173
16.6    Gerinnungsstörungen ................................. 173

17      **Hyperbilirubinämie** .................................. 175
17.1    Bilirubinstoffwechsel ................................. 175
17.2    Bestimmung des Bilirubinwertes ........................ 175
17.3    Physiologischer Ikterus ............................... 176
17.4    Pathologischer Ikterus ................................ 177
17.5    Kernikterus .......................................... 180
17.6    Behandlung .......................................... 181
17.6.1  Phototherapie ........................................ 181
17.6.2  Austauschtransfusion ................................. 183
17.7    Konjugierte Hyperbilirubinämie ........................ 183

18      **Stoffwechselkrankheiten und -defekte** ................... 185
18.1    Vorübergehende Stoffwechselprobleme .................. 185
18.1.1  Glukosestoffwechsel .................................. 185
18.1.2  Kinder diabetischer Mütter ............................ 186
18.1.3  Hypokalziämie ....................................... 188
18.1.4  Vitamin D-Mangel .................................... 188

18.2     Angeborene Stoffwechselkrankheiten ..................... 189
18.2.1   Störungen des Aminosäurenstoffwechsels .................. 190
18.2.2   Störungen des Kohlenhydratstoffwechsels ................. 193
18.2.3   Störungen im Fett- und Lipidstoffwechsel ................. 195
18.2.4   Weitere seltene Stoffwechseldefekte ...................... 196
18.2.5   Screening-Untersuchungen auf angeborene
         Stoffwechseldefekte ...................................... 196

19       **Endokrinologie** ........................................ 200
19.1     Angeborene Hypothyreose ................................. 200
19.2     Vorübergehende Hypothyreose ............................ 201
19.3     TSH-Screening .......................................... 202
19.4     Angeborener Kropf ...................................... 202
19.5     Hypophyse (Hirnanhangsdrüse) ........................... 203

20       **Genetische und chromosomale Erkrankungen** .............. 204
20.1     Aufbau der menschlichen Erbsubstanz .................... 204
20.2     Allgemeine Genetik ..................................... 204
20.3     Genetische Diagnostik .................................. 206
20.4     Numerische Aberrationen der Autosomen ................. 207
20.4.1   Trisomie 21 ............................................ 207
20.4.2   Trisomie 18 (Edwards-Syndrom) ......................... 209
20.4.3   Trisomie 13 (Pälau-Syndrom) ........................... 210
20.5     Aberrationen der Geschlechts-Chromosomen .............. 211
20.5.1   Turner-Syndrom ......................................... 211
20.5.2   Klinefelter-Syndrom .................................... 213
20.5.3   XYY-Syndrom ............................................ 213
20.5.4   Weitere Abnormitäten der Geschlechts-Chromosomen ....... 213
20.6     Strukturelle und funktionelle Aberrationen ............. 214
20.7     Weitere genetisch bedingte Erkrankungen (Verweise) ..... 214

21       **Infektionskrankheiten** ................................. 215
21.1     Infektionsbedingte Krankheitsbilder .................... 215
21.2     Untersuchungen bei Infektionsverdacht .................. 216
21.3     Besonderheiten des Immunsystems in der Schwangerschaft und
         beim Neugeborenen ...................................... 218
21.4     Erregertypen, die bei Infektionen eine Rolle spielen können ... 219
21.5     Viruserkrankungen ...................................... 220
21.5.1   Hepatitis B ............................................ 220
21.5.2   Hepatitis C ............................................ 221
21.5.3   Herpes simplex ......................................... 222
21.5.4   HIV/AIDS ............................................... 223
21.5.5   Masern ................................................. 225
21.5.6   Mumps .................................................. 226
21.5.7   Parvoviren ............................................. 226
21.5.8   Poliomyelitis (Kinderlähmung) .......................... 227
21.5.9   Röteln ................................................. 227

21.5.10 Rotaviren .......................................... 229
21.5.11 Varizellen (Windpocken)/Zoster (Gürtelrose) .............. 230
21.5.12 Zytomegalie ....................................... 231
21.6    Bakterielle Erkrankungen ............................. 232
21.6.1  Chlamydien ........................................ 232
21.6.2  Diphtherie ......................................... 232
21.6.3  Escherichia Coli/Dyspepsie-Coli ...................... 233
21.6.4  Gonokokken ........................................ 234
21.6.5  Haemophilus influenzae .............................. 234
21.6.6  Listeriose ......................................... 235
21.6.7  Lues (Syphilis) ..................................... 235
21.6.8  Pertussis (Keuchhusten) ............................. 236
21.6.9  Staphylokokken ..................................... 237
21.6.10 A-Streptokokken (S. pyogenes, β-hämolysierend) .......... 238
21.6.11 B-Streptokokken (S. agalactiae, β-hämolysierend) ........ 238
21.6.12 Tetanus ........................................... 239
21.6.13 Tuberkulose ....................................... 240
21.7    Pilzinfektionen/Mykosen ............................. 241
21.8    Protozoen .......................................... 242
21.8.1  Toxoplasmose ...................................... 242
21.8.2  Pneumozystis ...................................... 243
21.9    Meldepflicht bei Infektionen ......................... 243
21.10   Impfungen ......................................... 243

22      **Medikamente in Schwangerschaft und Stillzeit** ......... 250

23      **Soziale, psychische und ethische Probleme** ............ 256
23.1    Interaktion zwischen dem Neugeborenen und der
        Mutter/Familie ..................................... 256
23.2    Kind und Eltern in weiteren Entwicklungsphasen .......... 257
23.3    Neugeborene in der Kinderklinik ...................... 258
23.4    Familiäre Probleme bei behinderten und kranken Kindern .... 260
23.5    Tod eines Neugeborenen und die psychischen und
        sozialen Folgen ..................................... 262
23.6    Die Nottaufe ....................................... 263
23.7    Ethische Probleme bei fehlgebildeten,
        kranken und extrem unreifen Kindern ................... 264

24      **Anhang: Tabellen und Abbildungen** ................... 268

25      **Sachregister** ...................................... 279

# 1 Theoretische Grundlagen

## 1.1 Geschichte

Die Geburt war schon immer der Anlaß zu geheimnisvollen und mystischen Überlegungen und Handlungen. So waren auch die Helfer bei der Geburt mit dem Anschein des Besonderen umgeben und ihnen wurden geheimnisvolle Fähigkeiten nachgesagt. In fast allen Kulturen und zu fast allen Zeiten war Geburtshilfe eine Angelegenheit ausschließlich der Frauen, so daß der Eindruck des Geheimnisvollen noch verstärkt wurde. Andererseits war es eine objektive Tatsache, daß die Fähigkeiten der Hebammen sehr unterschiedlich waren. Neben sehr sorgfältigen Frauen gab es auch viele, deren Hilfe man lieber nicht in Anspruch nehmen sollte. Es ist nicht verwunderlich, daß es, wie auch in anderen Handwerks- und Lehrberufen, frühzeitig Bestrebungen gab, nicht nur eine Kontrolle über die Ausübung des Berufes zu gewinnen, sondern auch einen gewissen Ausbildungsstandard zu erreichen. Bis auf wenige Ausnahmefälle lernte man den Beruf von einer älteren Kollegin.

Die erste amtliche Hebammenordnung wurde 1555 in Regensburg erlassen. Bis zum Ende des 17. Jahrhunderts war das Hebammenwesen in ganz Mitteleuropa unter der Kontrolle der Obrigkeit. Überwacht wurden u.a. die Ausbildung, die Art der Tätigkeit und das Wissen über die gesetzlichen Regelungen. Der Beginn des eigentlichen Hebammen-Unterrichts war in Frankreich: im Hôtel-Dieu, dem Pariser Zentralkrankenhaus gegenüber von Notre-Dame, wurde 1630 eine 3monatige Ausbildung eingeführt. Der Unterricht erfolgte in der Regel durch Ärzte, überwiegend Chirurgen oder amtlich bestellte Ärzte. Diese hatten in sehr vielen Fällen keine eigene geburtshilfliche Erfahrung. Der Unterricht war aber nicht überall von gleicher Qualität. Sogar in Paris reichten 40 Hebammen im Jahre 1745 bei der Pariser medizinischen Fakultät eine Petition um besseren Unterricht ein.

Das erste für Hebammen geschriebene Lehrbuch war „Der Schwangeren Frauen und Hebammen Rosengarten" von *Rösslin* aus dem Jahre 1513. Vor allem im 17. Jahrhundert erschienen zahlreiche Hebammen-Lehrbücher, die von der jeweiligen Obrigkeit zum Studium empfohlen wurden. Bis auf einige Ausnahmen (*Louise Bourgeois* 1609, *Justine Siegemundin* 1690) waren diese Bücher von Männern verfaßt.

Das Wissen der Ärzte über die Geburtshilfe wurde erst gegen Ende des 18. Jahrhunderts besser, als das Fach Eingang in den Lehrplan der medizinischen Fakultäten fand.

So wie die Geburtshilfe ein erst spät entdecktes Nebenfach der Chirurgie war, so wurde auch die Kinderheilkunde eher nebensächlich behandelt, und fand kaum große Beachtung bei der Ausbildung der Ärzte. Zum einen gab es Kinder genug, und ferner galten Kleinkinder, besonders aber Neugeborene und Säuglinge noch sehr lange Zeit als dem Schicksal unterworfene Wesen, denen mit den Methoden der Medizin kaum zu helfen war. Die älteren Lehrbücher der Kinderheilkunde befassen sich zwar ausführlich mit den Krankheiten und Fehlbildungen des Neugeborenen, aber mehr beschreibend und um frühzeitig eine Prognose bezüglich des Überlebens oder der Harmlosigkeit des Leidens stellen zu können. In den Hebammenbüchern kamen die Kinder eigentlich kaum vor. Über die Erstversorgung wurde vielleicht noch ein kurzes Kapitel angefügt, auch über die Taufe, kaum aber über Krankheiten des Neugeborenen und deren Erkennung und Behandlung. Die Pflegeanweisungen wurden erst um 1750 brauchbarer, und die „psychische Erziehung", also Pflege und Aufzucht, wurde ein Hauptthema. Trotzdem war die Sterblichkeit der Säuglinge hoch, vor allem wenn die Mutter nicht stillen konnte. So ist auch das Ammenwesen von besonderer Bedeutung. Noch 1870 wurde nach einem sehr sorgfältigen Versuch in der Leipziger Kinderklinik festgestellt, daß ohne Muttermilch auch bei größtem finanziellen Einsatz nur ein Bruchteil der Säuglinge am Leben zu erhalten ist. Die Erfindung der Sterilisation der Milch (1883) bedeutete dann zumindest theoretisch die Wende, wobei aber die Zubereitung einer künstlichen Nahrung zunächst so kostspielig und zeitaufwendig war, daß sie nur für wenige Familien in Frage kam. Erst nach dem zweiten Weltkrieg war eine flächendeckende Versorgung mit gebrauchsfertigen Säuglingsnahrungen (Trockenpulver) gewährleistet, und die durch Ernährungsfehler bedingte Säuglingssterblichkeit spielt seither keine Rolle mehr.

In den letzten Jahrzehnten ist ein erheblicher Verhaltens- und Bewußtseinswandel eingetreten. Bei der Geburtshilfe stehen Mutter *und* Kind im Mittelpunkt, manchmal das Kind sogar mehr, zumal wenn die ganze Familie anwesend ist. In einer Zeit, in der das Individuum größte Wertschätzung genießt, ist die Ankunft eines neuen Familienmitgliedes ein höchst bedeutsames Ereignis. Diese Wertschätzung des Individuums ist eine besondere Eigenart der westlichen Kultur und beginnt in der Renaissance.

Hand in Hand geht dieser innere Wandel mit sehr viel besseren Möglichkeiten, das Kind nicht nur zu untersuchen, sondern auch lückenlos zu überwachen und ihm gezielt zu helfen. Dadurch haben sehr viel mehr Kinder als früher eine realistische Überlebenschance bei gleichzeitig besserer Lebensqualität. Dementsprechend werden aber sehr hohe Anforderungen an das geburtshilfliche Team gestellt. Es besteht in vielen Fällen von selten der Eltern eine erhebliche Erwartungshaltung, die wiederum oft kaum Spielraum für Unvorhergesehenes läßt.

Von besonderer Bedeutung sind einige Entwicklungen der Intensiv-Neonatologie, wie Phototherapie (s. 17.6.1), Beatmungstechniken oder in jüngster Zeit die Entwicklung des künstlichen Surfactant (s. 9.1). Der breite Einsatz dieser Techniken läßt ethische Fragen bei der Behandlung extrem unreifer oder schwer fehlgebildeter Kinder aufkommen.

Ein wichtiger Fortschritt der letzten Jahre ist ferner die zunehmende Einrichtung sogenannter Perinatalzentren, um die Schädigungen beim Transport kranker Kinder durch kurze Wege so gering wie möglich zu halten und trotzdem den Kontakt zwischen Mutter und Kind nicht unnötig zu erschweren. So ist das kranke Neugeborene immer mehr zum zentralen Punkt der Überlegungen geworden, wodurch indirekt das Berufsbild der Hebamme mit beeinflußt wird.

## 1.2 Intrauterine Entwicklung des Kindes

Die intrauterine Entwicklung des Kindes wird in zwei Abschnitte eingeteilt, die Embryonal- und die Fetalzeit. Die Grenze liegt bei der 12. Schwangerschaftswoche. Dieser Termin ist bis zu einem gewissen Grad ein willkürlicher Einschnitt, denn es ändert sich an einem bestimmten Tag nichts Grundlegendes, aber für das Verständnis der pathologischen Auswirkungen auf das Kind hat diese Unterteilung sehr wohl einen Sinn. In der Embryonalzeit werden die entscheidenden Weichen für die gesamte Entwicklung gestellt, die Organe werden angelegt und sind zumindest z.T. schon funktionstüchtig wie z. B. das Herz. Einwirkungen in dieser Zeit haben daher häufig strukturelle Defekte zur Folge, also Fehlbildungen im eigentlichen Sinne. Die Fetalzeit ist vor allem eine Zeit des Wachsens und Reifens, die angelegten Organe differenzieren sich weiter, wachsen heran und erlangen Schritt für Schritt die Geburtsreife. Störungen in dieser Zeit führen daher kaum zu strukturellen, sondern eher zu funktionellen Veränderungen oder aber zu Zerstörungen, Entzündungen und anderen pathologischen Zuständen. Die Anlage der Organe ist also im Prinzip regelrecht, aber die weitere Ausdifferenzierung wird gestört, so daß die Funktion beeinträchtigt ist.

Während der Embryonalzeit gibt es wiederum Zeitpunkte, in denen bestimmte Organe besonders intensiv wachsen bzw. die Anlagen ausgebildet werden. Man kennt diese Perioden letztlich aufgrund zeitlich bekannter schädigender Faktoren und ihren Auswirkungen (s. Tab. 1.1).

**Tabelle 1.1**  Besonders sensible Entwicklungsphasen

| Organ | Tag[1] | Woche[2] | Art der Schädigung |
|---|---|---|---|
| Rückenmark | 18–28 | 5. | Neuralrohrdefekte (MMC) |
| Auge | 25–35 | 5.–7. | Blindheit, Mikrophthalmus etc. |
| Ohr | 34–36 | 7. | Fehlen, schwere Fehlbildung |
| Herz | 35–45 | 7.–8. (9). | Herzfehler |
| Extremitäten | 38–50 | 7.-9. | Amelie, Phokomelie etc. |
| Gesicht | 38–48 | 7.–9. | Lippen/Kiefer-Spalte |
| Darm | 40–48 | 8.–9. | Atresien |
| Nieren | bis 49 | bis 9. | Fehlen, Doppelbildungen etc. |
| Rektum | 48–53 | 9./10. | Atresien |

[1] ab Konzeption
[2] SSW nach 1. Tag der letzten Regel

Bei einem schädigenden Einfluß während der in der Tabelle genannten Zeiträume kommt es meist zu morphologischen Fehlbildungen der Organe. Auch nach diesen besonders sensiblen Phasen sind Störungen bei der Organentwicklung möglich. Dann handelt es sich allerdings meist nicht um eigentliche Fehlbildungen, sondern um Differenzierungsstörungen und Funktionsstörungen.

Die körperliche Entwicklung während der Schwangerschaft, besonders der Fetalzeit, gibt die Tabelle 1.2 wieder.

Diese Maße sind intrauterin nicht immer genau zu erheben, wenn auch dank inzwischen guter Ultraschallgeräte eine immer bessere Näherung erreicht wird. Es gibt eine erhebliche Streubreite nach oben und unten, besonders beim

**Tabelle 1.2** Körpermaße während der Fetalentwicklung (Mittelwerte)

| Woche | Länge | Gewicht | Kopfumfang | Kopfdurchmesser |
|---|---|---|---|---|
| 12 | 9 | 50 | | |
| 16 | 16 | 100 | | 3,3 |
| 20 | 25 | 300 | 17 | 4,3 |
| 24  – | 30 | 600–700 | 21,5 | 5,4 |
| 28 | 35 | 1000–1200 | 26,5 | 6,6 |
| 32 | 40 | 1700 | 30,4 | 7,8 |
| 36 | 45 | 2500 | 33,3 | 8,9 |
| 40 | 50 | 3000–3500 | 35 | 9,8 |

Gewicht. Je nach Fragestellung ist es möglich, weitere Körpermaße intrauterin zu erheben und auszuwerten, so den Brustdurchmesser, Extremitätenlänge sowie Organgrößen. Beim Ultraschallscreening wird neben diesen Maßen vor allem nach Hinweisen auf Fehlbildungen gesucht.

Diese körperlichen Daten dürfen nicht darüber hinwegtäuschen, daß die Fetalzeit keine reine Wachstumsperiode ist, sondern daß auch hier spezifische Schädigungen eintreten können. Besonders intrauterine Infektionen sowie toxische Einflüsse (z. B. Alkohol, Drogen) können in dieser Zeit Schäden hervorrufen. Nicht alle Organe sind gleich anfällig. Besonders das Zentralnervensystem befindet sich in einer sehr aktiven Teilungsphase und ist relativ leicht durch solche Einflusse zu stören. Daher haben viele Entwicklungsstörungen ihren Ursprung in der Fetalzeit.

## 1.3 Funktion der Plazenta

Für den Ablauf der Schwangerschaft und damit auch für die Entwicklung des Kindes spielt die Plazenta mit ihren verschiedenen Funktionen eine entscheidende Rolle. Störungen der Plazentafunktion können nachhaltige Auswirkungen auf das Kind haben.

**Im einzelnen hat die Plazenta folgende Aufgaben:**

**Gasaustausch:** Der Embryo bzw. Fetus soll ausreichend mit Sauerstoff versorgt werden. Wenn der Sauerstoff nur gemäß dem Druckgefälle durch die Plazenta diffundieren würde, dann wäre dieses Ziel relativ schwer zu erreichen. Trotz geringem Gefälle des Sauerstoffdruckes wird der Sauerstoff leicht an den kindlichen Kreislauf abgegeben, weil das fetale Hämoglobin eine höhere Affinität zu Sauerstoff hat und ihn etwas fester bindet als das mütterliche Hämoglobin. Auf diese Weise ist ein ausreichender Übertritt selbst bei schlechter Versorgung oder Anämie der Mutter immer noch gegeben. Daß der Sauerstoff im Gewebe des Feten dann auch etwas schwerer abgegeben wird, ist offenbar nur ein kleiner Nachteil, der den Vorteil der erleichterten Aufnahme aus der Plazenta nicht überwiegt. Das Kohlendioxid als Abfallprodukt des Feten wird durch reine Diffusion über die Plazenta abgegeben.

**Nahrungsstoff-Austausch:** Substanzen können auf verschiedene Weise die Plazenta passieren. Beim sogenannten passiven Stofftransport stellt die Plazenta keine Barriere dar, sondern die Substanzen diffundieren einfach auf die kindliche

Seite. Bei den wichtigsten Bestandteilen wird diese Diffusion durch chemisch-physikalische Transportmechanismen erleichtert, so daß der Transport zwar auch nur nach dem Konzentrationsgefälle erfolgt, aber leichter als durch die einfache Diffusion. Diese erleichterte Diffusion spielt vor allem bei Glukose und Elektrolyten eine Rolle, wahrscheinlich auch bei zahlreichen anderen Substanzen. Neben der Diffusion ist aber auch der aktive Stofftransport von großer Bedeutung: Er kann einmal durch enzymatische Transportmechanismen geschehen, d.h. ein Stoff wird gegenüber der Ausgangskonzentration des mütterlichen Blutes auf der fetalen Seite angereichert. Besonders bei Aminosäuren ist dies von Bedeutung, denn der Eiweißbedarf des Feten für den Aufbau der Körpersubstanz ist besonders hoch. Einige Vitamine und Spurenelemente werden ebenfalls auf diese Weise transportiert. Größere Moleküle lassen sich nur durch Pinozytose bzw. Phagozytose transportieren, d. h. sie werden in Membranen eingeschlossen und als Ganzes der fetalen Seite übergeben. Dieser Mechanismus spielt bei Fetten eine wichtige Rolle, bei Makromolekülen, und hier in erster Linie den Immunglobulinen .

**Ausscheidungsfunktion:** Neben dem Kohlendioxid entstehen einige Abfallprodukte des Stoffwechsels, z. B. Harnstoff. Diese Substanzen müssen über die Plazenta entsorgt werden, wobei dies durch Diffusion geschieht, teilweise auch durch aktiven Transport. Die Ausscheidungsfunktionen der fetalen Leber und Niere sind also weitgehend noch unwirksam, was insofern sinnvoll ist, da eine Ansammlung von Stoffwechsel-Endprodukten in Mekonium und Fruchtwasser nicht günstig wäre.

**Hormonelle Funktion:** Diese hat auf den Feten einen geringeren Einfluß als auf die Mutter.

● **HCG** (humanes Choriongonadotropin): Dient vor allem der Erhaltung des Gelbkörpers ist also besonders wichtig für das Aufrechterhalten der Schwangerschaft. Die Produktion steigt sehr schnell an, mit einem Maximum in der 8. bis 11. SSW, und danach kontinuierlicher Bildung bis zur Geburt.

● **HPL** (human Plazenta lactogen): Wird in kontinuierlich steigenden Mengen produziert, bis 3 g am Tag. Es manipuliert den mütterlichen Stoffwechsel dahingehend, daß Nährstoffe leichter an den Feten abgegeben werden. Bei Plazentainsuffizienz ist die Konzentration vermindert.

● **Östriol** Wird in der Plazenta aus Vorstufen gebildet, die aus dem mütterlichen, später auch aus dem fetalen Stoffwechsel stammen. Die Menge steigt mit der Schwangerschaftsdauer an, und ist besonders hoch bei Mehrlingsschwangerschaften. Ein hoher und steigender Spiegel ist ein Zeichen, daß es dem Feten gut geht, eine absinkende Konzentration weist auf eine intrauterine Gefährdung hin.

● **Progesteron:** wird hauptsächlich von der Mutter gebildet, aber auch im Chorion und später vom Feten. Es ist an der Erhaltung der Schwangerschaft beteiligt.

## 1.4 Funktion von Eihäuten und Nabelschnur

Für die Aufrechterhaltung der Schwangerschaft sind die Eihäute von großer Bedeutung. Aber hier gibt es weniger pathologische Veränderungen, die Auswirkungen auf das Kind haben. Das Fruchtwasser wird in den ersten Schwangerschaftsmonaten ausschließlich bzw. überwiegend vom Amnion gebildet, später dann von den fetalen Nieren, und schließlich auch von den Lungen. Die Flüssigkeit wird dabei innerhalb weniger Stunden erneuert, so daß der Umsatz sehr groß ist. Die Resorption erfolgt über die Eihäute, durch die Nabelschnur sowie durch Trinken bzw. Atmen. Erkrankungen des Feten, vor allem Fehlbildungen an Nieren, Lungen, und Ösophagus können zu erheblichen Schwankungen der Fruchtwassermenge führen. Knoten und andere strukturelle Veränderungen der Nabelschnur können Auswirkungen auf den Feten haben.

## 1.5  Umstellungen bei der Geburt

Zahlreiche Körperfunktionen laufen in der Fetalzeit anders ab als nach der Geburt. Daher ist eine weitreichende Umstellung der Körperfunktionen unmittelbar nach der Geburt notwendig. Diese Anpassungsvorgänge betreffen besonders Kreislauf, Atmung, Verdauung, Leber, Nieren, und Immunsystem. Diese Umstellungsreaktionen laufen zeitlich parallel ab, und beeinflussen und bewirken sich teilweise gegenseitig, sind also eigentlich nicht isoliert zu betrachten, auch wenn sie hier nacheinander erklärt sind.

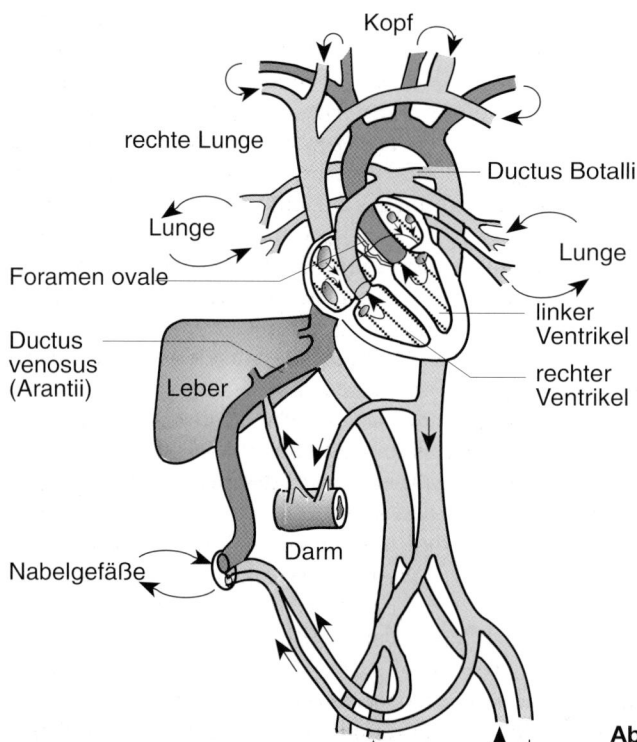

**Abb. 1.1** Schema der Kreislaufumstellung/fetaler Kreislauf

**Kreislaufumstellung** (s. Abb. 1.1): Durch Öffnung der Lunge bzw. Entfaltung sinkt der Gefäßwiderstand im Lungenstrombett drastisch. Die Gefäße sind entknäult. Dadurch sinkt der Blutdruck im arteriellen Lungenkreislauf Das rechte Herz kann jetzt sehr leicht das Blut durch die Lungen pumpen. Damit entfällt das überschüssige Blut, das nicht mehr über den Ductus arteriosus in die Aorta abgegeben werden muß. In diesem findet eine Umkehr der Strömungsrichtung statt. Die sauerstoffabhängigen glatten Muskelfasern des Ductus können sich zusammenziehen und diesen damit physiologisch schließen. Der anatomische Verschluß dauert einige Tage länger.

Gleichzeitig nimmt der Rückfluß von der Nabelschnur ab. Dadurch muß die Leber nicht mehr umgangen werden, so daß der Ductus arantii regelrecht kollabiert. Auch er ist, wie die Nabelgefäße, zunächst nur funktionell verschlossen, also noch sondierbar, und schließt sich erst nach einigen Tagen anatomisch durch Obliteration und Umwandlung in einen bindegewebigen Strang.

Der fehlende Blutrückfluß aus der Nabelschnur wirkt sich auf den rechten Vorhof aus, in dem jetzt viel weniger Volumen anfällt. Gleichzeitig erhöht sich der eigentliche Volumenanteil des linken Vorhofs durch den Rückfluß aus der Lunge. Aus diesen Gründen legen sich die Blätter des Vorhofseptums zusammen und der fetale Fluß vom rechten zum linken Vorhof hört auf. Das Foramen ovale ist zunächst nur funktionell geschlossen und bleibt noch einige Zeit sondierbar.

**Atem- und Lungenfunktion:** Sie setzt gleichermaßen Reife von Lunge und Gehirn voraus. Die Steuerung der Atmung über Sauerstoffmangel und $CO_2$-Überschuß ist genauso wichtig wie die eigentliche Funktion der Lungen selbst. Die Lungenreifung erfolgt durch Ausbildung des respiratorischen Epithels, einer Zellschicht aus zunächst pflastersteinartigen nebeneinander liegenden Zellen. Bei der Entfaltung der Alveolen und der entsprechenden Vergrößerung der Oberfläche dehnen sich diese Zellen zu einer tapetenartigen Wand aus. Dies ist nur möglich, wenn die Oberflächenspannung herabgesetzt wird, durch Surfactant. Dieses ist ein wesentliches Reifekriterium (Auftauchen im Fruchtwasser). Mit dem ersten tiefen Atemzug werden die Alveolen schon zu einem großen Teil entfaltet. Das noch im Bronchialsystem enthaltene Fruchtwasser wird alsbald ausgehustet oder resorbiert. Bei der Entfaltung der Alveolen dehnen sich gleichzeitig die vorher geknäulten Kapillaren, die auf diese Weise einen viel geringeren Widerstand für das Blut darstellen. Die Durchblutung der Lunge nimmt zu (s.o.) und gleichzeitig ist der Gasaustausch möglich geworden.

**Verdauungsfunktion:** Der Verdauungstrakt nimmt seine Funktion auf. Der Darm füllt sich in sehr kurzer Zeit mit Luft, innerhalb der ersten Lebensstunden bereits bis zum After. Gleichzeitig setzt die Besiedelung mit Darmbakterien ein, so daß eine Verdauung bald möglich wird. Im Magen des Neugeborenen ist normalerweise etwas Fruchtwasser enthalten, das relativ viel Zucker enthält und evtl. sogar die „erste Nahrung" des Neugeborenen darstellt. Die Aufnahme der Verdauungsfunktion zeigt sich auch durch den Abgang von Mekonium. Die Darmperistaltik wird ausgelöst durch den physiologischen Sauerstoffmangel unter der Geburt. Daher kommt es bei intrauteriner Asphyxie auch so häufig durch vorzeitigen Mekoniumabgang zu Aspirationen mit fatalem Ausgang.

Der Darm stellt eine wichtige Barriere dar. Nahrungsstoffe sollen möglichst nur in vorverdauter Form in den Körper aufgenommen werden, Darmbakterien oder Krankheitserreger sollen die Darmwand möglichst nicht durchwandern. Diese Immunfunktion ist noch unreif und entwickelt sich erst in den ersten Lebenstagen und -wochen. Hier haben die Abwehrstoffe in der Muttermilch eine wesentliche schützende Funktion.

**Leberfunktion:** Die meisten Stoffwechselfunktionen der Leber müssen vor der Geburt nicht ganz so aktiv sein, da die meisten Nährstoffe über die Plazenta in bereits optimal aufgeschlüsselter Form angeboten werden. Bezüglich der gallenpflichtigen Stoffwechselabfälle darf die Leber ihre Entgiftungs- und Ausscheidungsfunktion sogar vor der Geburt gar nicht aufnehmen, weil sonst keine Möglichkeit mehr bestehen würde, die ausgeschiedenen Bestandteile wieder an die Mutter abzugeben. Daher muß die Leber nach der Geburt erst einmal die entsprechenden Stoffwechselvorgänge in Betrieb nehmen, was einige Zeit braucht. Dies geht Hand in Hand mit der Aufnahme der Verdauungsfunktion. Äußerlich sichtbares Zeichen der allmählichen Aufnahme der Stoffwechselfunktionen ist der physiologische Ikterus des Neugeborenen.

**Nierenfunktion:** Auch die Nieren dürfen ihre eigentliche Ausscheidungsfunktion intrauterin noch nicht aufnehmen. Sie sind zwar an der Bildung des Fruchtwassers beteiligt, was aber mit der eigentlichen Ausscheidung von Abfallprodukten nicht zu vergleichen ist.

Die Niere hat in den ersten Lebenswochen noch nicht die vollen Ausscheidungsfähigkeiten wie später. Dies äußert sich vor allem in einer geringeren Konzentrations- und Verdünnungsfähigkeit. Neugeborene und junge Säuglinge sind daher gegenüber Schwankungen im Flüssigkeits- und Elektrolythaushalt besonders empfindlich.

**Abwehrsystem:** Das Immunsystem soll intrauterin möglichst wenig aktiv sein, da sonst Abwehrfunktionen gegen die „fremden" Bestandteile des mütterlichen Körpers möglich wären. Das Immunsystem des Feten ist zwar bereits aktiv, aber auf einem sehr geringen Niveau und ohne eigentliche Infektabwehr-Funktion. Die Plazenta stellt eine relativ gute Barriere gegen Krankheitserreger dar. Ferner wird der immunologische Schutz gegen viele Erreger durch passiv übertragene mütterliche Antikörper gewährleistet. Trotz dieser „Leihimmunität", die sich vor allem gegen virale Infekte richtet, muß das Neugeborene sehr schnell eine eigene Abwehr aufbauen. Wegen der Unreife ist die Empfänglichkeit gegenüber bakteriellen Infektionen in dieser Lebensphase besonders hoch.

## 1.6 Schädigende Einflüsse auf Embryo und Fetus

Der mütterliche Organismus kann zwar viele äußere Einflüsse fernhalten, aber trotzdem können durch mannigfaltige Faktoren Schäden entstehen.

In der Embryonalzeit entstehen besonders oft Fehlbildungen, d. h. strukturelle Abweichungen wie etwa Herzfehler.

In der Fetalzeit stehen dagegen eher Differenzierungsstörungen einzelner Organe im Vordergrund, z. B. funktionelle Störungen des Nervensystems oder allgemeine Entwicklungsstörungen, die dann eine Dystrophie, also körperliche Mangelentwicklung, nach sich ziehen (s.a. 7.2).

Beide Arten der Schädigung lassen sich allerdings nicht streng voneinander trennen.

– **Suchtmittel**: Alkohol kann sowohl Fehlbildungen, als auch funktionelle Veränderungen, typische Stigmata und vor allem eine diffuse Hirnschädigung hervorrufen. Nikotin führt zu Dystrophie und vorübergehender Hyperexzitabilität, Trinkschwierigkeiten, Störung des Tagesrhythmus und muskulärer Hypertonie. Drogen haben je nach Substanz sehr unterschiedliche, teils sehr gravierende Effekte.
– **Medikamente** (s. 22).
– **Intrauterine Infektionen:** Vor allem Röteln (s. 21.5.9), Toxoplasmose (s. 21.8.1), Zytomegalie (s. 21.5.1), aber auch zahlreiche andere.
– **Mütterliche Krankheiten:** Spielen keine allzu große Rolle, aber z. B. bei Diabetes mellitus ist die Fehlbildungsrate erhöht, ebenso bei anderen Stoffwechselerkrankungen (z. B. PKU s. 18.2.1).
– **Schwermetalle:** Haben wahrscheinlich unterschiedliche schädigende Effekte, die aber nicht sehr gut bekannt sind.
– **Bestrahlung:** Hat einen eher geringen Einfluß. Sie schädigt wohl eher das Erbgut, und wirkt sich daher nicht in derselben Generation aus.

# 2 Das normale Neugeborene

Bei der Untersuchung des normalen Neugeborenen interessieren vor allem der Zustand, also die Vitalität, dann die Reife und letztlich der körperliche Status. Diese Dinge kann man nicht voneinander trennen, aber aus didaktischen Gründen sollen sie getrennt besprochen werden. Die **Erstuntersuchung** (= U1, unmittelbar nach der Geburt) ist notwendig, um Zustand und Reife festzuhalten, besonders um akut bedrohliche Situationen zu erkennen. Die **Basisuntersuchung** (= U2, am 3. bis 10 Lebenstag) dient dazu, einen kompletten körperlichen Status zu erheben, um akute Erkrankungen, Geburtsfolgen und bis dahin nicht bekannte Fehlbildungen zu erkennen.

## 2.1 Zustandsbeurteilung

Erkennung von Notfällen s.a. 4.1 u. 4.2.

Die meisten Neugeborenen sind vital und ihr Zustand bedarf im Grunde keiner speziellen Beurteilung. Sind jedoch Kinder aufgrund von Komplikationen, Unreife oder Fehlbildungen in ihrer Vitalität gestört, dann ist es besonders wichtig, sich übler ihren Zustand Rechenschaft zu geben.

Dies ist zu nächst wichtig für das weitere therapeutische Vorgehen bei kranken Neugeborenen. Von genauso großer Bedeutung ist aber die Protokollierung zur nachträglichen Feststellung, wie schlecht es dem Kind gegangen ist oder wie lange es eventuell einen Sauerstoffmangel gehabt hat. Aus den Angaben lassen sich dann wertvolle Schlusse bei Folgeerscheinungen ziehen, vor allem für die Beurteilung der Entwicklung. Gelegentlich sind diese Angaben auch von juristischem Interesse. Daher sollte man in jedem Fall versuchen, den Zustand einigermaßen zeitgerecht und wahrheitsgemäß zu protokollieren, wenn nicht alles wunschgemäß verläuft oder Schwierigkeiten auftreten.

**Tabelle 2.1** Apgar-Schema

| Kriterium | 2 Punkte | 1 Punkt | kein Punkt |
|---|---|---|---|
| Hautfarbe | rosig | Stamm rosig, Extremitäten blau | zyanotisch oder weiß |
| Atmung | kräftig, Schrei | flach, Schnappatmung | keine |
| Reflexerregbarkeit | Schrei, Abwehr | Grimasse, geringe Reaktion | keine Reaktion |
| Muskeltonus | aktive Bewegungen | geringer Tonus, wenig Bewegung | schlaff |
| Herztätigkeit | regelmäßig, > 100 | unregelmäßig, < 100 | Herztöne nicht hörbar |

Beurteilt werden im *Apgar*-Schema fünf Kriterien, die sich sehr leicht erheben lassen. Sie werden nach 1, 5, 10 Minuten festgestellt und eingetragen, in einigen Kliniken auch noch zu anderen Zeitpunkten (Tab. 2.1).

## 2.2  Reifezeichen

Bei der Geburt ist die Dauer der Schwangerschaft im allgemeinen bekannt, d.h. man weiß im voraus, ob man ein reifes Kind erwarten kann bzw. ob eine Frühgeburt oder Übertragung vorliegt. Trotz aller Vorsorge und Berechnung können sich immer wieder Fehler einschleichen. In einigen Fällen ist der Konzeptionstermin nicht zuverlässig bekannt. Daher ist es notwendig, daß man sich aufgrund äußerer Zeichen des Neugeborenen einen Eindruck von dessen Reife verschaffen kann. Das Geburtsgewicht taugt nicht als Kriterium, denn es gibt sowohl untergewichtige reife als auch übergewichtige frühgeborene Kinder. Zur schnellen Orientierung dient das Reifeschema nach *Petrussa* (Tab. 2.2).

**Tabelle 2.2**  Reifeschema nach *Petrussa*

| Kriterium | kein Punkt | 1 Punkt | 2 Punkte |
|---|---|---|---|
| Ohr | formlos, weich | äußerer Rand nur oben umgeschlagen | volle Form, fest |
| Mamille | roter Punkt | Warzenhof erkennbar | Warzenhof > 5 mm |
| Haut | dünn, rot oder glasig durchscheinend | rot oder ödematös | rosig |
| Fußsohlenfältelung | kaum vorhanden | über vordere Hälfte | über ganze Sohle |
| Genital | | | |
| – Hoden | – in der Leiste | – noch im Skrotum | – tief im Skrotum |
| – Labien | – kaum vorhanden | – so groß wie kleine Labien | – bedecken kleine Labien vollständig |

Beurteilung: Punkte + 30 = Reife in Schwangerschaftswochen

Dieses Schema hat Grenzen bei sehr unreifen und übertragenen Kindern, außerdem berücksichtigt es nur wenige Kriterien, so daß die Fehlerquote relativ hoch ist. Will man die Reife nicht nur ungefähr sondern möglichst genau feststellen, sind daher differenziertere körperliche Untersuchungen nötig. Ein sehr weit verbreitetes Schema ist benannt nach *Farr*. Dabei werden weitere Kriterien festgehalten, wobei es unterschiedliche Punktzahlen gibt. Außerdem werden genaue Anweisungen gegeben, wie die einzelnen Kriterien zu erheben sind, so daß die Unsicherheit durch subjektive Festlegungen weitgehend wegfällt (Tab. 2.3).

Neben diesen Schemata existieren noch weitere, die aber im wesentlichen dieselben körperlichen Befunde als Grundlage für die Beurteilung der körperlichen Reife heranziehen. Im angloamerikanischen Raum ist das Schema von *Dubowitz* sehr verbreitet, bei dem neben den körperlichen Merkmalen auch neurologische Zeichen herangezogen werden, auch Haltung und Tonus. Bei guter Untersuchungstechnik und ausreichender Erfahrung kommt man meist zu denselben Ergebnissen, gleich welches Schema verwendet wird.

**Tabelle 2.3** Reifeschema nach *Farr*

1. **Hautbeschaffenheit,** festzustellen durch Anheben einer Hautfalte des Abdomens zwischen Daumen und Zeigefinger, Inspektion.
   0 – Sehr dünn, Gelatinegefühl.
   1 – Dünn und weich.
   2 – Weich und mäßig dick, evtl. Rötung oder oberflächliche Schuppung.
   3 – Gefühl der Hautsteifheit, oberflächliche Hautrisse und lamelläre Schuppung besonders an Händen und Füßen.
   4 – Dick und pergamentartig mit oberflächlichen oder tiefen Rissen.

2. **Hautfarbe:** Beurteilung bei ruhigem Kind, nicht kurz nach dem Schreien.
   0 – Dunkelrot.
   1 – Gleichmäßig rosa.
   2 – Blaßrosa, unterschiedliche Hautfarbe u.U. mit sehr blassen Partien.
   3 – Blaß, nirgends richtig rosa außer an Ohren, Lippen, Handflächen und Fußsohlen.

3. **Hautdurchsichtigkeit,** am Stamm zu beurteilen.
   0 – Zahlreiche Venen mit Verzweigungen und Venolen deutlich sichtbar, besonders über dem Abdomen.
   1 – Venen und Verzweigungen sichtbar, keine Venolen.
   2 – Wenige große Gefäße deutlich sichtbar über dem Abdomen.
   3 – Wenige große Gefäße undeutlich sichtbar über dem Abdomen.
   4 – Keine Gefäße sichtbar.

4. **Ödeme,** wird geprüft durch 5 Sekunden dauernden Druck mit dem Finger (vor allem über der Tibia, auch an Händen und Füßen).
   0 – Offensichtliches Ödem von Händen und Füßen, mäßige Dellenbildung über der Tibia.
   1 – Kein offensichtliches Ödem, aber deutlich tastbare Dellenbildung über der Tibia.
   2 – Keine Ödeme.

5. **Lanugobehaarung,** am Rücken geprüft, das Kind zur Lichtquelle gehoben.
   0 – Kein Lanugo oder sehr spärliche kurze Haare.
   1 – Reichlich Lanugo, lang und dicht über dem ganzen Rücken.
   2 – Dünnere Lanugo besonders an der unteren Rückenhälfte.
   3 – Geringe Lanugo mit haarlosen Bezirken.
   4 – Mindestens die Hälfte des Rückens ohne Lanugohaare.

6. **Ohrform,** zu prüfen durch Inspektion des oberen Anteils der Ohrmuschel.
   0 – Ohrmuschel fast flach und formlos, Rand nicht oder kaum einwärts gebogen.
   1 – Beginnende Einwärtskrümmung des Ohrmuschelrandes.
   2 – Teilweise Einwärtskrümmung des Randes der ganzen oberen Ohrmuschelhälfte.
   3 – Gut ausgebildete Einwärtskrümmung des Randes der ganzen oberen Ohrmuschelhälfte.

7. **Festigkeit der Ohrmuschel,** zu prüfen durch Palpation und Faltung des oberen Anteils zwischen Daumen und Zeigefinger.
   0 – Weiche Ohrmuschel leicht in bizarre Stellungen zu falten ohne spontanen Ausgleich.
   1 – Ohrmuschel am Rand weich, leicht zu falten mit langsamem spontanem Ausgleich.
   2 – Knorpel bis zum Rand der Muschel tastbar, jedoch z.T. dünn, sofortiger spontaner Ausgleich.
   3 – Feste Muschel mit eindeutigem Knorpel bis zur Peripherie, sofortiger spontaner Ausgleich.

8. **Männliches Genitale.**
   0    – Kein Hoden im Skrotum tastbar.
   0.5 – Mindestens ein Hoden mobil im Leistenkanal.
   1    – Mindestens ein Hoden hoch im Skrotum, bis in die tiefste Position zu ziehen.
   2    – Mindestens ein Hoden vollständig deszendiert.

**Tabelle 2.3** Reifeschema nach *Farr* (Fortsetzung)

9. **Weibliches Genitale:** Beurteilung bei halber Abduktion der Beine.
   0 – Große Labien klaffen weit, relativ große Labia minora.
   1 – Große Labien bedecken die kleinen fast vollständig.
   2 – Große Labien bedecken die kleinen vollständig.

10. **Größe der Brustdrüse:** Bestimmt durch Palpation des Brustdrüsengewebes zwischen Zeigefinger und Daumen.
    0 – Kein Drüsengewebe tastbar.
    1 – Drüsengewebe unter 0.5 cm Durchmesser ein- oder beidseitig tastbar.
    2 – Drüsengewebe beiderseits tastbar, ein oder beidseits 0.5 bis 1 cm Durchmesser.
    3 – Drüsengewebe beidseits tastbar, ein- oder beidseits mehr als 1 cm Durchmesser.

11. **Brustwarze:** Beurteilt durch Inspektion.
    0 – Brustwarze kaum sichtbar, keine Areola.
    1 – Brustwarze gut ausgebildet, Areola vorhanden, aber nicht prominent.
    2 – Brustwarze gut ausgebildet, der Rand der Areola liegt über Hautniveau.

12. **Plantare Hauffältelung:** Beurteilung der Falten, die persistieren, wenn die Haut von der Ferse bis zu den Zehen gestreckt wird.
    0 – Keine Hautfalten.
    1 – Die Hautfalten sind schwache rote Linien über der vorderen Hälfte der Sohle.
    2 – Eindeutig rote Linien über mehr als der vorderen Sohlenhälfte, Einkerbungen über nicht mehr als dem vorderen Drittel.
    3 – Wie 2, aber Einkerbungen reichen über das vordere Drittel der Sohle hinaus.
    4 – Deutliche tiefe Einkerbungen der Falten über das vordere Sohlendrittel hinausreichend.

Beurteilung des Ergebnisses (Schätzung des Gestationsalters):

| Punkte | Wochen | Punkte | Wochen | Punkte | Wochen |
|--------|--------|--------|--------|--------|--------|
| 5 | 28,1 | 15 | 35,9 | 25 | 40,3 |
| 6 | 29 | 16 | 36,5 | 26 | 40,6 |
| 7 | 29,9 | 17 | 37,1 | 27 | 40,8 |
| 8 | 30.8 | 18 | 37,6 | 28 | 41 |
| 9 | 31,6 | 19 | 38,1 | 29 | 41,1 |
| 10 | 32,4 | 20 | 38,5 | 30 | 41,2 |
| 11 | 33,2 | 21 | 39 | 31 | 41,3 |
| 12 | 34 | 22 | 39,4 | 32 | 41,4 |
| 13 | 34,6 | 23 | 39,7 | 33 | 41,4 |
| 14 | 35,3 | 24 | 40 | 34 | 41,4 |

# 2.3 Körperliche Untersuchung

Perzentilenkurven etc. s. 24.1.

Eine körperliche Untersuchung des Neugeborenen kann aus verschiedenen Gründen sinnvoll oder notwendig sein. Nicht jede körperliche Untersuchung muß alle Punkte berücksichtigen. Bei vielen Fragestellungen sind auch Teilbefunde ausreichend. So ist der hier geschilderte komplette Körperstatus allenfalls für die U2 in dieser Form wichtig, ansonsten wird sich der Ablauf kürzer gestalten.

Bei der **Erstuntersuchung unmittelbar nach der Geburt** gilt das Interesse hauptsächlich dem Allgemeinzustand des Kindes. Die Helle wird festgestellt und nach äußerlich sichtbaren Fehlbildungen (z. B. Analatresie), Geburtsverletzungen sowie nach akut bedrohlichen Erkrankungen gesucht. Da die Anpassungsvorgänge noch nicht abgeschlossen sind, wird man Herz und Kreislauf, Atmung und andere Organfunktionen noch nicht sicher beurteilen können und muß daher nur besondere Auffälligkeiten festhalten. Eine neurologische Untersuchung ist nach der Geburt weniger sinnvoll, so daß man dies erst bei der U2 vornimmt.

Bei den allermeisten Kindern wird man einen Normalbefund erheben, denn mehr als 95% der reifgeborenen Kinder sind gesund.

Eine Untersuchung kann außerdem nötig werden, wenn Krankheitszeichen oder Störungen geschildert werden oder auffallen, also bereits Hinweise auf eine akute Erkrankung oder Fehlbildung etc. bestehen. Hier gilt es, die Bedeutung der Krankheitszeichen richtig zu bewerten, um unnötige Verzögerungen ebenso zu verhindern wie Dramatisierungen und Aktivismus.

Eine gründliche körperliche Untersuchung gehört zu jeder Vorsorgeuntersuchung, wobei die **U2 als Neugeborenen-Basisuntersuchung** von besonderem Interesse ist. (Vorsorgeprogramm s. 2.8)

Zunächst werden die Körpermaße erhoben, zumindest bei der U1 und U2. Dabei gelten folgende Mittelwerte bzw. Abweichungen als Normbereich (bei Kinder mitteleuropäischer Abstammung!)::

Geburtsgewicht:     3000 bis 3500 g   (Grenzen 2500 bis 4000)
Länge:              51 cm             (Grenzen 45 bis 55 cm)
Kopfumfang:         34,5 cm           (Grenzen 32,5 bis 36 cm)

Weiterer **Untersuchungsgang,** beispielsweise bei der U2:

Im Prinzip sollte man das Kind von Kopf bis Fuß in einer feststehenden Reihenfolge untersuchen, um nichts zu vergessen. In der Praxis hat es sich jedoch eher bewährt, zunächst einmal die spontanen Bewegungen und Verhaltensweisen des Kindes zu beobachten, den körperlichen Befund sozusagen nebenher zu erheben, und die unangenehmen Maßnahmen (Hüfte, Racheninspektion) an den Schluß der Untersuchung zu stellen.

Bei **Betrachten des Körpers** achtet man zunächst auf den Hautzustand. Die Konsistenz weist auf Reifegrad und Ernährungszustand bzw. Dystrophie hin, eine periphere oder zentrale Zyanose auf Auskühlung, Kreislaufprobleme oder Herzfehler. Ein verstärkter Ikterus zeigt sich durch unterschiedliche Gelbfärbung bei Abflußhindernissen der Galle findet man eine grünliche Verfärbung. Bei einer Anämie wird die Haut besonders blaß sein. Auskühlung führt zu einer marmorierten Zeichnung. Auch auf Verletzungen, Hämangiome, Pigmentanomalien und Naevi wird geachtet.

Beim Betasten des **Kopfes** fallen Unregelmäßigkeiten der Schädelnähte auf, zu große oder zu kleine Fontanellen sowie Geburtsverletzungen, soweit man sie nicht schon sieht (Kephalhämatom). Die Geburtsgeschwulst ist bei der U2 meist abgeschwollen. Der Kopfumfang wird gemessen und mit der Angabe nach der Geburt sowie mit den Perzentilen verglichen (Mikrozephalus, Makrozephalus, schnelles Wachstum?). Dabei können Schwankungen aufgrund der Konfiguration der Schädelnähte unmittelbar nach der Geburt vorkommen.

Die **Ohren** sollten je nach Gestationsalter unterschiedliche Reifegrade der Ohrmuschel zeigen. Auffallend kleine, tiefsitzende oder wenig geformte Ohrmuscheln sind Hinweise auf genetische Erkrankungen. Der Gehörgang sollte auf beiden Seiten einsehbar sein. Als **Hörtest** eignen sich Geräusche wie Schlagen auf die Unterlage, Händeklatschen o.ä. wenig, da es hier auch zur Übertragung von Körperschall kommen kann, der vom Kind gespürt wird, woraufhin es erschrickt. Auf normale Geräusche (Stimme, Glocke etc.) ist in den ersten Lebenswochen nicht immer eine eindeutige Reaktion zu beobachten. Im Zweifelsfall kann durch die Messung der otoakustischen Emissionen (OAE) schon bei Neugeborenen ein eindeutiger Hörtest schnell und zuverlässig vorgenommen werden. Dieses Verfahren sollte in allen Geburtskliniken routinemäßig angeboten werden.

Die **Augen** müssen gleich groß sein, die Pupillen beidseits auf Licht reagieren. Die Lider sind seitengleich geöffnet, es finden sich keine Verklebungen, die Tränen fließen normal ab. Beim Bewegen des Kopfes bleiben die Augen „stehen", was als Puppenaugenphänomen bezeichnet wird. Normalerweise werden die Augen koordiniert bewegt, aber Schielphasen kommen vor. Ein Zittern der Augen (Nystagmus) oder gänzlich unkoordinierte Bewegungen sind nicht normal.

Die **Nasenlöcher** müssen durchgängig sein, zur Oberlippe zieht eine kleine Falte. Das Nasenseptum liegt in der Mitte (kann durch Druck bei der Geburt luxiert sein!) .

Der **Mund** kann vollständig geschlossen werden, ohne daß die Zunge herausschaut, und muß beim Schreien symmetrisch geöffnet werden, innen sieht man die durchgehende Zahnleiste. Die Zunge ist symmetrisch und frei beweglich. Das Zungenbändchen ist unterhalb der Zunge beim Schreien zu sehen, ist aber fast nie zu kurz. Weiße festhaftende Beläge an der Wangenschleimhaut sind oft erstes Zeichen einer Soorinfektion. Beim Öffnen des Mundes sieht man den Gaumen und schaut, ob er gespalten ist und ob der hintere, muskuläre Teil (Gaumensegel) bewegt wird. Das Zäpfchen ist oft so klein, daß es als fehlend oder gespalten erscheint, aber in Wirklichkeit nicht ist. In den meisten Fällen hat man Gelegenheit, Zunge und Gaumen zu betrachten, wenn das Kind spontan den Mund öffnet oder schreit.

Am **Hals** wird nach einer Clavikelfraktur oder Muskelverletzung getastet. Die Schilddrüse wird untersucht. Ein auffallend kurzer oder unbeweglicher Hals weist auf Fehlbildungen hin.

Die **Arme** müssen spontan bewegt werden und denselben Muskeltonus haben. Sie sind frei beweglich. Frakturen zeigen sich durch Auftreibung und schmerzhafte Scheinlähmung. Die Finger müssen vollzählig sein, frei beweglich. Die Länge der Fingernägel weist auf die Reife hin. Handrückenödeme bei sonst reifen Kindern können auf ein Turner-Syndrom (s. Kap. 20.5.1) hinweisen.

Am **Rumpf** betrachtet man die Form des Brustkorbes, die Bewegungen (asymmetrisch, Einziehungen, Deformierungen?) sowie die gleichzeitigen Bewegungen des Bauches bei der Atmung. Die Mamillen sind wichtige Reifezeichen. Eine beidseitige Vergrößerung des Drüsenkörpers ist normal, eine einseitige kann eine Infektion andeuten. Ein sehr großer Mamillenabstand deutet auf Fehlbildungen (besonders Turner- Syndrom).

Bei der **Auskultation des Herzens** wird auf die Herztöne geachtet, ob sie an der normalen Stelle zu hören sind, ob Nebengeräusche bestehen und ob das Herz regelmäßig schlägt. Die Herzfrequenz sollte in Ruhe nicht unter 80 bis 90/min liegen, und beim wachen und aktiven Kind nicht über 150/min, abgesehen von intensiven Schreiphasen, in denen der Puls schneller werden kann, bis 180/min. Der Puls wird auch in den Leisten getastet. Wenn er dort fehlt, weist dies auf eine Fehlbildung im Gefäßsystem hin (ISTA s. 10.3.6).

Die **Lunge** sollte seitengleich belüftet sein. Nebengeräusche wie Rasseln dürfen nicht oder zumindest nicht dauerhaft vorkommen. Stärkere Einziehungen und eine laute, ziehende „striduröse" Atmung muß näher untersucht werden. Die normale Atemfrequenz des Neugeborenen und jungen Säuglings liegt in Ruhe zwischen 30 und 50/min.

Ein auffallend geblähter **Bauch** kann auf eine Stenose oder Atresie des Magen-Darm-Traktes hinweisen. Leber und Milz werden getastet. Die Leber ist normalerweise 1 bis höchstens 2 cm unter dem Rippenbogen zu tasten, die Milz ist allenfalls als weicher federnder Widerstand anstoßend zu fühlen. Eine Vergrößerung der Leber deutet auf eine Stauung z. B. durch eine Herzfehler hin, seltener auf eine Leberentzündung. Bei einer bakteriellen oder viralen Sepsis werden Leber und Milz vergrößert sein.

Der **Nabel** bzw. Nabelschnurrest wird angeschaut. Ist nur eine Arterie vorhanden, kann dies auf eine Störung hindeuten, z. B. eine Trisomie 21. In den ersten Tagen nach der Geburt ist es besonders wichtig, nach Infektionszeichen am Nabelgrund bzw. in der Umgebung zu suchen. Ein stark nässender Nabel weist eventuell auf eine Fehlbildung hin. Ein Nabelbruch ist sehr häufig, noch öfter kommen Muskellücken vor. Beides ist harmlos.

Leistenbrüche sind dagegen immer von Bedeutung, da sie wegen der Einklemmungsgefahr operiert werden müssen.

Die Entwicklung des **Genitale** ist als Reifezeichen wichtig. Ferner müssen Fehlbildungen des äußeren Genitale erfaßt werden, auch atypische Mündungen der Harnröhre.

Die **Analöffnung** wird inspiziert.

Die **Beine** werden ähnlich untersucht wie die Arme. Hinzu kommt die Untersuchung der Hüfte, wobei eine unterschiedliche Beinlänge oder eine Asymmetrie der Gesäßfalten (in Bauchlage) auf eine Luxation hinweisen können. Klumpfüße müssen relativ schnell behandelt werden und können meist schon gleich nach der Geburt erkannt werden.

Das Kind wird dann auf den Bauch gedreht und der Rücken untersucht, dabei vor allem die Dornfortsätze der Wirbelsäule abgetastet, um Fehlbildungen der Wirbelsäule zu erkennen. Gleichzeitig achtet man auf Asymmetrien in der Haltung.

Unmittelbar nach der Geburt ist eine exakte **neurologische Beurteilung** des Neugeborenen nicht möglich, und auch in den ersten Lebenswochen muß man vor einer Beurteilung an die genannten unspezifischen Faktoren denken. Insofern muß die neurologische Untersuchung, vor allem wenn sie pathologisch ausfällt, wiederholt werden, und die Umstände der Untersuchung sind zu berücksichtigen und bei Wiederholung zu variieren.

Es ist zunächst besonders wichtig, zu erfahren, ob das Kind hungrig oder satt ist, wie wach es ist und ähnliche Begleitumstände. Denn das Ergebnis der neurologischen Untersuchung hängt auch von solchen Faktoren ab, und man kann vor allem die spontanen Bewegungen des Kindes besser beurteilen.

Bei der Untersuchung des Nervensystems und der Motorik achtet man zunächst auf den **Muskeltonus.** Sowohl ein völlig schlaffes Kind als auch eine abnorme Steifigkeit der Muskulatur, vielleicht dazu noch Haltungsauffälligkeiten, sind unbedingt festzuhalten und weiter abzuklären. Eine Übererregbarkeit oder Apathie weist weniger auf die Stimmungslage, sondern meist auf tiefgreifende Störungen hin. Umgekehrt kann z. B. eine Hyperbilirubinämie ein Kind vorübergehend apathisch und hypoton werden lassen. Seitenunterschiede bei den Bewegungen weisen meist auch auf Störungen im Zentralnervensystem hin.

Es folgt die Erhebung des **Reflexstatus.** Ein Reflex ist eine unwillkürliche, automatische Bewegung oder Reaktion auf einen definierten Reiz. Manche Reflexe lassen lediglich die Funktion der Nerven vom und zum Rückenmark erkennen (Muskeleigenreflexe, Galant), einige benötigen Funktionen des Hirnstammes (Stammreflexe, z. B. Moro, ATNR) und einige weitere benötigen höhere Zentren bzw. Hirnfunktionen bzw. Sinnesorgane. Die Reflexe des Neugeborenen unterscheiden sich in vielen Punkten von denen des großen Kindes oder Erwachsenen. Viele Reflexe bestehen nur in bestimmten Entwicklungsphasen, verschwinden also wieder, und ein längeres Persistieren würde die weitere Entwicklung erschweren. So könnten wir z. B. bei weiter vorhandenem Fußgreifreflex nicht laufen lernen (Tab. 2.4).

**Tabelle 2.4** Die wichtigsten Reflexe bei Neugeborenen

| Reflex | ab SSW | bis LM |
|---|---|---|
| Moro | 32./36. | 3.–4. |
| automatisches Gehen | 37. | 2. |
| Galant-Reflex | < 35. | 2.–3. |
| Puppenaugenphänomen | ≈ 38. | 2.–3. |
| Suchreflex | (28.)/34. | 3 |
| Saugreflex | 26. | 4., im Schlaf bis 6. |
| ATNR | 37. | 6. |
| Handgreifreflex | < 30. | 4.–6. |
| Fußgreifreflex | < 30. | 8.–10. |

Erklärung der Spalten:
ab SSW: ab welcher Reife /Schwangerschaftswoche auslösbar?
bis LM: bis zu welchem Lebensmonat normalerweise vorhanden?

Die Reflexe werden folgendermaßen geprüft:

● **Moro:** Das Kind wird in Rückenlage (mit Unterstützung des Kopfes) angehoben und dann plötzlich leicht fallengelassen. In der ersten Phase (ab 32. SSW) werden die Arme ausgebreitet, in der zweiten, unmittelbar folgenden Phase, wieder an den Körper herangeführt (36. SSW). Der Reflex läßt sich auch durch Erschütterung, Geräusche oder andere Schreckreaktionen auslösen.
● **Automatisches Gehen:** Das Kind wird am Oberkörper gefaßt und aufrecht gehalten, so daß die Fußsohlen leicht die Unterlage berühren. Es führt Schreitbewegungen aus, wobei die Beine sich meist überkreuzen. Vergleichbar ist das

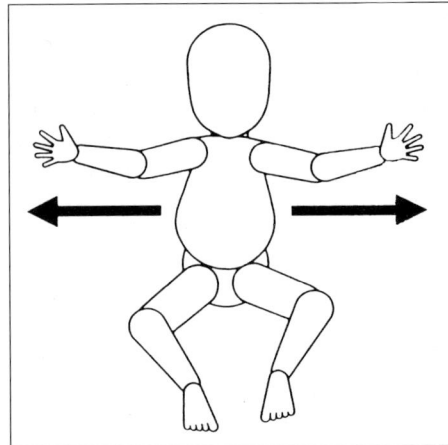

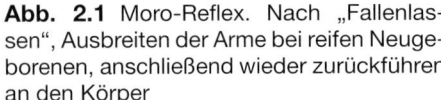

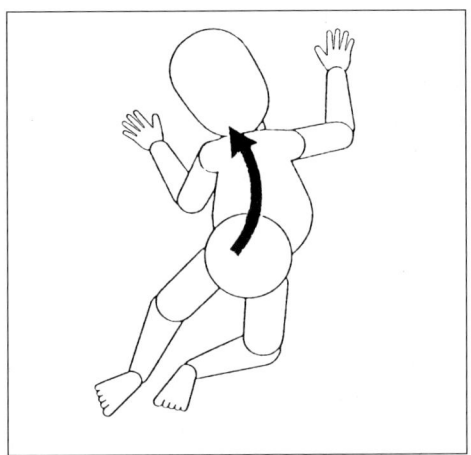

**Abb. 2.1** Moro-Reflex. Nach „Fallenlassen", Ausbreiten der Arme bei reifen Neugeborenen, anschließend wieder zurückführen an den Körper

**Abb. 2.2** Galant-Reflex. Beim Bestreichen des Rückens neben der Wirbelsäule biegt sich das Kind nach der jeweiligen Seite

automatische Kriechen, bei dem das Kind in Bauchlage an den Fußsohlen etwas unterstützt wird.

● **Galant-Reflex:** Das Kind hängt in Bauchlage auf der Hand des Untersuchers. Mit einem Finger (nicht dem Nagel!) wird parallel der Wirbelsäule von oben nach unten entlanggefahren. Das Kind krümmt sich dann seitlich zur getesteten Seite.

● **Puppenaugenphänomen:** Bei wachem Kind wird der Kopf seitlich gedreht. Die Augen bleiben stehen oder drehen sich leicht zur anderen Seite.

● **Suchreflex:** Im hungrigen Zustand dreht das Kind den Mund zum Finger, wenn dieser leicht die Wange berührt. Je nach Hunger dehnt sich der Reflex auch auf andere Gesichtspartien aus, beim satten Kind ist er nicht auslösbar.

● **Saugreflex:** Das Kind führt saugende Bewegungen aus, sobald ein Gegenstand (Sauger, Finger) in den Mund gesteckt wird.

● **ATNR** = asymmetrischer tonischer Nackenreflex: Das Kind liegt auf dem Rücken. Wenn der Kopf passiv zu einer Seite bewegt wird, werden auf der „Gesichtsseite" Arm und Bein gestreckt, auf der anderen Seite gebeugt gehalten.

● **Handgreifreflex:** Wenn ein Gegenstand (Finger) die Handinnenfläche berührt, schließt sich die Hand, das Kind hält zumindest für einige Sekunden fest.

● **Fußgreifreflex:** Bei Berühren der Fußsohle im Vorderfußbereich fuhren die Zehen eine umgreifende Bewegung aus.

Sind alle oder die meisten der hier genannten Reaktionen normal, dann kann mit hoher Wahrscheinlichkeit angenommen werden, daß das Kind neurologisch gesund ist. Neben diesen wichtigsten Reflexen gibt es zahlreiche weitere, für Neugeborene typische Reaktionen, die zu einer differenzierten neurologischen Untersuchung herangezogen werden, wenn der Verdacht auf eine Störung besteht. Ferner gibt es Reflexe, die erst im Säuglingsalter auftauchen und nach einigen Monaten wieder verschwinden.

## 2.4 Harmlose Auffälligkeiten und Abweichungen

**Gewichtsverlust:** Viele Neugeborene verlieren auch in den ersten Lebenstagen nicht nennenswert an Gewicht. Ein Verlust von 7 bis 10% ist jedoch völlig normal. 15% sollten aber auf keinen Fall überschritten werden. Es ist sicher nicht richtig, das Kind aus lauter Angst vor einer Fremdnahrung austrocknen und hungern zu lassen. Das Geburtsgewicht sollte meist um den 10. Lebenstag wieder erreicht werden, mit einer Toleranzspanne bis zum Ende der dritten Woche.

**Hautschuppung:** Vor allem bei übertragenen Kindern, aber auch sonst, kommt es zu einer ausgedehnten Schuppung der Haut am ganzen Körper. Meistens sind die Schuppen sehr klein, so daß sie kaum bemerkt werden. Gelegentlich kann die oberste Hautschicht aber in zentimetergroßen weißen Schuppen abgehen. Dies hat keine besondere Bedeutung und läßt auch keine Rückschlüsse auf die spätere Hautbeschaffenheit zu. Unterschieden werden muß eine solche groblamelläre Schuppung von blasenbildenden Krankheiten (Staphylodermie s. 21.6.9, Epidermolysis s. 15.5).

**Erythema toxicum:** Bei sehr vielen Neugeborenen, besonders intensiv bei verstärktem Ikterus, entstehen über die ganze Haut, vermehrt am Kopf und oberen Stamm feine weißliche und gelbliche millimetergroße „Pickel", die von einem roten Hof umgeben sind. Der Versuch, diese Pickel auszudrücken, scheitert, da sie keine Flüssigkeit enthalten. Wenn man genau beobachtet, ändern sie auch die Stelle und tauchen woanders wieder auf. Es handelt sich eigentlich um ein kleines umschriebenes Ödem, wodurch die Haut an einer Stelle so aufquillt, daß sie weiß erscheint und erhaben ist. Daher tritt auch keine Flüssigkeit aus und deshalb können diese Stellen „springen". Eine Behandlung ist nicht nötig.

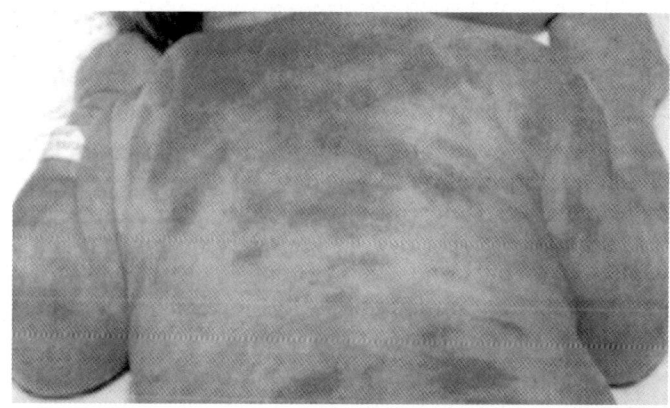

**Abb. 2.3** Erythema toxicum (aus *Zitelli/ Davis*, Farbatlas pädiatrischer Krankheitsbilder, Georg Thieme Verlag Stuttgart, 1989)

**Neugeborenenakne:** Nach einigen Tagen kann schon ein Ausschlag beginnen, der meist in der zweiten und dritten Lebenswoche den Höhepunkt erreicht: Es bilden sich feine Pusteln, die sogar etwas Talg enthalten und sich entzünden können. Es sieht im Grund genauso aus wie eine Akne bei Jugendlichen, nur daß die Veränderungen auf der zarten Haut des Neugeborenen etwas kleiner sind und auch nicht so viel Talg produziert wird. Es handelt sich um eine Folge der hormo-

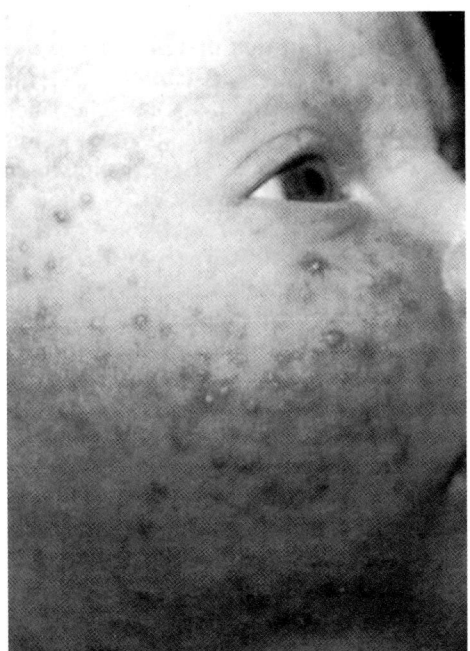 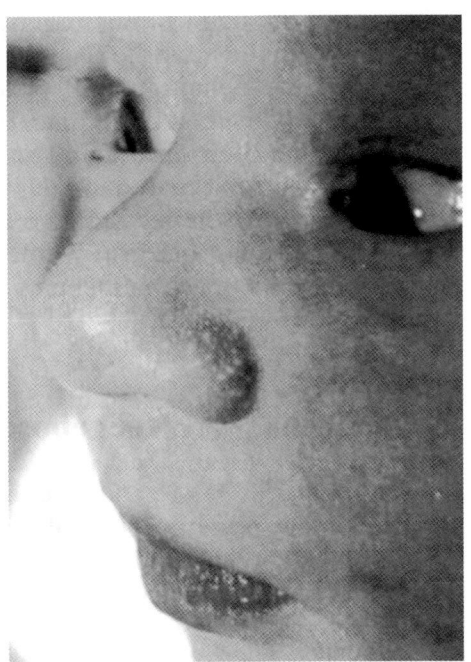

**Abb. 2.4** Neugeborenenakne (aus: *Zitelli/ Davis*, Farbatlas pädiatrischer Krankheitsbilder, Georg Thieme Verlag Stuttgart, 1989)

**Abb. 2.5** Milien (Talgdrüsenhyperplasie) (aus: *Zitelli/Davis*, Farbatlas pädiatrischer Krankheitsbilder, Georg Thieme Verlag Stuttgart, 1989)

nellen Umstellung, die nicht bei allen Neugeborenen auftritt, sondern nur bei bestimmter Reaktionsbereitschaft der Haut. Meist haben auch die Eltern eine verstärkte Akne gehabt, und das Kind wird in der Jugend wahrscheinlich verstärkt damit zu tun haben.

**Milien** sind 1–2 mm große gelblich-weiße Pünktchen, die bei der Hälfte aller Kinder auftreten. Es handelt sich um kleine Zysten in Talg- oder Schweißdrüsen.

**Urin** wird oft unmittelbar nach der Geburt gelassen. Dann kann eine längere Pause, gelegentlich sogar 24 Stunden oder noch etwas länger, eintreten bis zur nächsten Portion, ohne daß eine weitere Abklärung erfolgen muß.

**Mekonium** muß immer innerhalb der ersten 24 Stunden abgehen. Wenn die erste Portion unmittelbar nach der Geburt übersehen wurde, kann auch dies Anlaß zur Sorge geben.

Die **Stuhlhäufigkeit** kann bei gestillten Kindern sehr schwanken. Normalerweise werden mehrere kleine Stuhlportionen pro Tag entleert, aber es kann durchaus auch vorkommen, daß länger als eine Woche gar kein Stuhl entleert wird. Solange das Kind sich wohlfühlt und weiter trinkt, hat es keine Bedeutung. Künstlich ernährte Säuglinge haben meist ein bis zwei wesentlich festere Stühle.

Eine **Zyanose** wird oft durch eine Polyglobulie vorgetäuscht, vor allem, wenn Hände und Füße etwas kalt sind. Im Unterschied zur echten Zyanose, z. B. durch Hypoxie oder Herzfehler sind die zentralen Bereiche (Lippen, Zunge) rosig, und das Kind bietet sonst keine Krankheitszeichen.

Eine **Mastopathie** (Schwellung der Brustdrüsen) kommt nicht selten vor, auch bei männlichen Neugeborenen. Sie ist am Ende der ersten Lebenswoche oft besonders intensiv ausgeprägt, und die Schwellung kann beidseits Haselnußgröße erreichen. Dies hat keinerlei pathologische Bedeutung. Eine einseitige Brustdrüsenschwellung ist dagegen immer sehr genau zu beobachten, da sich in den meisten Fällen ein Abszeß dahinter verbirgt, der antibiotisch zu behandeln ist. Die harmlose beidseitige Schwellung wird nicht behandelt, allenfalls kann man durch Watteeinlagen oder entsprechende Lagerung dem Kind Unannehmlichkeiten ersparen.

**Genitalblutungen und Schleimabsonderungen** größeren Ausmaßes, auch regelrechte Pfröpfe, kommen bei weiblichen Neugeborenen meist um dem 3. bis 6. Lebenstag häufig vor. Es handelt sich um eine Abbruchblutung, die durch den Entzug der mütterlichen Hormone bedingt ist. Vor der Geburt ist der Uterus des Feten größer als beim zweijährigen Kind! Innerhalb weniger Tage beginnt die Umwandlung in die infantile Ruhephase verbunden mit Blutung und Schleimabsonderung. Eine Behandlung ist nicht nötig.

Ein **Zungenbändchen** findet man bei fast allen Kindern, und fast nie entstehen damit Probleme. Beim Schreien kann es vorkommen, daß die Zunge eingekerbt erscheint. Früher hat man dann das Zungenbändchen eingeschnitten, damit das Kind nicht mit gespaltener Zunge redet, also zum Lügner wird. Vor einer solchen Maßnahme kann nur gewarnt werden, da sie nicht nur unnötig, sondern gefährlich ist, denn im Zungenbändchen verlaufen Blutgefäße, vor allem eine oft relativ dicke Arterie.

## 2.5 Ernährung des Neugeborenen und Säuglings

Innerhalb weniger Tage nach der Geburt muß der Organismus des Neugeborenen sich von der plazentaren Ernährung auf die enterale umstellen. Dabei ist der Nahrungsbedarf eines Neugeborenen im Verhältnis zu seinem Gewicht ungleich höher als der eines Erwachsenen, so daß viel größere Stoffwechselleistungen verlangt werden (Tab. 2.5).

**Tabelle 2.5** Nährstoffbedarf bei Säuglingen

| Alter | Kcal/kg | Eiweiß g/kg/Tag | Fett* % aller Kal. | Wasser ml/kg/Tag |
|---|---|---|---|---|
| 0–3 Monate | 116 | 1.86 | 45–50 | 130–180 |
| 3–6 Monate | 99 | 1.8 | 45–50 | 130–180 |
| 6–9 Monate | 95 | 1.65 | 35–45 | 120–150 |
| 9–12 Monate | 101 | 1.48 | 35–45 | 120–145 |
| Erwachsen | 40 | 0.6 | 35 | 40–60 |

* Erläuterung: In Prozent der Gesamtkalorien, d. h. x% des Gesamtnährwertes sollte aus Fett bestehen

### 2.5.1 Stillen

Die wichtigste Nahrung des Neugeborenen und jungen Säuglings ist die Milch der eigenen Mutter. Diese Erkenntnis ist eigentlich banal, wird aber seit mindestens zwei Jahrhunderten regelmäßig in den Lehrbüchern der Kinderheilkunde wiederholt. Es gab immer Zeiten hohen und niedrigen Stillwillens. Seitdem industriell hergestellte Nahrungen eine Aufzucht praktisch aller Neugeborenen ermöglichen, hat das Stillen freiwilligen Charakter bekommen und die Lebensnotwendigkeit verloren. Aber gerade jetzt beginnen sich die Erkenntnisse über die Vorteile der Muttermilch durchzusetzen.

Fruchtwasser enthält relativ viel Glukose, daher sollte der Magen des Neugeborenen nur dann abgesaugt werden, wenn auch eine Notwendigkeit besteht. Ansonsten stellt dies noch eine kleine Nahrungsreserve dar. Kolostrum ist reich an Protein, Salzen, Vitamin A und E sowie sekretarischem IgA. Der Kaloriengehalt ist im Vergleich mit der reifen Milch gering (46 Kal/100 ml).

Die reife Milch schießt nach wenigen Tagen ein. Sie hat im Vergleich einen größeren Gehalt an Milchzucker und Fetten. Der Immunglobulin-Gehalt nimmt dagegen immer weiter ab. Dies ist insofern sinnvoll, da nur in den ersten Lebenstagen IgA nennenswert über die Darmschleimhaut des Kindes aufgenommen werden kann.

Muttermilch hat folgende Besonderheiten bzw. **Vorteile**:
- optimale Anpassung der Bestandteile an die jeweilige Situation des Neugeborenen bzw. Säuglings
- immunologische Funktion besonders am Anfang der Stillzeit: bakterienhemmende Substanzen (z. B. IgA) wirken kombiniert mit Zellen und Substanzen, die das Immunsystem aktivieren bzw. die Darmschleimhaut schützen und reparieren.
- Lactoferrin als besonders gut resorbierbares Eisen, das gleichzeitig fest gebunden ist und daher von Bakterien nicht genutzt werden kann.
- β-Lactose fördert die Entstehung der Bifidus-Flora im kindlichen Darm mit entsprechend saurem Milieu und damit erschwerten Bedingungen für pathogene Keime. Außerdem fördert Laktose die Kalzium-Resorption.

Der einzig bekannte **Nachteil** der Muttermilch besteht im geringen Vitamin-K-Gehalt. Daher haben gestillte Kinder häufiger Hirnblutungen in den ersten Lebensmonaten als nicht gestillte, und deswegen ist es bei gestillten Kindern besonders wichtig, Vitamin K zu substituieren.

Muttermilch ist vom kalorischen kolorischen und energiephysiologischen Standpunkt her bis zum 6. Lebensmonat als alleiniges Nahrungsmittel ausreichend. Über den 12. Lebensmonat hinaus ist Stillen nicht mehr sinnvoll und hat von Seiten der Ernährung keine Vorteile mehr. Auch aus psychologischen Gründen ist es eher bedenklich, wenn über das zweite Lebensjahr hinaus noch gestillt wird, weil es dann mehr Beruhigungs- als Ernährungscharakter hat und nicht mehr die normale Mutter-Kind-Beziehung darstellt.

Viele Diskussionen hat die **Schadstoffsituation** ausgelöst. In der Muttermilch treten viele fettlösliche Substanzen, u.a. Rückstände von Pflanzenschutzmitteln und Dioxine, auf. Die Konzentrationen liegen teilweise im oder sogar oberhalb des Grenzbereiches, der für Nahrungsmittel zugelassen ist. Besonders beim erstgestillten Kind ist die Schadstoff-Konzentrationen höher, mit zunehmender Stillhäufigkeit und Kinderzahl geht sie etwas zurück, weil die Mutter immer geringere Restmengen aus ihrem Körperfett mobilisieren kann. Auch bei umweltgerechter Lebensweise und Ernährung lassen sich diese Belastungen kaum vermeiden und sind durch kurzfristige Maßnahmen nicht zu reduzieren. Erstaunlich ist, daß nur ein relativ geringer Teil der Schadstoffe im Körperfett des Neugeborenen auftaucht, d. h. man kann aus der Höhe des Muttermilchspiegels nicht immer auf die wirkliche Belastung des Neugeborenen durch Schadstoffe schließen. Trotz der Belastung der Muttermilch wird zum Stillen geraten, da die Vorteile eindeutig überwiegen. Durch Reduzierung der entsprechenden Schadstoffe ist zumindest in Mitteleuropa die Schadstoffbelastung der Muttermilch durch Pestizidrückstände und vergleichbare Substanzen in den letzten zehn Jahren deutlich gesunken.

### 2.5.2 Stillanleitung

Zum Stillen gehören die entsprechende Bereitschaft, Geduld, und eine gute Beratung bzw. Anleitung. Bei einer unsicheren Mutter läßt sich das Stillen durch fehlende Hilfe und Zufüttern erfolgreich verhindern. Wichtige **Ratschläge** bei der Stillberatung sind:

– *Unmittelbares Anlegen nach der Geburt* ist günstig, da das Kind nach ca. 20 min. ein vorübergehendes Maximum des Saugreflexes erreicht. Nutzt man dies aus, kommt die Milchproduktion besonders gut in Gang.
– *Anlegen tagsüber* alle 2 bis 3 Stunden oder wenn das Kind hungrig ist, je nachdem was früher kommt, nachts nur, wenn das Kind sich meldet.
– *Zufüttern* von Glucose oder gar Säuglingsnahrung ist bei reifen gesunden Kindern nicht nötig.
– Das Kind sollte jedesmal *auf beiden Seiten* angelegt werden, zunächst eine Seite austrinken, dann auf der anderen Seite noch solange, bis es satt ist. Beim nächsten Stillen die Seiten wechseln.
– *Anlegen auf jeder Seite* für 7 bis 10 Minuten, längeres Anlegen nach Bedarf und wenn es für die Mutter nicht unangenehm ist. Der „Letdown-Reflex" braucht bei einer erststillenden Mutter ca. 3 bis 5 Minuten, also kann wiederholtes „versuchsweises" kurzes Anlegen zu ineffektivem Letdown führen und auf diese Weise das erfolgreiche Stillen verhindern.
– *Häufiges Anlegen* in den ersten Tagen fördert die Milchbildung. Später regelt sich Milchmenge und Bedarf von selbst. Wenn Zweifel bestehen, ob die Menge ausreicht, sollte bei gesunden Säuglingen durch wöchentliches Wiegen die Gewichtszunahme kontrolliert werden (> 150 bis 200 g/Woche).
– Der *erhöhte Flüssigkeits- und Nährstoffbedarf* der Mutter in der Stillzeit muß berücksichtigt werden. Bei der Flüssigkeit ist es nicht so wichtig, um welches Getränk es sich handelt (nicht „Milch gibt Milch"). Der Mehrbedarf liegt mindestens bei einem Liter pro Tag. Die Mutter sollte eine gesunde Gemischtkost einhalten, am besten so weiterleben wie bisher, nur mit zusätzlich 500–600 Kalorien über den normalen Bedarf hinaus. Es gibt keine Speisen, die grundsätzlich vermieden werden müßten. Nur wenige Kinder reagieren reproduzierbar auf sogenannte blähende Mahlzeiten der Mutter (Zwiebeln, Kohl etc.). Exzessive Koffeinmengen können das Kind beeinflussen, ebenso sehr große Schwarztee- Mengen (s.a. 22). Alkoholexzesse sind zu vermeiden, gegen einzelne Gläser Sekt, Wein oder Bier ist nichts einzuwenden.

– Ein *ständiges Wiegen* des Kindes vor und nach den Mahlzeiten ist nicht nötig, sondern nur in bestimmten Situationen (Mangelgeborene, Trinkschwäche etc.). Die einzelnen Trinkmengen schwanken innerhalb des Tages außerdem erheblich, so daß häufiges Wiegen oft zusätzliche Unsicherheit hervorruft.
– Eine stillende Mutter braucht nicht nur Zuversicht, sondern meist auch eine gewisse *Ruhe.* In den ersten Tagen soll die Mutter schlafen, wenn auch das Baby schläft.
– Beim Stillen ist auf eine *bequeme Haltung zu* achten. Die Füße können z. B. hochgelegt oder auf einen Schemel gestellt werden. Das Kind kann auf verschiedene Weise gehalten werden. Wichtig ist dabei, daß die Mutter sich nicht verkrampft und die Arme z. B. durch Kissen unterstützt.
– Das Baby muß die Brustwarze weit genug in den Mund nehmen, sonst kommt es zur Reizungen und Entzündungen der Brust. Die Kieferleiste des Babys muß 0.5 bis 1 cm über die Brustwarzen/Areola-Grenze gelangen, um ein effektives Ausmelken der Milchgänge zu ermöglichen.

**Häufige Stillprobleme bzw. Fragen in der Neugeborenen-Periode** sind:
– *Schmerzende Brustwarzen,* einfache nichtinfektiöse Mastitis (oft = Milchstau), verstopfte Milchgänge etc. sind keine Stillhindernisse, sondern mit Geduld und guter Hilfe bzw. Anleitung lassen sich diese Probleme lösen.
– Bei *Sectio* sollte so schnell wie möglich mit dem Anlegen begonnen werden, z. B. bei regionaler Anästhesie, solange sie noch wirkt. Ausreichend Schmerzmittel und muskelentspannende Atemübungen helfen der Mutter. Das Kind sollte immer so gehalten werden, daß es in den ersten Tagen durch Strampelbewegungen die Narbe nicht erreicht.
– *Zwillinge* können voll gestillt werden, die Milchmenge reicht normalerweise aus. Entweder kann man beide Kinder gleichzeitig stillen oder das hungrigere zunächst an beiden Seiten, das zweite dann umgekehrt an beiden Seiten.
– Eine *Desinfektion der Brust ist* immer überflüssig und führt nur zu Hautreizungen. Abwaschen mit warmem Wasser (einmal täglich) reicht aus. Stilleinlagen sind regelmäßig, mindestens täglich, zu wechseln.
– Fast alle Mutter haben zumindest zeitweise *Insuffizienzgefühle,* d.h. sie glauben, ihrem Kind nicht genug zu geben. Nur in wenigen Fällen stimmt dies tatsächlich, und daher ist mit geduldiger Aufklärung solchen Ängsten zu begegnen.

### 2.5.3 Abpumpen und Aufbewahren von Muttermilch

**Abpumpen**

Elektrische Pumpen sind meist effektiver als Handmilchpumpen, wobei konstruktionsbedingte Unterschiede bestehen. Die Ansatzstücke sind nicht immer geeignet, bei einigen können Reizungen durch die ungünstige anatomische Paßform entstehen. Handpumpen sollte man nur für einzelne Anwendungen benutzen, nicht für längere Zeit.

Das Abpumpen der Muttermilch erfordert nicht nur viel Geduld und Geschick, sondern ist für die Mutter oft frustrierend, besonders wenn die Milch verworfen werden muß, z. B. weil das Kind auf einer Intensivstation liegt oder frühgeboren ist. Trotzdem ist es bei guter Beratung und psychischer Führung auch in solchen Fällen möglich, durch Abpumpen den Zeitpunkt bis zum eigentlichen Stillen zu überbrücken.

**Indikationen** zum Abpumpen sind:

– Trinkschwaches Kind: Die gewonnene Milch wird mit Flasche oder Sonde verfüttert.
– Überbrücken eines vorübergehenden kindlichen oder mütterlichen Stillhindernisses.
– Vorratshaltung.

Wie beim Stillen gibt es beim Abpumpen auch einige Besonderheiten, deren Beachtung meist den Erfolg garantiert:

– Pumpen in den ersten 24 Stunden nach der Geburt beginnen.
– In angenehmer entspannter Körperhaltung pumpen.
– Letdown-Reflex fördern beim Pumpen:
  – Brustwarzen-Areola-Gegend für einige Minuten vor Beginn des Pumpens massieren
  – Pumpen immer in derselben Lage in derselben ruhigen Umgebung. Innere Ruhe, Gedanken auf angenehme Dinge konzentrieren.
  – Möglichst Pumpen beginnen, nachdem die Mutter das Kind gehalten, gestreichelt oder zumindest gesehen hat.
  – Abpumpen alle 2 bis 3 Stunden am Tag und einmal in der Nacht, möglichst wenn die Mutter sowieso aufwacht. Abwechselndes Pumpen beider Seiten alle 5 Minuten für mehrere Male scheint den Letdown-Reflex mehrfach zu stimulieren, so daß Effektivität und Menge gesteigert werden.
  – „Anpumpen" bei trinkschwachem Kind.
  – Mit Oxytocin-Nasenspray kann der Letdown-Reflex induziert werden, vor allem zu Beginn des Pumpens, bis die Mutter genügend Selbstvertrauen hat, daß sie genug Milch produzieren kann.
  – Wenn das Kind teilweise gestillt werden kann, aber nicht genug trinkt, kann das Kind auf einer Seite angelegt werden und gleichzeitig die andere Seite abgepumpt werden.

Sehr häufig nimmt die Menge bei längerem Pumpen durch Stress (wegen der Erkrankung des Kindes und aus anderen Gründen) ab. Mütterliche Ermüdung, inadäquate Flüssigkeitsaufnahme und Schlafgewohnheiten verstärken diesen Trend. Wenn das Baby dann doch angelegt werden kann, nimmt die Milchproduktion schnell wieder zu.

### Aufbewahrung von Muttermilch

Auch bei großer Sorgfalt kann Muttermilch nicht unter völlig sterilen Bedingungen abgepumpt werden. Mit einer gewissen bakteriellen Kontamination ist zu rechnen. Daher kommt der Aufbewahrung große Bedeutung zu, denn die Keimzahlen können sehr schnell ansteigen und damit kann diese Milch für ein Neugeborenes gefährlich werden. Daher ist es sinnvoll, etwa alle zwei Tage eine bakterielle Untersuchung vorzunehmen, wozu einfache Kulturmedien geeignet sind (z. B. UriCult®). Wenn sehr viele Keime wachsen oder bevorzugt gramnegative, ist eine weitere Differenzierung nötig.

Die Milch wird meist in Plastik-, seltener in Glasgefäßen gewonnen. Für die weitere Aufbewahrung gelten folgende Prinzipien:

- Frische Milch kann im Kühlschrank bei 4°C für 24 Stunden aufbewahrt werden.
- Tiefgekühlt (−18°C) kann Muttermilch einige Monate aufbewahrt werden, wobei sich nach 6 Monaten deutlich vermehrt freie Fettsäuren bilden, was die Qualität der Milch erheblich beeinflußt. Daher sollte eine Lagerung über mehr als 6–8 Wochen vermieden werden.
- Muttermilch sollte kühl transportiert werden (Kühltasche).
- Gefrorene Milch soll aufgetaut werden, indem das Gefäß für 5 bis 10 Minuten unter warmes Wasser gehalten und dann geschüttelt wird. Erhitzen ist ungünstig, weil die Abwehrstoffe verlorengehen und auch andere Bestandteile verändert werden, so daß die Muttermilch ihre wertvollsten Eigenschaften verliert. Gleiches gilt für das Erhitzen in der Mikrowelle.

**Achtung**: Wird z. B. in der Klinik die Milch mehrerer Mütter abgepumpt, muß durch absolute Sorgfalt und eindeutige Kennzeichnung sichergestellt werden, daß es zu keinen Verwechslungen kommen kann, weil durch Muttermilch schwerwiegende Erkrankungen (Hepatitis B, CMV, HIV) übertragen werden können. Solche Ereignisse sind schon vorgekommen und haben neben den fatalen menschlichen Folgen auch Schadensersatzansprüche gegen die betreffende Klinik nach sich gezogen.

In einigen deutschen Städten gibt es noch **Muttermilch-Sammelstellen**. Dort wird gespendete Milch (von Frauen mit Milchüberschuß) gesammelt und bevorzugt an kleine Frühgeborene verfüttert. Ernährungsphysiologisch ist dies optimal, und die Komplikationsrate bei der Aufzucht der Frühgeborenen ist dort deutlich geringer (vor allem bezüglich der nekrotisierenden Enterokolitis). Da über die Muttermilch Infektionen übertragen werden können (s. o.), ist eine sehr kritische Auswahl und gute Überwachung der Spenderinnen nötig, wenn man das Restrisiko gering halten will.

### Umstellen des Kindes von Flaschenernährung oder künstlicher Nahrung auf Muttermilch

Eine solche Situation kann eintreten, wenn ein Frühgeborenes oder krankes Neugeborenes nach längerem Klinikaufenthalt entlassen wird. Die Umstellung braucht etwa zwei bis drei Wochen. Das Kind wird zu jeder Mahlzeit angelegt. Das Kind wird vorher und nachher gewogen und die fehlende Nahrungsmenge mit abgepumpter Milch oder künstlicher Nahrung nachgefüttert. Die Flaschenfütterung sollte von einer anderen Person vorgenommen werden. Während der Flaschenfütterung kann die Mutter noch für einige Male auf jeder Seite für 5 Minuten abpumpen, um sowohl frische Zusatzmilch zu gewinnen, als auch die Produktion zu steigern. Das Kind braucht immer weniger Nachfütterung. Wenn diese weniger als die Hälfte der Mahlzeit erreicht hat, nur noch nach jeder zweiten Mahlzeit nachfüttern, dann jedes dritte Mal etc., bis volles Stillen erreicht ist.

### 2.5.4 Stillhindernisse

Stillen und Medikamente s. 22

Auch wenn Stillen wieder „modern" geworden ist, wird dies von erstaunlich vielen Frauen abgelehnt oder nicht konsequent durchgeführt. Die Stillquote (unter Einbeziehung der Zufütterung) nach Entlassung aus den Geburtskliniken liegt teilweise nahe oder über 90%, nach 4 Wochen sind es weniger als ein Viertel, und nur eine kleine Minderheit führt einen konsequenten Übergang von Muttermilch zu Beikost ohne vorherigen Übergang auf Flaschennahrung durch.

Stillhindernisse sind zu unterteilen in vorübergehende und dauerhafte. Davon zu unterscheiden ist die kalorische oder flüssigkeitsmäßige Untersorgung bei nicht ausreichend einschießender Milch oder überhöhtem Bedarf des Neugeborenen.

**Vorübergehende Stillhindernisse** sind:

– Manche Medikamente, die die Mutter unbedingt braucht s. 22.
– Intensivbehandlung des Neugeborenen.
– Manche Fehlbildungen (Lippen-Kiefer-Gaumen-Spalte).
– Muttermilch-induzierter Ikterus (s. 17).

**Dauerhafte Stillhindernisse** (Notwendigkeit zum Abstillen) sind:

– Infektionen, besonders AIDS, Tuberkulose, evtl. auch Hepatitis B und Cytomegalie.
– Andere schwere chronische Krankheiten der Mutter.
– Stoffwechselkrankheiten des Kindes, z. B. Galaktosämie, meist auch Phenylketonurie (s. 18.2.1).
– Anatomische Besonderheiten der Brustwarzen (Hohlwarzen).
– Neurologische Erkrankungen des NG/ fehlender Saugreflex.

Ein **vorübergehend erhöhter Nahrungsbedarf mit Notwendigkeit der Zufütterung** kann bestehen bei:

– Relativ kleinen Neugeborenen mit Neigung zu Hypoglykämien.
– Mangel- und Frühgeborenen.
– Verspätetem Milcheinschuß.
– Hypoglykämien anderer Ursache.
– Gewichtsabnahme mehr als 10% des Geburtsgewichtes.

Wenn nur für kurze Zeit Flüssigkeit und Kalorien zugeführt werden müssen sollte nach Möglichkeit mit Glucoselösung überbrückt werden. Dazu reicht in der Regel eine 5%ige Lösung, selten ist eine höher konzentrierte erforderlich. Tees sind bis zu einem gewissen Grad auch geeignet, enthalten aber relativ starke Allergieauslöser. Honig sollte bei Neugeborenen nicht verwendet werden, da er Botulinus-Sporen enthalten kann, die unter den besonderen Umgebungsbedingungen des kindlichen Darmes auskeimen können.

Ein Kuhmilchpräparat sollte möglichst nicht nur für einen Tag bzw. für einzelne Mahlzeiten gegeben werden. Dadurch wird der Stillerfolg gefährdet. Außerdem besteht eine höhere Gefahr für eine Allergisierung gegen Milch. Bereits eine einzige (meist unnötige) Mahlzeit kann eine Allergie hervorrufen, die sich dann bei erneuter Milchgabe nach dem Abstillen äußert. Die Allergiegefahr ist durch solche Einzelgaben größer als bei einer dauerhaften künstlichen Ernährung, denn es kommt nicht auf die Menge des artfremden Eiweißes an, sondern auf die Art und Weise bzw. Häufigkeit der Gabe.

Bei Stillhindernissen oder erheblichem Gewichtsverlust und Kalorien- und Nährstoffdefizit darf andererseits nicht allzu lange gewartet werden, bevor man sich zu einer Zufütterung entschließt. Dann sollte eine Säuglingsnahrung verwendet werden, die nicht nur die speziellen ernährungsphysiologischen Anforderungen erfüllt, sondern auch eine geringe antigene (also allergieauslösende) Potenz hat. Hierzu kommen vor allem vollhydrolisierte Nahrungen in Betracht (Pregomin®, Nutramigen®, Alfaré®). Die teilhydrolysierten aus Kuhmilch hergestellten „hypoallergenen" Nahrungen (z.B. Beba HA®, Aletemil HA®) sind wesentlich weniger geeignet und werden zu diesem Zweck nicht mehr empfohlen (s. Kap. 2.9, Atopieprophylaxe).

### 2.5.5 Künstliche Säuglingsernährung

Es gibt verschiedene Gründe, warum ein Kind nicht gestillt werden kann oder soll. Neben den erwähnten dauerhaften Stillhindernissen gibt es noch einen weiteren Grund, primär eine industrielle Säuglingsnahrung zu verwenden. Wenn die Mutter absolut stillunwillig ist, aus welchen Gründen auch immer, hat eine Stillberatung keinen Sinn. Versucht man es trotzdem, wird dann sehr bald damit auf gehört. Besser ist in solchen Fällen eine gute Ernährungsberatung, um Fehler zu vermeiden, damit nicht ungeplant und ohne Kenntnisse abgestillt wird (Tab. 2.6).

**Tabelle 2.6** Frauenmilch und Tiermilchen (jeweils g bzw. kal/100 ml)

| Herkunft | Eiweiß | Fett | Milchzucker | Salze | Kalorien |
|---|---|---|---|---|---|
| Frauenmilch | 0.9–1.2 | 3.8–4.2 | 7.0 | 0.2 | 63 |
| Kuhmilch | 3.3 | 3.7 | 4.7 | 0.7 | 65 |
| Ziegenmilch | 2.9 | 4.5 | 4.1 | 0.8 | 63 |
| Schafsmilch | 5.5 | 7.4 | 4.8 | 1.0 | 85 |
| Stutenmilch | 2.5 | 1.9 | 6.2 | 0.5 | 52 |

Als Ersatz für Muttermilch sind rohe Tiermilchen aus ernährungsphysiologischen und hygienischen Gründen nicht geeignet, sondern eher gefährlich. Die Zusammensetzung unterscheidet sich vor allem beim Eiweiß und den Salzen bzw. Mineralstoffen (s. Tab. 2.6). Dies liegt an den deutlich anderen Anforderungen der entsprechenden Tiere an die Ernährung. Reine Tiermilchen enthalten praktisch immer Bakterien, die ab dem ca. 6. Lebensmonat nicht mehr viel schaden können, aber vorher sehr gefährlich sind. Vor Einführung der Sterilisation und vergleichbarer Konservierungstechniken lag die Sterblichkeit künstlich ernährter Säuglinge fast bei 100 %!

Will man für einen Säugling die Nahrung selbst zubereiten, verlangt dies sehr gute Kenntnisse über die notwendige Zusammensetzung und eine ebenfalls sehr gute Hygiene bei der Zubereitung und Aufbewahrung. Aus diesem Grund ist es heutzutage kaum sinnvoll, bei Stillhindernissen nicht auf industrielle Nahrungen auszuweichen, die alle Anforderungen an einen Muttermilchersatz so gut wie möglich erfüllen.

Völlig ungeeignet für das frühe Säuglingsalter sind einige „pflanzliche" Nahrungen, z. B. „Mandelmilch", die zwar weiß aussieht, aber ansonsten eher zu Mangelerscheinungen führt, weil wichtige Bestandteile fehlen oder z. B. die Aminosäuren nicht bedarfsgerecht angeboten werden. Auch bei Eigenimporten angeblicher Säuglingsnahrungen sollte man extrem vorsichtig sein. Der einheimischen Nahrungsmittelindustrie ist in jedem Fall eindeutig der Vorzug zu geben!

Eine künstliche Säuglingsnahrung soll weitgehend der Muttermilch entsprechen. Daher wurden bestimmte Mindestanforderungen aufgestellt, die eine solche Nahrung zu erfüllen hat. Für junge Säuglinge soll die Ähnlichkeit zur Muttermilch besonders groß sein. Solche Nahrungen werden lt. EG-Richtlinie als **Anfangsnahrung** bezeichnet (früher „volladaptiert"). Bei älteren Säuglingen sind die Anforderungen nicht mehr ganz so speziell, und die Herstellungsverfahren bzw. Zusammensetzung ist weniger aufwendig. Diese Säuglingsnahrungen nennt man „**Folgemilch**" (früher „teiladaptiert"). Praktisch jeder Hersteller bietet Nahrungen beider Typen an, meist unter demselben Namen durch „1" und „2" gekennzeichnet. (Tab. 2.7)

**Tabelle 2.7** Anforderungen an künstliche Säuglingsnahrungen (pro 100 ml)

| Inhaltsstoff | Anfangsnahrung | Folgemilch | Muttermilch |
|---|---|---|---|
| Protein | 1,35–2,25 | 2,25–4,5 | 1,2 |
| Fett | 1,98–4,88 | 1,98–5,2 | 3,5 |
| Kohlehydrate | vorwiegend Laktose 4,2–10,5 g | Laktose und Stärke | Laktose 7,0 |
| Salze/Mineralien | bis 0,4 g | bis 0,4 g | 0,21 |
| Energiegehalt | bis 75 | bis 80 | 67 |

Über diese allgemeinen Anforderungen hinaus gibt es Nahrungen für Spezialfälle, vor allem für Kinder mit angeborenen Stoffwechseldefekten (s.a. 18.2). Bezüglich „hypoallergener" Nahrungen s. 2.9.

## 2.5.6 Entwöhnung und Zufütterung

Zusätzlich zur Muttermilch braucht ein Säugling keine Nahrung, allenfalls Flüssigkeit. Dazu eignet sich Tee z. B. Fencheltee, der durchaus mit Teebeuteln zubereitet werden kann. Fertige Kindertees haben eigentlich keine Vorteile. Sie sind inzwischen weitestgehend zuckerfrei. Trotzdem sollte dem Kind kein stundenlanges Trinken gewährt werden, denn auch ohne eigentlichen Zucker kann es zu einer verstärkten Karies des Milchgebisses kommen.

Das Zufüttern wird oft schon ab dem 3. oder 4. Lebensmonat empfohlen. Es reicht aber aus, wenn damit bei gestillten Kindern im 6. Lebensmonat, bei künstlich ernährten ca. im 5. Monat begonnen wird. Zu Beginn gibt man Gemüse- und Obstzubereitungen, wobei die anfänglich gegessenen Mengen sehr gering sind. Auf Würzen sollte verzichtet werden. Auch zusätzliches Salzen ist eher schädlich. Man kann sowohl die industriellen Nahrungsmittel („Gläschen") als auch selbst zubereitete Mahlzeiten verwenden. Passiertes Fleisch kann einige Monate später hinzugefügt werden, Ei ist nicht so notwendig wie oft behauptet wird (vor allem das Gelbei scheint in der Vorstellung vieler Eltern magische Kräfte zu haben) und ist obendrein der häufigste Allergieauslöser.

Nüsse fuhren sehr häufig zu Aspirationen und sind in den ersten 3 Lebensjahren zu vermeiden. Ansonsten soll das Kind gegen Ende des ersten Lebensjahres eine normale Gemischtkost bekommen, wie sie den Ernährungsgewohnheiten der Familie entspricht.

Ein sehr häufiges Fehlverhalten bei Kleinkindern ist gewohnheitsmäßiges Vieltrinken. Die Kinder laufen mehr oder weniger den ganzen Tag mit der Flasche herum. Es hat sich als Verhalten eingespielt, daß in allen Langeweile-, Frustrations-, Streß- oder Ermüdungssituationen zur Flasche gegriffen wird. Abgesehen von dem unnötig hohen Verbrauch an Tee, Säften und Windeln, sollte auch aus Gründen der Suchtprophylaxe eine solche Verhaltensweise vermieden werden. Wenn ein Kind Durst hat, meldet es sich von selbst. Weniger verbreitet ist das gewohnheitsmäßige Essen von Süßigkeiten und anderen „Zwischendurch-Mahlzeiten". Diese Kinder essen dann gewöhnlich bei den eigentlichen Mahlzeiten schlecht, werden deswegen oft beim Arzt vorgestellt und haben letztlich nur undisziplinierte Eltern, die ihnen Gewohnheiten vermitteln, die sie später so leicht nicht wieder loswerden. Das Kind hat ein Recht darauf, Hunger und Durst als Gefühle zu erleben und wird dann um so mehr Freude an Essen und Trinken haben.

## 2.6 Pflege und Versorgung des Neugeborenen und Säuglings

Bezüglich der häuslichen Versorgung des Neugeborenen und Säuglings gibt es bei vielen jungen Familien erhebliche Unsicherheiten, die durch Säuglingspflegekurse nicht völlig auszuräumen sind. Hinzu kommen gutgemeinte Ratschläge meist älterer Familienmitglieder („haben wir so und so gemacht"), wobei Übung und Erfahrung oft schon Jahrzehnte zurückliegen und die Erinnerung auch nicht immer ganz zuverlässig ist. Dies ist eine Folge der geringen Kinderzahl und des immer größeren Generationenabstandes. Weitere verunsichernde Faktoren sind Zeitschriften und andere Medien, Modetrends und Werbung. Daher ist es von besonderer Bedeutung, daß die Hebamme überzeugend auf solche Fragen antworten kann.

**Baden und Waschen:** Das Bad unmittelbar nach der Geburt ist weithin üblich, ist aber vom Sinn her umstritten und eigentlich einem natürlichen Ablauf auch zuwider. Die Käseschmiere scheint vor allem bei untergewichtigen und gestreßten Kindern etwas vor Auskühlung zu schützen. Dieses Bad gleich nach der Geburt ist zu Recht in den meisten Geburtskliniken inzwischen verlassen.

Weiterhin ist die Meinung sehr verbreitet, daß ein Kind erst dann wieder gebadet werden darf, wenn der Nabelschnurrest vollständig abgefallen ist. Dies ist nicht völlig richtig, allerdings ist bei noch offenem Nabel mit besonderer Hygiene zu baden und vor allem auf ein guten Austrocknen des Nabels zu achten. Es ist sicher besser, sich auf Abwaschen statt Baden zu beschränken.

Sehr oft wird tägliches Baden des Säuglings empfohlen. Durch dieses häufige Einweichen der Haut, eventuell noch durch unnötige oder gar schädigende „Pflegemittel", wird die Haut so irritiert, daß Ekzeme und andere Hauterkrankungen aktiviert werden. Zweimaliges Baden in der Woche reicht aus, also etwa alle drei Tage, und zwischendurch bei Verschmutzung eine gründliche Wäsche mit dem Lappen.

**Badezusätze** sind in der Regel überflüssig, es reicht normales Wasser. Schaumbäder führen zu größerer Austrocknung und sind daher nur bei stabiler und unempfindlicher Haut gut verträglich. Kleiezusätze sind meist unschädlich, Öle und Fette nur wenig wirksam. Ein einfaches und billiges rückfettendes Bad besteht aus einer Tasse Milch und einem Eßlöffel Olivenöl, gut gemischt und dann in die Kinderbadewanne gegeben.

**Seifen** sind in der Säuglingspflege meist unnötig. Es sollten vor allem keine stark entfettenden Seifen verwendet werden, sondern eher neutrale Babyseifen.

**Haarshampoos** können verwendet werden, besonders wenn nach einigen Monaten die Kopfhaut stärker schuppt. Dieser „Milchschorf" hat nichts mit Milchernährung zu tun, sondern ist ein äußeres Zeichen der Reifung des Immunsystems der Haut. Bei sehr starker Ausprägung können die Schuppen mit Öl (Olivenöl, Babyöl) eingeweicht und dann vorsichtig ausgekämmt werden.

**Nabelpflege:** So lange der Nabelschnurrest noch nicht abgefallen ist, sollte man mit Baden zurückhaltend sein, denn Feuchtigkeit fördert die Infektion. Der Nabel sollte trocken sein, denn dies verhindert weitgehend eine bakterielle Besiedelung. Deshalb ist eine offene Pflege wesentlich vorteilhafter als Nabelbinden, Verbände und andere zudeckende Maßnahmen. Beim Wickeln sollte der Nabel, vor allem wenn er feucht wurde oder mit Urin/Stuhl in Berührung kam, desinfiziert werden. Dazu eignet sich Alkohol am besten. Es wird ein Einmaltupfer oder Stieltupfer verwendet. Der Alkohol muß unbedingt vor dem Ankleiden verdunsten, damit es keine Hautreizungen oder gar Verbrennungen gibt. Jodhaltige Lösungen (PVP-Jod) werden auch oft verwendet. Es besteht aber die Gefahr erhöhter Jodaufnahme, was eine vorübergehende Beeinträchtigung der Schilddrüsenfunktion nach sich ziehen kann. Andere Desinfektionsmittel kommen kaum in Frage. Farbstofflösungen sind für diesen Zweck wegen möglicher Vergiftungen nicht empfehlenswert. Will man den noch offenen Nabel vor Verschmutzung schützen, sollte man einen trockenen Tupfer auflegen. Pudern des Nabels ist eher gefährlich, weil sich Sekret und Puder zu einer Kruste vermischen, unter der sich leicht eine Infektion entwickeln kann.

Nabelbinden sind in jedem Fall überflüssig. Sie beeinflussen weder die Form des Nabels noch verhindern sie Nabelbrüche noch haben sie einen positiven Einfluß auf den Bauch. Alle diesbezüglichen Behauptungen sind Magie, und es ist verwunderlich, daß auch heutzutage noch Nabelbinden zur Grundausstattung eines Säuglings zählen und an ahnungslose Eltern verkauft werden.

**Hautpflege:** Die Haut des Neugeborenen ist relativ stabil und braucht kaum zusätzlich Pflege. Bei verstärkt er Neugeborenenschuppung kann eine handelsübliche Pflegecreme verwendet werden, bei Schuppung am Kopf ein Öl. Normalerweise sind alle diese Kosmetika Luxus und unnötig. Ein erhöhter Bedarf an Pflegemitteln entsteht, wenn das Kind zu häufig gebadet wird, vielleicht sogar noch mit austrocknenden Zusätzen.

Im Windelbereich treten häufiger Probleme auf. Der beste Schutz einer gesunden Haut am Po und im Genitalbereich ist Vaseline. Sie bildet eine Fettschicht, die Hautreizungen durch Urinbestandteile und Stuhl verhindert. Vaseline sollte also nach jedem Wickeln dünn aufgetragen werden. Es reicht einfache und billige Vaseline aus der Drogerie. Wenn die Haut allerdings gerötet und gereizt ist, ist die Fettschicht der Vaseline ungünstig Die Bakterien in den entzündeten Bereichen werden durch die aufgetragene Fettschicht regelrecht geschützt und im Wachstum begünstigt. In solchen Fällen sollte man auf eine Zinkpaste (z. B. Penaten®-Paste) umsteigen, die einerseits die Haut vor weiterer mechanischer oder Ürin/Stuhl-bedingter Schädigung schützt, aber andererseits atmen läßt, so daß die Abheilung gewährleistet ist. Mit diesen zwei einfachen Pflegemitteln kommt man praktisch immer aus.

In früheren Zeiten wurde sehr viel Puder verwendet. Er hat keine Vorteile, aber einige Gefahren. Puder kann mit Bakterien und Hautsekret recht dauerhafte und hartnäckige Krusten bilden, die fest an der Haut haften können und die weitere Infektion fördern. Puder enthält zahlreiche allergieauslösende Substanzen, meist sogar Milcheiweiß. Und wenn er versehentlich aspiriert wird, was vor allem bei mithelfenden Geschwistern im Kleinkindesalter passiert, körnen sehr unangenehme Lungenkomplikationen entstehen. Daher ist Puder als überholt und unnötig zu betrachten.

**Raumtemperatur:** Das Neugeborene sollte nicht unbedingt ausgekühlt werden, braucht aber bei entsprechender Kleidung keine besonders hohe Raumtemperatur. Die normalerweise behagliche Innentemperatur von ca. 20° C ist völlig ausreichend.

**Windeln:** Sie sind ein häufiger Gegenstand von Kontroversen. Die grundsätzliche Entscheidung besteht zwischen Einmal- und Stoffwindeln. Letztere werden nur noch in geringem Umfang verwendet, da Einmalwindeln wesentlich bequemer in der Handhabung sind. Stoffwindeln sollten aus einem wenig fasernden, aufnahmefähigen Gewebe bestehen. Als Indikation für Stoffwindeln gelten hautempfindliche Kinder und Dermatitiden im Anogenitalbereich. Die bessere Verträglichkeit von Stoffwindeln ist bei diesen Problemen aber nicht nachzuweisen, so daß diese Argumentation nicht stichhaltig ist. Entscheidend für die Ausheilung von wunder Haut ist nicht das Material der Windel, sondern die geeignete Hautpflege und die Frequenz des Windelwechsels. Ferner gibt es ökologische Argumente für Stoffwindeln. Es entfallen sowohl Herstellung und Entsorgung, was einmal Umweltbelastungen und andererseits Deponieraum spart. Bei Stoffwindeln kommt allerdings die Waschmittelbelastung und der Wasserverbrauch hinzu, und welche Windel auf Dauer ökologisch unbedenklicher ist, kann noch nicht mit letzter Sicherheit entschieden werden. Eine interessante Variante sind Stoffwindeln, die zur Miete incl. Waschservice angeboten werden.

Einmalwindeln haben aus rein pflegerischen Gesichtspunkten keine Nachteile. Die verbesserten Versionen („Nässepuffer") haben sogar eine so hohe Saugfähigkeit, daß die Haut des Kindes trocken bleibt, also wenig Reizungen auftreten, und auch das Anwachsen von Keimen und Pilzen kaum noch begünstigt wird. Die Unterscheidung in Buben und Mädchen hat eher werbetechnische als praktische Gesichtspunkte, und gefärbte, parfümierte, bedruckte und anderweitig verschönerte Windeln sind eigentlich ein Unsinn.

Einzelne vollgesaugte Körnchen des Granulats können innerhalb der Windel auftauchen und sehen wie kleine „Steinchen" aus. Es handelt sich nicht um Nierensteine, wie oft angenommen wird, sondern eben um Bestandteile der Windel.

Ob die Kompostierung von Windeln ein gangbarer Weg zur ökologisch sinnvolleren Entsorgung darstellt, kann noch nicht beurteilt werden.

**Kleidung:** Die Kleidung sollte zweckmäßig sein, also sich leicht an- und ausziehen lassen. Sie sollte eher etwas zu weit als zu eng sein, damit das Kind Bewegungsfreiheit hat, und die Haut nicht unnötig gereizt oder gar das Schwitzen gefördert wird. Als Material wird sehr häufig reine Baumwolle empfohlen, obwohl diese fast nur bei Unterwäsche erhältlich ist, sehr viel weniger bei Oberbekleidung. Entscheidend für die Hautfreundlichkeit ist nicht die Herkunft des Materials, sondern seine Eigenschaften. Die Kleidung sollte schützen, luftdurchlässig sein, d. h. die Haut atmen lassen und vor allem den Feuchtigkeitsaustausch nicht behindern, und sie sollte nicht kratzen oder die Haut unnötig mechanisch belasten. Baumwolle und Gemische aus Baumwolle mit Synthetik-Anteilen bis ca. ein Drittel erfüllen diese Forderungen am besten, auch Naturseide. Wolle gehört nicht direkt auf die Haut, da sie mechanisch sehr reizen kann. Als Oberbekleidung ist sie gut geeignet, vor allem im Winter.

Die Wäsche sollte normal z. B. in der Maschine gewaschen werden. Das Waschmittel ist gar nicht so entscheidend wie oft vermutet wird, denn allergische oder chemische Reizungen durch Waschmittel sind viel seltener als angenommen. Wichtig ist ausreichendes Spülen, bei dem das Waschmittel entfernt wird. Es sollten allerdings keine Weichspüler verwendet werden. Sie begünstigen Hautreizungen und lassen aufgrund ihrer Klebeeigenschaft die Wäsche schneller verschmutzen. Außerdem sprechen ökologische Gründe gegen die Verwendung.

Eine Alternative zum Weichspüler bei Weißwäsche ist, (farblosen) Essig in das entsprechende Fach der Waschmaschine zu geben.

**Bettkissen:** Das Bett soll ungestörten Schlaf gewährleisten. Ob es im Schlafzimmer der Eltern steht, im Kinderzimmer, oder sonstwo in der Wohnung, hängt vom Alter des Kindes, nächtlichen Fütterungsgewohnheiten, und praktischen Gesichtspunkten ab. Eine Regel wird sich nicht aufstellen lassen. Säuglinge vertragen oft ein erstaunliches Maß an Unruhe um sich herum, wenn sie sich trotz allem geborgen fühlen können.

Die Matratze sollte nicht allzu weich sein. Das Material spielt keine sehr große Rolle. Eine Schaumstoffmatratze ist genauso geeignet wie Naturstoffe, wobei letztere von Haltbarkeit und Liegekomfort etwas besser abschneiden. Ein saugfähiges Tuch wird auf jeden Fall als Unterlage verwendet. Die Decke sollte waschbar sein, so da Federn weniger in Betracht kommen. Moderne Kunststoff-Gewebe führen nicht mehr zum verstärkten Schwitzen, sondern sind sehr atmungsaktiv, so daß sie unbedenklich verwendet werden können. Kopfkissen sind bei jungen Säuglingen überflüssig und es sollte stattdessen nur ein Tuch angebracht werden („Spuckwindel"). Baldachine waren vielleicht noch notwendig, als häufig Wanzen auftraten, haben jetzt aber nur noch reine Zierfunktion.

**Ausfahren, Sonne etc.:** Vielfach ist noch die Meinung verbreitet, daß Neugeborene vor frischer Luft zu schützen sind. In der Klinik wird nicht einmal erlaubt, daß ein Fenster geöffnet wird, und dann muß das Kind doch durchs Freie, um nach Hause zu gelangen. Ein kurzer Spaziergang im Freien schadet sicher nicht, eine geeignete Bekleidung vorausgesetzt. Im Kinderwagen ist dafür zu sorgen, daß das Kind von keiner Seite her auskühlt. Vor direktem Wind und Regen ist ein junger Säugling natürlich zu schützen. Weniger als die Witterung stellen die zahlreichen neugierigen Passanten mit allen ihren Infekten eine Gefahr dar. Direkte Sonnenbestrahlung sollte in den ersten Lebensmonaten vermieden werden. Unter einem Sonnenschirm ist die Strahlungsintensität nur leicht reduziert, so daß das Kind nicht sehr lange darunter liegen sollte. Eine 1/2 bis einstündige Dosis ungefilterten Lichts, also Aufenthalt im Freien schadet sicher nicht, und ist zur Rachitisprophylaxe sogar notwendig.

**Tragebeutel:** Es gibt verschiedene Arten, einen Säugling am Körper zu tragen: *Tücher,* die um den Leib gewickelt werden und in denen das Kind quer vor dem Bauch liegt, sind nur in den ersten Lebensmonaten geeignet. Bei richtiger Handhabung besteht keine Gefahr für das Kind, allerdings sollten regelmäßig die Seiten gewechselt werden, damit keine Fehlhaltung entstehen kann.

*Tragetücher* bei denen das Kind in aufrechter Stellung gehalten wird, sind erst dann zu verwenden, wenn eine sichere Kopfkontrolle vorhanden ist, also eigentlich erst mit mindestens 5 Monaten. Das längere Tragen auf dem Rücken empfiehlt sich auch erst, wenn das Kind schon älter als ein halbes Jahr ist. In vielen Entwicklungsländern werden schon jüngere Kinder auf den Rücken geschnallt mitgenommen, aber meist zur Feldarbeit, bei der die Mutter mit ihren Händen am Boden arbeitet, und das Kind daher auf dem Rücken der Mutter *liegt!*

Tragebeutel und Gestelle, die dazu dienen, das Kind in *aufrechter Stellung* vor dem Bauch zu tragen, werden oft viel zu früh benutzt. Das Kind kann seinen Kopf nicht halten, er baumelt hin und her, bzw. damit dies nicht passiert, wird das Kind unbeabsichtigt oder gezielt in eine verkrümmte asymmetrische Lage gebracht. Es besteht die große Gefahr, daß immer dieselbe Lage eingenommen wird und daraus eine Skoliose resultiert.

*Tragegestelle,* bei denen das Kind auf dem Rücken mit etwas Abstand zum Körper der Eltern sitzt, sind erst ab etwa 7 Monaten sinnvoll, d.h. das Kind muß recht stabil frei sitzen können. Nur dann werden längere Fehllagen vermieden. Diese Gestelle sollten nur beim Gehen verwendet werden, nicht z. B. beim Rad- oder Skifahren. Niemand ist vor Stürzen (evtl. durch Dritte verursacht) gefeit und dann entstehen sehr oft schwerste Verletzungen des Säuglings (Schädelfrakturen, traumatische Hüftgelenksluxationen mit Zerstörung der Wachstumsfuge etc.).

**Tagesrhythmus:** Vom Neugeborenen kann man nicht erwarten, daß es Tag und Nacht unterscheidet und sich entsprechend verhält. Aber bei den meisten Säuglingen spielt sich relativ schnell ein durch Mahlzeiten und Wachphasen geprägter Tagesrhythmus ein, der erstaunlich stabil ist. Meist geschieht dies nach 2 bis 4 Wochen. Voraussetzung ist natürlich eine gewisse Bereitschaft der Eltern, einen solchen vom Kind geprägten Rhythmus einzuhalten und so zur beiderseitigen Zufriedenheit einen geregelten Tagesablauf und vor allem eine einigermaßen ungestörte Nachtruhe zu erreichen. Es ist sicher nicht richtig, dem Kind einen

Rhythmus mit letzter Konsequenz aufzwingen zu wollen. Je älter das Kind ist, desto eher wird es einen vom Tagesablauf der Familie vorgegebenen Rhythmus akzeptieren.

**Besuche von Verwandten** sollten in der Klinik mit Rücksicht auf Mutter und Kind nicht übertrieben werden. Auch nach Entlassung ist es nicht richtig, das Neugeborene in der gesamten Bekanntschaft und Verwandtschaft herumzureichen. In den meisten Kulturen werden Wöchnerin und Neugeborenes in den ersten Wochen von der Gesellschaft etwas abgeschirmt, was der Infektionsprophylaxe dient und der ungestörten Entwicklung der Beziehung zwischen Kind und Eltern. Also sind Besuche etc. auf ein vernünftiges Maß zu beschränken.

**Reisen** sollten mit dem Neugeborenen so wenig wie möglich unternommen werden. In den ersten Lebenswochen besteht eine relativ große Gefahr, daß es

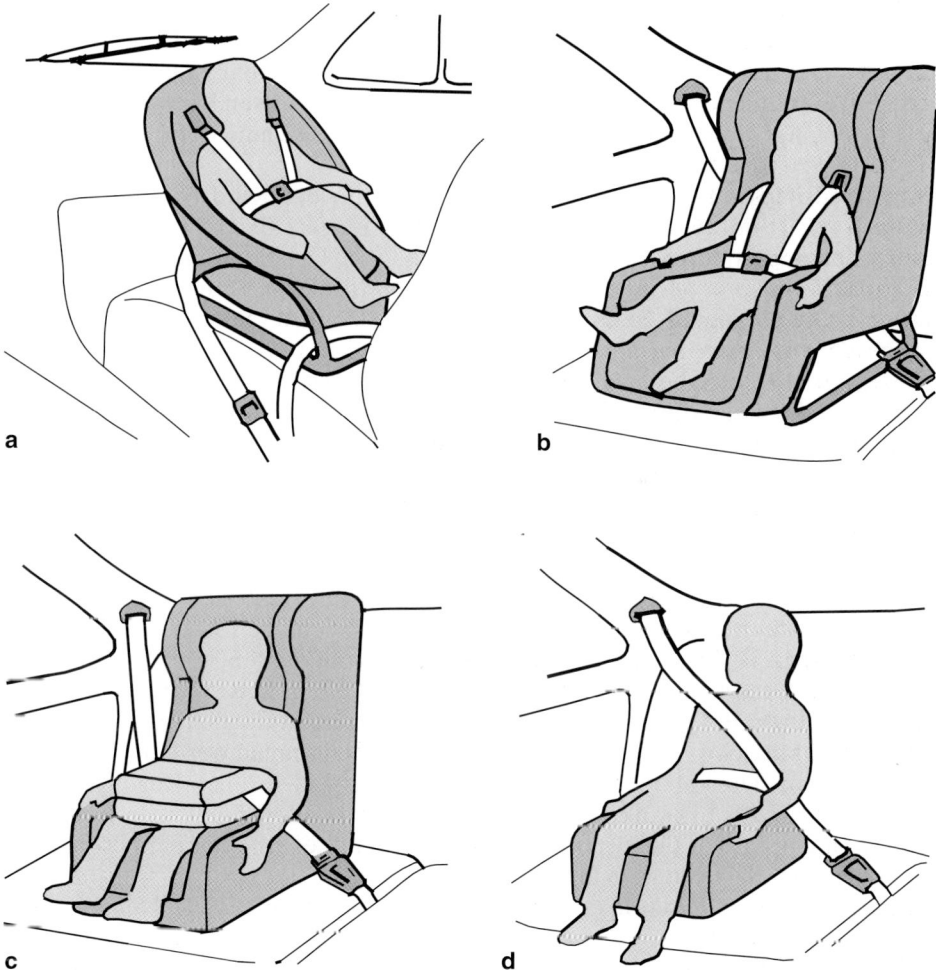

**Abb. 2.6a–d** Auto-Kindersitze, **a** für Säuglinge (entgegen Fahrtrichtung!), **b** 9 Monate bis ca. 4 Jahre, **c** ca. 1 bis 4 Jahre, **d** ab ca. 4 Jahre

durch die unvermeidlichen Erschütterungen zu Hirnblutungen kommt, wenn auch meist leichterer Art. Die mit längeren Reisen verbundene Unruhe und Umstellung des Tagesablaufes sollten ebenfalls bedacht werden.

**Autositze:** In Deutschland sind über 95% der Fahrzeuge mit Radio ausgerüstet, aber nur 25% der Kinder sind mit ausreichenden Rückhaltesystemen während der Fahrt gesichert: Ein eindeutiges Indiz für die Prioritäten! Wer Verantwortung für ein Kind übernimmt und schon Fahrten nicht vermeiden kann oder will, sollte wenigstens für das Minimum an Sicherheit sorgen. Eine Tragetasche ist kein geeignetes Transportmittel im Auto, allenfalls, wenn sie im Fußraum steht. Aber auch dann wird bei Vollbremsung oder Unfall der Säugling durch das Fahrzeug geschleudert. Junge Säuglinge sollten in speziellen Sitzen (entgegen der Fahrtrichtung liegend) angeschnallt mitfahren. Sie werden dann beim Bremsen in den Sitz hineingedrückt und obendrein festgehalten. Gegen Ende des ersten Lebensjahres gehört das Kind dann in einen der Größe angepaßten Kindersitz, den es etwa bis zum vierten Lebensjahr behalten kann. Danach genügt oft schon der normale Gurt, wenn er entsprechend einstellbar ist und eine geeignete Sitzerhöhung eingebaut wird. Seit dem 1. 4. 1993 müssen Kinder in geeigneten Sitzen angeschnallt sein. Durch diese Gesetzesmaßnahme ist hoffentlich eine Besserung zu erreichen.

**Fahrradsitze** sollten erst benutzt werden, wenn das Kind frei sitzen kann. Beim Kauf ist darauf zu achten, daß die Füße im Sitz fixiert werden können. Fußverletzungen durch Speichen sind sehr häufig. Der Sitz hinter dem Fahrer setzt das Kind einer geringeren Irritation durch Insekten, Staub etc. aus und ist daher zu bevorzugen. Beim Fahren ist die geänderte Statik des Rades zu beachten, vor allem bei plötzlichen Bewegungen der Kinder. Beim Auf- und Absteigen besteht eine erhöhte Gefahr, daß das Rad wegen des ungünstigen Schwerpunktes umkippt. Eine weitere empfehlenswerte Maßnahme ist der Sturzhelm.

## 2.7 Allgemeine Hygiene auf der Säuglingsstation

Neugeborene haben keine gute Immunabwehr gegen Bakterien und sind daher besonders infektionsgefährdet. Der Nestschutz bezieht sich fast nur auf Viruskrankheiten, z. B. einige der sogenannten Kinderkrankheiten, betrifft aber leider nicht die meisten bakteriellen Infektionsmöglichkeiten. Das Neugeborene wird sehr schnell von Bakterien besiedelt, wobei die Kontaktmöglichkeiten natürlich darüber entscheiden, welche Keime bevorzugt angenommen werden. Die Bakterien, die von den Familienmitgliedern kommen, sind in aller Regel harmlos, wenn nicht akute Erkrankungen oder infektiöse Hauterkrankungen bestehen. Einige Keime in den Geburtswegen (B-Streptokokken) stellen ein besonderes, nicht bei allen Kindern vorhandenes Problem dar.

Die wichtigsten Risikofaktoren treten dann auf, wenn viele Neugeborene gleichzeitig gepflegt werden, also in der Regel in der Klinik. Dann können pathogene Keime sich sehr schnell ausbreiten und eine größere Gruppe von Kindern infizieren. Daher ist besonders auf Entbindungsstationen, Säuglingsstationen, und in Kinderheimen für geeignete hygienische Maßnahmen zu sorgen.

Der Hauptrisikofaktor ist das Personal. Die allermeisten Keime werden durch die Hände übertragen so daß die Händedesinfektion die erfolgreichste Maßnahme ist, um Infektionen einzudämmen. Dazu gehört gleichzeitig Disziplin bei der Berührung keimtragender Körperteile. Wenn die Säuglingsschwester oder der Arzt an die Nase oder in die Haare faßt, muß im Prinzip die Händedesinfektion wiederholt werden. Wenn man ein Kind versorgt, sollte nicht im Vorbeigehen einem anderen der Schnuller in den Mund geschoben werden.

Eine oft vergessene Infektionsquelle sind Geräte. Das Stethoskop ist in dieser Hinsicht das gefährlichste Instrument im Haus. Es sollte vor jeder Benutzung bei einem Säugling oberflächlich, z. B. mit Alkohol desinfiziert werden (nur die Membran). In Säuglingsstationen und Kinderkliniken ist es sogar am besten, wenn jedes Kind sein eigenes desinfiziertes Stethoskop bekommt. Andere Instrumente, die mit dem Kind in Berührung kommen, können natürlich ebenfalls Infektionen übertragen helfen (Sonographie etc.).

### Praktische Hinweise zur Desinfektion und Hygiene

**Händedesinfektion:** Bei der Versorgung von Säuglingen reicht die „hygienische Händedesinfektion", im Unterschied zur chirurgischen Desinfektion, wie sie im Operationssaal notwendig ist. Ziel ist nicht die völlige Keimfreiheit der Hände, sondern die wirksame Reduktion pathogener Keime. Es gibt prinzipiell zwei Möglichkeiten: Einmal werden die Hände mit einem desinfizierenden Seifengemisch gewaschen, und dann mit einem Einmalhandtuch abgetrocknet. Vorteil ist die gleichzeitige Reinigung z. B. bei Verschmutzung. Nachteil ist bei häufiger Wiederholung dieser Maßnahme eine erhebliche Hautirritation durch das andauernde Waschen. Die Verträglichkeit der desinfizierenden Seifen ist sehr unterschiedlich und muß individuell erprobt werden. Auf jodhaltige Präparate sollte, besonders bei schwangeren Frauen, lieber verzichtet werden, da bei Daueranwendung ein nennenswerter Übertritt von Jod möglich scheint.

Die zweite Möglichkeit ist die alkoholische Desinfektion. Sie ist nur bei sauberen Händen möglich, also wenn entweder keine neue Verschmutzung vorliegt oder zuvor gewaschen wurde. Wichtig ist das vollständige Abtrocknen vor Verwendung des Alkohols, sonst wird er durch Verdünnung, bei gleichzeitig verstärkter Hautreizung, unwirksam. Das Alkoholpräparat wird auf den Händen verteilt und soll verdunsten, also nicht abgewischt werden. Auch hier kann es zu Hautirritationen kommen.

Beide Maßnahmen können kombiniert werden, also nach einer Reinigung eine alkoholische Desinfektion. Dies ist bei richtiger Durchführung am sichersten, aber auch am zeitaufwendigsten.

Alkoholische Händedesinfektionsmittel sind nicht für die Flächendesinfektion geeignet, da sie oft rückfettende Substanzen enthalten, die auf Oberflachen einen Schmierfilm hinterlassen, der wiederum das Infektionsrisiko langfristig eher erhöht. Daher sollten Desinfektionsmittel wirklich nur so verwendet werden, wie sie vorgesehen sind.

Bei der **Flächendesinfektion** von Inkubatoren ist besonders auf die Materialverträglichkeit des Desinfektionsmittels zu achten, ansonsten können die Plastikhauben „blind" werden.

**Flaschen und Sauger:** Hier ist weitgehend Einmalmaterial üblich. Wenn aus ökonomischen oder ökologischen Gründen die Sauger wiederverwendet werden, ist darauf zu achten, daß diese nicht für verschiedene Kinder genommen werden. Die handelsüblichen „Desinfektionsbäder" mit Natriumhypochlorit- Lösung führen nicht zu einer so zuverlässigen Keimabtötung, daß sie uneingeschränkt empfohlen werden können. Ohne sehr gute mechanische Reinigung (Entfernung von Milchresten) ist das Verfahren wirkungslos! Rota-Viren und Candida sind besonders schwer zu vernichten. Wird für jedes Kind so eine Reinigungsbox aufgestellt, mag das Verfahren auch in der Klinik akzeptiert werden. Eine Sammelbox für die ganze Station ist aus hygienischen Gründen abzulehnen. Die sicherste Methode der Saugersterilisation ist nach wie vor das Auskochen. Die dabei nicht erreichten Sporen (Milzbrand, Gasbrand, Tetanus) spielen praktisch keine wesentliche Rolle.

**Nahrungszubereitung:** Auf Säuglingsstationen wird fast nur noch fertig gelieferte Flüssignahrung verwendet, was zu einer gleichbleibenden Qualität bei gleichzeitiger Entlastung des Personal führt. Bestehen noch Milchküchen, sind hier besonders sorgfältiges Arbeiten und regelmäßige bakteriologische Kontrollen nötig. Bezüglich Milchpumpen s. 2.5.3.

**Rooming-in:** In vielen Kliniken ist das Neugeborene ganztags bei der Mutter und wird von ihr versorgt, ist also der Kontrolle des Klinikpersonals weitgehend entzogen. Hier ist besonders wichtig, die Wöchnerin in einige grundlegende hygienische Prinzipien einzuweisen. So sollte das Kind, so lange der Wochenfluß besteht, auf jeden Fall nicht im Bett der Mutter bzw. unter ihrer Bettdecke liegen. Sie sollte nach jeder Toilettenbenutzung/Vorlagenwechsel etc. eine hygienische Händedesinfektion durchführen. Dies sollte auch vor jedem Anlegen in den ersten Lebenstagen geschehen. Die Brust selbst sollte nicht desinfiziert werden, da dies keine hygienischen Vorteile bringt, aber zur Reizung und Entzündung führen kann.

Wenn Klinikinfektionen aufgetreten sind, d.h. mehrere Säuglinge gleichzeitig dieselbe Infektion haben, sind so schnell wie möglich entsprechende Maßnahmen zu ergreifen, um die Infektionsquelle zu lokalisieren bzw. Hygienemängel abzustellen, aber vor allem auch um die weitere Ausbreitung der Infektion zu verhindern. Dazu dienen:

**Kohortensystem,** um Infektionskette zu unterbrechen, dabei auch getrenntes Personal! Es werden also alle Kinder zu einer Gruppe zusammengefaßt, alle nachkommenden Kinder zu einer zweiten Gruppe, und diese beiden „Kohorten" sind pflegerisch bzw. personalmäßig streng voneinander zu trennen.

**Rooming-in,** um Kreuzinfektionen zu vermeiden. Die infizierten Kinder werden zu ihren Müttern verlegt und dürfen deren Zimmer bis zur Entlassung nicht verlassen.

Intensivierte **Überwachung der Händedesinfektion.**

**Routineabstriche** auch beim Personal, um Infektionsquellen zu lokalisieren.

Mit einer **routinemäßigen antibiotischen Behandlung** aller Neugeborenen wird das Problem auf die falsche Weise angegangen.

## 2.8 Entwicklung und Vorsorge beim Säugling

Verweis auf körperliche Untersuchung s. 2.3.

Unter Entwicklung kann man einerseits das rein körperliche Wachstum verstehen, andererseits aber auch das Erlangen von Fähigkeiten sowie das Entstehen und Ausbauen sozialer Kontakte. Alle diese Dinge werden unter dem Begriff der Entwicklung zusammengefaßt. Sie lassen sich auch nicht ganz voneinander trennen, denn eine normale körperliche Entwicklung ist bis zum gewissen Grad Voraussetzung, daß auch geistige Fähigkeiten erworben werden können und eine ungestörte Sozialentwicklung in Gang kommt. Andererseits beeinflußt eine gestörte Beziehungsmöglichkeit (z. B. ungünstiges Milieu, Vernachlässigung) das körperliche Wachstum, solche Kinder bleiben klein und untergewichtig.

Für die **körperliche Entwicklung** gibt es Normwertkurven. Dabei werden Schwankungsbereiche und Formgrenzen durch parallel angeordnete Kurven symbolisiert, die man als Perzentilenkurven bezeichnet (s. 24). Wenn der aktuelle Wert eines Kindes eingetragen wird, kann man sehen, ob es nahe dem Durchschnitt oder näher an den Extremwerten liegt. Im allgemeinen gelten nur Werte außerhalb der 3% bzw. 97%-Perzentilen als auffällig. Solange ein Ausgangswert innerhalb der Perzentilenkurven liegt, bedeutet dies kein Anlaß zur Sorge, wenn das weitere Wachstum parallel zu den Perzentilenkurven erfolgt. Dagegen ist ein „Kreuzen" mehrerer Perzentilen ein Alarmzeichen: z. B. kann der Kopfumfang bei Geburt an der 10. Perzentile liegen, nach 4 Wochen an der 90., was auf einen Hydrozephalus hinweist, obwohl jeder Wert für sich innerhalb des Normbereiches liegt. Oder das Gewicht fällt von der 75. auf unter die 10. Perzentile, was

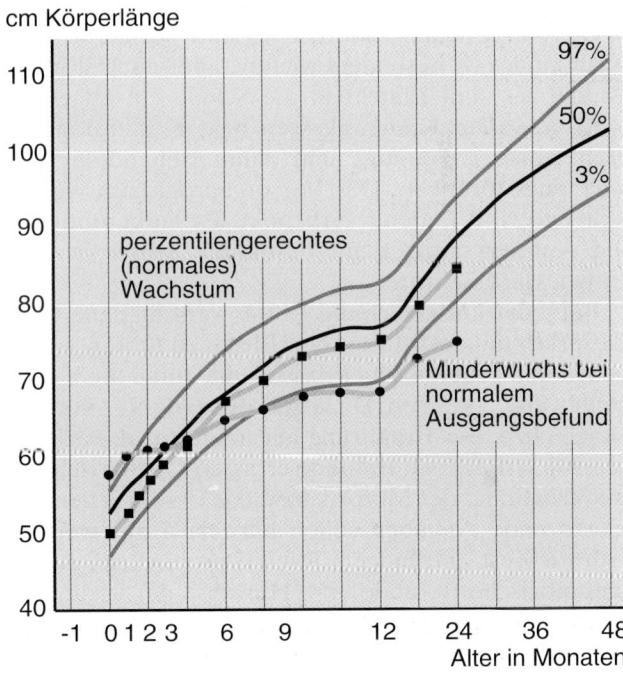

**Abb. 2.7** Beispiele für Perzentilenverläufe (Wachstumskurven)

einem mangelnden Gedeihen entspricht. Der Eintrag der Werte in solche Kurvenschemata erleichtert daher die Beurteilung der Entwicklung.

Diese Normwertkurven werden erstellt durch Reihenmessungen. Daher sind sie auf die Bevölkerungsgruppe anwendbar, die für diese Stichprobe zur Verfügung stand. Bei türkischen oder asiatischen Kindern gelten andere Normwerte, und man kann leicht einer Fehlinterpretation unterliegen, wenn man diese ethnischen Besonderheiten mißachtet.

Auch für die **Entwicklung von motorischen Fähigkeiten** und für die **soziale Entwicklung** gibt es Schemata. Normbereiche. Diese sollen eine standardisierte Untersuchung und Beurteilung erleichtern. Jedoch darf man gerade hier die Normen nicht überbeanspruchen und die Ergebnisse sind nicht wie Größe und Gewicht einfach reproduzierbar, sondern hängen von verschiedensten Einflüssen ab, die stören können. Während Infekten oder in anderen körperlichen oder seelischen Streßsituationen kann ein Entwicklungstest auch bei einem altersentsprechend normalen Kind pathologisch ausfallen. Daher sind diese Teste besonders bei pathologischem Ergebnis zu wiederholen und die Umgebungsbedingungen und Störfaktoren müssen erfragt und berücksichtigt werden. Es zählt auch nicht die einzelne „Leistung", sondern der allgemeine Eindruck. Von keinem Kind kann verlangt werden, daß es auf Kommando alles „richtig" macht. Vor allem sollte man solche Entwicklungstests nicht als Prognose für Schulnoten oder gar Karriere hinstellen, wie es leider oft geschieht. Eine diesbezüglich einigermaßen sichere Aussage ist im Säuglingsalter niemals möglich. Ein dauerhaft pathologischer Testausfall sollte zu einer gezielten Diagnostik führen und dann in einer Förderung oder Beseitigung der behindernden äußeren Faktoren münden.

Der häufigste und am besten dokumentierte einfach Entwicklungstest ist der Denver development screening fest (DDST, s.a. 24).

Die körperliche, motorische, und soziale Entwicklung des Säuglings und Kleinkindes ist besonders wichtig, aber auch störanfällig. Daher gibt es für alle Kinder bis zum Eintritt in die Schule ein abgestuftes Vorsorgeprogramm. Es wird von allen Krankenkassen bzw. Kostenträgern übernommen. Ziel ist die rechtzeitige Erkennung und damit Behandlung von Erkrankungen und Entwicklungsstörungen. Das Vorsorgeprogramm wurde von Kinderärzten entwickelt und wird laufend verbessert. Es lenkt zum jeweils sinnvollsten Zeitpunkt die Aufmerksamkeit auf bestimmte körperliche, motorische und psychische Entwicklungsschritte.

Bei jeder Untersuchung gibt es verschiedene Abschnitte. Es ist zunächst ein Gespräch mit der Mutter/den Eltern zu führen, um diejenigen Entwicklungsvorgänge und Probleme zu erfassen, die durch die Untersuchung allein nicht festgestellt werden können. Dazu gehört bei der U2 vor allem die Frage nach Trinkstörungen bzw. der Ernährung allgemein sowie nach Atemproblemen und Krämpfen. Die erhobenen Befunde erfassen tabellarisch die körperliche Untersuchung und den Stand der Motorik bzw. das Ergebnis der neurologischen Untersuchung. Ergänzende Angaben sollen hinweisen auf weitere Vorsorgemaßnahmen wie Guthrie-Test, Impfungen, Rachitisprophylaxe, etc. Ferner wird festgehalten, ob pathologische Befunde bzw. Hinweise der vorangehenden Untersuchung abgeklärt oder weiterverfolgt wurden bzw. eine Behandlung eingeleitet oder abgeschlossen wurde.

Bitte — **falls zutreffend** — die auffälligen Befunde bzw. Angaben **ankreuzen**    **U2**

## Ⓐ Erfragte Befunde

- ☐ Atemstillstand/Krämpfe
- ☐ Schwierigkeiten beim Trinken, Schluckstörungen

## Ⓑ Erhobene Befunde

### Körpermaße
**(bitte** Werte von U1 in das Somatogramm **eintragen)**

- ☐ Untergewicht
- ☐ Übergewicht
- ☐ Dysproportion
- ☐ auffäll. Gesichtsausdruck (z. B. Hypothyreose)

### Reifezeichen

- ☐ Unreifezeichen (fehl. Fußsohlenfurchung, klaffende Schamlippen, Hodenhochstand, unreife Nägel, unreife Ohrmuschel)
- ☐ Übertragungszeichen („Waschfrauenhände", überragende Nägel)

### Haut

- ☐ auffällige Blässe
- ☐ Cyanose
- ☐ verstärkter oder verlängerter Ikterus
- ☐ Hämangiom
- ☐ Pigmentanomalie
- ☐ Ödem
- ☐ Exsikkose
- ☐ Fistel (Dermalsinus)
- ☐ Hautverletzung
- ☐ Kephalhämatom

### Brustorgane
*Hals/Herz*

- ☐ Stridor
- ☐ Struma
- ☐ Herzgeräusch
- ☐ Herzaktion beschleunigt (> 150/Min.), verlangsamt (< 90/Min.), unregelmäßig
- ☐ Femoralispuls fehlt

*Lunge*

- ☐ path. Auskultationsbefund
- ☐ Dyspnoezeichen (z. B. thorakale Einziehungen)
- ☐ Atemfrequenzstörung (< 30/Min., > 50/Min.)

## Bauchorgane

- ☐ Meteorismus
- ☐ Nabelveränderung
- ☐ Hernie re/li
- ☐ Lebervergrößerung
- ☐ Milzvergrößerung
- ☐ Anus abnorm
- ☐ anderer path. Befund

## Geschlechtsorgane

- ☐ Hodenhochstand re/li
- ☐ andere Anomalie (z. B. Hypospadie, Klitorishypertrophie, Hymenalatresie)

## Skelettsystem
*Schädel*
**(bitte** Schädelumfang in Diagramm **eintragen)**

- ☐ Mikrocephalie
- ☐ Makrocephalie
- ☐ auffällige Kopfform
- ☐ Fontanelle geschlossen oder vorgewölbt

*Brustkorb/Wirbelsäule*

- ☐ Schlüsselbeinbruch re/li
- ☐ Fehlhaltung
- ☐ Deformierung
- ☐ Spaltbildung

*Hüftgelenke*

- ☐ Ortolani-Zeich. pos. re/li
- ☐ andere Dysplasiezeich. re/li

*Gliedmaßen*

- ☐ abn. Gelenkbeweglichkeit
- ☐ Fehlbildung
- ☐ Fehlhalt. od. Deformierung (z. B. Klumpfuß, Hackenfuß, Sichelfuß)
- ☐ Fraktur

## Sinnesorgane
*Augen*

- ☐ Motilitätsstörung (z. B. Nystagmus, Sonnenuntergangsphänomen, Pupillenreflexe fehlen)
- ☐ Anomalie (z. B. Katarakt, Mikro-/Makro-Ophthalmie, Kolobom)

## Mund

- ☐ Lippen-Kiefer-Gaumenspalte
- ☐ große Zunge

*Nase*

- ☐ Nase undurchgängig re/li

*Ohren*

- ☐ Fehlbildung des Ohres

## Motorik und Nervensystem

- ☐ Hypotonie (z. B. verminderter Beugertonus, geringer Widerstand gegen passive Bewegungen, auffälliger Schulterzugreflex: beim langsamen Hochziehen an den Händen keine Armbeugung — im Sitzen fehlt kurze Kopfbalance)
- ☐ Hypertonie (z. B. verstärkter Widerstand gegen passive Bewegungen, Opisthotonus)
- ☐ Apathie (z. B. schwacher Saugreflex, unvollständige Moro-Reaktion, pathologischer Fluchtreflex: kein Zurückziehen der Beine beim Kneifen in die Fußsohle, wimmerndes Schreien)
- ☐ Übererregbarkeit (z. B. starke Myoklonien, „Zittern" bei Moro-Reaktion, schrilles Schreien, Bewegungsunruhe)
- ☐ konstante Asymmetrie von Tonus, Bewegungen, Reflexen
- ☐ Periphere Lähmung (z. B. Facialis, Plexus brachialis)

## Labor

- ☐ Fersenblut für TSH-Test entnommen

## Ⓒ Ergänzende Angaben

- ☐ Guthrie-Test durchgeführt
- ☐ BCG-Impfung durchgeführt
- ☐ Rachitis/Fluoridprophyl. besprochen

**Abb. 2.8** Untersuchungsheft U2, linke Seite

# U2

**3.–10. Lebenstag**
**Neugeborenen-Basisuntersuchung**

①

| AOK | LKK | BKK | IKK | VdAK | AEV | Knapp-schaft | Sonstige |
|---|---|---|---|---|---|---|---|
| X | | | | | | | |

Nirgendwo

②

| männl. | weibl. |
|---|---|
| X | |

Geburtsjahr des Kindes: 19 9 2

Serie 1

③

Körpergewicht: 3270 g

Körperlänge: 52 cm

Kopfumfang: 36 cm

④

Jetzige Früherkennungsuntersuchung: kein Anhalt für eine die Entwicklung gefährdende Gesundheitsstörung [X]

⑤

| | Kennziffer der Gesundheitsstörung (laut Katalog) | 1 = Verdacht 2 = gesichert | notwendige Maßnahmen: Kontroll-Untersuchung oder zusätzliche Diagnostik notwendig | notwendige Maßnahmen: Behandlung wird veranlaßt oder fortgeführt | Zustand: unverändert | unter Behandlung: kompensiert | unter Behandlung: teilweise kompensiert |
|---|---|---|---|---|---|---|---|
| a | | | | | | | |
| b | | | | | | | |
| c | | | | | | | |

⑥ Welche der oben angeführten Gesundheitsstörungen wurden erstmals bei dieser Früherkennungsuntersuchung entdeckt? a ☐ b ☐ c ☐

Sonstige Bemerkungen:
Phototherapie bei
A/0 - Konstellation
Kephalhämatom re.

Dr. Rätsel
Kinderarzt
9999 Nirgendwo
Arztstempel/Unterschrift

**Bitte Kohlepapier einlegen**

31 12 1992
Datum

**Abb. 2.9** Untersuchungsheft U2, rechte Seite mit Beispieleintrag

Die Tabelle gibt einen Überblick über das derzeitige Untersuchungsprogramm (s. Tab. 2.8).

**Tabelle 2.8** Vorsorgeprogramm

| Untersuchung | Alter | wichtigste Gesichtspunkte neben der allgemeinen Untersuchung |
|---|---|---|
| U1 | Geburt | Zustandsbeurteilung, Reife, Gewicht, Größe, äußere Fehlbildungen |
| U2 | 3.–10 Tag | gründliche körperliche Neugeborenen-Untersuchung, Geburtsverletzungen, Vitalität und Motorik, Guthrie-, TSH-Test |
| U3 | 4.–6. Woche | körperliche Entwicklung, beginnende Sozialentwicklung, Motorik |
| U4 | 3.–4. Monat | Hüftgelenke, beginnende Funktion der Sinnesorgane, motorische Entwicklung |
| U5 | 6.–7. Monat | ähnlich U4, weitere Entwicklungsschritte, Greifen, evtl. schon Sitzen |
| U6 | 10.–12. Monat | beginnende Sprachentwicklung, Übergang über Sitzen und Krabbeln zum Stehen |
| U7 | 21–24. Monat | Wirbelsäule und Beine, Sprachentwicklung, Laufen, Sozialentwicklung |
| U8 | 3$1/2$–4 Jahre | körperliche und psychomotorische Kindergartenreife |
| U9 | 5–5$1/2$ Jahre | objektive Prüfung der Sinnesorgane, Hinweis auf Störungen bezüglich. Schulfähigkeit |
| U10/J1 | 10–13 Jahre | körperliche Entwicklung, einschl. Pubertät, Sucht- und Sexualberatung |

## 2.9 Atopieprophylaxe

Allergische oder atopische Erkrankungen sind sehr häufig. Etwa 10–15 % aller Kinder haben zumindest zeitweise eine Neurodermitis (einschließlich leichterer Formen), etwa 10 % der Kleinkinder haben mindestens einmal eine „spastische" Bronchitis, etwa 5 % der Schulkinder haben Asthma und jeder 6. junge Erwachsene hat Heuschnupfen oder eine andere Allergie. Insofern sind viele Neugeborene gefährdet, später auch eine allergische oder atopische Krankheit zu entwickeln.

Leider ist es nicht zuverlässig möglich, diese Kinder von den Nichtatopikern im Voraus zu unterscheiden. Man kann zwar schon im Nabelschnurblut immunologische Hinweise auf eine spätere Atopie finden. Diese Befunde sind aber nicht genau genug, um die späteren Allergiker mit Sicherheit zu finden, so daß sich daraus kein allgemeines Screening entwickelt hat.

Als **besonders gefährdet** müssen Neugeborene gelten, deren Eltern Allergiker sind, vor allem wenn beide Eltern dieselbe allergische Erkrankung haben.

Unter **Atopieprophylaxe** versteht man Maßnahmen, die Entstehung einer atopischen Erkrankung möglichst zu verhindern oder zumindest hinauszuzögern. Die Atopieprophylaxe besteht nicht nur aus einer speziellen Ernährung, sondern aus mehreren Maßnahmen. Trotzdem muß man feststellen, daß es eine generelle und eindeutig wirksame Atopie- bzw. Allergieprophylaxe nicht gibt. Zu einigen Maßnahmen sollte man jedoch raten:

**Während der Schwangerschaft:**

– nicht rauchen, denn Neugeborene rauchender Mütter kommen bereits mit einem in Richtung Allergieentstehung programmierten Immunsystem auf die Welt. Dies gilt auch, wenn die Schwangere nennenswert passiv raucht!

**Nach der Geburt:**

– möglichst kein intermittierendes Zufüttern von Fremdeiweiß, d. h. kein Zufüttern einer Milchnahrung bis zum Milcheinschuß, wenn es geht. Ist ein Zufüttern unvermeidbar, müssen Vollhydrolysate (s.u.) verwendet werden.
– ausschließliches Stillen während 5–6 Monaten (bei extremer Atopiebereitschaft evtl. Verzicht der stillenden Mutter auf Ei und Milch, dann aber diätetische Beratung).
– allergenreduzierte Ernährung, ggf. hypoallergene Säuglingsnahrung (s.u.), ferner keine Rohmilch, Eier, Gewürze, Vollkorn im ersten Lebensjahr.
– nicht rauchen
– keine Haustiere in der Wohnung halten
– Milbensanierung (waschbares Bettenmaterial)
– Keuchhusten-Impfung nicht vergessen, denn der Keuchhusten fördert die Asthmaentstehung.

Sogenannte „**hypoallergene Nahrungen**" werden auf breiter Front eingesetzt, in der Erwartung, damit Allergien zu verhindern, vor allem die Entstehung einer Neurodermitis. Die Wirkung dieser Nahrungen wird von den Firmen oft sehr euphorisch dargestellt, und eigenartigerweise lassen sich damit mehr Atopien verhindern, als es jemals Milchallergien gab. Außerdem unterscheiden sich die als „hypoallergen" bezeichneten Nahrungen aufgrund ihrer Ausgangsprodukte bzw. dem Herstellungsprozeß:

– **Teilhydrolysate** aus Milcheiweiß-Bestandteilen: Durch enzymatische Aufspaltung der Ausgangsstoffe werden diese für das Immunsystem nicht mehr so gut erkennbar. Reste des verwendeten Milcheiweißes sind aber noch enthalten, so daß es tatsächlich vorkommt, daß ein Kind auf eine solche Nahrung allergisch wird und genauso reagiert wie auf eine Standard-Milchnahrung. Zur Gruppe der Teilhydrolysate zählen einige Nahrungen mit höherer Restantigenität (z. B. Beba HA®, Aletemil HA®, bis zu 5 % intaktes Milcheiweiß), und einige neuere Nahrungen, die etwas weiter aufgespalten sind (z. B. Aptamil HA®, Humana HA®, Milasan HA).
– **Vollhydrolysate** aus anderen Ausgangsstoffen, die erstens weniger allergieauslösend sind und natürlich keine Milchallergie hervorrufen können, weil diese gar nicht enthalten ist (z. B. Pregomin® aus Sojaeiweiß und Kollagen).
– **Vollhydrolysate**: Hier sind die Eiweißbestandteile des Ausgangsproduktes sehr stark aufgespalten, so daß keine nennenswerte Restantigenität besteht (z. B. Nutramigen®, aus Kasein, und Alfaré®, aus Molkenprotein).

Für eine sinnvolle Atopieprophylaxe bei Kindern mit hohem Risiko (mehr als zwei Familienmitglieder = Eltern und/oder Geschwister sind Atopiker) sind Vollhydrolysate zu wählen. Da zur Entstehung einer Atopie auch andere Faktoren außer der Ernährung von Bedeutung sind, hat eine solche Spezialernährung keinen wesentlichen Einfluß über das zweite bis dritte Lebensjahr hinaus. Die Allergiehäufigkeit bei Klein- und Schulkindern ist also mehr von diesen anderen Umgebungsfaktoren abhängig als von der Säuglingsernährung.

# 3 Pränatale Diagnostik und fetale Eingriffe

Die bekannteste und häufigste Indikation zur pränatalen genetischen Diagnostik ist die Suche nach einer Trisomie 21 bei älteren Schwangeren, wegen des erheblich steigenden Risikos (s.a. 20.4.1).

Eine weitere wichtige Indikation ist die Erkennung von genetischen Erkrankungen bei entsprechendem Krankheitsrisiko in der Familie, z. B. wenn bereits ein Kind mit Mukoviszidose, Muskeldystrophie und anderen Erkrankungen geboren wurde.

Eine weitere Indikation kann die genauere Diagnostik beim Verdacht auf Fehlbildungen sein, wobei dieser Verdacht meist aufgrund der Ultraschall-Untersuchungen im Rahmen des Screenings geäußert wird.

Auch die Frage nach einer intrauterinen Infektion oder anderen Schädigung durch äußere Einwirkung kann durch pränatale Untersuchungen in vielen Fällen beantwortet werden.

Vordergründig werden pränatale diagnostische Eingriffe vorgenommen, um bei bestehender Erkrankung/genetischen Anomalie einen rechtzeitigen Abbruch zu ermöglichen, um die Geburt eines kranken oder behinderten Kindes zu verhindern. Nicht jede Schwangere bzw. Familie ist zu einer solchen Konsequenz bereit, aber auch nicht jede Familie wird mit den Belastungen durch ein schwerkrankes oder behindertes Kind fertig. Der ethische Zwiespalt bleibt bestehen zwischen der Vernichtung von Leben und der Fürsorge für das soziale Wohlergehen einer Familie. Eine pauschale Entscheidung, ob bei einem behinderten Kind ein Abbruch zu vertreten ist, wird sich nie treffen lassen. In jeder Familie werden andere Gesichtspunkte zu beachten sein.

Die pränatale Diagnostik darf aber nicht nur unter dem Gesichtspunkt der drohenden Vernichtung des Lebens gesehen werden, sondern auch im Sinne der Erhaltung von Leben. Wenn eine ältere Schwangere frühzeitig erfährt, daß ihre Angst vor einem Kind mit Trisomie unbegründet ist, wird die Schwangerschaft von ihr mit hoher Wahrscheinlichkeit sehr viel positiver erlebt und damit auch komplikationsärmer. Durch die bessere pränatale Diagnostik können Abbruchindikationen genauer gestellt werden, so kann z. B. bei Röteln in der Frühschwangerschaft durch eine Chorionzottenbiopsie der Virusübergang festgestellt oder ausgeschlossen werden. Während man früher bei Röteln in dieser Zeit immer zum Abbruch riet, können mit der verbesserten Diagnostik fast 90% der Schwangerschaften ausgetragen werden, mit gesunden Kindern! Während man früher bei der Muskeldystrophie Duchenne (s. 12.7) nur eine Chromosomenanalyse vornahm und bei Knaben zum Abbruch riet, kann man jetzt durch frühen Nachweis des Defektes 50% der männlichen Feten retten, weil sie gesund sind. Dadurch werden vielen Eltern Konflikte erspart, die aufgrund der genetischen Beratung wissen, daß ohne solche genaue Diagnostik evtl. bei einem gesunden Kind ein Abbruch vorgenommen wurde.

Insofern sind Risiken und Chancen pränataler Diagnostik auch im Einzelfall immer abzuwägen. Es muß im Rahmen einer solchen Maßnahme, vor allem bei der Interpretation der Ergebnisse und der möglichen Schlußfolgerungen und Konsequenzen, eine einfühlsame und kompetente Beratung erfolgen, gemeinsam durch Frauenarzt und Genetiker, im Einzelfall ergänzt durch weitere Spezialisten und oft mit psychologischer Begleitung.

Da ein Schwangerschaftsabbruch psychisch und auch körperlich um so belastender ist, je später er vorgenommen wird, muß die pränatale Diagnostik so früh wie möglich und so genau wie möglich erfolgen. Nur dann bleibt genügend Zeit für Überlegungen und die Entscheidungsfindung. Um so geringer ist die Identifikation der Schwangeren mit ihrem Kind.

Ein weiterer Gesichtspunkt, der für eine exakte pränatale Diagnostik spricht, ist das Management bei der Geburt. Wenn eine schwere Fehlbildung oder Chromosomenstörung bekannt ist und aus verschiedensten Gründen kein Abbruch erfolgt, kann die unnötige Belastung einer Sectio, vielleicht sogar einer sonst vorgenommenen Notsectio, vermieden werden. Nicht selten wird in Unkenntnis der Diagnose bei einem nicht lebensfähigen Kind ein solcher Eingriff vorgenommen!

**Amniozentese**

Mittels einer feinen Nadel, die durch die Bauchdecke der Mutter und den Uterus bis in die Fruchtblase geführt wird, entnimmt man eine kleine Menge Fruchtwasser. Die Untersuchung wird meist erst in der 15. oder 16. Schwangerschaftswoche vorgenommen!

Eine neuere Entwicklung ist die Früh-Amniozentese vor der 15. SSW. Durch verbesserte Technik und Ultraschallkontrolle sind diese Eingriffe möglich geworden, allerdings steigt das Risiko für einen ungewollten Abort von weniger als 1% auf mehr als 10% bei Amniozentesen vor der 13. SSW.

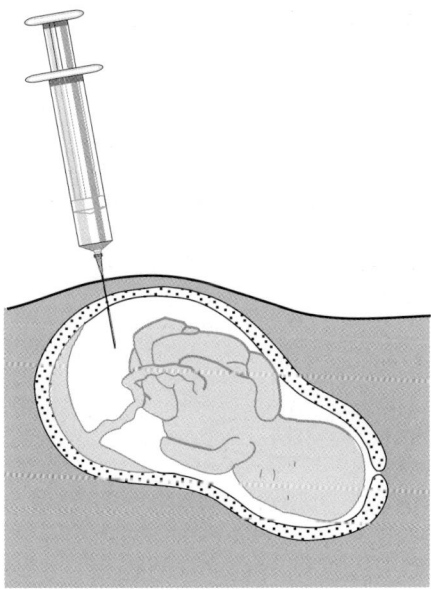

**Abb. 3.1** Amniozentese

Die im Fruchtwasser enthaltenen Zellen werden kultiviert und dann untersucht. Amniozentesen sind vor allem zum Nachweis numerischer Chromosomenaberrationen üblich, also z. B. bei der Frage nach einer Trisomie. Die Zellen können ebenfalls für biochemische Untersuchungen und DNA-Analysen verwendet werden, also zum direkten Nachweis von genetischen Defekten.

Aus dem Fruchtwasser können noch weitere Hinweise gewonnen werden. So ist bei Neuralrohrdefekten (MMC, s. 12.2) und zahlreichen anderen Fehlbildungen das Alpha-Feto-Protein im Fruchtwasser erhöht; allerdings lassen sich diese Anomalien auch auf andere Weise diagnostizieren.

## Punktion der Nabelschnur

*Die Punktion der Nabelschnur* zur Blutgewinnung spielt für die Diagnostik noch keine so große Rolle. Indikationen sind der Nachweis von fetalen Infektionen sowie immunologischen Erkrankungen, wie Hämolysen und Thrombozytopenien (s. 16.2, 16.5).

Wenn aber die Nabelschnur aus therapeutischen Gründen punktiert werden soll, z. B. bei Anämien, ist auf diesem Wege gleichzeitig eine optimale Materialgewinnung für zahlreiche diagnostische Möglichkeiten gegeben.

## Chorionzottenbiopsie

Ziel ist die Entnahme von Chorion- Gewebe und damit fetalen Zellen, ohne den Feten selbst zu beeinträchtigen. Die Schwangerschaft soll durch die Untersuchung möglichst wenig gestört werden. Das Gewebe wird mit einer Punktionsnadel gewonnen, die entweder unter Ultraschallkontrolle transaldominal, also ähnlich wie bei der Amniozentese, eingeführt wird oder transzervikal. Beide Methoden sind bezüglich der diagnostischen Sicherheit und der Komplikationsrate vergleichbar. Die Abortrate liegt mit 5% nicht wesentlich über der Spontan-

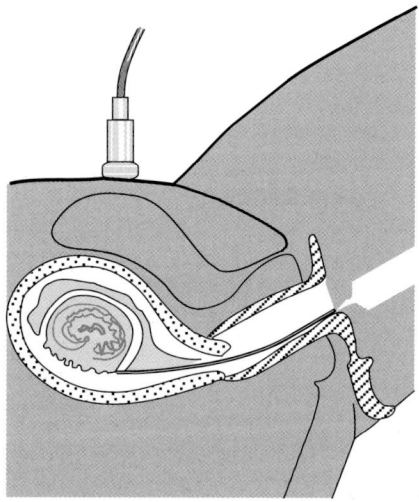

**Abb. 3.2** Chorionzottenbiopsie

abort-Häufigkeit. Der große Vorteil der Methode ist der frühe Zeitpunkt, meist in der 7. bis 11. SSW, so daß sehr viel früher eine Diagnose gestellt werden kann und ggf. ein Abbruch zu einem günstigen Zeitpunkt geplant werden kann. Außerdem wird eine größere Zellmenge gewonnen als bei der Amniozentese, so daß die zytologische Diagnostik schneller und zuverlässiger erfolgen kann. In vielen Fällen ist es gar nicht notwendig, eine Zellkultur anzulegen, weil bereits im Biopsiematerial genügend Zellkerne im Teilungsstadium gefunden werden.

Indikation sind nicht nur die Suche nach numerischen Chromosomenaberrationen, sondern zahlreiche weitere genetische Erkrankungen, bei denen durch spezielle DNA- Analysen oder biochemische bzw. enzymatische Tests der genetische Defekt in beliebigen fetalen Zellen nachgewiesen werden kann, z. B. Mukoviszidose (s. 11.2.6), Muskeldystrophie (s. 12.7) und zahlreiche Stoffwechseldefekte.

## Fetale Biopsien von Haut oder Leber

Fetale Biopsien von Haut und Leber und andere Punktionen sind nur bei speziellen Indikationen zu verantworten, meist angeborenen Stoffwechselerkrankungen, die sich durch die anderen Methoden nicht nachweisen lassen.

Im mütterlichen Organismus tauchen zwar fetale Zellen auf, die theoretisch zur Diagnostik benutzt werden könnten, aber die Zahl ist so gering, und die Identifizierung und Abtrennung bereitet so große Probleme, daß eine pränatale kindliche Diagnostik aus dem mütterlichen Blut vorerst ein unerfüllter Wunsch bleibt.

## Fetale Therapie

Im Gegensatz zur pränatalen Diagnostik steht die pränatale bzw. *fetale Therapie* noch in den Anfängen. Das Kind galt bis vor wenigen Jahren bis zur Geburt als unerreichbar für therapeutische Eingriffe. Durch verbesserte Narkose- und Operationstechniken ist diese Schwelle gefallen. Über teils heroische Eingriffe an Feten wird immer wieder in der Tagespresse berichtet.

**Ziel fetaler Eingriffe** ist es, bei bekannten Fehlbildungen oder anderen Risiken weiteren Schaden im Laufe der Schwangerschaft abzuwenden. Zu einem solchen Eingriff wird man sich daher nur dann entschließen, wenn eine erhebliche Gefährdung für den Feten besteht und durch eine frühzeitige Intervention die Überlebenschance des Kindes wesentlich vergrößert wird, oder eine bleibende (z. B. zerebrale) Behinderung mit einiger Sicherheit vermieden werden kann.

## Beispiele für fetale Eingriffe

- Anämie, z. B. bei Hydrops: Wenn es bei Rhesus- Inkompatibilität (s. 16.2.1) oder aus anderen Gründen zu einer schweren fetalen Anämie kommt, ist mit hoher Wahrscheinlichkeit mit einem Fruchttod oder zumindest schweren Schädigungen zu rechnen. In solchen Fällen kann man durch direktes Punktieren der Nabelschnur Blut transfundieren. Diese Punktion wird vorgenommen in einer leichten Narkose unter Ultraschallkontrolle, wodurch das Kind weniger

Bewegungen zeigt, die zu einer erhöhten Verletzungsgefahr führen könnten. Trotzdem kann es passieren, daß durch die Punktion die Gefäße der Nabelschnur verletzt werden und das nachfolgende Hämatom die weitere Blutzufuhr über die Plazenta verhindert. Die Methode wird daher nur bei vitaler Bedrohung des Feten durchgeführt Die direkte Punktion der Nabelschnur ist bei fetaler Anämie sinnvoller und erfolgreicher als die früher geübte intraabdominelle Transfusion beim Feten.

- **Hydronephrose:** Erkennt man bereits in der Mitte der Schwangerschaft, daß durch eine Fehlbildung der unteren Harnwege ein Urinaufstau in den Nieren vorhanden ist, dann wird ohne äußere Hilfe dieser Aufstau immer weiter zunehmen und schließlich zum Funktionsverlust der Nieren führen. Bei einer rechtzeitigen Urinableitung können die Nieren meist gerettet werden. Bei diesem fetalen Eingriff wird daher eine Ableitung zwischen der erweiterten Harnblase und dem Fruchtwasser hergestellt. Dies kann endoskopisch geschehen also ohne eigentliche Eröffnung des Uterus. Nach der Geburt muß dann natürlich die eigentliche Fehlbildung (z. B. eine Klappe in der Harnröhre) operativ beseitigt werden, und die fetale Ableitung wird wieder entfernt.

- **Hydrozephalus:** Wesentlich umstrittener und auch weniger erfolgreich ist die Drainage eines Hydrozephalus während der Fetalzeit. Auch hier wird unter endoskopischer Kontrolle eine Verbindung zwischen den Liquorräumen und dem Fruchtwasser hergestellt. Nach der Geburt muß sofort eine weitere operative Versorgung erfolgen. Da ein Hydrozephalus aber in aller Regel bedeutet, daß eine Hirnfehlbildung oder eine andere schwere Störung in der Hirnentwicklung vorliegt, kann man nicht davon ausgehen, daß durch einen solchen Eingriff eine normale psychomotorische Entwicklung gewährleistet werden kann. Insofern ist die Indikation wesentliche fraglicher als z. B. bei der Urinableitung.

- Noch im Versuchsstadium befinden sich regelrechte **operative Eingriffe am Feten**, unter Eröffnung des Uterus und Rückverlagerung des Feten nach erfolgter Operation. Diesbezügliche Versuche wurden und werden unternommen bei der Zwerchfellhernie, die tatsächlich eine hohe perinatale Sterblichkeit bedeutet. Auch bei einigen Herzfehlern wurden schon fetale Eingriffe vorgenommen. Die Entwicklung ist noch nicht abgeschlossen, und die damit verbundenen medizinisch-technischen und ethischen Probleme sind noch weitgehend ungeklärt.

# 4 Erkennung von Risikopatienten und Notfallbehandlung

Etwa 97% aller Kinder kommen ohne perinatale Probleme zur Welt, und in den ersten Lebenswochen treten bei 95% der Kinder keine wesentlichen Probleme auf.

Die meisten Erkrankungen der Neugeborenen-Periode sind bei rechtzeitiger und ausreichender Behandlung gut und ohne Dauerfolgen zu heilen, bei Fehlbildungen oder manchen schwereren Erkrankungen hilft das rechtzeitige Erkennen, zusätzliche Schäden zu vermeiden. Insofern ist es von besonderer Bedeutung, daß Hebammen und Kinderschwestern die wesentlichen Krankheitszeichen und ihre Bedeutung kennen und erkennen.

## 4.1 Hinweise auf Risikogeburten bzw. –Neugeborene

Komplikationen bei der Geburt kommen in den meisten Fällen nicht unerwartet. Bei Beachtung von Warnzeichen oder anamnestischen Hinweisen lassen sich die meisten (allerdings nicht alle!) Risikofaktoren im voraus erkennen. Damit wird die Geburt für diese Kinder gefahrloser, denn man kann einer erwarteten Komplikation weitaus besser begegnen, als wenn man davon überrascht wird.

### 4.1.1 Vor der Schwangerschaft bestehende Risikofaktoren

- Alter der Mutter: Ist die Schwangere jünger als 16 Jahre oder älter als 40 Jahre, steigt die kindliche Komplikationsrate bei der Geburt deutlich an, ebenso bei Erstgebärenden über 30 Jahren.
- Vorangehende Schwangerschaften: Spontane (Spät)aborte, vorangegangene Frühgeburten und perinatale Probleme bei früheren Kindern bedeuten ein erhöhtes Risiko.
- Chronische Krankheiten der Mutter: Diabetes mellitus (s. 8.1), Asthma, Herz- und Kreislauferkrankungen, Krampfleiden und Erbkrankheiten wie Mukoviszidose erhöhen das perinatale Risiko für das Kind. Risiken können auch von Medikamenten ausgehen, die wegen solcher Erkrankungen von der Mutter während der Schwangerschaft eingenommen werden (s. 22).

### 4.1.2 Risikofaktoren und pathologische Befunde während der aktuellen Schwangerschaft

- Mehrlings-Schwangerschaft: (erhöhte Frühgeburtlichkeit, gehäuft Untergewicht, häufiger Fehllagen, nachkommende Mehrlinge mit erhöhter Asphyxiegefahr). Die Sterblichkeit bei Zwillingen ist 4 bis 10 mal so hoch wie bei einzelnen Kindern.

– Infektionen.
– EPH-Gestose und
– Plazentainsuffizienz: gehäuft Dystrophie, Asphyxie.
– Medikamente, Rauchen, Alkohol, Drogen.
– Bekannte oder vermutete Fehlbildungen und Erkrankungen des Feten (s.a. praenatale Diagnostik s. 3).
– Oligohydramnion: Lungenagenesie, Arthrogryposis.
– Polyhydramnion: Ösophagusatresie, andere Atresien im Magen-Darm-Trakt.

### 4.1.3 Risikofaktoren im Geburtszeitpunkt und Ablauf

– Unreife bzw. Übertragung.
– Plazenta: Lageanomalien, vorzeitige Lösung.
– Nabelschnur: Umschlingung, Abriß, Vorfall.
– Geburtsmodus: Forceps, Vakuumextraktion.
– Pathologisches CTG bzw. Hinweis auf perinatale Asphyxie.
– Geburtsdauer: Verlängerte Geburt erhöht Risiko der Asphyxie, sowie Hypoglykämie, Infektionsgefahr. Sturzgeburt: erhöhtes Risiko der Hirnblutung.
– Vorzeitiger Blasensprung: Infektion, besonders mit B-Streptokokken.
– Fieber der Mutter unter der Geburt bzw. Amnioninfektionssyndrom: meist erhöhte Infektionsgefahr mit verschiedenen Erregern.
– Besonderheiten des Fruchtwassers: Grün: Gefahr der Mekoniumaspiration und Infektionen; gelb: Hyperbilirubinämie, Hydrops; stinkend: Infektion.

## 4.2 Beachtenswerte klinische Symptome beim Neugeborenen

**Apathie:** Reagiert das Neugeborene nicht auf Umgebungsreize, läßt es sich also nicht wecken und wacht es auch durch Hunger nicht auf, verhält es sich also apathisch, so ist dies ein ganz allgemeines Krankheitszeichen, das auf vielerlei Störungen hinweisen kann. Daher ist eine gründliche Untersuchung des Kindes angezeigt. Apathie ist ein häufiges Symptom bei: Atemnotsyndrom, Sepsis, Hyperbilirubinämie, Sauerstoffmangel durch vielerlei Ursachen, Anämie und vielen neurologischen Erkrankungen.

**Unruhe:** Bei Neugeborenen beobachtet man dies selten. Erscheint das Kind sehr unruhig und ist nicht zufriedenzustellen, stecken meist banale Ursachen dahinter (Hunger, Wundsein etc.). Wenn sich aber keine Ursache finden läßt oder das Neugeborene auffällig schreit, ist eine Abklärung nötig. Selten kann eine Hirnhautentzündung oder eine andere schwere Erkrankung dahinter stecken. Bei älteren Säuglingen ist dieses Zeichen wichtiger.

**Einziehungen:** Bei allen Atemnotzuständen, vor allem beim Atemnotsyndrom, gibt der noch weiche Thorax des Neugeborenen bei der Einatmung nach, so daß an verschiedenen Stellen atemsynchrone Einziehungen entstehen. Besonders gut läßt sich dies am Brustbein beobachten, auch zwischen den Rippen und am Hals. Einziehungen bedeuten auch, daß das Kind sehr viel Kraft für die

Atmung verwendet und damit wenig erreicht, so daß mit Erschöpfung zu rechnen ist, vor allem bei Frühgeborenen. Aus diesem Grunde sind alle Kinder, die ein erhöhtes Risiko für Atemnotsyndrom oder andere Atemstörungen haben (z. B. Kinder diabetischer Mütter), in den ersten Lebensstunden im Inkubator zu überwachen, damit man die äußeren Zeichen der Ateminsuffizienz frühzeitig genug feststellt.

**Schnelle Atmung** (Tachypnoe): Eine beschleunigte Atmung ist ebenfalls ein unspezifisches Symptom. Die normale Atemfrequenz des Neugeborenen liegt in Ruhe bei 40–50/min, kann aber beim Schreien sehr stark ansteigen. Wenn die Ruhe- Atemfrequenz über 60/min steigt, muß das Kind kontinuierlich überwacht werden. Wenn die Atemfrequenz 100/min erreicht hat, liegt ein Notfall vor, der eine unmittelbare intensivmedizinische Versorgung erfordert. Dann sind die Kinder meist auch erkennbar dyspnoisch und haben andere Zeichen des Sauerstoffmangels.

Eine Tachypnoe kann hinweisen auf: Atemnotsyndrom; Pneumonie bzw. Sepsis, vor allem bei Streptokokken s. 21.6.10; Fehlbildungen der Atemwege; Pneumothorax und andere akute Erkrankungen der Atemwege. Seltene Ursachen sind Stoffwechselerkrankungen und Skelettfehlbildungen.

**Gelbes Aussehen:** Erscheint das Kind bereits in den ersten zwei Lebenstagen sichtbar gelb, so liegt meist ein pathologischer Ikterus vor s. 17. Dieser kann direkt ausgelöst sein oder auf anderen Erkrankungen wie z. B. Sepsis, Stoffwechselstörungen und Fehlbildungen beruhen.

**Blaues Aussehen** (Zyanose), **wichtige Unterscheidung:**

*Periphere Zyanose:* Hände und Füße sehen tiefblau aus, vielleicht auch Kopf und/oder Munddreieck, aber der Stamm ist mehr oder weniger rosig. Oft liegen nur harmlose Ursachen vor, wie Polyglobulie oder Auskühlung Aber auch eine Sepsis kann zunächst eine solche Hautfärbung verursachen, vor allem bei gleichzeitiger Pneumonie.

*Zentrale Zyanose:* Das ganze Kind erscheint blau, also auch der Stamm und die Zunge. Hier liegt eine allgemeine Unterversorgung des Körpers mit Sauerstoff vor, z. B. bei zyanotischen Herzfehlern, bei zentraler Atemdepression, Lungenerkrankungen, die den Gasaustausch behindern oder Fehlbildungen. Hier muß unverzüglich eine weitere Abklärung erfolgen.

**Blaß-graues Aussehen:** Das erste diskrete Zeichen ist meist ein blasses Munddreieck. Wenn weitere Teile des Körpers betroffen sind oder das ganze Kind blaßgrau aussieht, liegt meist eine ernste Gesundheitsstörung vor. Ursache dieses Aussehens ist eine verminderte Hautdurchblutung. Sie kann entweder durch eine verminderte Blutmenge bedingt sein oder durch eine Zentralisierung des Kreislaufs. Daher hat man primär an folgende Erkrankungsgruppen zu denken:

– Anämie s. 16.1, vor allem bei Hb unter 13 mg%.

– Hypoxämie (Sauerstoffmangel): Bei manchen Fehlbildungen von Herz und Kreislauf kann es zu einer Zentralisation bei gleichzeitiger Zyanose kommen, wobei das Kind dann eher blaß aussieht. Auch zentrale Atemstörungen, z. B. nach Hirnblutungen, oder Fehlbildungen können Ursache sein.

– Sepsis: Dabei kann es zu ausgeprägten Störungen der Mikrozirkulation kommen. Ein typisches Zeichen sind weiße „Fingerabdrücke", die nach dem Anfassen des Kindes für einige Sekunden sichtbar bleiben.

– Hypoglykämie.
– Stoffwechselerkrankungen (z. B. Galaktosämie s. 18.2.2).

**Erbrechen:** Muß von Spucken unterschieden werden: Kleinere Nahrungsmengen werden von fast allen Kindern wieder gespuckt, und ein Nahrungsfleck von ca. 5 cm Durchmesser auf der Kopfwindel ist ohne Bedeutung. Wenn ganze Mahlzeiten erbrochen werden, vor allem mehrmals hintereinander, ist eine Ursachenabklärung nötig. Erfolgt das Erbrechen unmittelbar nach der Mahlzeit, kann eine Fehlbildung im Kehlkopf/Ösophagusbereich vorliegen. Wenn bereits angedaute Nahrung erbrochen wird, ist dies seltener ein Hinweis auf eine Fehlbildung, sondern meist ein unspezifisches Zeichen, das auf eine andere Gesundheitsstörung (z. B. bakterielle Allgemeininfektion, neurologische Erkrankungen) hindeutet, kann aber auch bei Atresien in den unteren Darmabschnitten ein Hinweissymptom sein. In diesem Falle ist aber der Bauch gleichzeitig massiv gebläht.

Eine Abklärung wiederholten Erbrechens ist erforderlich, weitere Beobachtungen sind wichtig, um der Ursache näher zu kommen.

Bei sehr häufigem Erbrechen kann durch die fehlende Magensäure ein Ungleichgewicht bei den Salzen bzw. im Säure- Basen-Haushalt entstehen.

**Blähungen:** Sind bei Säuglingen sehr häufig, besonders wenn die Kinder einige Monate alt sind. Bei Neugeborenen in den ersten Lebenstagen sind stärkere Blähungen ungewöhnlich. Wenn der Bauch sehr aufgetrieben ist, muß an eine Fehlbildung gedacht werden. Atresien am Anfang und Ende des Gastrointestinaltraktes werden meist direkt nach der Geburt erkannt, aber bei Dünndarmatresien (s. 11.1.3) führt oft erst der aufgetriebene Bauch auf die richtige Spur. Wenn zusätzlich zunehmende Trinkunlust oder Erbrechen beobachtet wird und geringe Stuhl- Mekoniummengen, sind dies weitere Alarmzeichen.

**Krampfanfälle:** Sie sind zu unterscheiden von normalen Zuckungen, wie sie fast alle Neugeborenen haben. Diese normalen Muskelzuckungen betreffen immer nur eine Extremität, niemals z. B . beide Arme, oder eine gesamte Körperhälfte gleichzeitig. Die harmlosen Muskelzuckungen sind auch eher wie ein Zittern. Ein gleichmäßig rhythmisches, über längere Zeit andauerndes Zucken deutet auf einen Krampfanfall. Bei Neugeborenen können aber auch andere weniger auffällige Anfallsarten beobachtet werden, z. B. tonisches längerdauerndes Vorstrecken der Zunge oder gleichzeitige ruckartige Bewegungen der Augen, besonders wenn dabei das Trinken oder andere normale Aktivitäten des Kindes unterbrochen werden. Die Ursachen der Anfälle sind sehr vielgestaltig (s. 12.5) und müssen in jedem Fall untersucht werden. In den meisten Fällen ist eine Behandlung notwendig.

**Trinkstörungen:** Kommen häufig vor. Ein gesundes Neugeborenes wird aber ab dem zweiten Lebenstag zunehmend und mit Appetit trinken. Die Trinkmenge ist allerdings nicht jedesmal gleich, so *daß eine* nicht oder schlecht getrunkene Mahlzeit nicht bedeutsam ist, wenn die nächste wieder normal ausfällt. Trinkt dagegen das Neugeborene mehrere Mahlzeiten nacheinander nicht, so bedeutet dies, daß es sich aus irgendeinem Grund nicht wohlfühlt. Trinkschwäche ist eine sehr häufige vorübergehende Begleiterscheinung bei der Neugeborenen-Gelbsucht und hat dann keine allzu große Bedeutung. Ansonsten muß immer eine genaue Untersuchung des Kindes erfolgen, und es muß vor allem gut beobachtet werden, um andere Warnzeichen nicht zu übersehen. Trinkschwäche ist ein so allgemeines Zeichen, daß es bei fast allen Erkrankungen und zahlreichen Fehlbildungen vorkommt, so daß aus diesem Symptom allein keinerlei Hinweise auf die Ursache erkennbar sind, sondern immer andere Zeichen mit herangezogen werden müssen.

**Kopfumfang:** Ein sehr starker Anstieg bedeutet meist, daß ein erhöhter Druck im Schädel vorliegt. Dies kann ein Hinweis auf einen Hydrozephalus (s. 12.2) sein. Vor allem bei Kindern mit Myelomeningozele (s. 12.2) steigt nach dem operativen Verschluß der Fehlbildung der Hirndruck sehr stark an. Bei sonst gesunden Kindern ist eine schnelle Zunahme des Kopfumfanges oft das erste Zeichen für ein B- Streptokokken-Meningitis (s. 21.6.11), wobei dann allerdings rasch weitere klinische Zeichen wie Trinkschwäche und allgemeine Infektionszeichen folgen.

# 4.3  Reanimation des Neugeborenen

**Oberste Prinzipien:**
- Kein falscher Ehrgeiz, alles alleine zu können, mögliche Hilfe holen und in Anspruch nehmen:
- Keine Hektik: bei funktionierenden Geräten und guter Vorbereitung und Übung ist auch keine Hektik nötig!
- Klare Aufgabenverteilung: Wer „gibt Kommando", wer assistiert, wer führt Protokoll. Erleichtert Orientierung, erspart späteres Rückfragen und auch Vorwürfe

### 4.3.1  Personelle Voraussetzungen

Bei allen Risikogeburten sollte über das geburtshilfliche Team hinaus mindestens eine Person zur Verfügung stehen, die in der Reanimation von Neugeborenen erfahren ist!

Für eine ordnungsgemäße und damit erfolgreiche Reanimation eines Neugeborenen muß man mindestens zu zweit sein (Arzt und Schwester/Hebamme). Die betreffende „Hilfsperson" kann nur dann wirklich von Nutzen sein, wenn sie Maßnahmen und Geräte kennt. Hilfreich ist, wenn zusätzlich jemand da ist, der Material zureichen und Protokoll führen kann!

Eine Reanimation kann nur in Ruhe gelingen. Wenn der Betreffende (z. B. Kinderarzt) unter Streß gesetzt wird (unzureichende äußere Bedingungen, zahlreiche kommentierende Zuschauer etc.), kann keine optimale Versorgung des Neugeborenen gelingen.

Häufig wird in der Aufregung vergessen, Protokoll zu führen. Hinterher weiß dann keiner mehr, wann womit begonnen wurde und wann was gegeben wurde. Es genügt irgendein Zettel, wenn nichts anderes zur Verfügung steht. Alle wichtigen Informationen brauchen nur stichwortartig mit Uhrzeit, Menge etc. aufgeschrieben werden. Für die Reinschrift ist später Zeit.

### 4.3.2 Apparative Voraussetzungen

**Allgemeine räumliche Bedingungen und Voraussetzungen von Seiten der Geburtsklinik**

**Reanimationseinheit:** Heizstrahler, Beleuchtung, Uhr, Raum ohne Zugluft. Im Transportinkubator lassen sich notfalls einige der Maßnahmen vornehmen, wenn kein geeigneter Platz vorhanden ist. Das größte Problem bei fehlender Reanimationseinheit ist das Warmhalten des Kindes!

**Sauerstoff:** Wenn ein Wandanschluß bereitsteht, muß das Reduzierventil überprüft und das Wasserschloß intakt sein. Wenn Flaschen verwendet werden, Restinhalt überprüfen Faustregel: Inhalt der Flasche in Litern x 10 = Zeitraum, für den die Flasche mindestens ausreicht.

**Absaugung:** Wenn ein Wandanschluß mit Vakuum zur Verfügung steht, Überprüfen des Anschlusses, vor allem des Reduzierventils, um keinen zu großen Sog auszuüben. Wenn Absauggeräte mit eigenem Sog verwendet werden, Funktion sicherstellen. Genügend Absaugkatheter bereithalten. Silikonspray wird gebraucht, um Adhäsion des Absaugkatheters im Tubus zu verhindern. Diese Gefahr besteht vor allem bei kleinen Tubi.

**Warme Tücher** in ausreichender Anzahl (das äußerste muß immer trocken sein), um Auskühlung zu verhindern. Kleine Kinder können nach der Erstversorgung in Silberfolie eingepackt werden, um den weiteren Wärmeverlust zu begrenzen, und werden in dieser Folie in den Transportinkubator gelegt.

**Eigentliche Geräte und Inhalt des Notfallkoffers**

**Stethoskop,** von der Größe her geeignet für Neugeborene, desinfiziert.

**Ambu-Beutel** mit Ventil und Maske. Bei der Überprüfung auf richtige Funktion des Ventils achten, Dichtigkeit überprüfen Zum Ambubeutel müssen passende Atemmasken bereitliegen (Größe 0 bis 2).

**Larnygoskop:** Grade Spatel verschiedener Größen. Lampe überprüfen! Akkugeräte werden oft nicht regelmäßig genug geladen, Batterien werden oft vergessen. Batteriegeräte versagen meist allmählicher und langsamer als Akkugeräte. Immer Ersatz gewährleisten!

**Magill-Zange** zur Einführung des Endotrachealtubus.

**Verbrauchsmaterial im Notfallkoffer:**

– Pflaster zum Fixieren von Infusion, Tubus etc., und Schere
– Spritzen, Kanülen
– Infusionssysteme
– Monitorelektroden und Elektrolytpaste
– Tubi Größen 2,0 mm (Ch 10) bis 3,5 mm (Ch 16)
– Absaugkatheter Größe 6 und 8
– Magensonde Größe 2 und 3
– Abstrich- und Blutkulturmaterial
– Nabelklemme
– Set für Nabelvenen-/arterienkatheter

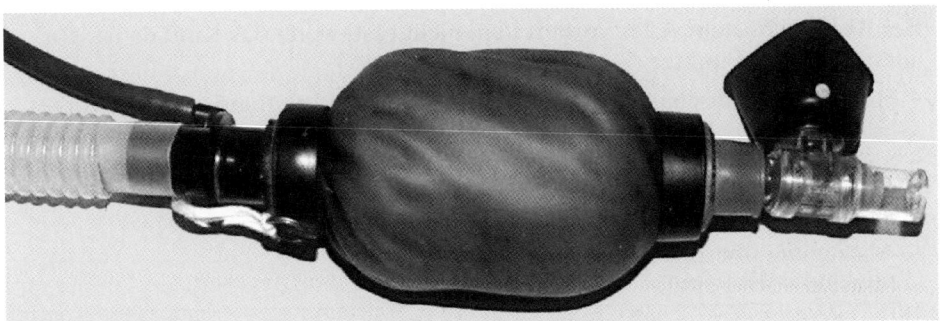

**Abb. 4.1** Ambubeutel. Links oben: Sauerstoffschlauch, links unten: dicker Schlauch zur Sauerstoffvorlage, rechts: Ventil mit aufgesetzter Säuglingsmaske (Punktmarkierung zeigt auf die Nase)

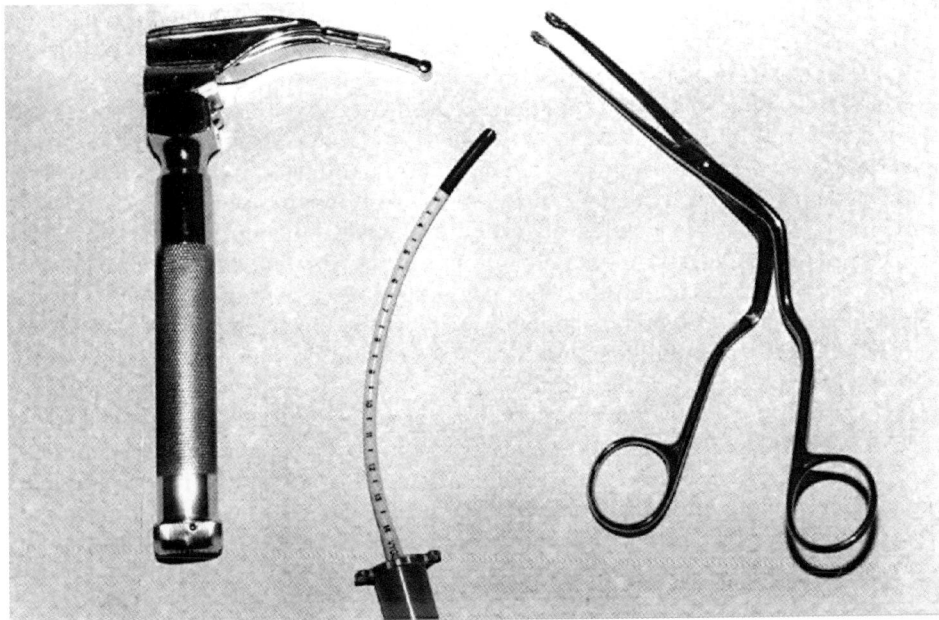

**Abb. 4.2** Intubationsbesteck (Laryngoskop, Tubus, Magillzange)

- Desinfektionsmittel
- Tupfer
- Handschuhe
- Infusionslösugen
- NaCl 0,9%
- Ca-Glukonat 10%
- Glucose 10%/20%
- Medikamente

**Bei Risikogeburten:** Alles vorbereiten, nicht erst, wenn das Kind da ist, vor allem folgende Punkte:

– Heizstrahler einschalten, Reanimationsplatz und Inkubator müssen vorgeheizt sein!
– Sauerstoffquelle überprüfen (Vorrat!)
– Ambubeutel auf Funktion überprüfen
– Laryngoskop überprüfen (Birne, Batterie)
– Absaugung überprüfen
– Infusion vorbereiten

### 4.3.3 Hinweise zur Durchführung

In den meisten Fällen einer Asphyxie wird das Kind sich nach Sauerstoffzufuhr, also Bebeutelung oder Beatmung, erholen, so daß dies sowie das Legen der Infusion zur Kalorien- und Medikamentenzufuhr die entscheidenden Maßnahmen sind. Ein Herzstillstand, meist die Folge eines längerdauernden Sauerstoffmangels, entsteht also praktisch immer sekundär.

**Herzmassage/kardiale Reanimation:** Bei einem Herzstillstand kommt es auf schnelles Handeln an. Das Kind wird mit 100%igem Sauerstoff bebeutelt und gleichzeitig wird eine äußere Herzmassage durchgeführt, um den Kreislauf auch ohne eigene Herzaktion in Gang zu halten bzw. wieder zu bringen. Das Kind wird auf eine stabile Unterlage gelegt (Brett mit Laken darauf, kein Kissen, keine weiche Matte!). Dann legt man zwei Finger im Bereich des unteren Sternum auf. Die eigentliche Herzmassage besteht in regelmäßigem (**ca. 50/min**) kräftigem Druck mit beiden Fingern. Etwa nach jedem 5. Mal erfolgt ein Atemzug über den Beutel, so daß zwei Personen koordiniert und abgestimmt daran beteiligt sind. Intubationsversuche und weitere Maßnahmen werden erst dann vorgenommen, wenn die spontane Herzaktion wieder einzusetzen beginnt. Leider ist die Erfolgsrate der kardialen Reanimation nicht allzu hoch, viele Kinder lassen sich nicht retten, und durch den vorher bestehenden Sauerstoffmangel ist in vielen Fällen bereits eine Schädigung des Gehirns eingetreten. Trotzdem ist immer eine Wiederbelebung des Kindes zu versuchen.

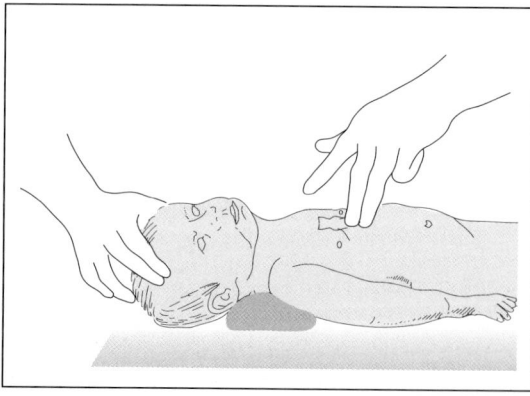

**Abb. 4.3** Technik der Herzmassage beim Neugeborenen

**Intubation:** Ziel ist die Plazierung des Plastiktubus in der Luftröhre. Dabei muß die Fehllage in der Speiseröhre, das Herausrutschen aus dem Kehlkopf und die zu tiefe Lage mit Abweichung meist in die rechte Lunge vermieden werden. Der Tubus wird bei Neugeborenen meist durch ein Nasenloch eingeführt, mittels der Magill-Zange durch den Mund hindurch im Rachenraum gefaßt und in die Trachea unter Sicht eingeführt. Der regelrecht liegende Tubus wird mittels Pflasterbandage am Nasenloch fixiert.

Wenn niemand die tracheale Intubation sicher beherrscht, kann man zu einer **Notmaßnahme** greifen: Ein Trachealtubus in geeigneter Größer (2.0 bis 4.0) wird in einer Länge, die vom Vorderrand des Ohrläppchens bis zur Nasenspitze reicht, durch die Nase eingeführt. Damit kann Sauerstoff oder Druckluft über den Rachenraum relativ zuverlässig in die Lunge gelangen, und man hat nicht die technischen Abdichtungsprobleme wie bei der Maskenbeatmung. Wendet man diese Methode länger an, sollte eine Magensonde gelegt werden, um die in den Magen gelangende Luft abzusaugen, damit die Ausdehnung der Lunge nicht behindert wird.

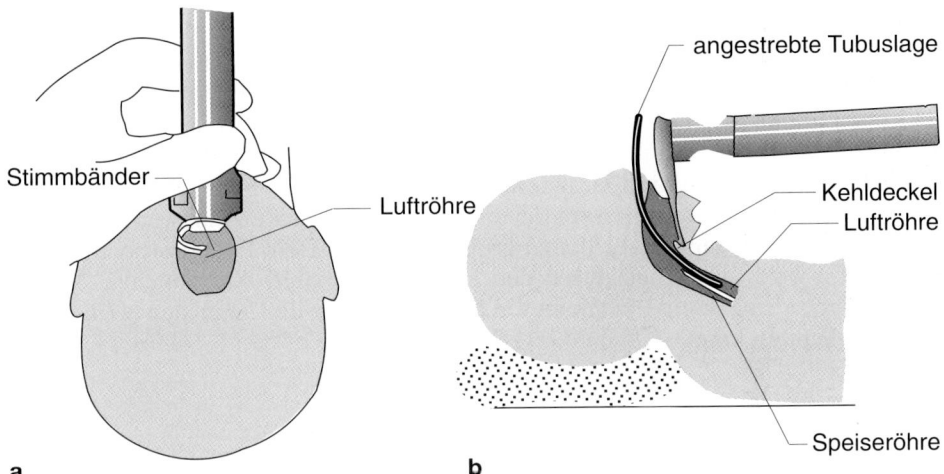

**Abb. 4.4a/b** Intubation, **a** Ansicht von oben (so sieht es der intubierende Arzt), **b** Schema seitlich

**Bebeutelung ohne Tubus:** Gesichtsmaske und Ambu müssen genau passen. Die Maske wird dicht über Mund und Nase aufgesetzt und mit ca. 40 Atemzügen min bebeutelt (30–50, kurzfristig auch schneller). Den Erfolg des richtigen Bebeutelns sieht man nicht nur daran, daß das Kind wieder rosig wird, sondern auch an den Bewegungen des Thorax.

Der Ambubeutel hat einen Gasanschluß, so daß höhere Sauerstoffkonzentrationen verwendet werden können.

**Achtung:** Wenn dem Kind bei Spontanatmung nur Sauerstoff angeboten werden soll, so ist der Verlängerungsschlauch an der Rückseite des Beutels und nicht

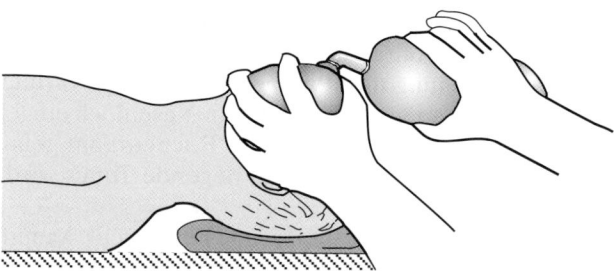

**Abb. 4.5** Beatmung mit dem Ambubeutel. Maske mit Daumen und Zeigefinger über Mund und Nasenöffnung pressen. Unterkiefer nach vorn ziehen und mit den restlichen Fingern Kopf in reklinierter Stellung fixieren

die Maske vor das Gesicht zu halten. Aus der Maske kommt nur in dem Moment Luft bzw. Sauerstoff, wenn der Beutel zusammengedrückt wird!

Wenn länger über eine Maske bebeutelt wird, füllt sich der Magen immer weiter mit Luft, was von unten auf die Lunge drücken kann. Daher sollte in solchen Fällen eine offene Magensonde gelegt werden.

Beim **Bebeuteln über einen Tubus** ist die Technik im Prinzip genauso. Allerdings gelangt hier die Luft bzw. der Sauerstoff über den Tubus direkt in die Lunge. Dies bedeutet zunächst einmal eine erhöhte Sicherheit, erfordert aber gleichzeitig sehr viel mehr Sorgfalt. Die Luft kann hier nicht einfach ausweichen, so wie die immer etwas undicht aufgesetzte Maske sozusagen als Sicherheitsventil gegen Überdruck und Überangebot wirkt. Bei kleinen Frühgeborenen sollte man den Ambu z. B. nur mit zwei Fingern zusammendrücken, um weniger Druck auszuüben. Die Hauptgefahr bei zu großem Druck ist ein Pneumothorax s. 9.3. Außerdem wird die Lunge durch den Druck geschädigt. An manchen Ambu-Beutel-Typen sind kleine Manometer angebracht, so daß man den wirksamen Druck erkennen kann.

### Apparative Überwachungstechniken

**Pulsoximeter:** Rotes Licht einer bestimmten Wellenlänge wird beim Durchgang, z. B. durch das Fingerendglied etc., je nach Sauerstoffsättigung verändert, was mit einem Sensor leicht aufgezeichnet werden kann. Erniedrigte Sauerstoffwerte lassen hier schnell und gut erkennen.

**EKG-Monitor:** Durch Aufkleben von drei Elektroden am Körper des Kindes wird die Dauerableitung einer EKG- ähnlichen Kurve ermöglicht. Moderne Geräte können nicht nur die Herzaktion an sich, sondern auch Rhythmusstörungen und abnorme Reizabläufe feststellen und gezielt Alarm geben.

**Atmungs-Monitor:** Dieser ist oft mit dem EKG-Monitor verknüpft, meist im selben Gehäuse. Ausgenutzt wird meist die Widerstandsänderung im Thorax während Ein- und Ausatmung. Meist wird die Atmung über die EKG-Elektroden gleichzeitig registriert.

**$O_2$-Sonde:** Eine Elektrode kann den durch die Haut diffundierenden Sauerstoff messen, also den Sauerstoffdruck im Kapillarstrombett. Die Elektrode ist beheizt, um die Durchblutung anzuregen, damit konstante Meßverhältnisse herrschen. Mit der $O_2$-Sonde lassen sich erniedrigte und erhöhte Sauerstoffwerte erkennen.

**$CO_2$-Sonde:** Das Gerät funktioniert nach einem ähnlichen Prinzip wie die transkutane $O_2$-Messung.

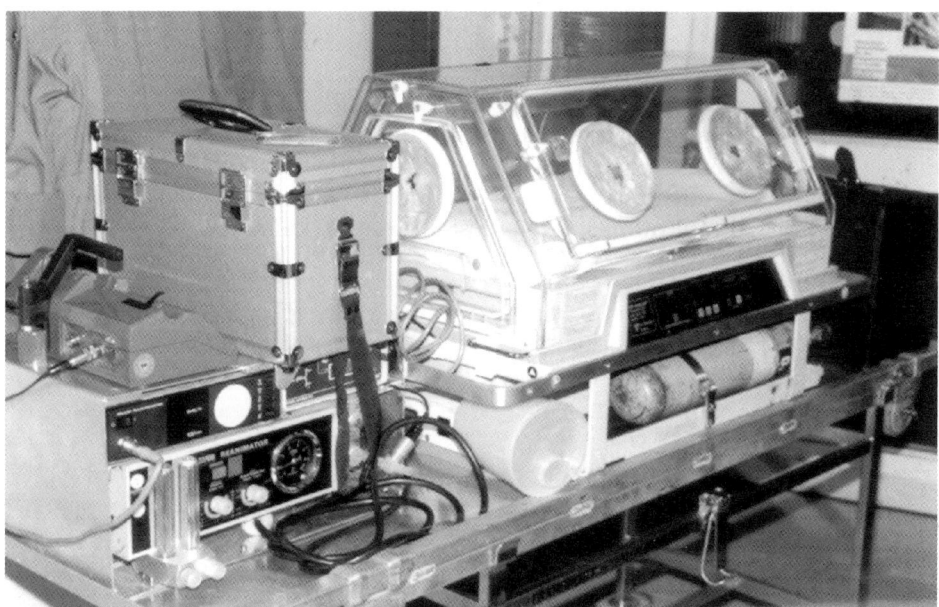

**Abb. 4.6** Transportinkubator

**Im Anschluß an die erfolgreiche Reanimation** sind verschiedene Fragen zu klären bzw. dürfen einige Dinge nicht vergessen werden:

– *Verbleib des Kindes?* Meist wird die Verlegung auf eine Neugeborenen-Intensivstation erfolgen.
– *Transport?* Vor Abfahrt muß der Zustand des Kindes stabil sein, denn während Fahrt oder Flug sind die Bedingungen mit Sicherheit ungünstiger als im Kreißsaal.
– *Papiere?* Das Kind muß vor der Verlegung namentlich gekennzeichnet werden, Informationen über den bisherigen Verlauf müssen mitgegeben werden.
– Wenn mütterliches oder Nabelschnur/Plazentablut zur Verfügung steht, jeweils ein Röhrchen mitgeben. Es könnte z. B. bei verstärkt auftretendem Ikterus oder auch bei anderen Fragestellungen von Bedeutung sein.
– Vor dem Transportbeginn sollte zumindest ein kurzes *Gespräch mit den Eltern* erfolgen. Der Zustand des Kindes, der Grund der Verlegung und wo sie es wiederfinden bzw. an wen sie sich bei Fragen wenden müssen sollten angesprochen werden. Dagegen sollte man sich nicht verleiten lassen, detaillierte Auskünfte über Chancen des Kindes und den weiteren Verlauf zu geben, weil man diese Fragen meist nicht sicher genug beantworten kann.

**Abbruch der Reanimation**

Trotz aller Bemühungen ist nicht jedes Neugeborene zu retten. Läßt sich innerhalb von 20 Minuten keine Oxygenierung erreichen bzw. zeichnet sich bis dahin keinerlei Stabilisierung ab, so ist die Überlebenschance kleiner als 10%, wobei die meisten nach einer solchen Zeit reanimierten Neugeborenen innerhalb der ersten Monate an den Folgeerscheinungen trotzdem versterben. Nach 30 Minuten erfolgloser Reanimation können daher die Bemühungen endgültig eingestellt werden. Mit einem Erfolg ist nicht mehr zu rechnen.

Liegt der Apgar-Wert länger als 10 Minuten bei 0, so ist die Überlebenswahrscheinlichkeit kleiner als 2%, wobei immer mit einer schweren zerebralen Schädigung zu rechnen ist. Umgekehrt bedeutet dies, daß eine Reanimation nur dann sinnvoll und erfolgreich ist, wenn innerhalb der genannten Zeitspannen eine spontane Kreislauffunktion wiederhergestellt werden kann.

# 5 Asphyxie

Asphyxie bedeutet Pulslosigkeit. Damit ist ein wichtiges Symptom beschrieben, nicht aber die eigentliche Bedeutung des Begriffes. Gemeint ist eigentlich der drohende Erstickungstod des Neugeborenen.

Eine moderne Definition wird also nicht das Zeichen des verlangsamten oder fehlenden Pulses herausstellen, sondern den Sauerstoffmangel, der zu vielen klinischen Zeichen führt.

Die Bezeichnungen „weiße" und „blaue" Asphyxie beschreiben verschiedene Schweregrade derselben Situation. Je schlechter es dem Kind geht, desto eher wird zum Sauerstoffmangel noch Kreislaufversagen hinzutreten. Wenn die Haut nicht mehr durchblutet ist, erscheint sie weißlich.

## 5.1 Häufigkeit und Ursachen

Mit einer Asphyxie muß bei etwa 0,5% der Neugeborenen gerechnet werden. Bei bestimmten Risikogruppen steigt diese Zahl jedoch erheblich an: So haben bis zu 10% der Frühgeborenen eine Asphyxie. Die häufigsten Risikofaktoren sind neben der Frühgeburt noch Übertragung und Dystrophie, Diabetes der Mutter und Medikamentenmißbrauch der Mutter.

Trotz der modernen Intensivmedizin und meist guten Reanimationsbedingungen stellt die Asphyxie nach wie vor ein großes Risiko für das Kind dar und ist Ursache von etwa 20% aller neonatalen Todesfälle.

Neben der Notfallbehandlung steht die Suche bzw. **Erkennung von Ursachen** am Anfang, um gezielte weitere Maßnahmen zu ermöglichen oder weitere Schädigungen zu verhindern. Von besonderer Bedeutung ist auch die Dauer des asphyktischen Zustandes. Davon hängt nicht nur die Reaktionsfähigkeit bei der Reanimation ab, sondern auch Komplikationshäufigkeit und Organversagen sowie das Ausmaß eventueller Spätschäden.

In den allermeisten Fällen (ca. 90%) liegen pränatale Ursachen zugrunde, die also vor dem Abnabeln entstanden sind. Am häufigsten bestand eine Plazentainsuffizienz, und während des eigentlichen Geburtsvorganges ist dann der Blutzufluß zur Plazenta vermindert bzw. nicht konstant. Dabei sind kurzfristig vorhandene CTG-Veränderungen ohne Bedeutung und erklären nicht etwa eingetretene Schädigungen, deren Ursachen dann meist im Schwangerschaftsverlauf zu suchen sind.

In der Austreibungsphase der Geburt ist die Sauerstoffsättigung beim Kind physiologisch vermindert. Ist die Versorgungsgrenze schon vorher durch limitierende Faktoren erreicht, tritt dann die manifeste Untersuchung auf, also die Asphyxie.

## 5.2 Klinische Zeichen

Wichtigstes Zeichen ist die primäre Apnoe, d. h. das Kind beginnt nicht oder nicht ausreichend zu atmen. Dadurch setzt sich der unter der Geburt bestehende Sauerstoffmangel fort und zieht weitere Konsequenzen nach sich:

– Keine oder geringe spontane Aktivität, entsprechend einen geringen oder nicht vorhandenen Muskeltonus.
– Kein oder geringes Ansprechen auf Reize, z. B. Absaugen.
– Generalisierte Zyanose unterschiedlichen Ausmaßes.
– Abfall der Herzfrequenz bis zum Herzstillstand.

Je nach Ausmaß der Asphyxie sieht das Kind zyanotisch, tief dunkelblau, und bei längerem Kreislaufstillstand auch weißgrau aus. Im letzteren Falle besteht schon ein so ausgeprägter oder langdauernder Sauerstoffmangel, daß die Prognose sehr zweifelhaft wird.

Wenn eine Asphyxie vorgelegen hat und erfolgreich behandelt wurde, erholt sich das Neugeborene je nach Dauer und Auswirkung unterschiedlich schnell. Ein Apgar-Wert über 6 nach 5 Minuten spricht gegen eine abgelaufene Asphyxie!

## 5.3 Besondere Asphyxieformen und -situationen

Zwei Situationen sind häufig anzutreffen, aber besonders ungünstig:

– **Plazentainsuffizienz durch Übertragung**, dadurch vorzeitiger Mekoniumabgang und nachfolgende Mekoniumaspiration (s. 5.7). Es folgt ein Bluthochdruck in der Lunge, dadurch eine Herz-Kreislauf-Belastung mit persistierenden fetalen Verhältnissen. Ein Pneumothorax kann hinzukommen.
– Bei **Frühgeborenen mit erheblicher Lungenunreife** kommt es zur primären Asphyxie, nachfolgend Atemnotsyndrom mit hyalinen Membranen, nachfolgend Hirnblutung bzw. hypoxische Enzephalopathie (s. 12.3). Unterkühlung verstärkt alle Faktoren bzw. Komplikationen.

Bei einigen Erkrankungen bestehen eindeutige Ursachen für einen asphyxieähnlichen Zustand, und neben der normalen Reanimation sind spezielle Maßnahmen erforderlich. Daher gilt es, diese Zustände rechtzeitig zu erkennen:

Bei einem **Blutungsschock** wird das Kind dieselben klinischen Zeichen haben, vor allem eine ausgeprägte Blässe. Das wesentliche Unterscheidungsmerkmal ist jedoch eine ausgeprägte Tachykardie, weil das Herz die verminderte Blutmenge durch erhöhte Flußgeschwindigkeit auszugleichen versucht. Ist ein Blutungsschock nicht ausreichend behandelt, geht der Zustand durch Mangel an Sauerstoffträgern in eine Asphyxie über und der Puls sinkt. Dann sind die Chancen für das Kind schlecht geworden. Hilfe nur durch sofortige Transfusion (s. 16.2.3)!

Mütterliche **Medikamente:** Vor allem Schmerzmittel vom Opiat Typ (z. B. Dolantin®) können zur Atemdepression führen und eine Asphyxie vortäuschen. Durch Naloxon (Narcanti neonatal®) kann die Wirkung aufgehoben werden.

Eine **Hirnblutung** kann eine zentral bedingte Atemlähmung auslösen. Hier ist nicht der Sauerstoffmangel die Ursache, sondern der fehlende Atemantrieb führt zum Sauerstoffmangel!

Ähnliches für **Fehlbildungen** des Gehirns.

Bei **neuromuskulären Erkrankungen** kann die Schwäche der Atemmuskulatur die ausreichende Sauerstoffaufnahme verhindern, und eine Verwechslung mit einem Atemstillstand ist leicht möglich.

**Fehlbildungen** oder Fehlen der Lunge oder eine Zwerchfellhernie (s. 9.2) können jeweils eine Asphyxie vortäuschen, und auch **mechanische Atemhindernisse** z. B. Ergüsse bei Hydrops oder einem Chylothorax.

## 5.4 Auswirkung der Asphyxie auf die einzelnen Organe

Nur bei einem Drittel aller Kinder mit Asphyxie treten keine Organschäden auf, bei etwa der Hälfte sind mehrere Organe gleichzeitig betroffen. Am häufigsten finden sich Auswirkungen auf die Niere (50%), Gehirn (ca. 30%), Herz und Kreislauf (25%) und Lunge (ca. 20%).

Die typischen Schäden bzw. Funktionsstörungen nach durchgemachter Asphyxie sind organspezifisch:

**Gehirn:** Ein hypoxischer Hirnschaden (s. 12.3) kann von leichtesten Teilleistungsstörungen bis zur völligen Idiotie mit oder ohne begleitendes Krampfleiden reichen. Wenn neben dem Gehirn gleichzeitig die Niere durch den Sauerstoffmangel geschädigt war, ist die Dauerprognose bezüglich einer Behinderung schlecht. Neben dem reinen Sauerstoffmangel kann eine Hirnblutung weitere Schäden nach sich ziehen.

**Niere:** Sauerstoffmangel führt zu einer akuten Tubulusnekrose, d.h. Rückresorption und Ausscheidungsfunktionen werden gestört bis unterbrochen. Zunächst besteht meist eine Anurie, die teils mehrere Tage anhalten kann, mit der Folge von Elektrolytentgleisungen und Überwässerung mit Ödemen. Anschließend folgt eine polyurische Phase, in der ein sehr verdünnter Urin ausgeschieden wird, mit dem unkontrolliert große Mengen von Salzen und anderen wichtigen Substanzen verlorengehen. Ferner kann es nach einer Asphyxie zur Nierenvenenthrombose kommen.

**Herz:** Es kann zu einem vorübergehenden Herzmuskelschaden kommen, der aber in aller Regel nach einiger Zeit rückläufig ist. Manchmal ist eine medikamentöse Unterstützung der Herzfunktion nötig.

**Leber:** Sauerstoffmangel und Kreislaufschock können ein vorübergehendes Leberversagen bewirken. Die wichtigste Folge ist eine unzureichende Bildung von Gerinnungsfaktoren, was wiederum die Blutungsgefahr in den anderen Organen erhöht.

**Darm:** Eine längerdauernde Asphyxie erhöht die Gefahr für eine nekrotisierende Enterocolitis (s. 11.2.2). Daher sollte nach einer schweren Asphyxie 5 bis 7 Tage mit dem Nahrungsaufbau gewartet werden.

**Lunge:** Nur nach sehr schweren Sauerstoffmangel kann ein Lungenödem entstehen. Durch den erhöhten Kapillarwiderstand wird wiederum das Herz zusätzlich belastet. Es kann zu diffusen Lungenblutungen kommen. Durch den Sauerstoffmangel kann es zur persistierenden fetalen Zirkulation kommen, d. h. Ductus Botalli und Foramen ovale schließen sich nicht in der vorgesehen Weise, und die fetalen Kreislaufverhältnisse bleiben bestehen, was zu einer extremen Herzkreislauf-Belastung und weiterbestehendem Sauerstoffmangel führt. Besonders häufig tritt diese Komplikation nach einer Mekoniumaspiration auf.

**Stoffwechsel**: Neben den direkten Organwirkungen können weitere physiologische Abweichungen auftreten, z. B. zentral bedingte Temperaturregulationsstörungen, Laktatazidose, Hyper- und Hypoglykämie, Hypokalziämie, Hyponatriämie. Daher ist eine sehr genaue Überwachung solcher Parameter nötig.

## 5.5 Behandlung

Die Behandlung einer Asphyxie hat unmittelbar zu erfolgen, erstes Ziel muß sein, Sauerstoff in das Kind zu bekommen und den Kreislauf zu stabilisieren.

Man wird mit einer Maskenbeatmung beginnen, dabei 100%igen Sauerstoff anbieten und bei zweifelhafter Erholung primär intubieren. Dabei können vergebliche Intubationsversuche von Ungeübten soviel Zeit verbrauchen, daß eine zuverlässige Maskenbeatmung für das Kind besser ist. Ausnahmen von dieser Regel sind:

– Mekoniumaspiration (s.u.).
– Zwerchfellhernie (s. 9.2): Bebeuteln füllt auch die Darmschlingen mit Luft. Da sie teilweise im Thorax liegen, benötigen sie immer mehr Platz und verdrängen die Lunge zusätzlich.
– Fehlbildungen an Lunge oder Ösophagus: Auch hier kann durch reines Bebeuteln die Atemnot verstärkt werden, wenn Luft nicht nur in die Lunge gelangt.

Nach Stabilisierung erfolgt zweckmäßig eine Verlegung auf eine neonatologische Intensivstation. Treten in den nächsten 24 Stunden bei guter Erholung keine Komplikationen ein, kann das Kind dann meist zurückverlegt werden.

## 5.6 Prognose

Die Sterblichkeit reifer Kinder mit Asphyxie liegt zwischen 10 und 20%, zusätzlich muß bei 20 bis 40% mit neurologischen Spätschäden gerechnet werden, in jedem zweiten Fall einer Zerebralparese, also einer schweren kombinierten psychomotorischen Behinderung. Allerdings ist nur bei jedem zehnten Kind mit Zerebralparese eine perinatale Asphyxie der Auslöser. Daher ist die Zahl der geistig behinderten Kinder mit Verbesserung der Perinantalmedizin nicht entscheidend zurückgegangen, da die meisten Ursachen bei anderen Risikofaktoren oder im späteren Leben liegen. Bedingungen, die nicht beeinflußbar ein erhöhtes Risiko für eine Zerebralparese beinhalten, sind Nabelschnurumschlingung, Wehendauer, Bradykardie, Amnioninfektionssyndrom, Geburtsgewicht unter 2000 g und Plazentakomplikationen.

Der Apgar-Wert nach 1 Minute ist nicht sehr zuverlässig für die Voraussage einer eventuellen Behinderung. Eine zögerliche Erholung ist wesentlich bedeutsamer als schlechter prognostischer Faktor. Daher ist es bei Asphyxie sinnvoll, Apgarwerte auch bis zu 20 Minuten genau zu erheben, letztlich auch aus forensischen Gründen. Treten Anfälle auf, so bedeutet dies in der Regel auch eine ungünstige Prognose.

## 5.7 Mekoniumaspiration

Ein Sonderfall der Asphyxie liegt vor, wenn das Fruchtwasser mekoniumhaltig war und entweder vor der eigentlichen Geburt durch frustrane Atembewegungen oder unter der Geburt nennenswerte Teile davon in die Lunge gelangt sind.

Besteht schon ein intrauteriner Sauerstoffmangel, vor allem bei übertragenen Kindern, seltener bei reifen, sehr selten bei unreifen Feten, dann kommt es durch den Reiz des Sauerstoffmangels zur Anregung der Darmtätigkeit. Dies ist ein normaler Vorgang, denn durch den physiologischen Sauerstoffmangel unter der Geburt soll die Darmtätigkeit beginnen. Geschieht dies also vorzeitig, wird Mekonium in das Fruchtwasser entleert. Daher deutet das Symptom „grünes Fruchtwasser" auf eine intrauterine Asphyxie hin. Natürlich bedeutet nicht jedes grüne Fruchtwasser auch eine große Gefahr. Durch die Asphyxie kann es jedoch vorkommen, daß verstärkte Atembewegungen induziert werden, so daß das Mekonium sehr leicht in periphere Lungenabschnitte gelangen kann.

Geraten große Partikel in die Lunge, so kommt es bereits in den zentralen Atemwegen zur Verlegung und Verklebung und damit zu einer sehr schnell eintretenden Hypoxie. Meist geraten kleinere diffuse Partikel in die Lunge, die dann in die feineren Atemwege verteilt werden. Wird dies z. B. durch Bebeuteln noch weiter verstärkt, so kann es zur kompletten mechanischen Verlegung zahlreicher Bronchien kommen. Beim Bebeuteln oder Beatmen gelangt die Luft meist trotzdem noch leichter in die Lunge hinein als wieder hinaus. Dadurch kommt es zur Überblähung (Emphysem) und als Folge besteht die große Gefahr eines Pneumothorax (s. 9.3).

Wenn Lungenbezirke durch das Mekonium nicht entfaltet werden oder sekundär wieder zusammenfallen (Atelektasen), was meist in größeren Bereichen der Lunge geschieht, so entsteht ein erhöhter Lungengefäßdruck und der fetale Kreislauf bleibt erhalten.

In jedem Falle ist die Endstufe ein ausgeprägter Sauerstoffmangel bei gleichzeitiger Übersäuerung.

Nicht in jedem Falle verläuft eine Mekoniumaspiration so dramatisch und in leichteren Fällen reicht sicher eine gute (intensivmedizinische) Überwachung mit ggf. antibiotischer Behandlung aus.

Besonders wichtig ist die richtige Notfallbehandlung der schweren Mekoniumaspiration.

### Notfallbehandlung:

1. Bei erbsbreiartigem oder sehr grünem/trübem Fruchtwasser Absaugen von Mund und Nase vor der vollständigen Entwicklung des Kindes.

2. Bei Verdacht oder Hinweisen auf Mekoniumaspiration unmittelbar das Kind intubieren, ohne den ersten Atemzug abzuwarten. *Nicht mit Maske bebeuteln,* denn damit wird man das Mekonium erst recht in die feinen Atemwege drücken.
3. Nach der Intubation zuerst absaugen und spülen, dann erst beatmen.
4. Über den liegenden Tubus mit Beutel oder Beatmungsmaschine 100% Sauerstoff bis zur Stabilisierung geben, Verlegung auf eine Neugeborenen-Intensivstation.

**Weitere Behandlung:**

1. Beatmung und Sauerstoffgabe je nach Verlauf und Notwendigkeit über Stunden oder Tage.
2. Antibiotische Behandlung, da fast immer eine Superinfektion erfolgt.
3. Parenterale Ernährung in den ersten Lebenstagen.

Die **Prognose** nach Mekoniumaspiration hängt sehr vom Schweregrad ab. Ist eine Beatmung nicht notwendig geworden, erholten sich die meisten Kinder ohne Probleme und haben meist keine oder nur geringe Dauerfolgen.

Bei schwerem Verlauf (Beatmung, Reanimation) ist die Sterblichkeit bis zu 50% und wiederum etwa die Hälfte der überlebender Kinder hat bleibende Schäden durch den Sauerstoffmangel, meist Hirnschäden. Rechtzeitige Erkennung einer intrauterinen Asphyxie und konsequentes Handeln ist die beste Prophylaxe.

# 6 Frühgeborene

## 6.1 Definition

Ein Frühgeborenes ist definiert durch die Unreife, d.h. die Geburt erfolgte vor der vollendeten 37. SSW. Reifezeichen s. 2.2.

Frühere Definitionen bezogen sich vorwiegend auf das Geburtsgewicht (GG), z. B. die frühere Richtlinie der Weltgesundheitsorganisation (WHO) von 1950, die ein GG von 2500 g als Grenze festlegte. Diese Definition ist jedoch insofern ungenau, als dystrophe, aber reife Kinder fälschlich als Frühgeborene angesehen werden, aber auch hypertrophe Frühgeborene, z. B. bei Diabetes der Mutter, fälschlich als reif definiert werden. Auch die zeitliche Limitierung (ab 28. SSW) früherer Definitionen muß revidiert werden, denn durch die moderne Intensivmedizin habe auch unreifere Kinder zwischen der 25. und 28. SSW realistische Überlebenschanchen.

## 6.2 Ursachen

Bei einem großen Anteil, bis zu einem Drittel, läßt sich die Ursache der Frühgeburt nicht ermitteln. Es gibt offenbar besonders disponierte Mutter bzw. sogar familiäre Häufungen. In den meisten Fällen wird man allerdings eine oder mehrere Ursachen finden. Da einige davon weiterwirken können bzw. eine spezifische Therapie des Kindes nach der Geburt erfordern, ist die Suche nach der Ursache gerechtfertigt.

**Frühgeburts-Auslöser** lassen sich in mehrere Gruppen unterteilen:

**Mütterlich**
– Zervixinsuffizienz,
– Gestose,
– gynäkologische Vorerkrankungen (z. B. Operationen an Zervix oder Uterus, Myome etc.),
– Anomalien des Uterus,
– pränatale Infektionen (z. B. Cytomegalie, s. 21.5.1),
– Rauchen (sehr häufig dystrophe Kinder, aber auch gehäuft vorzeitige Wehen),
– kurzer Geburtsabstand (bei < 1 Jahr deutliche Häufung),
– Lebensalter (bei Müttern unter 16 Jahren häufiger),
– Parität (bei Erstgebärenden etwas häufiger),
– Allgemein- und Ernährungszustand (wirken sich erst bei relativ starker Beeinträchtigung aus, in Europa meist kein Problem).

**Plazentar**
– Plazentainsuffizienz aus verschiedensten Gründen (meist ist eine Dystrophie

die Folge, aber auch gehäuft vorzeitige Wehen. Dann kann es zur Kombination von Früh- und Mangelgeburt kommen),
– Anomalien der Placenta.

**Kindlich**
– Mehrlinge ( je mehr Kinder, desto früher setzen im Durchschnitt die Wehen ein, Zwillinge sind häufig, Drillinge meist frühgeboren, ab Vierlingen sehr häufig extreme Frühgeburt. Als Folge moderner Fertilitätsbehandlungen kommen immer häufiger Schwangerschaften mit mehr als drei Feten vor),
– Fehlbildungen (besonders Ösophagusatresie, Hydrozephalus, aber auch bei zahlreichen weiteren).

**Umgebungsfaktoren**
– psychischer Streß,
– körperlicher Streß (schweres Heben z. B. bei Pflege von Angehörigen; Umzug etc.),
– Klimawechsel, Reisen,
– Unfälle (Verkehrsunfälle können z. B. Wehen auslösen).

## 6.3  Folgen der Unreife

Die Unreife des Kindes äußert sich an verschiedenen Organen. Hier kommt es sehr darauf an, in welcher SSW das Frühgeborene zur Welt kam. Ab der 35. SSW kann man davon ausgehen, daß die meisten Organfunktionen ohne größere Probleme auf normale Weise in Gang kommen. Extrem unreife Kinder vor der 32. SSW bereiten sehr viel größere Schwierigkeiten und haben sehr häufig Komplikationen.

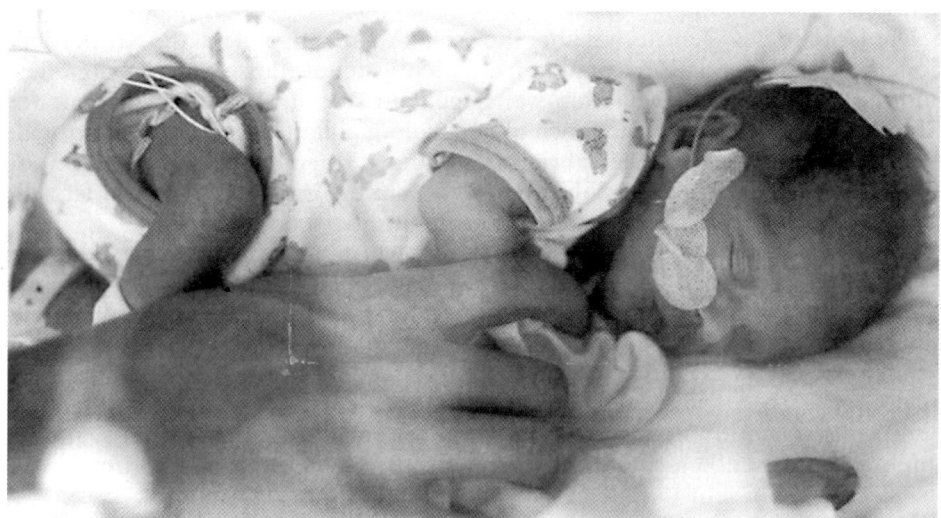

**Abb. 6.1** Frühgeborenes

Nach der Geburt stehen zunächst die *Funktionen von Kreislauf und Lunge im* Mittelpunkt des Interesses. Der **Kreislauf** funktioniert schon in der frühen Fetalzeit praktisch genauso wie kurz vor der Geburt, so daß von dieser Seite keine besonderen Unreifezeichen erwartet werden können, mit einer Ausnahme: Der Ductus botalli ist bis ca. zur 34. SSW noch nicht bereit, sich auf den Reiz der Geburt hin zu schließen, so daß er bei sehr unreifen Kindern häufig offenbleibt. Als Folge entwickelt sich eine teils erhebliche Herzinsuffizienz mit Rückwirkungen auf andere Organe (s. 10.3.3.

Das **Atemnotsyndrom** (ANS, s. 9.1) ist um so häufiger, je unreifer ein FG ist. Während ab der 34. SSW nur etwa 10% der Frühgeborenen ein ANS entwickeln, sind es vor der 30. SSW über 90%. Bei leicht unreifen Kindern kann man daher zunächst einmal den Spontanverlauf abwarten, bei extrem unreifen Frühgeborenen sollte man nicht bis zur respiratorischen Erschöpfung warten, selbst wenn das Kind zunächst spontan atmet. Es sollte frühzeitig intubiert und Surfactant gegeben werden, und bei Hinweisen auf ein weiterbestehendes ANS anschließend auch über längere Zeit maschinell beatmet werden. Durch das ANS kann trotz Behandlung eine Unterversorgung anderer Organe mit Sauerstoff auftreten. Ein schweres ANS führt zu einem hohen Durchflußwiderstand in der Lunge, was Rückwirkung auf das Herz hat und die Tendenz verstärkt, daß sich der Ductus Botalli nicht schließt oder sich sogar wieder öffnet.

Von größter Bedeutung ist die Unreife des **Gehirns.** Das Stützgewebe, vor allem aber die Blutgefäße haben noch nicht die Stabilität wie beim reifen Kind, so daß es sehr leicht zur Hirnblutung (s. 12.4) oder zum hypoxischen Hirnschaden (s. 12.3). kommen kann. Die Gefahr einer solchen Schädigung wird durch Sauerstoffmangel, Blutdruckschwankungen, Streß, Anämie und Infektionen vergrößert, alles Faktoren, die bei extrem unreifen Frühgeborenen oft sogar kombiniert vorliegen. Daher ist eine Schädigung des Gehirns um so wahrscheinlicher, je unreifer das Kind ist.

Die Unreife des Gehirns hat aber ihrerseits Auswirkungen auf die Körperfunktionen. Ab der 36. SSW funktionieren die wichtigsten Reflexe (Such-, Saugreflex) und die zentrale Atemregulation weitestgehend störungsfrei. Bei sehr unreifen Kindern kann der Saugreflex noch unvollständig ablaufen, so daß eine normale Nahrungsaufnahme nicht gewährleistet ist und z. B. sondiert werden muß. Von noch größerer Bedeutung ist die zentrale Atemregulation. Hier macht sich die Unreife durch periodische Atmung und gehäufte Apnoen bemerkbar.

Am **Darm** zeigt sich die Unreife durch eine verminderte Verdauungsfähigkeit, so daß eine wesentlich geringere Toleranz gegenüber Nahrungszufuhr und auch Nahrungszusammensetzung besteht. Besonders bei sehr unreifen Frühgeborenen passiert es oft, daß Nahrung lange Zeit unverdaut im Magen bleibt und sich bei der nächsten Mahlzeit größere Reste der letzten finden lassen. Daher zieht man über die bereits liegende Sonde erst einmal die „Reste" ab und schaut auf diese Weise nach, ob und wie gut das Kind verdaut. Außerdem ist der Darm für Infektionen wesentlich gefährdeter, so daß z. B. die nekrotisierende Enterokolitis (s. 11.2.2) bei sehr unreifen Frühgeborenen gehäuft vorkommt.

Die unreifen **Nieren** haben eine noch geringere Konzentrationsfähigkeit als die des Neugeborenen. Daher ist die Regulationsfähigkeit des Frühgeborenen sehr stark eingeschränkt. Schwankungen im Wasserhaushalt lassen sich viel schlechter ausgleichen als bei reifen Kindern. Deswegen ist eine sehr genaue Bilanzierung notwendig, solange das Kind noch auf der Intensivstation liegt. Manchmal reicht tägliches Wiegen nicht aus, um solche Schwankungen rechtzeitig zu erkennen. Der Flüssigkeitsverlust ist genauso gefährlich wie der Überschuß, der zu ausgedehnten Ödemen und Ergüssen führen kann.

Die **Leber** ist ebenfalls unreif, kann aber die notwendigen Enzymsysteme normalerweise aufbauen. Es besteht eine etwas größere Gefahr, eine behandlungsbedürftige Hyperbilirubinämie zu entwickeln als bei reifen Kindern. Dies ist insofern von Bedeutung, als die Schädigungsschwelle für das Gehirn gleichzeitig niedriger liegt (Kernikterus, s. 17). Neben der Unreife ist auch die geringe Größe der Leber von Bedeutung, denn dadurch ist die Speicherkapazität (z. B. Glykogen) besonders klein.

Das **Immunsystem** des Frühgeborenen ist so unreif, daß vor allem sehr kleine Frühgeborene praktisch keine Abwehrfunktionen gegen Bakterien haben und auch anderen Infektionserregern mehr oder weniger hilflos ausgeliefert sind. Daher müssen solche unreifen Kinder unter fast sterilen Bedingungen aufwachsen. Auf Hygiene ist größter Wert zu legen. Da die Infektionsgefahr durch Fremdkörper ansteigt (z. B. Tubus oder zentrale Katheter), ist vor allem beim Nachweis potentiell gefährlicher Keime eine prophylaktische antibiotische Behandlung sinnvoll, auch wenn das Frühgeborene noch nicht klinisch krank ist.

Eine weitere Besonderheit ist die **Temperaturregulation,** die noch nicht so zuverlässig funktioniert. Daher kann das unreife Kind je nach Umgebung ausgeprägte Temperaturschwankungen zeigen. Eine Unterkühlung geschieht meist in der Hektik nach der Geburt und bei der eventuellen Reanimation. Auch eine kurzzeitige Unterkühlung hat eine wesentliche Verstärkung des Atemnotsyndroms zur Folge, muß also strengstens vermieden werden. Überwärmung führt zu einem erhöhten Kalorienumsatz und verstärkt den Flüssigkeitsverlust durch Verdunsten.

Das **Blutvolumen** ist sehr gering, so daß ein spätes Abnabeln bzw. Ausstreichen der Nabelschnur bei Frühgeborenen sinnvoll sein kann.

Alle diese Besonderheiten zeigen, daß je nach Grad der Unreife mit erheblichen Folgeerscheinungen zu rechnen ist, wenn Organstörungen nicht rechtzeitig erkannt und behandelt werden. Viele der genannten Störungen können sich wechselseitig verstärken, so daß das hauptsächliche Augenmerk auf die Prophylaxe solcher Störungen gerichtet sein muß.

## 6.4 Prophylaktische Maßnahmen vor der Geburt

Die wichtigste Prophylaxe ist die Verhinderung der Frühgeburt. Dabei spielt die Qualität der Vorsorge eine ganz besondere Rolle. Gerade in unserer hektischen Zeit mit naturwidrigen Verhaltens- und Lebensweisen ist es von besonderer Bedeutung, wenigstens in der Schwangerschaft unnötigen Streß und belastende Umgebungsfaktoren zu reduzieren. Leider wird bei den Vorsorgemaßnahmen auf diesen Punkt zu wenig geachtet und den Maßen und Zahlen größeres Gewicht beigemessen. In anderen Ländern, z. B. Skandinavien, ist es gelungen, durch eine verbesserte, auch psychosoziale Vorsorge in der Schwangerschaft die Rate an Frühgeburten zu senken.

Läßt sich eine Frühgeburt vor der 36. SSW nicht aufhalten, kann man versuchen, durch Kortisongabe die Lunge „reifen" zu lassen. Durch das Medikament wird die Synthese von Surfactant angeregt. Die Maßnahme hat nur dann einen Sinn, wenn sie rechtzeitig vor der Geburt erfolgt. Bei intramuskulärer Gabe ist der Wirkungseintritt nach ca. 20 Stunden, bei oraler Gabe nach 2 Tagen zu erwarten. Die Wirkung hält jeweils nur für wenige Tage an, d. h. wenn die Geburt nicht innerhalb weniger Tage erfolgt, darf man keinen Effekt mehr erwarten.

## 6.5 Versorgung des Frühgeborenen

Bei der Versorgung leicht unreifer Kinder, etwa ab der 35. SSW, treten meist keine wesentlichen Probleme auf, da die spontane Atmung in aller Regel in den ersten Lebensstunden ausreicht. So kann die Versorgung zügig, aber ohne Hektik erfolgen. Eine Verlegung in die Kinderklinik ist aber bis auf einige Grenzfälle trotzdem sinnvoll.

Besonders zu beachten ist:

**Auskühlung vermeiden!** Etwa auf das übliche Bad verzichten, Kind nicht unbedingt im zugigen Kreissaal ohne Kleidung auf dem Bauch der Mutter liegen lassen. Nicht in einen kalten Inkubator legen, die Geräte müssen immer ausreichend vorgeheizt sein!

**Überwachung der Atmung.** Auch wenn das Kind in der ersten Stunde stabil ist, bedeutet dies noch nicht, daß sich kein Atemnotsyndrom entwickeln wird. Wenn die Atemfrequenz ansteigt, Monitorüberwachung! Wenn nach 24 Stunden keine klinischen Zeichen aufgetreten sind, ist die Entwicklung eines ANS unwahrscheinlich.

**Glukosezufuhr:** Je unreifer und kleiner das Kind ist, desto eher wird es Hypoglykämien (BZ unter 30 mg/dl) bekommen. Stabile nur gering unreife Kinder können primär oral ernährt werden, mit Glukosezufuhr in den ersten Stunden und vorübergehender Zufütterung in den ersten Lebenstagen. Bei bestehender Hypoglykämie trotz Zufütterung unbedingt Infusion.

Bei Frühgeborenen vor der 35. SSW ist immer die Primärversorgung durch einen Neonatologen zu fordern, d. h. daß in der Regel ein Team von Kinderarzt und Kinderkrankenschwester zur Geburt angefordert wird. In der Geburtsklinik werden nur die Erstmaßnahmen bis zur Stabilisierung vorgenommen, also:

– „minimal handling", d. h. das Frühgeborene wird so wenig wie möglich durch Untersuchungen oder Manipulationen gestört,
– Sauerstoff/Intubation/Surfactant-Gabe/Beatmung je nach Unreife und Zustand,
– Infusion mit Glukose- und Kalzium-Zusatz,
– Pulsoximeter und/oder EKG/Atmungs-Monitor,
– Wärmeschutz, z. B. Silberfolie, und Versorgung im (Transport-) Inkubator,
– Vitamin-K-Gabe!

Am günstigsten ist es, wenn die Frühgeborenen-Station direkt neben dem Kreißsaal liegt, was aber leider nur in wenigen Zentren verwirklicht ist. Die allermeisten Frühgeborenen müssen transportiert werden, meist über die Straße, bei größeren Wegen auch mit Rettungshubschrauber. Dieser Transport muß so schonend wie möglich erfolgen. Es sind also keine Rallye-Fahrer gefragt, sondern trotz Sondersignal fährt man langsam, denn jedes Schlagloch führt dazu, daß der Kopf des Kindes herumgeschleudert wird, was die Hirnblutungsgefahr erhöht. Transportierte Frühgeborene haben doppelt so viele Hirnblutungen wie Kinder, die nur innerhalb der Klinik herumgefahren werden! Dies ist auch ein leider oft nicht zur Kenntnis genommenes Argument, bei drohender Frühgeburt vor der 32. SSW die Mutter noch vor der Geburt in ein Zentrum zu verlegen, in dem wünschenswerte Verhältnisse gewährleistet sind.

Nach der Akutversorgung sind in der Kinderklinik folgende therapeutische Punkte von Bedeutung:
- Inkubatorpflege (zur Überwachung und Zustandsbeurteilung, Wärmeregulation, Flüssigkeitshaushalt),
- Atemhilfen (s. 4.4, Sauerstoff, CPAP, Beatmung, Medikamente wie Theophyllin oder Coffein),
- Flüssigkeits- und Elektrolyt-Bilanzierung,
- Zufuhr von Kalorien und Nahrungsstoffen (Infusion mit patenteraler Ernährung, Nahrungsaufbau, dabei evtl. zunächst über Magensonde Dauerzufuhr, später Einzelmahlzeiten, zum Schluß Trinkversuche und Übergang zum Stillen oder normaler Flaschennahrung),
- antibiotische Therapie bei Infektionsverdacht oder zum Schutz bei Langzeitbeatmung, zentralen Kathetern etc.,
- Therapie eventueller Komplikationen.

Vor der Entlassung kommen noch einige weitere Punkte hinzu:
- Anleitung der Eltern in der Pflege,
- Krankengymnastik bei Bewegungsstörungen,
- Vermittlung sozialer Hilfen,
- Festlegen des Nachsorge-Programms, vor allem, wenn das Kind bei Entlassung nicht völlig gesund und unauffällig ist, z. B. Entwicklungsneurologische Kontrollen, Atemüberwachungsmonitor, Augenarzt nach $O_2$-Langzeittherapie etc.

Spezifische psychosoziale Probleme der Familien mit Frühgeborenen s. 23.5.

## 6.6 Prognose

Das **körperliche Wachstum** ehemaliger Frühgeborener ist prinzipiell normal. Bei sehr unreifen FG können allerdings Komplikationen auftreten, die Gewichtszunahme und Längenwachstum beeinträchtigen, z. B. eine schwere bronchopulmonale Dysplasie.

Die **psychomotorische Entwicklung** ist wesentlich schwerer zu beurteilen. Vor allem bei leichteren Auffälligkeiten ist kaum mit Sicherheit festzustellen, ob sie auf die zu frühe Geburt zurückgeführt werden können. Neurologische Folgeschäden treten aber um so häufiger auf, je geringer die Schwangerschaftsdauer bzw. das Geburtsgewicht war. Diese Tatsache hat sich trotz der wesentlich verbesserten Primärversorgung nicht geändert, allenfalls etwas zu noch unreiferen Kindern verschoben.

Bedeutsame neurologische Folgeerscheinungen, meist Entwicklungsstörungen oder Epilepsie, kommen bei Kindern unter 800 g Geburtsgewicht (GG) bei bis zu 25% vor, bei GG bis 1200 g bei ca. 10%.

Die **Morbidität** ehemaliger Frühgeborener ist deutlich höher. So werden sie häufiger als Vergleichskinder wegen Atemwegsinfektionen, Magen-Darm-Erkrankungen, oder neurologischen Erkrankungen stationär aufgenommen.

**Kindesmißhandlungen** sind bei ehemaligen Frühgeborenen häufiger, wobei nicht zweifelsfrei geklärt ist, ob es nicht überzufällig häufig die gleichen sozialen Auslöser sind, die zu Frühgeburt und Mißhandlung führen. Gerade in diesem Zusammenhang erscheint es besonders wichtig, Eltern den Zugang zur Frühgeborenen-Station zu ebnen, und sie dort auch in die Pflege einzubinden. Eine entspannte, liebevolle Atmosphäre kommt immer auch dem Kind zugute, auch wenn es noch nichts „versteht".

Eine **individuelle Voraussage** über die weitere Entwicklung ist immer problematisch, zumal die Frühgeborenen sich deutlich unterscheiden. Risikofaktoren für die weitere Entwicklung sind:

- extreme Unreife (< 30 Schwangerschaftswochen),
- sehr geringes Geburtsgewicht (< 800 g),
- Reanimation (die Überlebens-Chancen sind insgesamt gering, die überlebenden reanimierten FG sind sehr häufig psychomotorisch behindert),
- Transport (Geburt außerhalb eines Perinatalzentrums erhöht das Risiko für Hirnblutungen),
- schwere Komplikationen,
- schwere Infektionen.

Es gibt erstaunlich wenig systematische Nachuntersuchungen bei ehemaligen Frühgeborenen, bei denen der Verlauf der Schwangerschaft mit einbezogen wird. Auch ein Frühgeborenes ist kein unbeschriebenes Blatt. Es ist sicher ein Unterschied, ob z. B. die Geburt in der 28. SSW durch einen unverschuldeten Verkehrsunfall in Gang kam, bei einer bis dahin unkomplizierten Schwangerschaft und stabiler Familie, oder ob in derselben SSW eine depressive, überlastete, kranke Schwangere nach wochenlanger Tokolyse und zahlreichen Komplikationen ein, insgeheim unerwünschtes Kind bekommt, um zwei Extrembeispiele zu nennen. Letztlich ist es auch nicht möglich, solche Dinge in die therapeutischen Überlegungen und Anstrengungen einfließen zu lassen, denn beide Kinder müssen genauso versorgt werden.

Bei der Beurteilung der Erfolge der Neugeborenen-Medizin, vor allem der Frühgeborenen-Aufzucht, müßte man letztlich zwischen Überlebenswahrscheinlichkeit und Überlebensqualität unterscheiden. Letztere ist nicht in Zahlen meßbar und wird subjektiv äußerst unterschiedlich beurteilt.

# 7 Dystrophe Neugeborene

## 7.1 Definition

Als Mangelgeborenes wird ein reifes Kind mit einem GG unter 2500 g bezeichnet. Bei dieser Definition wird allerdings nicht berücksichtigt daß auch unreife Kinder zusätzlich dystroph sein können, so daß es besser ist, alle Kinder, die unter der reifebezogenen 5. Gewichts-Perzentile liegen, als dystroph zu bezeichnen (Perzentilen s. 24.1). Andere Definitionen sind ungebräuchlicher.

## 7.2 Ursachen

**Tabelle 7.1** Ursachen intrauteriner Mangelentwicklung

| |
|---|
| *Generelle Faktoren:* |
| soziale Faktoren, ethnische Unterschiede |
| *Mütterliche Faktoren:* |
| Medikamente und Gifte |
| z. B. Alkohol, Nikotin |
| Alter, Ernährungszustand, körperliche Merkmale |
| Erkrankungen |
| z. B. Diabetes mellitus mit Gefäßschäden, Herzfehler, Gefäßschäden, Tumoren |
| *Plazentare Störungen* |
| *Kindliche Faktoren:* |
| intrauterine Infektionen |
| chromosomale Abweichungen |
| genetische Erkrankungen |
| Mehrlings-SS |
| Fehlbildungen |
| genetische Variationen |
| *Unbekannt* |

Nicht nur aus allgemeinem Interesse, sondern wegen eventueller therapeutischer Konsequenzen sollte bei jedem dystrophen Kind eine Abklärung der Ursachen erfolgen. Man wird natürlich nicht in jedem Fall alle theoretisch möglichen Ursachen abklären, sondern kann durch Anamnese und Untersuchungsbefund ein sinnvolles Diagnostikprogramm finden. Dabei muß man sich der Tatsache bewußt sein, daß nicht in allen Fällen eine Ursache gefunden wird.

Bei ethnischen Unterschieden handelt es sich oft nicht um eine eigentliche Mangelentwicklung, sondern in bestimmten (z. B. asiatischen) Volksgruppen kann der Gewichtsdurchschnitt der Neugeborenen niedriger liegen, so daß fälschlich zu viele Kinder als dystroph eingestuft werden, wenn europäische Perzentilen als „Norm" herangezogen werden.

Rein mütterliche Faktoren spielen selten eine Rolle, meist besteht eine Kombination mit einer Plazentainsuffizienz. Mütter über 35 Jahren haben im Durchschnitt etwas kleinere Kinder. Auch hat die Körpergröße der Mutter einen wesentlicheren Einfluß auf Größe und Gewicht des Kindes als die entsprechenden Daten des Vaters.

**Organerkrankungen** der Mutter haben oft erstaunlich geringe Auswirkungen auf die Schwangerschaft. Bei chronischen Herz-, Lungen-, Nieren- und Gefäßerkrankungen muß jedoch mit einer Minderversorgung des Feten gerechnet werden. Besonders wenn die arterielle Versorgung des Uterus beeinträchtigt ist, also bei sekundären Gefäßschäden, z. B. bei lange bestehendem und schlecht eingestellten Diabetes mellitus, kann es zu intrauteriner Retardierung kommen, während normalerweise solche Kinder hypertroph sind.

Schwere bzw. langdauernde **Infektionen der Mutter** können zu intrauteriner Dystrophie führen, auch wenn es sich nicht um die klassischen pränatalen Infektionen handelt, also wenn keine gleichzeitige Infektion des Feten erfolgt.

Einer der wichtigsten und häufigsten Faktoren sind „**Genußgifte**", seltener Medikamenteinwirkung. *Zigarettenrauchen* führt vor allem in den letzten Schwangerschaftswochen zu einem verlangsamten Körperwachstum des Feten. Es müssen noch nicht einmal Gefäßschäden bei der Mutter bestehen, offenbar reicht auch die kurzzeitige Gefäßwirkung während des Rauchens aus.

**Alkoholismus** in der Schwangerschaft bzw. regelmäßiger Konsum größerer Mengen, z. B. mehr als 1 Glas Wein am Tag, führt nicht nur zur Dystrophie, sondern auch zu einer typischen Embryopathie. Betroffen ist vor allem das Nervensystem, was sich in einer Entwicklungsverzögerung unterschiedlichen Ausmaßes bis hin zur Idiotie bemerkbar macht. Auch strukturelle Veränderungen am Gehirn bis hin zur Mikrozephalie kommen vor. Die Kinder haben einen charakteristischen Gesichtsausdruck, mit langem glattem Philtrum, d. h. wenig ausgeprägten Falten zwischen Oberlippe und Nase, und tief sitzende, wenig gefaltete Ohren. Die Zeichen dieser Embryopathie sind in sehr vielen Fällen so diskret, daß man keine sichere Diagnose stellen kann, wenn nicht die Anamnese eindeutig ist. Gibt die Mutter also den Alkoholkonsum selbst nicht zu, wird man anhand des Kindes allein die Diagnose meist nicht stellen können.

Auch bei anderen **Suchtmitteln (Heroin,** Morphin u.a.) sind die Kinder oft untergewichtig, wobei hier meist noch weitere Risikofaktoren wie Infektionen und schlechte soziale Verhältnisse hinzukommen.

**Medikamente,** vor allem Antikonvulsiva und Schlafmittel, können bei Dauergabe das Wachstum des Feten beeinträchtigen, wobei auch hier die Effekte der Grunderkrankung, meist ein Krampfleiden der Mutter, nicht klar von der Medikamentwirkung getrennt werden können.

**Plazentare Auffälligkeiten** sind häufig bei dystrophen Kindern zu finden, so daß die Plazenta besonders genau angeschaut werden muß. In vielen Fällen gibt es klar erkennbare Gründe für die Plazentainsuffizienz, so daß es Überschneidungen zu den vorgenannten Ursachen der Dystrophie gibt.

**Bei den kindlichen Ursachen** für eine Dystrophie stehen von der Bedeutung her die intrauterinen Infektionen im Vordergrund, so daß bei jedem untergewichtigen Kind danach gesucht werden sollte. Es handelt sich in erster Linie um Cytomegalie, Toxoplasmose, Röteln, Syphilis, selten auch andere.

Zwillinge wachsen etwa ab der 32. SSW langsamer als einzelne Kinder und das Geburtsgewicht liegt ca. 700 g unter dem sonstigen Durchschnitt. Bei Mehrlingsschwangerschaften verstärkt sich dieser Effekt weiter.

Chromosomenstörungen, genetische Defekte und andere angeborene körperliche Defekte sind für einen relativ kleinen Teil der dystrophen Kinder verantwortlich. In diesen Fällen besteht bereits eine Anlagestörung, so daß das Wachstum von der Frühschwangerschaft an gegenüber der Norm zurückbleibt. Bei erworbenen oder äußeren Schädigungen ist das Wachstum zunächst normal und verlangsamt sich erst im Laufe der Schwangerschaft.

## 7.3 Körperlicher Befund

Bei der Untersuchung eines dystrophen Kindes fällt hauptsächlich der in Relation zum Körper recht große Kopf auf. Ferner hat das Kind sehr wenig Unterhautfettgewebe. Dadurch kann es einen fast greisenhaften Gesichtsausdruck bekommen. Das fehlende Körperfett führt zu vielen Falten, besonders am Gesäß, wo sie tabaksbeutelartig zusammenlaufen. Die Haut ist trotzdem nicht rosig durchscheinend wie bei einem Frühgeborenen und schuppt sich auch in der normalen Weise.

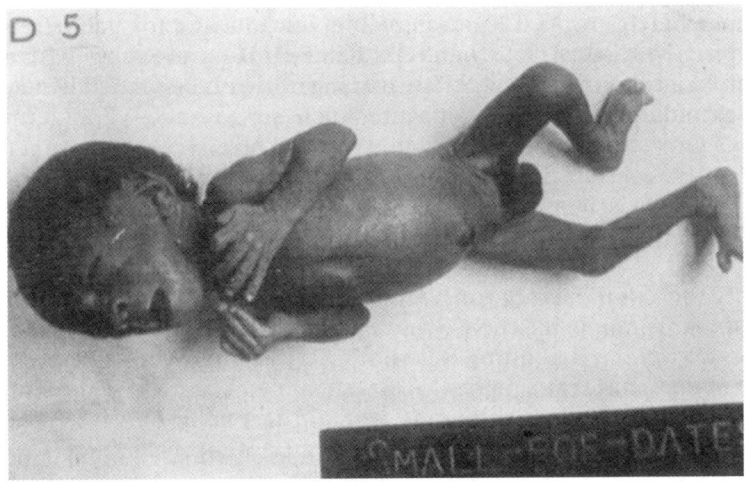

**Abb. 7.1** Dystrophes Neugeborenes (aus: *Zitelli/Davis*, Farbatlas pädiatrischer Krankheitsbilder, Georg Thieme Verlag Stuttgart, 1989)

## 7.4 Typische Probleme und Komplikationen

In den meisten Fällen sind alle Organe des Feten untergewichtig, wobei das Gehirn eine Ausnahme macht und im Verhältnis zum Körper eine geringere Retardierung zeigt. Dies erklärt auch, warum nur bei schwerer Dystrophie die geistige Entwicklung beeinträchtigt ist und erklärt außerdem den relativ hohen

Bedarf an Energie und damit die Neigung zu Hypoglykämien. Leber und Thymusgewebe sind im Gegensatz dazu stärker untergewichtig als der übrige Körper. Wenn alle Organe gleichmäßig betroffen sind, also eine harmonische Verkleinerung des ganzen Körpers zu beobachten ist, dann liegt meist eine genetische Disposition zum Kleinwuchs vor und keine pränatale Mangelsituation oder ein sonstiger äußerer Einfluß.

Die meisten dystrophen Kinder haben keine sehr schweren Anpassungsprobleme. Allerdings ist die Sterblichkeit wesentlich höher als bei normalgewichtig und reif geborenen Kindern. Die Asphyxiegefahr ist aber wesentlich geringer als z. B. bei Frühgeborenen.

Ein Hauptproblem ist die Auskühlungsgefahr, denn je stärker die Dystrophie ist, desto ungünstiger ist das Verhältnis von Körperoberfläche zu Gewicht. Diese Kinder sind daher noch mehr als andere Neugeborene vor Auskühlung zu schützen.

Ferner neigen dystrophe Neugeborene zu Hypoglykämien, vor allem wegen der unzureichenden Speicher. Hier macht sich die geringe Lebergröße bemerkbar. Ein anderer Grund ist der hohe relative Energieumsatz, vor allem durch das große Gehirn.

Ebenfalls häufig tritt eine Polyglobulie auf, die wiederum die Auswirkungen der Hypoglykämie verstärkt (s.a. 16.4).

Anpassungsstörungen, Atemnotsyndrom, Mekoniumaspiration und Blutungen kommen bei dystrophen Kindern zwar etwas häufiger vor, gehören aber nicht zu den typischen Risiken. Nur wenn das Kind inadäquat versorgt wird oder typische Komplikationen nicht rechtzeitig und ausreichend behandelt werden, ist mit solchen sekundären Erkrankungen zu rechnen.

## 7.5  Erstversorgung und Behandlung

Wenn eine Wachstumsretardierung bereits intrauterin festgestellt wurde, ist kaum eine pränatale Therapie möglich. Schädigende Einflüsse (z. B. Rauchen) können ausgeschaltet werden und durch Bettruhe läßt sich vielleicht zusätzlicher körperlicher Streß der Mutter vermeiden. Ansonsten bleibt nur übrig, die Entwicklung gut zu beobachten. Stellt sich heraus, daß ein fast völliger Wachstumsstillstand vorliegt, muß eine vorzeitige Beendigung der Schwangerschaft, z. B. durch Sectio, in Erwägung gezogen werden.

Unter der Geburt ist eine gute und lückenlose Überwachung selbstverständlich. Ansonsten kann die Geburt wie vorgesehen ablaufen, also in den meisten Fällen spontan.

Wenn erwartet oder unerwartet ein dystrophes Kind geboren wird, so versorgt man es im Prinzip normal wie jedes andere Neugeborene auch. Wenn eine schwere Dystrophie vorliegt (reifes Kind unter 2000 g), ist mit hoher Wahrscheinlichkeit mit Komplikationen zu rechnen und die Verlegung auf eine neonatologische Intensiveinheit ist zumindest für die ersten Tage notwendig. Ansonsten sollte das Kind am ersten Lebenstag gut überwacht werden, am besten im Inkubator. Der Blutzucker ist nach 1, 4, 8, 12, 18 und 24 h zu bestimmen, bei Werten unter 30 mg/dl oder klinischen Hypoglykämiezeichen auch häufiger. Die Körpertemperatur muß ebenfalls regelmäßig gemessen werden. In Absprache mit dem betreuenden Kinderarzt sind weitere Untersuchungen einzuleiten, um den Grund für die Dystrophie zu erkennen und evtl. Behandlungsmaßnahmen einzuleiten.

Ein dystrophes Kind kann normalerweise gestillt werden, wobei in den ersten Tagen zugefüttert werden sollte. Dazu reicht Glukoselösung nicht immer aus. Wenn nur kurzfristig eine künstliche Säuglingsnahrung nötig ist, sollte man zu einem Vollhydrolysat greifen (s. 2.5.4 und 2.5.5).

## 7.6 Prognose

Nach der Geburt wachsen dystrophe Kinder schneller als normalgewichtige reife Kinder, so daß sie meist schon nach ca. 3 Monaten ihr Geburtsgewicht verdoppelt haben. Trotzdem können sie das Durchschnittsgewicht meist nicht in den ersten Lebensmonaten erreichen. Wenn bei der Geburt der Kopf sehr klein war und langsam wächst, dann werden mit hoher Wahrscheinlichkeit Länge und Gewicht unterhalb des Normbereiches bleiben.

Von allen Neugeborenen mit einem Gewicht unterhalb der 3. Perzentile bleibt auch nach vier Jahren noch ein Drittel unter dieser Norm, und nur knapp jedes 10. Kind hat den Altersdurchschnitt erreicht. Eine genaue Voraussage aus dem Grad der Dystrophie bei Geburt ist nicht möglich.

Die geistige Entwicklung ist nicht wesentlich beeinträchtigt, wenn nicht gefährdende Komplikationen auftraten.

# 8 Geburtsverletzungen

Hirnblutungen s. 12.4.

In Abhängigkeit vom Geburtsmechanismus können verschiedene typische Verletzungen auftreten. Einige davon sind harmlos und bedürfen keiner Behandlung, andere sind sehr ernst zu nehmen und sind gezielt zu therapieren. Die richtige Beurteilung kann das Kind daher sowohl vor unnötiger Behandlung als auch vor weiterem Schaden bewahren. Die richtige Einschätzung hilft auch, den Eltern gegenüber die Lage richtig darzustellen. Im Regelfall wird man sie beruhigen können, da zahlenmäßig die meisten Verletzungen harmlos sind.

**Risikofaktoren** sind:
- Makrosomie (Geburtsgewicht über 4000 g),
- großer Kopf des Feten,
- Erstgebärende,
- mütterliche Beckenanomalien,
- verlängerte oder extrem schnelle Wehen bzw. Geburt,
- atypische Geburtslagen, besonders bei Geburtsstillstand,
- Oligohydramnion,
- Forzeps oder Vakuumextraktion,
- Wendung,
- extreme Unreife,
- fetale Anomalien.

Mit Geburtstrauma sind in diesem Falle mechanische Verletzungen gemeint. Derselbe Ausdruck wird von den Psychologen benutzt, um die seelische Umstellung bei der Geburt zu beschreiben. Dies muß gedanklich unterschieden werden!

Bei Geburtsverletzungen wird nicht selten die Frage der Schuld gestellt. Viele dieser Ereignisse sind schicksalshaft und daher nicht einer bestimmten Ursache zuzuschreiben. Einige lassen auf bestimmte (vermeidbare oder unvermeidliche) Ereignisse im Geburtsverlauf schließen. Daher ist eine genaue Anamneseerhebung und auch eine genaue Dokumentation wichtig, wenn schwerere oder folgenreiche Geburtsverletzungen festgestellt werden.

## 8.1 Hautverletzungen

**Druckmarken** können vorkommen, wenn das Kind während des Geburtsvorganges längere Zeit z. B. am Becken aufgelegen hat. Die Marken sind meist livide verfärbt, in der Umgebung ödematos, bilden aber nur in den seltensten Fällen eine Nekrose, so daß sich eine Behandlung erübrigt.

**Abling bei Vakuumextraktion:** Durch Abrutschen des Gerätes unter Zug kann es zur großflächigen Hautablederung kommen. Dabei werden die obersten

Hautschichten abgetrennt, ähnlich wie bei einer Schürfverletzung. Dies bedeutet eine große offene Wundfläche. Diese ist besonders infektionsgefährdet, muß also desinfizierend behandelt werden. Wobei darauf zu achten ist, daß durch die offene Haut sehr viel mehr von der Desinfektionslösung in den Körper aufgenommen wird, so daß nur ungiftige Substanzen verwendet werden dürfen (Jodlösungen sind problematisch). Störungen des Haarwachstums nach einer solchen Ablederung kommen kaum vor, da die tiefer liegenden Haarwurzeln meist nicht beschädigt werden.

**Druckmarken durch Zangen** sind relativ selten und bedürfen meist keiner Therapie. Die Fazialisparese als Nervenschädigung kommt bei Zangenentbindung etwas häufiger vor (s.u.).

**Schnitte bei Sectio:** Es ist nicht ungewöhnlich, daß das Kind bei einer Sectio etwas „angeschnitten" wird. Meist sind diese Verletzungen sehr oberflächlich und bedürfen weder aus kosmetischer noch aus chirurgischer Sicht einer Behandlung. Bei Notsectiones mag es häufiger tiefere Schnitte geben. Ein Schnitt ist im Prinzip eine offene Verletzung mit Infektionsgefahr, so daß auf eine ausreichende Desinfektion geachtet werden muß, und man die Verletzung bis zur Abheilung im Auge behalten sollte.

## 8.2 Blutungen und Weichteilverletzungen

Die **Geburtsgeschwulst** ist keine Verletzung, muß aber von den Blutungen unterschieden werden: Durch Aufliegen des Kopfes kann es zu einer teigigen ödematösen Schwellung kommen, die kreisrund und deutlich über das Schädelniveau erhaben ist. An der Oberfläche ist diese Schwellung oft etwas livide verfärbt und es finden sich kleine punktförmige Hautblutungen als Zeichen der Stauung. Die Geburtsgeschwulst zeigt den vorangehenden Teil an und hält sich nicht an die Knochengrenzen. Sie verschwindet spontan innerhalb von ein bis zwei Tagen und bedarf natürlich keinerlei Behandlung.

**Kephalhämatom:** Während der Geburt kann es durch die seitlich ansetzenden Scherkräfte beim Durchtritt durch das knöcherne Becken geschehen, daß die Knochenhaut (= Periost) eines (oder mehrerer) Schädelknochen des Kindes von der knöchernen Unterlage gelöst wird. Da das Periost sehr stark durchblutet ist, entsteht ein Bluterguß zwischen Periost und Knochen. Die Blutung kommt erst dann zum Stehen, wenn das Periost halbkugelig unter Spannung vom Knochen gelöst ist, so daß eine prallelastische Vorwölbung entsteht. Das Kephalhämatom kann sich aus anatomischen Gründen nur bis an die Grenze eines Schädelknochens ausdehnen. Es können mehrere Kephalhämatome gleichzeitig bestehen. Am meisten betroffen sind die Scheitelbeine, seltener Stirn- und Hinterhauptsbeine. Die Blutmenge beträgt bei einem Kephalhämatom ca. 20 ml, so daß dies bei der Gesamtmenge eines Neugeborenen von ca. 350 ml Blut nicht wesentlich ins Gewicht fällt. Innerhalb einiger Wochen wird die Flüssigkeit weitgehend resorbiert, so daß sich der Tastbefund entsprechend ändert. Am Rand bildet sich oft ein harter Wall, der dann beim Abtasten eine Vertiefung an der Stelle des Hämatoms vortäuscht. Durch die restliche Resorption des Hämatoms bleibt der betreffende Schädelknochen noch für einige Monate dicker.

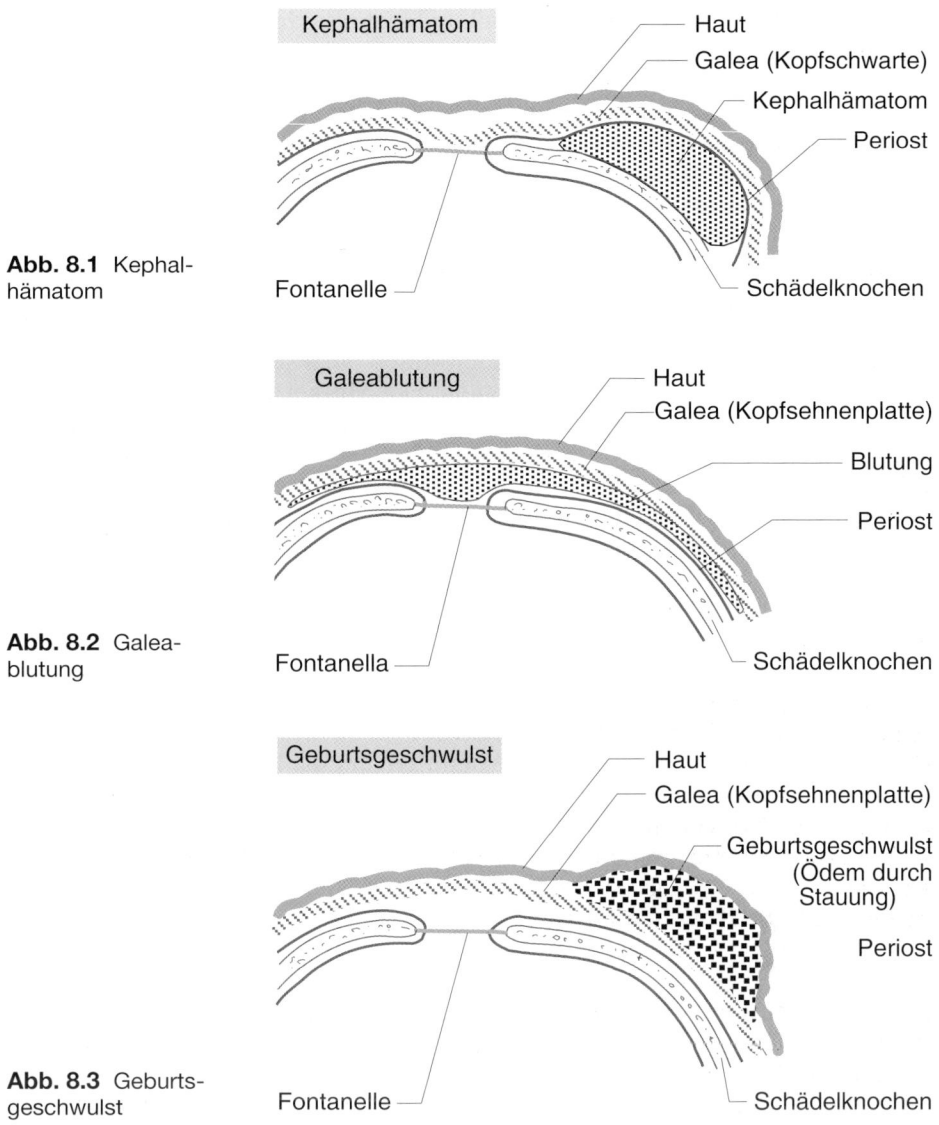

**Abb. 8.1** Kephalhämatom

**Abb. 8.2** Galeablutung

**Abb. 8.3** Geburtsgeschwulst

Das Kephalhämatom wird nicht behandelt. Auf keinen Fall sollte es punktiert werden, denn dadurch steigt die Infektionsgefahr und außerdem hat die Blutung die Tendenz, nachzulaufen, und auf diese Weise könnte man dem Kind wirklich nennenswert Blut entziehen.

**Subaponeurotische Blutung:** Wenn es, wiederum durch Scherkräfte unter der Geburt, zu einer Blutung oberhalb der Knochenhaut, und unter die Sehnenplatte kommt, kann die Blutung sich erheblich ausbreiten, da die Sehnenplatte über den ganzen Schädel durchgeht. Bei einer solchen Blutung nimmt der Kopfumfang erheblich zu, wobei unter der Kopfhaut schwappendes Blut zu tasten ist. Hier passen große Blutmengen hinein, 100 ml und mehr, so daß das Kind gleichzeitig die Zeichen des Blutungsschocks entwickeln kann. Diese Blutung ist relativ selten. Neben einer Transfusion kann es notwendig sein, daß die Blutungsquelle gesucht und chirurgisch versorgt werden muß, denn aufgrund der großen Blutmenge und der geringen Stoffwechselaktivität der Sehne ist die spontane Resorption nicht unbedingt gewährleistet.

**Sternocleido-Blutung:** Durch Überdehnung oder Zerrung am Kopf kann es zur Einblutung in den Musculus sternocleidomastoideus („Kopfnicker") kommen. Der Muskel ist dann als derber dicker Strang tastbar, der offenbar auch schmerzhaft ist. Das Kind neigt zu einer Schonhaltung, bei der es den Kopf schief zur verletzten Seite hält. Nach der Organisation der Blutung kann das Muskelgewebe soweit geschädigt sein, daß es zu teilweisen bindegewebigen Umwandlung und anschließenden Narbenbildung kommt. Der Muskel verkürzt sich dann, und das Kind entwickelt eine dauerhafte schiefe Kopfhaltung. Dies kann wiederum eine Kopf- und Gesichtsasymmetrie zur Folge haben. Um alle diese Folgeerscheinungen so weit wie möglich zu verhindern, ist eine gezielte krankengymnastische Behandlung einzuleiten. Sie sollte nicht unmittelbar nach der Geburt beginnen (Gefahr der Nachblutung), sondern nach ein bis zwei Wochen.

**Hämatome** an anderen Stellen sind eher selten. Sie können auftreten, wenn eine Gerinnungsstörung vorliegt, was z. B. bei einer schweren Infektion der Mutter vorkommen kann. Solche Hämatome treten oft an verschiedenen Stellen gleichzeitig auf. Sie sollten dann in jedem Falle zu einer sofortigen Abklärung führen, die nur in einer neonatologischen Intensivstation erfolgen kann.

**Konjunktivale Blutungen** können nicht nur bei der Mutter, sondern auch beim Neugeborenen beobachtet werden. Sie betreffen nur die Bindehaut und sind völlig harmlos, auch wenn es nicht schön aussieht und zu größerer Besorgnis führt.

**Subkutane Fettnekrose:** Es handelt sich um harte, unregelmäßig begrenzte Bezirke, vor allem bei großen Neugeborenen. Sie werden meist erst nach Tagen oder Wochen entdeckt. Auslöser kann Druck und damit mangelnde Durchblutung sein. Eine Behandlung ist nicht nötig.

## 8.3  Verletzungen von Knochen und Knorpel

**Klavikularfraktur** (Schlüsselbeinbruch): Es ist die häufigste knöcherne Geburtsverletzung (ca. 1%) und kommt besonders bei sehr großen Neugeborenen vor. Oft wird die Fraktur direkt nach der Geburt gar nicht bemerkt. Die Klavikula bricht meist im mittleren Drittel, und bei Berührung oder wenn man auf der betroffenen Seite am Arm zieht, tut es dem Kind weh. Innerhalb weniger Tage bildet sich an der Bruchstelle ein Hämatom und anschließend ein Kallusgewebe, das als derber Knoten zu tasten ist. Dieser Knoten wird dann spätestens bei der U2 bemerkt.

Die Fraktur macht normalerweise keine Komplikationen, also keine Gefäß oder Nervenschädigungen. Die Abheilung erfolgt spontan innerhalb zwei Wochen bis zur Stabilität, und nach einigen weiteren Wochen ist auch der Kallus nicht mehr zu tasten. Auch Fehlstellungen werden gut ausgeglichen. Aus diesen Gründen ist eine Behandlung nicht erforderlich. Man sollte das Kind allerdings vorsichtig lagern, nicht auf die kranke Seite legen. Beim Anziehen des Hemdes o.ä. nimmt man die kranke Seite zuerst, beim Ausziehen zuletzt, um dem Kind nicht zusätzlich weh zu tun.

**Oberarmfraktur** (Humerus): Vor allem bei sehr großen Kindern und nach Armlösung vorkommend. Der Humerus bricht meist im mittleren Drittel. Das Neugeborene hat Schmerzen, die sich auch in einer Schonhaltung mit scheinbarer Lähmung äußern können. Der Arm ist abnorm beweglich und beim Tasten spürt man die Fraktur, später auch ein Hämatom bzw. die Kallusbildung im Frakturbereich. Die Fraktur verheilt innerhalb weniger Wochen spontan. Man sollte aber unnötige Manipulationen am Arm vermeiden. Am besten wird er mit einem Schlauchverband etc. an den Körper gebunden. Eine weitergehende Schienung ist meist nicht nötig. Kleinere Fehlstellungen (Achsen- und Drehfehler) werden spontan ausgeglichen. Die Fraktur hat eine gute Prognose. Komplikationen in Form von Nerven- oder Gefäßverletzungen sind im Gegensatz zu Oberarmfrakturen bei Erwachsenen selten.

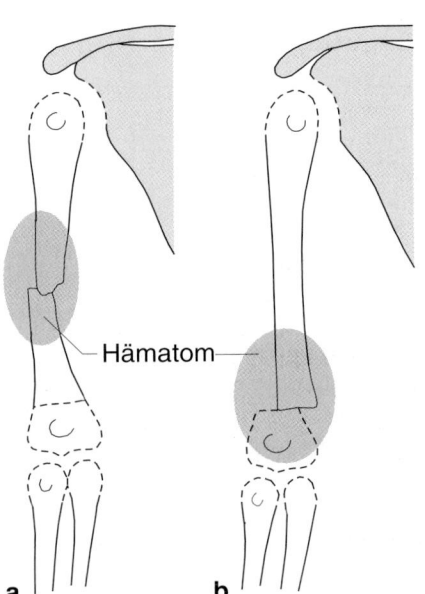

Hämatom

**Abb. 8.4a/b** Geburtsverletzungen am Arm, **a** Oberarmfraktur, **b** Epiphysenlösung    **a**    **b**

**Epiphysenlösung:** Durch denselben Mechanismus wie bei der Oberarmfraktur kann es auch zum Abriß oder zumindest zur Zerrung in der unteren Wachstumsfuge des Oberarmes kommen. Dann ist das Hämatom direkt über dem Ellenbogen. Auch diese Verletzung ist für das Kind schmerzhaft, woraus eine Schonhaltung und Scheinlähmung resultieren kann. Der Wachstumsknorpel ist für Verletzungen sehr empfindlich, und so kann diese Verletzung relativ häufig zu einer dauerhaften Zerstörung dieses Bereiches führen. Der Oberarm wächst dann nicht mehr ausreichend, so daß eine Armverkürzung mit allen kosmetischen und funktionellen Folgeerscheinungen resultiert. Bei dieser Geburtsverletzung ist der Kinderorthopäde zu Rate zu ziehen. Evtl. ist eine operative Behandlung möglich. Die Prognose ist trotzdem nicht sehr gut.

**Schädelfrakturen:** Im Prinzip gibt es *zwei Arten von Schädelfrakturen* Einmal kommt es zum Bersten einzelner oder mehrerer Schädelknochen, also einer Frakturlinie, die wie ein „Sprung" über einen größeren Bereich geht. Die andere Form ist die Impression, wo ein mehr oder weniger großer Bereich eingedrückt wird. Weil ein direkter stärkerer Druck eine Impression bewirken kann, ist diese Frakturart als Geburtsverletzung häufiger. Berstungsfrakturen kommen eher durch Stürze zustande, also wenn das Kind vom Arm oder Wickeltisch fällt.

Bei der **Impressionsfraktur** fühlt man auf dem Schädel, meist einem der Scheitelbeine, ein nach innen ragendes „Loch", das in der Mitte häufig etwas spitz nach innen zuläuft. Das Kind hat zunächst oft keine anderen Symptome, kann aber bei gleichzeitiger Blutung innerhalb des Schädels Krampfanfälle, Bewußtseinsstörungen oder andere Zeichen des Hirndruckes entwickeln. Leichtere Impressionsfrakturen ohne zusätzlich Zeichen kann man unbehandelt lassen. Wenn die Impression tiefer ist als die Dicke der Schädeldecke, sollte man, um Druckschädigungen am Gehirn zu vermeiden, operieren. Dabei wird der imprimierte Knochen an der tiefsten Stelle angebohrt und mit einem hakenähnlichen Instrument angehoben. Die Prognose ist insgesamt gut.

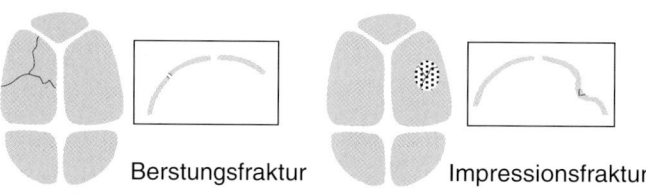

Berstungsfraktur                Impressionsfraktur

**Abb. 8.5** Schädelfrakturen als Geburtsverletzung

**Berstungsfrakturen** heilen in der Regel von selbst. Sie sollten aber regelmäßig kontrolliert werden, denn gelegentlich kann es passieren, daß die auseinandergebrochenen Schädelteile nicht mehr zusammenwachsen. Die Hauptgefahr bei Berstungsfrakturen ist jedoch die Blutung oberhalb der Hirnhäute aus den dicken, aber verletzlichen Blutgefäßen, die innerhalb der Schädelknochen entlangziehen. Daher sind die Kinder in den ersten Stunden mit Monitor zu überwachen und müssen auch danach noch mehrere Tage zur Überwachung in der Klinik bleiben. Hinweise auf eine solche epidurale Blutung sind Zunahme des Kopfumfanges, Unruhe, Krampfanfälle, Bewußtseinsstörungen. Durch eine Computertomographie kann die Blutung diagnostiziert werden, mit der Sonographie wird sie nicht immer erfaßt. Diese Blutung erfordert einen neurochirurgischen Notfalleingriff. Bei guter Überwachung ist die Prognose von Schädelfrakturen gut, wenn nicht gleichzeitig durch die Verletzung Hirnblutungen aufgetreten sind. In seltenen Fällen kann die Hirnhaut in den Bruchspalt gelangen, so daß die Schädelknochen nicht zusammenheilen können („wachsende Fraktur").

**Oberschenkelfrakturen** und andere Knochenbrüche sind selten. Sie haben wie auch die anderen Frakturen eine gute Heilungstendenz. Im allgemeinen genügt eine Schienung über etwa 2 Wochen bis eine funktionelle Stabilität erreicht ist.

Die **Luxation der Nasenscheidewand** (= Nasenseptum) kommt relativ häufig vor, wird aber meist nicht erkannt und behandelt. Im Grunde genügt es, das Septum wieder in die richtige Lage zu bringen, was aber vom HNO-Arzt vorgenommen werden sollte. Erkennt man diese Geburtsverletzung nicht, entstehen später asymmetrische Nasengänge, was einerseits zu Atemproblemen und gehäuften Infekten der Nase führt, andererseits eine unschöne asymmetrische Verformung der Nase nach sich ziehen kann.

## 8.4 Nervenschädigungen

Nerven können durch Zerrung, Quetschung oder Abriß geschädigt werden. Bei einer Zerrung und Quetschung bleibt das Nervengewebe, vor allem das Bindegewebe des Nerven, intakt und nur die Nervenausläufer sind geschädigt. Bei leichten Schädigungen entsteht nur eine vorübergehende Funktionsstörung, die innerhalb weniger Tage verschwindet. Bei stärkeren Schädigungen gehen die Nervenausläufer jenseits der Verletzungsstelle verloren, können aber bei intaktem Bindegewebe regeneriert werden. Die neu gebildeten Nervenausläufer können etwa 1 mm am Tag wachsen, so daß man die Erholungszeit ausrechnen kann. Bei zu erwartender längerer Erholungszeit ist es notwendig, die gelähmten Muskeln passiv zu bewegen, damit es keine Kontrakturen gibt, und aktiv (elektrisch) zu stimulieren, damit sie nicht atrophieren.

Am wichtigsten und häufigsten sind die **Lähmungen am Arm**. Die Nerven treten aus verschiedenen Segmenten der Halswirbelsäule aus, formieren sich dann um (Plexus = Geflecht) und ziehen unterhalb der Schulter weiter zum Arm. Im Austrittsbereich zwischen Wirbelsäule und Schulter sind die Nervengeflechte bezüglich Zerrungen am meisten gefährdet. Die obere Plexuslähmung ist wesentlich häufiger als die untere.

**Obere Plexuslähmung** (Erbsche Lähmung, 85%): Gelähmt sind hauptsächlich Muskeln, die im Schulterbereich und am Oberarm wirksam werden. Daher hängt der Arm bei diesen Kindern schlaff herunter und wird bei liegendem Kind leicht nach innen gedreht. Schmerzen werden offenbar nicht empfunden, denn passive Bewegung und Berührung führen nicht zum Schreien. Die Hand kann zumindest teilweise bewegt werden, und der Handgreifreflex ist auslösbar.

Diese Lähmung hat eine relativ gute Prognose. In vielen Fällen handelt es sich offensichtlich nur um eine leichte Zerrung, so daß die Kontinuität des Nerven nicht unterbrochen ist und die Funktion der Muskeln schon nach wenigen Tagen wiederkehrt. Da das Neugeborene den Arm nicht bewegen kann, muß man darauf achten, daß es nicht darauf liegt oder die Durchblutung durch andere Lagen erschwert ist. Am besten wird der gelähmte Arm mit dem Hemdchen an den Körper gebunden.

**Untere Plexuslähmung** (= Klumpkesche Lähmung, 10%). Diese tritt oft nicht isoliert auf, sondern in Kombination mit einer oberen Plexuslähmung (5%). Typischerweise sind die Muskeln des Unterarms und der Hand betroffen. Daher ist der Greifreflex nicht auszulösen.

Bei der unteren Plexuslähmung kann es vorkommen, daß gleichzeitig auch die zum Zwerchfell führenden Nerven betroffen sind. Meist bedeutet dies keine schwere Beeinträchtigung. Die Bauchatmung ist aber doch etwas erschwert und es kann zu asymmetrischen Atembewegungen kommen.

Die untere Plexuslähmung ist oft schwerwiegender (Abriß von Nervenfasern oder des ganzen Plexus), so daß die spontane Rückbildungstendenz geringer ist

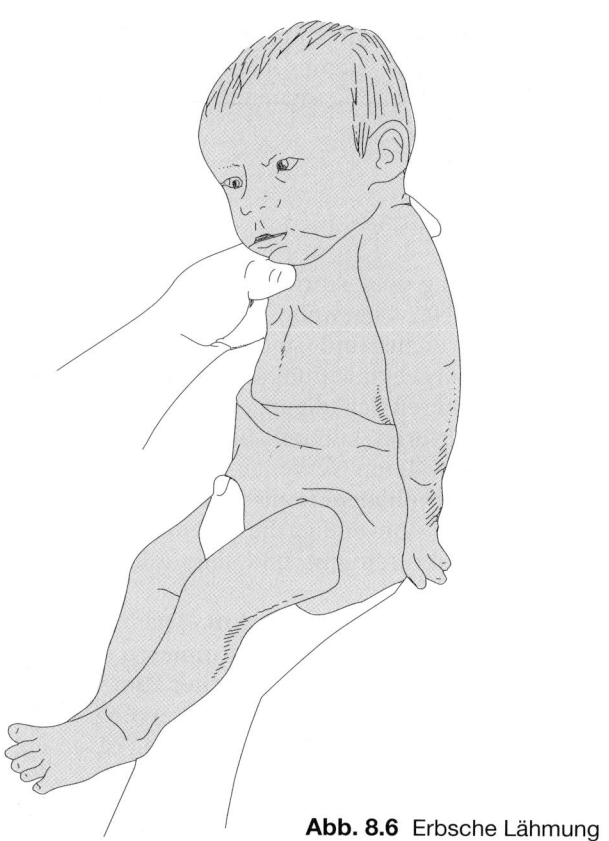

**Abb. 8.6** Erbsche Lähmung

bzw. Folgeschäden entstehen. Mittels Kernspintomographie (NMR) lassen sich die Nervenbahnen darstellen. Durch eine frühzeitige mikrochirurgische Nervennaht auch in solchen Fällen ein wesentlich besseres Resultat erzielt werden als noch vor einigen Jahren, als lediglich Korrekturoperationen bei Kontrakturen etc. möglich waren. Daher sollten Neugeborene mit einer Plexuslähmung, die sich nicht innerhalb kurzer Zeit spontan bessert, in einem entsprechenden spezialisierten Zentrum vorgestellt werden.

**Fazialisparese:** Der Fazialisnerv läuft vor dem Ohr über das Jochbein und ist an dieser Stelle relativ leicht durch Druck zu schädigen. Bei Forzeps-Entbindung kommen solche Schädigungen häufiger vor als bei anderen Geburtsarten. Es sind fast nur die motorischen Gesichtsnerven betroffen, so daß die Muskeln von Mund, Auge und Mittelgesicht betroffen sind. Am auffälligsten ist dabei die Lähmung der Mundmuskulatur, was man durch den verzerrten Mund beim Schreien erkennt und am Herausfließen der Nahrung vor allem auf der kranken Seite. Die teilweise Lähmung der Lidmuskulatur kann zum unvollständigen Augenschluß führen, damit zum Austrocknen der Hornhaut und Schädigungen des Auges. Das Auge muß regelmäßig mit Augensalbe abgedeckt werden, um diese Austrocknung zu verhindern.

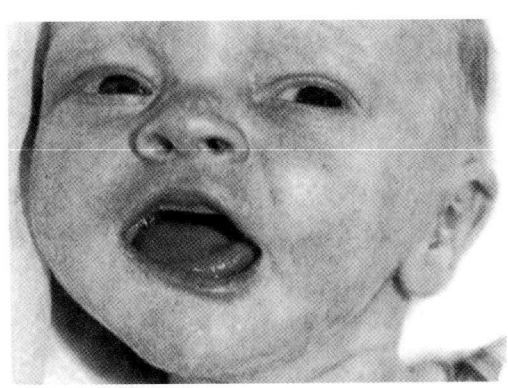

**Abb. 8.7** Partielle Gesichtslähmung bei Fazialisparese (aus: *Zitelli/Davis*, Farbatlas pädiatrischer Krankheitsbilder, Georg Thieme Verlag Stuttgart, 1989)

Die **Fazialisparese** hat eine gute Prognose. In den allermeisten Fällen ist die Schädigung so leicht, daß es innerhalb weniger Tage zur spontanen Abheilung kommt.

## 8.5 Verletzungen innerer Organe

Organe werden bei der Geburt kaum verletzt. Lediglich Blutungen können vorkommen. Auch diese treten aber meist nicht als reine Geburtsverletzung auf, sondern in Kombination mit eine Asphyxie, also meist längerdauerndem Sauerstoffmangel. Es wirken also mehrere Faktoren zusammen: Sauerstoffmangel, Gerinnungsstörung, Gefäßschädigung und mechanische Belastung. Blutungen sind besonders häufig im Zentralnervensystem (s. 12.4), etwas seltener in der Nebenniere und von geringerer Bedeutung in allen anderen Organen. Schwere generalisierte Blutungen bedeuten eine erhebliche Gefährdung des Kindes. Auch eine rechtzeitige Transfusion und Gabe von Gerinnungsfaktoren kann das Leben nicht immer retten. Schwere geburtstraumatische Blutungen kommen vor allem dann vor, wenn das Gerinnungssystem der Mutter bereits erheblich belastet war, z. B. durch eine schwere Infektion vor der Geburt.

# 9 Erkrankungen der Atmungsorgane

Mekoniumaspiration s. 5.7.

## 9.1 Atemnotsyndrom

Das **Atemnotsyndrom** ist eine typische Erkrankung des Neugeborenen, besonders des Frühgeborenen, Normalerweise treten beim Beginn der Atmung keine nennenswerten Probleme auf, d. h. die Lunge stellt sich sehr schnell um.

Die Lunge kann sich nur entfalten, wenn die *Oberflächenspannung* herabgesetzt wird, d. h. möglichst wenig Kraft gebraucht wird, um die feinsten Atemwege und Lungenbläschen mit Luft zu füllen. Die reife Lunge produziert für diesen Zweck den **Surfactant**, der auch im Fruchtwasser nachzuweisen ist. Diese *Surfactant*-Substanz ist sehr komplex aus verschiedenen Lipiden, Eiweißstoffen und hochmolekularen weiteren Bestandteilen zusammengesetzt, und die Aufgabe scheint nicht allein in der Herabsetzung der Oberflächenspannung zu liegen. Daher ist eine künstliche Herstellung nach wie vor sehr problematisch. Surfactant von Neugeborenen unterscheidet sich auch etwas von späteren Lebensaltern und die Entfaltungseigenschaften sind hier besonders gut.

Beim Atemnotsyndrom kommt es zunächst zur mangelnden Entfaltung zahlreicher kleiner Bronchien bzw. Alveolen. Durch ungleichmäßige Luftverteilung in der Lunge können sogar bereits eröffnete Bezirke wieder zusammenfallen. In den nicht entfalteten Bereichen ist der Strömungswiderstand für das Blut größer, so daß das Herz mehr Mühe hat, Blut durch die Lungen zu pumpen. Dies erhöht den Druck im rechten Herzen und hat zur Folge, daß über die fetalen Kreislaufwege Blut vom rechten zum linken Herz fließt. Es tritt ein Sauerstoffmangel auf, der wieder zur Ansäuerung und Schockzeichen führen kann. Die Lunge wird ihrerseits durch diese Kreislaufverhältnisse und den Sauerstoffmangel geschädigt. Als Folge werden die Alveolarmembranen durchlässiger, Flüssigkeit und Eiweißbestandteile entweichen aus den Gefäßen in die Bronchien und Alveolen. Dadurch bilden sich in den feinsten Atemwegen membranartige Auskleidungen, die die Sauerstoffaufnahme zusätzlich behindern. Diese hyalinen Membranen haben ihre Bezeichnung wegen ihres histologischen Nachweises durch spezielle Färbetechniken. Sie bilden sich meist erst nach einigen Stunden oder am zweiten Lebenstag, so daß das Atemnotsyndrom sich in den ersten Lebenstagen meist verschlechtert .

**Risikofaktoren:** Besonders gefährdet sind unreife Kinder. Vor der 30. SSW ist bei > 80% mit einem Atemnotsyndrom zu rechnen, um die 34. SSW immerhin noch bei jedem 5. Kind, dagegen nur bei höchstens 1 bis 2% der reifen Kinder.

Neben Unreife ist mütterlicher Diabetes ein wesentlicher Risikofaktor. Diese Kinder verhalten sich im Prinzip so, als wären sie einige Wochen unreifer als es der Schwangerschaftsdauer entspricht.

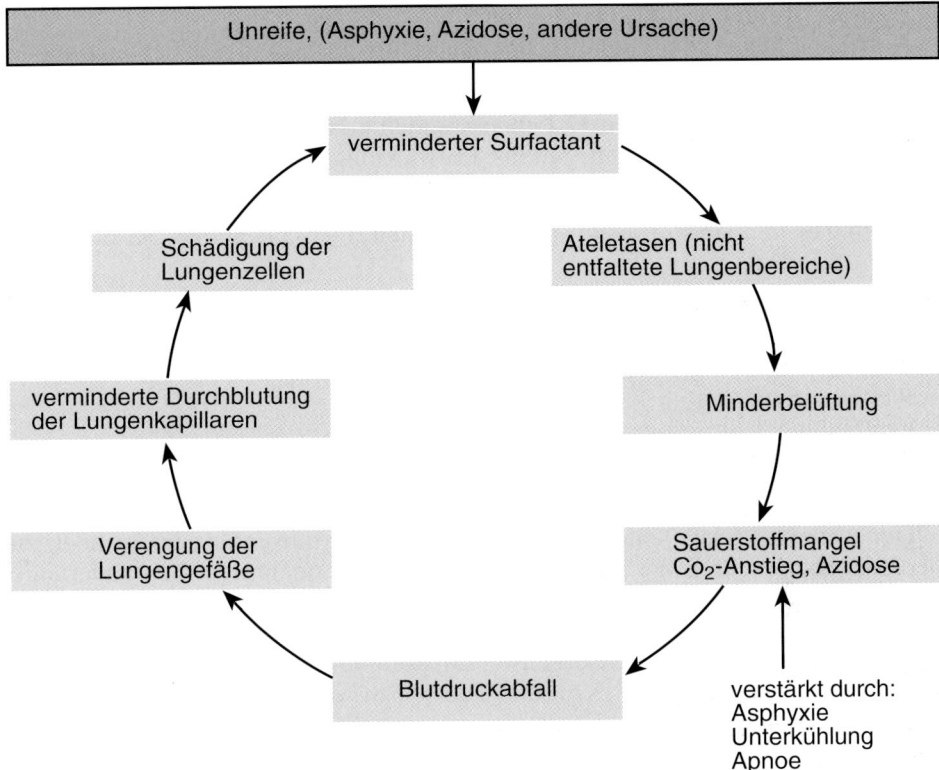

**Abb. 9.1** Atemnotsyndrom (Pathophysiologie)

**Weitere Risikofaktoren:**

– Auskühlung nach der Geburt,
– Hypoglykämie,
– nachfolgende Mehrlinge, z. B. 2. Zwilling,
– Sauerstoffmangel,
– Azidose,
– Hirnblutung,
– Sectio,
– Knaben sind etwas häufiger betroffen als Mädchen.

Vor allem die Kombination dieser „kleineren" Risikofaktoren kann auch bei reifen Kindern zu einem schweren Atemnotsyndrom führen!

**Klinische Zeichen,** die auf ein Atemnotsyndrom hinweisen können, sind:

– Atemfrequenz über 60 in Ruhe und länger als eine Stunde,
– stöhnende Ausatmung,
– Nasenflügeln,
– sternale, interkostale, und thorakale Einziehungen,

– Zyanose, wenn keine $O_2$-Gabe erfolgt,
– Auftreten dieser klinischen Zeichen innerhalb der ersten vier Lebensstunden und Andauern über mindestens 24 h.

Wenn innerhalb der ersten 12 Lebensstunden keinerlei Anzeichen dieser Art aufgetreten sind, ist nicht mehr mit der Entwicklung eines Atemnotsyndroms zu rechnen!

Diese Zeichen sind unspezifisch, und können auch auf andere Krankheiten hindeuten, z. B.:

– Streptokokken-Infektion s. 21.6.11, hier treten zusätzlich Infektionszeichen auf.
– Lungenentzündungen aus anderen Ursachen.
– Wet-lung-Syndrom.
– Fehlbildungen an Lunge, Thorax, Ösophagus.
– Persistierender fetaler Kreislauf (PFC-Syndrom).
– Schwere metabolische Azidose, z. B. bei Stoffwechseldefekten.

Der weitere Verlauf eines klassischen Atemnotsyndroms ist kaum noch zu beobachten, da durch die intensivmedizinischen Maßnahmen Spontanverläufe praktisch nicht mehr vorkommen. Die hyalinen Membranen nehmen meist innerhalb der ersten drei Lebenstage zu, so daß die Einziehungen, die Tachypnoe und die Zyanose zunehmen. Bei schwerem Atemnotsyndrom tritt dann der Tod im Sauerstoffmangel, durch Kreislaufschock bzw. durch Erschöpfung ein. Bei leichteren Verläufen bessert sich die Erkrankung ab dem ca. 4. Lebenstag wieder und die Membranen werden allmählich abgebaut.

**Nachweis:** Durch Messung der Phospholipide im Fruchtwasser ist bereits pränatal die Vermutungsdiagnose bzw. ein drohendes Atemnotsyndrom (RDS = respiratory distress disease) feststellbar (s. Tab. 9.1):

**Tabelle 9.1** Lecithin-Sphingomyelin-Verhältnis im Fruchtwasser

| Verhältnis | Bedeutung | Risiko für RDS |
|---|---|---|
| < 1,5 | unreife Lunge | 58 % |
| 1,5–1,9 | Übergang zur Reife | 17 % |
| 2,0–2,5 | relative Reife | 11 % |
| > 2,5 | vollständige Reife | 0,5% |

Wenn diese laborchemischen Untersuchungen nicht zur Verfügung stehen, ist auch ein einfacher Test möglich, der recht genaue Aussagen liefert: Benötigt wird etwa 1 ml Fruchtwasser (oder frisch nach der Geburt abgesaugter Mageninhalt).

0,5 ml absoluter Alkohol und 0,5 ml Fruchtwasser/Magenaspirat werden in kleinem Glas für 15 Sekunden heftig geschüttelt und nach 15 Minuten abgelesen, wobei die Anzahl und Stabilität der Bläschen an der Oberfläche der Flüssigkeit beurteilt werden (s. Tab. 9.2).

**Prophylaxe:** Durch Cortisongabe vor der Geburt (s. 6.4) kann das Atemnotsyndrom zwar nicht verhindert, aber in manchen Fällen abgemildert werden. Cortison führt zu einer Zellreifung auf Kosten der Zellgröße. Wahrscheinlich

**Tabelle 9.2** Beurteilung der Lungenreife im „Schütteltest"

| Reifegrad | Bläschen | Risiko für ANS |
|---|---|---|
| extrem unreif | keine erkennbar | > 60% |
| sehr unreif | winzige Bläschen, man braucht eine Lupe, um die Bläschen sicher von Partikeln unterscheiden zu können | > 20% |
| unreif | eine unterbrochene Bläschenreihe, mindestens ein Drittel des Gefäßrandes | ca. 10% |
| leicht unreif | eine Bläschenreihe um das ganze Gefäß, teils auch doppelt | < 1% |
| ausgereift | doppelte Bläschenreihe | 0 |

kommt die normale Lungen- und Zellreifung durch endogene Steroide zustande. Kinder mit Atemnotsyndrom haben im Durchschnitt niedrigere Cortison-Spiegel. Durch den Streß der Wehen wird Cortison ausgeschüttet, was bis zu einem gewissen Grad das höhere Risiko für ein Atemnotsyndrom bei Sectio erklärt.

Die Nachreifung mit Steroiden nützt nur Kindern, bei denen die Wehen schon begonnen haben! Diese Behandlung wird nur empfohlen, wenn die Wehen begonnen haben, ein Atemnotsyndrom zu erwarten ist und die Geburt noch mindestens 24 h hinausgeschoben werden kann.

**Behandlung**: Besonders wichtig ist die Vermeidung weiterer Risikofaktoren. So sind Auskühlen, Sauerstoffmangel und Azidose zu verhindern. Ein normalisierter Stoffwechsel optimiert die Surfactant-Produktion und reduziert die Kreislaufprobleme.

Bei einem Neugeborenen mit Atemproblemen muß die Sauerstoffsättigung lückenlos überwacht werden. Als erste Maßnahme bei Erschöpfung bzw. Sauerstoffabfall dient die $O_2$-Vorlage. Erschöpft sich das Kind weiter oder sinkt die Sauerstoffsättigung, ist eine mechanische Atemhilfe nötig (s. 4.4).

Bei sehr unreifen Kindern ist die prophylaktische Surfactant-Gabe zu erwägen, ansonsten wird dies therapeutisch eingesetzt. Surfactant wird aus Rinder- oder Schweinelungen gewonnen bzw. künstlich hergestellt. Je nach Hersteller wird Surfactant als gebrauchsfertige Lösung oder als Trockensubstanz geliefert.

Durch die Therapie mit Surfactant kann die Häufigkeit und vor allem die Dauer der Beatmungspflichtigkeit deutlich reduziert werden, mit entsprechend geringerer Schädigung der Lunge und Vermeidung anderer Komplikationen.

In verzweifelten Fällen kann (bei reifen Kindern) versucht werden, durch extrakorporale Membranoxygenierung (ECMO) die Lunge vorübergehend zu ersetzen. Diese Methode ist nur in wenigen Zentren verfügbar und hat eine hohe Komplikationsrate.

**Komplikationen:** Infektionen treten sehr häufig auf, da die hyalinen Membranen und der Tubus jeweils gute Brutstätten für Bakterien darstellen. Bei sehr unreifen Kindern wird immer eine prophylaktische antibiotische Behandlung nötig sein, bei reiferen Kindern ist sehr genau auf eventuelle Infektionszeichen zu achten. Außerdem sind regelmäßige bakteriologische Kontrollen angezeigt.

Bei maschineller Beatmung kann es zum Pneumothorax, oder zu anderen Luftaustritten in das Gewebe kommen, was in seltenen Fällen auch zum Tode führt.

**Langzeitfolgen Prognose:** Trotz Surfactant-Substitution und Beatmung sind manche Kinder nicht zu retten. Doch die meisten Neugeborenen überleben das Atemnotsyndrom. Leichtere Formen, die nicht oder nur kurz zur Beatmung führen, sind nicht nur am häufigsten, sondern bleiben auch fast immer folgenlos. Bei schwerem Atemnotsyndrom und/oder Dauerbeatmung (länger als 7 Tage oder bei hohem Druck) können Dauerfolgen eintreten:

– *Lunge:* infolge der Druckschädigung der Langzeitbeatmung, und durch die ausgedehnten Atelektasen im Rahmen der Grunderkrankung kommt es zu ausgedehnten Umbauprozessen der Lunge mit bindegewebiger Umwandlung vieler Abschnitte. Diese Folgeerscheinung wird als bronchopulmonale Dysplasie bezeichnet. Die Lunge ist bei diesen Kindern von der Kapazität sehr klein, so daß eine verminderte Belastbarkeit besteht. Außerdem ist die Lunge überempfindlich, so daß gehäuft schwere Atemwegsinfektionen und auch Asthma bronchiale auftreten. Eine leichtere bronchopulmonale Dysplasie kann im Laufe von Jahren ausheilen, die Überempfindlichkeit der Lunge bleibt aber meist bestehen.
– *Gehirn:* Bei schwerem Atemnotsyndrom kommt es zwangsläufig zu mehr oder weniger langen Phasen mit Sauerstoffmangel. Daher kann eine hypoxische Hirnschädigung (s. 12.3) eintreten. Daneben sind Hirnblutungen gehäuft.
– *Augen:* Auch bei genauer Dosierung des Sauerstoffs sind zeitweise Überdosierungen nicht immer vermeidbar. Aber auch ohne diesen Risikofaktor kann es zur Retinopathie (s. 12.6.1) kommen.

**Wet-lung-Syndrom:** Diese Anpassungsstörung ist sehr häufig, kommt bei ca. 5% aller reifen Kinder vor, noch häufiger bei untergewichtigen Neugeborenen. Es handelt sich eigentlich nur um eine vorübergehende Atembeschleunigung. Der wichtigste Unterschied zum Atemnotsyndrom besteht darin, daß Einziehungen trotz hoher Atemfrequenz fehlen. Die Lunge enthält offenbar vermehrt Flüssigkeit, wobei nicht klar ist, ob vermehrt Fruchtwasser aufgenommen wurde oder zu viel Flüssigkeit von der Lunge gebildet wird. Die Kinder brauchen evtl. für einige Tage Sauerstoff, manchmal müssen sie auch wegen Trinkschwäche mit einer Sonde gefüttert werden. Die Störung heilt ansonsten folgenlos aus.

## 9.2 Fehlbildungen

Fehlen beide Lungen oder sind sie sehr hypoplastisch, so hat dies bereits Auswirkungen auf den Feten, da in der Spätschwangerschaft die Lungen drüsige Organe sind, die an der Bildung des Fruchtwassers beteiligt sind. Dieses Fehlen beider Lungen ist sehr häufig kombiniert mit dem Fehlen der Nieren, was einen ursächlichen Zusammenhang nahelegt, der aber nicht ganz geklärt ist. Die Kombination wird als Potter-Sequenz bezeichnet. Die Kinder mit einer solchen Fehlbildung sterben innerhalb der ersten Lebensstunden.

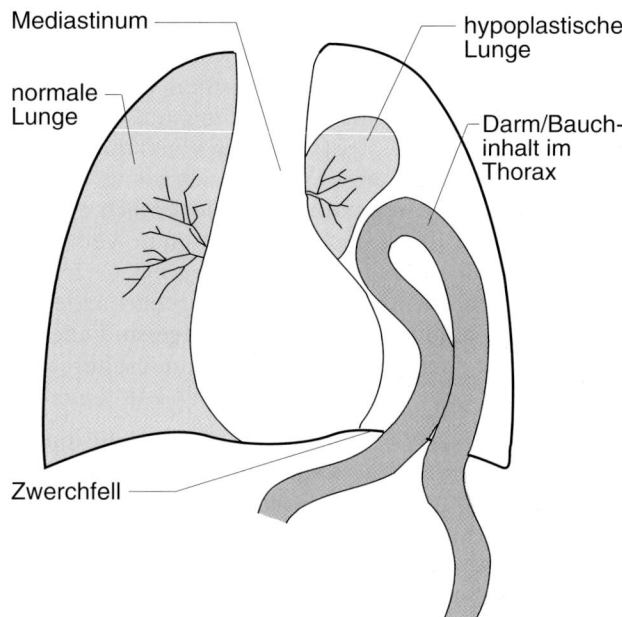

**Abb. 9.2** Zwerchfellhernie

Die wichtigste Fehlbildung ist die **Zwerchfellhernie,** meist mit gleichzeitiger Lungenhypoplasie auf der betreffenden Seite. Diese Fehlbildung tritt mit etwa 1:2000 bis 1:4000 auf, bei mehr als $2/3$ auf der linken Seite. Die Kinder fallen bei großen Hernien sehr schnell nach der Geburt auf durch Atem Insuffizienz, weil nur eine Lunge funktionell vorhanden ist. Sobald der Darm mit Luft gefüllt ist, verdrängt er zusätzlich Raum im Thorax und drückt das Mediastinum weiter auf die gesunde Seite, so daß die Kapazität der Lunge weiter eingeschränkt wird. Fängt man jetzt an zu bebeuteln, wird man nicht nur in die Lunge Luft einblasen, sondern auch in Magen und Darm, wodurch sich die Situation weiter verschlechtert. Daher müssen Kinder mit Zwerchfellhernie primär intubiert werden, und es ist gleichzeitig eine offene Magensonde zu legen, damit die Luft wieder entweichen kann.

Weitere Zeichen sind ein sehr eingefallener Bauch, weil schließlich dort die Eingeweide fehlen, die in den Thorax verlagert sind. Bei der Auskultation wird man auf der betroffenen Seite Darmgeräusche statt Atemgeräusch hören.

Kleine Hernien können erst spät entdeckt werden und die Kinder entwickeln auch keine bedrohliche, sondern eher eine allmählich zunehmende Symptomatik. Allerdings kann es dann auch zu Einklemmungen des Darmes mit Ileus-Zeichen kommen.

Die Diagnose wird immer durch eine Röntgen-Aufnahme bestätigt.

Bei der Hälfte der Kinder finden sich weitere Fehlbildungen, auch Chromosomen-Anomalien.

Wenn die Diagnose bereits fetal durch Ultraschall gestellt wurde, sollte die Entbindung in einem Zentrum erfolgen, wo eine adäquate und sofortige Behandlung des Kindes gewährleistet ist.

Nach den Sofortmaßnahmen sollte das Kind so schnell wie möglich in eine kinderchirurgische Abteilung verlegt werden.

Bei der anschließenden chirurgischen Versorgung ist das Ziel, den Defekt plastisch zu verschließen. In vielen Fällen muß dazu Fremdmaterial verwendet werden, um eine zuverlässige Trennung von Thorax- und Bauchhöhle zu erreichen. Die hypoplastische Lunge entfaltet sich immer nur unvollständig und sehr häufig entsteht dort ein Pneumothorax, gelegentlich auch auf der gesunden Seite. Die Komplikationsrate ist hoch und trotz guter Versorgung beträgt die Sterblichkeit immer noch bis 50% . Ein nicht unerheblicher Teil der überlebenden Kinder hat durch vorübergehende Sauerstoffmangelzustände bleibende Hirnschädigungen.

**Weitere Fehlbildungen der Atemwege** sind eher selten. Einige davon werden nicht bei der Geburt, sondern im Kindesalter aufgrund gehäufter atypischer Infektionen oder erst nach Jahrzehnten zufällig entdeckt.

- **Choanalatresie:** Die Nasengänge sind nicht durchgängig, das Kind kann nur durch den Mund atmen. Bei der Nahrungsaufnahme gibt es größere Probleme. Operative Öffnung der Nasengänge ist nötig.
- **Pierre-Robin-Syndrom:** Die Kinder haben einen sehr kleinen Unterkiefer, gleichzeitig meist eine Gaumenspalte bei sehr hohem Gaumen. Wegen der normal großen und zurückfallenden Zunge und der atypischen anatomischen Verhältnisse kommt es zur Atembehinderung. Die Behandlung erfolgt durch seitliche oder Bauchlage, Korrekturoperationen sind kaum möglich. Sehr oft treten Atem- und Fütterungsprobleme auf.
- **Spaltbildungen** im Kehlkopfbereich fallen meist durch häufiges Verschlucken bzw. wiederholte Nahrungsmittelaspirationen auf, so daß die Kinder dadurch auch Lungenentzündungen bekommen. Die operative Korrektur gestaltet sich meist sehr schwierig und ist komplikationsreich.
- **Einengungen der Luftröhre** durch atypische Blutgefäße, z. B. aus der Aorta entspringende fehlverlaufende Arm-Arterien, können vorkommen. Operationen sind nur selten nötig.
- **Konnataler Stridor:** Es handelt sich um ein röchelndes oder pfeifendes Strömungsgeräusch vor allem beim Einatmen. Dies ist relativ häufig. Meist stecken keine schweren Fehlbildungen dahinter. Es kann sich um weiche Knorpelspangen in der Luftröhre handeln (trachealer Stridor), um weiche oder unvollständige verknorpelte Anteile des Kehlkopfes oder andere funktionelle Stenosen. Vor allem ein trachealer Stridor ist meist ohne besondere Bedeutung, wenn er sich im Schlaf nicht verstärkt oder sogar nur unter Belastung wie Schreien oder während Infekten beobachtet wird. Invasive Untersuchungen, etwa eine Bronchoskopie, sind nicht nötig. Im Gegensatz dazu ist ein Stridor durch Langzeitintubation immer ernst zu nehmen, da hier durch entzündliche und vernarbende Prozesse eine Verschlechterung mit erheblicher Atembehinderung entstehen kann.
- **Zystische Fehlbildungen** der Lunge, Bronchuszysten, Nebenlunge und andere strukturelle Defekte oder Fehlbildungen sind sehr selten. Bis auf wenige Ausnahmefälle werden sie erst später entdeckt, meist aufgrund von Infektionen. Bezüglich der kombinierten Fehlbildungen von Luft- und Speiseröhre s. 11.1.2.

## 9.3 Pneumothorax

Bei einem Pneumothorax ist Luft in den Pleuraraum eingedrungen. Dies führt dazu, daß die Lunge ihren elastischen Kräften nachgibt und zusammenfällt. Meist stammt die Luft des Pneumothorax aus einer Verletzung der Lunge , wie sie z. B. durch Überdruck vorkommen kann. Baut sich dann ein Ventilmechanismus auf, so daß Luft aus der Lunge in den Pleuraspalt gelangt, aber nicht mehr zurückkann, so verdrängt die Luft im Pneumothorax immer mehr Raum. Wenn dann der Austritt der Luft schneller erfolgt als die Resorption, was eigentlich immer der Fall ist, folgt die Verdrängung auf die gesunde Seite und zunehmende Ateminsuffizienz. Daher handelt es sich um einen dringenden Notfall. Bei einen solchen Spannungspneumothorax beobachtet man eine schnell zunehmende klinische Verschlechterung des Zustandes, vor allem eine zunehmende Ateminsuffizienz bzw. abnehmende Sauerstoffsättigung. Das Kind hat dann einen aufgeblähten Thorax, nur noch minimale Atembewegungen und zeigt eine ausgeprägte Zyanose und Tachykardie.

Ein Pneumothorax tritt meist als Komplikation der Beatmung auf. Häufig ist er ferner bei Mekoniumaspiration, selten bei Fehlbildungen der Lunge.

Ein spontaner Pneumothorax kommt zwar bei 1 bis 2% aller Neugeborenen vor, aber es handelt sich in der Regel nicht um einen Spannungspneumothorax, sondern nur um relativ kleine Luftaustritte. Diese werden daher meist nur per Zufall gefunden und sind klinisch bedeutungslos.

Die **Behandlung** des Spannungspneumothorax erfolgt durch das Legen einer Thoraxdrainage, mit der die austretende Luft kontinuierlich abgesaugt wird.

Eine solche Drainage ist meist über einige Tage nötig, bis das Leck verklebt bzw. zugeheilt ist, zumindest soweit, daß es luftdicht ist. Man merkt dies daran, daß die Drainage keine Luft mehr „fördert". Dann wird sie versuchsweise für einige Stunden abgeklemmt. Wenn auf einen erneuten Röntgenbild der Pneumothorax nicht wieder entstanden ist, kann die Drainage entfernt werden.

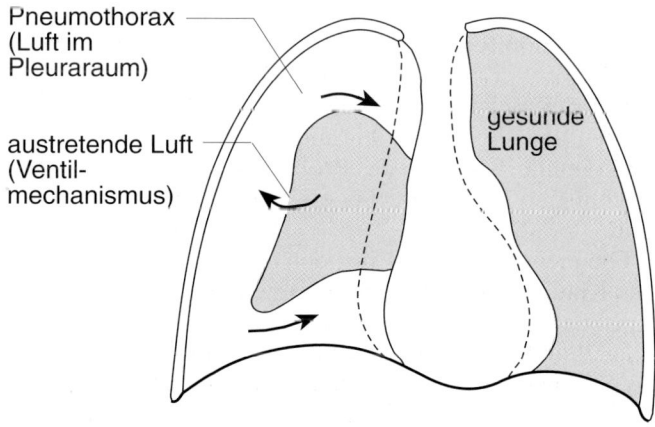

Pneumothorax
(Luft im
Pleuraraum)

austretende Luft
(Ventil-
mechanismus)

gesunde
Lunge

**Abb. 9.3** Pneumothorax

## 9.4 Apnoen

Apnoen sind Atempausen von mindestens 10 Sekunden Dauer, wobei bei längeren Apnoen zur Atempause noch ein Abfallen der Herzfrequenz (Bradykardie) hinzukommt.

Die **Ursachen** von Apnoen sind sehr vielfältig:
– Unreife: Bei Frühgeborenen vor der 35/36. SSW sind Apnoen sehr häufig, daher werden diese Kinder zunächst immer mit Monitor überwacht. Bei noch unreiferen beatmeten FG kommt es nach der Entwöhnung vom Beatmungsgerät auch sehr häufig zu Apnoen, manchmal ist sogar deswegen eine erneute Intubation und Beatmung nötig.
– Infektion (Sepsis): Meist treten auch andere Symptome auf, z. B. Trinkschwäche, Apathie, evtl. Fieber (s. 21.1).
– Lungenentzündungen.
– Unterkühlung bzw. Temperaturinstabilität, vor allem bei Früh- und Mangelgeborenen.
– Stoffwechselkrankheiten (z. B. Hypoglykämie, aber auch andere): Weitere Symptome sind Unruhe, Ernährungsstörungen, Apathie, zentralnervöse Symptome, Erregbarkeit.
– Medikamente, vor allem Nachwirkungen von Narkotika und Schmerzmitteln, die der Mutter gegeben wurden, z. B. Dolantin®.
– Erkrankungen des Gehirns, besonders Hirnblutungen und Fehlbildungen. Zusätzlich beobachtet man neurologische Auffälligkeiten, evtl. Anfälle.
– Anämie: Sinkt das Hämoglobin unter 10 g%, kann die Häufigkeit von Apnoen zunehmen.
– Gastro-ösophagealer Reflux (Rückfluß von Nahrung in die Speiseröhre): Hier kommt es reflektorisch zu Atempausen. Begleitend beobachtet man Ernährungssymptome, plötzliches Schreien, auch aus dem Schlaf heraus, oder Unruhe.

**Behandlung:** Wichtig ist vor allem die Erkennung von Apnoen. Dann muß das Kind durch Monitor überwacht werden, da es bei längeren Atempausen zu Sauerstoff-Mangelzuständen kommen kann und bei ausgeprägter Bradykardie auch zum Herzstillstand oder Tod. Ein Atemmonitor ist in diesem Falle sinnvoller als ein Herzmonitor. Am besten ist die gleichzeitige Überwachung beider Funktionen.

Bei der Behandlung muß man sich nach der Ursache richten, d.h., danach suchen und sie so weit wie möglich ausschalten. Wenn Apnoen wegen Unreife vorkommen, wird sich das Problem von selbst lösen. Man führt die Monitorüberwachung so lange fort, bis etwa drei Tage keine Apnoen mehr vorgekommen sind.

Die meisten Apnoe-Episoden enden innerhalb von 30 Sekunden spontan, d. h. das Kind fängt wieder an zu atmen. Wenn die Herzfrequenz bei einer Apnoe-Episode sinkt, ist eine Stimulation indiziert, am besten durch (sanftes) Drücken oder Reiben an der Fußsohle. Hilft dies nicht, kann auch Absaugen des Mundes als Stimulans versucht werden. Bei tiefem Absaugen kann aber ein paradoxer Effekt erzielt werden, d. h. dadurch lassen sich reflektorisch Apnoen hervorrufen oder verlängern. Die nächsten Schritte sind die Gabe von Sauerstoff über eine Gesichtsmaske. Wenn das Kind sich daraufhin auch nicht unmittelbar erholt, sollte über eine Gesichtsmaske bebeutelt werden. Eine Intubation allein wegen Apnoen ist selten nötig, meist nur bei extremer Unreife und sehr häufigen Apnoen, ansonsten ist nach dahinterliegenden anderen Ursachen zu suchen, um weitere Apnoen zu verhindern.

Eine medikamentöse Therapie ist bei rezidivierenden Apnoen, besonders bei Unreife, evtl. auch bei neurologischen Ursachen, möglich. Dazu wird Theophyllin verwendet, das von den Frühgeborenen zu Coffein umgewandelt wird. In einigen Kliniken stehen spezielle Coffein-Zubereitungen zur Verfügung.

Wenn Apnoen noch sehr lange auftreten, und kein anderer Grund für eine stationäre Behandlung mehr vorliegt, kann auch eine **Monitorüberwachung daheim** vorgenommen werden. In solchen Fällen ist es nicht nur notwendig, einen Monitor zu rezeptieren, der von der Krankenkasse dann gekauft oder ausgeliehen wird. Sehr wichtig ist vor allem, die Eltern nicht nur in die Funktion des Monitors einzuführen, sondern vor allem ein **Reanimationstraining** durchzuführen. Der Monitor alleine hilft gar nicht, wenn die Eltern Alarm und Fehlalarm nicht unterscheiden und bei einer echten Apnoe nicht schnell und zielgerichtet reagieren können (s.a. SIDS, 10.8).

## 9.5 Entzündliche Erkrankungen der Atemwege

Infekte der Atemwege (Schnupfen, Bronchitis etc.) sind die häufigsten Infektionskrankheiten bei Kindern. Bei Neugeborenen kommen diese Erkrankungen aber recht selten vor, einmal weil gegen viele davon ein Nestschutz besteht. Bei gestillten Kindern sind sogar bis zum Ende des ersten Lebensjahres solche Infekte seltener.

**Pneumonien** (Lungenentzündungen) sind nicht allzu häufig (etwa 1 auf 300 Neugeborene), stellen aber ein gefährliches Krankheitsbild dar, dem früher zahlreiche Kinder zum Opfer fielen.

Im Neugeborenen-Alter ist besonders die Pneumonie durch B-Streptokokken relativ häufig. Dieser bakterielle Erreger (s. 21.6.11) ruft bei Erwachsenen kaum solche schweren Allgemeininfektionen vor. Viele Frauen haben solche Keime in der Scheide, und in der Spätschwangerschaft können sie sogar die intakten Eihüllen durchwandern. Meist erfolgt aber eine Infektion des Feten bei vorzeitigem Blasensprung. Das verbleibende Fruchtwasser wird sehr schnell von Streptokokken besiedelt und durch die Atembewegungen gelangen die Keime noch vor der Geburt in die Lunge. Hier breiten sie sich sehr schnell aus und rufen eine diffuse Lungenentzündung hervor. Durch die Entzündung ist die Funktion der Lunge gestört, vor allem ist die Aufnahmekapazität für Sauerstoff eingeschränkt. Dadurch wird eine Symptomatik hervorgerufen, die dem Atemnotsyndrom sehr ähnlich ist: Die Kinder atmen schnell, haben Einziehungen, werden apathisch, schließlich zyanotisch. Im Unterschied zum ANS bestehen aber gleichzeitig Infektionszeichen, wie Kreislaufstörungen, Leber- und Milzvergrößerung sowie typische Blutbildveränderungen. Eine solche Pneumonie muß sehr schnell antibiotisch behandelt werden, denn die Sterblichkeit ist sehr hoch, besonders bei

Frühgeborenen. Um nicht eine solche Pneumonie fälschlich als Atemnotsyndrom zu deuten, ist die Angabe über vorzeitigen Blasensprung oder Infektionszeichen besonders wichtig! Nur so kann in der Kinderklinik schnell genug und richtig gehandelt werden.

Eine weitere, für Neugeborene typische Lungenentzündung ist die Infektion durch Chlamydien (s. 21.6.1). Die Erkrankung beginnt meist nicht direkt nach der Geburt, sondern oft erst nach einigen Wochen oder sogar Monaten. Die Atmung ist immer mehr beschleunigt, es kommen Hustenreiz und Apnoen hinzu, jedoch kein Fieber.

Weitere Lungenentzündungen sind relativ selten. Sie sind oft Folge intensivmedizinischer Maßnahmen, z. B. einer Langzeitbeatmung. Dabei spielen nicht nur Bakterien und Viren, sondern gelegentlich auch Pilze eine Rolle. Dann ist die Prognose sehr ungünstig.

# 10 Erkrankungen und Fehlbildungen von Herz und Kreislauf

Fetaler Kreislauf s. 1.5.
Reanimation, Behandlung von Notfällen s. 4.3.

## 10.1 Vorkommen und Bedeutung von Herzfehlern

Unter einem Herzfehler versteht man eine anatomische Abweichung in der Struktur des Herzens oder der großen herznahen Gefäße. Die Folge sind Veränderungen im physiologischen Ablauf. Entweder ist der Blutfluß behindert oder es treten atypische Strömungen auf.

Die Herzfehler kann man unterteilen nach ihrer Symptomatik: Wenn sauerstoffarmes Blut in den großen Kreislauf gelangt, wird eine zentrale Zyanose vorliegen, also ein „blausüchtiges" Kind. Es handelt sich dann in aller Regel um einen Übertritt des Blutes vom kleinen in den großen Kreislauf ohne vorherige Lungenpassage, was man als *Rechts-links-Shunt* bezeichnet.

Wenn Blut den umgekehrten Weg fließt, wird im großen Kreislauf nur normal mit Sauerstoff angereichertes Blut fließen und im Lungenkreislauf eine zusätzliche Blutmenge *(Links-rechts-Shunt)*.

Bei Herzfehlern ohne Shunt liegt entweder ein Strömungshindernis vor (an Klappen oder Gefäßen) oder aber ein Klappenschluß ist unvollkommen, so daß das Blut zwar den richtigen Weg nimmt, dennoch durch Behinderung oder Rückfluß eine Beeinträchtigung des Kreislaufs vorhanden ist. Bei solchen Herzfehlern oder Klappendefekten tritt unter normalen Umständen keine Zyanose auf.

Aufgrund der sehr unterschiedlichen Defekte gibt es keine sicheren allgemeinen Symptome, die einen Herzfehler beweisen. Einigen klinische Zeichen beim Neugeborenen weisen jedoch auf eine solche Fehlbildung hin:

**Zyanose:** Hier ist genau zu unterscheiden, ob eine Zyanose kreislauf- oder lungenbedingt ist oder auf anderer Faktoren, wie z.B. Auskühlung, beruht. Bei Herzfehlern mit Rechts-links-Shunt tritt in der Regel eine zentrale Zyanose auf, d.h. alle Körperbereiche sind gleichmäßig bläulich verfärbt. Am besten sieht man dies am oberen Thorax, an Lippen, Zunge, evtl. auch Fingernageln. Die Zyanose ist allerdings in den ersten Lebenstagen kein sehr zuverlässiges klinisches Zeichen. Denn selbst „zyanotische" Herzfehler können zunächst uncharakteristische Symptome hervorrufen. Trotzdem ist die generelle Einteilung in zyanotische und nicht zyanotische Herzfehler im Prinzip sinnvoll, wobei einige (z.B. AV-Kanal) sich nicht eindeutig zuordnen lassen.

**Herztöne:** Sie sind deutlich hörbar und etwa gleich laut. Die Herztöne sind durch Schließung und Öffnen der Klappen und die damit verbundenen Druck- und Strömungsphänomene bedingt. Sehr leise oder laute oder gespaltene bzw. doppelte Herztöne weisen auf Störungen hin.

**Herzgeräusche:** Normalerweise treten neben den Herztönen keine Geräusche auf. Ein Herzgeräusch bedeutet im Prinzip, daß bei einer Engstelle oder atypischen Strömung Verwirbelungen des Blutes auftreten. Beim Neugeborenen ändern sich Geräuschphänomene oft recht kurzfristig, da die Druckverhältnisse noch nicht konstant sind. Bei Kleinkindern treten sehr häufig sogenannte akzidentelle Geräusche auf, besonders während Infektphasen. Die Bezeichnung bedeutet, daß keine pathologischen anatomischen oder funktionellen Veränderungen zugrunde liegen. Dagegen sind Geräusche bei Neugeborenen immer abzuklären.

**Die Einteilung der Geräusche erfolgt nach**

– zeitlichen Gesichtspunkten (diastolisch, systolisch).
– örtlichen Gesichtspunkten (punctum maximum, d. h. die Stelle, an der das Geräusch am besten zu hören ist).
– Lautstärke.

**Herzaktion**

– *Frequenz:* Sie liegt in Ruhe zwischen 80 und 110/min, kann aber kurzzeitige Schwankungen nach oben und unten haben.
– *Regelmäßigkeit:* Normalerweise gibt es nur geringe Schwankungen im Rhythmus der Herzaktionen. Wenn sich galoppartige oder unregelmäßige Abweichungen zeigen, muß diesen Befunden nachgegangen werden. Geringe Abweichungen von der gleichmäßigen Schlagfolge sind dagegen normal.

**Pulse:** Vor allem bei Fehlbildungen der großen herznahen Gefäße können die peripheren Pulse teilweise nicht tastbar sein. Daher gehört das Aufsuchen der Femoralispulse zu jeder gründlichen Neugeborenen-Untersuchung.

**Blutdruck:** Messungen beim Neugeborenen sind technisch nicht ganz einfach und setzen spezielle Geräte voraus. Wesentliche Blutdruckunterschiede zwischen den Armen oder Beinen deuten auf Fehlbildungen im Gefäßsystem hin.

Da Herzfehler also teilweise recht uncharakteristische Symptome hervorrufen, ist die Verwechslungsgefahr mit anderen Erkrankungen gegeben. Besonders

**Tabelle 10.1** Häufigkeit und Art der meisten Herzfehler bei verschiedenen Syndromen

| Syndrom | Häufigkeit | Art der meisten Herzfehler | Verweis |
|---|---|---|---|
| Trisomie 21 | 40 bis 50% | AV-Kanal, VSD | s. 20.4.1 |
| Trisomie 18 | 95% | VSD, persistierender Ductus | s. 20.4.2 |
| Trisomie 13 | 80 bis 90% | VSD, persistierender Ductus | s. 20.4.3 |
| Turner-Syndrom | 30% | Aortenisthmusstenose, Aortenklappenstenose | s. 20.5.1 |
| Röteln-Embryopathie | bis 50 | periphere Pulmonalstenose | s. 21.5.9 |
| Alkohol-Embryopathie | 30 bis 40% | VSD, ASD, Fallot | s. 7.2 |
| Hydantoin-embryopathie | 10% | verschiedene | |

häufig können Herzfehler eine Sepsis vortäuschen, zumal wenn durch Stauung die Leber vergrößert ist, wie auch bei bakteriellen Infektionen. Bei vermeintlicher Infektion wird also auch gelegentlich ein Herzfehler übersehen. Eine weitere Möglichkeit der Fehlinterpretation besteht bei Erkrankungen und Fehlbildungen der Atemorgane.

Angeborene Herzfehler sind mit knapp 1% relativ häufige Fehlbildungen. Die meisten werden um die 5. bis 6. SSW angelegt, so daß bei Embryopathien sehr häufig Herz- und Gefäßfehlbildungen vorkommen. Herzfehler können isoliert auftreten, aber auch Zeichen eines allgemeinen Defektes oder Syndromes sein (s. Tab. 10.1).

## 10.2  Untersuchungen beim herzkranken Neugeborenen

Neben den klinischen Befunden gibt es einige wichtige **technische Untersuchungen,** wenn nach Herzerkrankungen zu suchen ist:

Bei der **Röntgen-Aufnahme des Thorax** kann man einige Hinweise auf Herzfehler bekommen:

- *Herzgröße:* Vergrößert bei Insuffizienz durch Stauung.
- *Herzfigur:* atypische Herzschatten können direkte Hinweise auf hypertrophierte oder dilatierte (ausgedehnte) Anteile des Herzens geben.
- *Lungendurchblutung:* Vermehrt bei Fehlern mit Links-rechts- Shunt, vermindert bei Fehlern mit Rechts-links-Shunt, vor allem bei Fallot.

Ein **Elektrokardiogramm** (EKG) ist vor allem dann indiziert, wenn Rhythmusstörungen vorliegen. Bis zu einem gewissen Grad können auch Fehlbelastungszeichen erkannt werden, was aber beim Neugeborenen wenig zuverlässig ist.

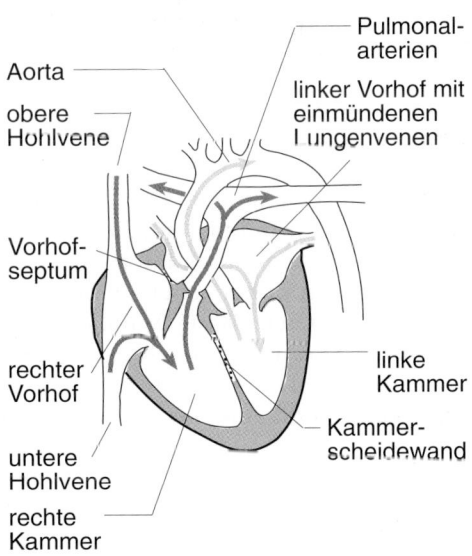

Pulmonal-
arterien

Aorta

obere
Hohlvene

linker Vorhof mit
einmündenen
Lungenvenen

Vorhof-
septum

rechter
Vorhof

linke
Kammer

Kammer-
scheidewand

untere
Hohlvene

rechte
Kammer

**Abb. 10.1** Normale Strömungsverhältnisse im Herzen (nach der Geburt)

Mit der **Echokardiographie** (= Herz-Ultraschall) lassen sich die Herzhöhlen, Klappen und deren Aktionen anschauen und ausmessen. Die meisten Herzfehler können auf diese Weise differenziert werden. Da strömendes Blut die Schallwellen etwas anders zurückwirft als feste Strukturen, kann man mittels einer besonders aufwendigen Technik sogar Strömungsrichtung und -menge erfassen. Da diese Blutströme auf dem Bildschirm meist farbig dargestellt werden, spricht man von **Farbdoppler-Untersuchung**. Mit dieser Technik ist bei sehr vielen Herzfehlern eine sehr genaue Bestimmung nicht nur der anatomischen Verhältnisse, sondern auch der falschen Blutströme möglich. Daher wird der Herzfehler nicht nur in der Struktur, sondern auch in der Auswirkung beurteilbar.

Ist mit solchen nichtinvasiven Methoden keine genaue Untersuchung möglich, oder braucht man exakte Angaben über Sauerstoff- und Druckverhältnisse, wird eine **Herzkatheter-Untersuchung** vorgenommen. Der Katheter wird über die Nabelvene, eine Leistenvene oder -arterie eingeführt und dann bis in das Herz vorgeschoben. Man kann sowohl Druck messen als auch Blutproben entnehmen. Ferner kann durch den Katheter Kontrastmittel injiziert werden, wobei gleichzeitig eine Röntgen-Video-Aufzeichnung erfolgt. Einige Herzfehler oder Gefäßanomalien lassen sich sogar über den Herzkatheter behandeln, indem man z. B. Sonden zum Aufdehnen verwendet oder „Schirmchen" etc. zum Verschließen von Öffnungen anbringt.

Durch diese modernen Diagnostik- und Therapieverfahren kann man viele Anomalien im Herz-Kreislauf-System früher und exakter erkennen und schonender behandeln.

## 10.3 Herz- und Gefäßfehler ohne Zyanose

Meist handelt es sich hier um Herzfehler mit Links- rechts-Shunt, also Lungenüberflutung und rein arteriellem Blut im großen Kreislauf. Die kleinere Gruppe; sind Klappen oder Gefäßfehler ohne Shunt, also z. B. einer Engstelle.

### 10.3.1 Ventrikelseptumdefekt (VSD)

Der VSD ist mit 30 bis 40% der häufigste angeborene Herzfehler.

**Strömungsverhältnisse:** Durch ein Loch in der Kammerwand strömt Blut aus der linken Herzkammer in die rechte, wobei die Menge von der Größe des Defektes und den Druckunterschieden abhängt. Im rechten Herzen findet sich also Mischblut, wobei neben dem sauerstoffarmen Blut aus den Hohlvenen nun das sauerstoffreiche Blut des linken Ventrikels hinzukommt. Letzteres fließt also unnötigerweise noch einmal durch die Lunge. Auf diese Weise bekommt der rechte Ventrikel immer zuviel Blut und muß ferner dem großen Druck des linken Ventrikels standhalten. Das bedeutet eine gleichzeitige Druck- und Volumenbelastung. Eine weitere Folge ist die Lungenüberflutung.

Die Größe des VSD ist sehr unterschiedlich. Von der Größe hängt die **Symptomatik** ab. Oft vergehen erst einige Monate, bis sich Symptome bemerkbar machen.

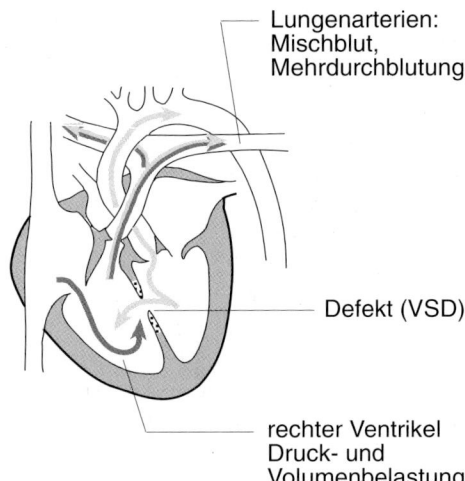

Lungenarterien:
Mischblut,
Mehrdurchblutung

Defekt (VSD)

rechter Ventrikel
Druck- und
Volumenbelastung

**Abb. 10.2**  Ventrikelseptumdefekt (VSD)

Ein systolisches *Herzgeräusch* weist auf den VSD hin. Die Lautstärke stimmt nicht mit der Größe des Defektes überein. Das Geräusch ist ein Zeichen für die auftretenden Turbulenzen, und diese können bei kleinen Defekten sogar recht groß sein (Preßstrahlgeräusch).

Bei kleinem VSD besteht meist keine Beeinträchtigung. Groß ist der VSD, wenn das Shuntvolumen über 30–40% beträgt, d. h. mehr als ca. $1/3$ des Blutes aus dem linken Ventrikel nimmt den falschen Weg.

Bei großem VSD treten neben den herzbezogenen Symptomen klinische Zeichen auf, wie Schwitzen, Atemnot, gehäufte Pneumonien, Gedeihstörung.

**Behandlung und Prognose:** Kleine VSD verschließen sich im Laufe des Kleinkindalters meist von selbst oder verkleinern sich zumindest so weit, daß sie keine Bedeutung für die Funktion des Herzens mehr haben.

Große Defekte werden operativ verschlossen. Meist ist nur ein einziger Eingriff nötig. Bei allen Kinder besteht eine erhöhte Gefahr für eine Endokarditis, also eine bakterielle Infektion der Herzinnenwand, wobei diese Gefahr steigt, wenn zur Deckung des Defektes körperfremdes Material verwendet wurde!

**Spätfolgen:** Wird ein großer VSD nicht operativ versorgt, muß die Lunge dauerhaft den erhöhten Druck und das erhöhte Volumen aushalten. Nimmt der Widerstand in der Lunge zu und damit der Druck im rechten Ventrikel, geht das Shuntvolumen zurück. Als Abwehrmechanismus entwickelt sich daher bei unbehandeltem VSD mit der Zeit durch Fibrosierung der Gefäße ein erhöhter Strömungswiderstand der Lunge. Diese Umwandlung ist aber vor allem bei großen Defekten so überschießend, daß der Druck über Jahre gesehen stark ansteigt. Dann ist, meist nach 5 bis 10 Jahren, ein Punkt erreicht, an dem der Druck im rechten Ventrikel höher ist als links. Das Blut kann nicht mehr ausreichend durch die Lungen gepumpt werden. Es kommt zur Umkehr der Shuntrichtung und damit plötzlich zu einer instabilen Zyanose, mit nachfolgendem Rechtsherzversagen (bezeichnet als Eisenmenger-Komplex). In dieser Phase ist der Herzfehler inoperabel und die Lebenserwartung ist sehr gering. Das Ziel muß daher sein, große Shunts rechtzeitig zu erkennen und operativ zu behandeln.

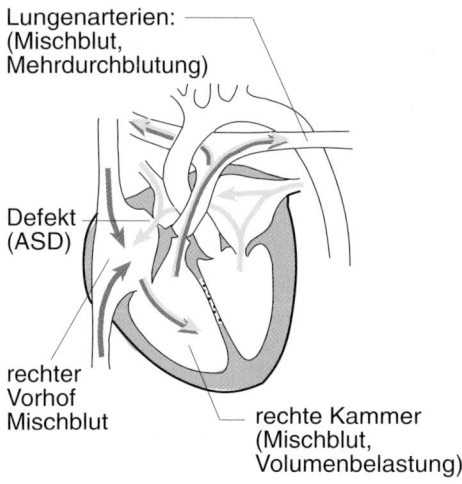

Lungenarterien:
(Mischblut,
Mehrdurchblutung)

Defekt
(ASD)

rechter
Vorhof
Mischblut

rechte Kammer
(Mischblut,
Volumenbelastung)     **Abb. 10.3** Vorhofseptumdefekt (ASD)

### 10.3.2 Vorhofseptum-Defekt (ASD)

*Vorhof = Atrium, daher die Abkürzung „ASD", nicht mit VSD verwechseln!* Der ASD ist mit 8% der angeborenen Herzfehler relativ häufig. Es werden verschiedene, entwicklungsgeschichtlich begründete Typen unterschieden. Defekte im unteren Teil des Septums (ASD I) gehen oft mit Spaltbildung der Klappen einher (Übergang zu AV-Kanal), su.). Beim Sekundum-Typ (ASD II) bildet sich der obere Teil des Septums nicht vollständig aus.

Das Shuntvolumen kann sehr groß sein und ist nicht durch die Größe des Defektes bedingt wie bei VSD, sondern hängt von der Dehnbarkeit der Vorhöfe ab.

Beim ASD hat der Patient meist wenig **Symptome**, manchmal bei Belastung Atemnot, vielleicht Rhythmusstörungen. Sehr häufig haben die Patienten Lungenentzündungen oder andere Infekte der Atemwege. Bei der Röntgenaufnahme kann dann auch die vermehrte Lungendurchblutung auffallen und auf den Herzfehler hinweisen. Bei Neugeborenen treten praktisch keine Symptome auf, so daß dieser Herzfehler in den meisten Fällen erst später entdeckt wird, manchmal sogar erst bei Erwachsenen.

Die Patienten haben meist *kein Herzgeräusch*, denn im Niederdrucksystem der Vorhöfe entstehen keine Turbulenzen, die ein Geräusch hervorrufen. Da sehr viel Blut durch die Pulmonalklappe fließt, kann diese im Vergleich zur Blutmenge eng werden, obwohl sie anatomisch normal angelegt ist. Diese funktionelle Stenose kann zu einem leisen Systolikum führen.

Die Größe des ASD wird durch spezielle Ultraschall-Untersuchung abgeschätzt (Farb-Doppler-Untersuchung) und bei größeren Defekten durch Herzkatheter bestätigt.

**Behandlung**: Bei einem kleinen ASD mit einem Shuntvolumen unter 30% ist meist kein Eingriff nötig. Bei großen Defekten und Zeichen der Herzinsuffizienz oder Rhythmusstörungen wird das Septum verschlossen. In einigen Fällen kann man dies mittels Herzkatheter versuchen, indem vor/unter/hinter die Öffnung kleine Metallplatten angebracht werden, die man in zusammengefalteten Zustand durch den Katheter schiebt und an der exakt richtigen Stelle entfalten läßt. Ansonsten ist eine Operation am offenen Herzen nötig. Durch Narbenbildung kann es auch nach der Korrektur zu Rhythmusstörungen kommen, da das Reizleitungssystem tangiert wird. Bei rechtzeitiger Erkennung und Behandlung besteht keine wesentliche Beeinträchtigung der Lebenserwartung und -qualität.

### 10.3.3 Persistierender Ductus arteriosus (Ductus Botalli, PDA)

Der Ductus Botalli ist eines der drei fetalen Gefäße, die sich normalerweise in den ersten Lebenstagen im Rahmen der Kreislaufumstellung verschließen. Während Nabelgefäße und Ductus Arantii sich immer verschließen, kommt der PDA häufiger vor, und stellt etwa 7% der angeborenen Herz- und Gefäßfehler. Es liegt meist eine strukturelle Anomalie zugrunde, so daß ein späterer spontaner Verschluß selten ist.

Bei sehr kleinen Frühgeborenen bleibt der Ductus Botalli aufgrund der Unreife und der unphysiologischen Verhältnisse bei der Beatmung nicht selten offen. Die Frühgeborenen erreichen die hohe Sauerstoffsättigung, die normalerweise den Reiz zum Verschluß darstellt, nicht, und der verschließende Mechanismus ist offenbar noch unreif. In diesem Fällen ist ein spontaner späterer Verschluß möglich und kann in vielen Fällen abgewartet werden, solange das Kind keine Kreislaufsymptome zeigt.

Auch andere Erkrankungen des Neugeborenen, die mit einer längerfristigen arteriellen $O_2$-Minderversorgung einhergehen, wie z.B. eine schwere Mekoniumaspiration, ziehen ein erhöhtes Risiko für einen PDA nach sich.

Die **Symptome** sind oft uncharakteristisch, wie verminderte Belastbarkeit, Gedeihstörung, Lungenentzündungen, bei Frühgeborenen Zeichen der Herzinsuffizienz. Die Kinder haben sehr lebhafte Pulse mit großem Unterschied zwischen diastolischem und systolischem Druck.

Bei der **Auskultation** hört man ein kontinuierliches Geräusch, das in der Systole etwas lauter und heller, in der Diastole etwas leiser und dunkler klingt

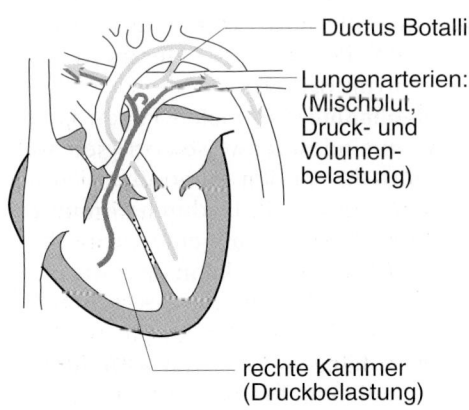

Ductus Botalli

Lungenarterien: (Mischblut, Druck- und Volumen-belastung)

rechte Kammer (Druckbelastung)

**Abb. 10.4** Offener Ductus Botalli (PDA)

(„Maschinengeräusch", das an eine Dampfmaschine erinnert). Das Geräusch kann in den ersten Lebenswochen noch sehr leise sein bzw. auf die Systole beschränkt. In der Systole fließt das Blut unter hohem Druck aus der Aorta über den Ductus in die Pulmonalarterie (entgegen der fetalen Flußrichtung!), in der Diastole langsamer, weil der Druck in den Gefäßen niedriger ist. Funktionell besteht eine Volumenbelastung der Lunge und eventuell eine indirekte Druckbelastung des rechten Herzens.

**Behandlung**: Es gibt mehrere Möglichkeiten, einen offenen Ductus arteriosus zu verschließen. Bei Frühgeborenen kann ein medikamentöser Verschluß versucht werden. Prostaglandine halten den Ductus offen, während durch Verminderung der endogen gebildeten Prostaglandine ein Verschluß erreicht werden kann. Daher ist ein Prostaglandinsynthese-Hemmer nötig, wobei Indometacin am wirksamsten ist. Das Medikament ist allerdings für diese Indikation nicht zugelassen und birgt auch einige Risiken, vor allem die Gefahr von Blutungen.

In vielen größeren kardiologischen Zentren wird der Ductus überwiegend interventionell verschlossen, d. h. über einen Herzkatheter wird eine Art Schirmchen im Ductus plaziert und verschließt diesen von innen.

Die klassische Behandlungsmethode ist die Ligatur: Der Brustkorb wird eröffnet, und der Ductus mehrfach unterbunden, so daß kein Blut mehr fließen kann.

### 10.3.4 Pulmonalstenose

Bei etwa 10% der angeborenen Herzfehler liegt eine Engstelle (Stenose) im Ausflußbereich der rechten Kammer vor. Die meisten Stenosen finden sich im Klappenbereich, nur wenige sind durch Einengung unterhalb der Klappe (dann muskulär) oder oberhalb der Klappe (gefäßbedingt) ausgelöst. Folge der Stenose ist eine Druckerhöhung im rechten Herzen, das sein Blut gegen den Widerstand der Stenose auswerfen muß. Je nach der Enge der Stenose und dem Druckunterschied vor und nach der Engstelle unterscheidet man verschiedene Schweregrade. Bei sehr engen („kritischen") Stenosen besteht die Gefahr einer plötzlich einsetzenden Herzinsuffizienz. Dann können dadurch die Kinder etwas zyanotisch werden, obwohl eigentlich kein Shunt vorliegt.

Bei leichten Stenosen sind die Kinder nicht auffällig, bei schweren findet sich eine verminderte Belastbarkeit als unspezifisches Zeichen. Bei der Auskultation ist ein mittelstarkes bis lautes systolisches Geräusch zu hören, am besten auf der linken Seite am oberen Herzrand. Manchmal fühlt man auch schwirrende Vibrationen am Brustkorb.

**Behandlung**: In vielen Fällen kann die Pulmonalstenose durch Ballondilatation zumindest teilweise korrigiert werden. Mittels Herzkatheter wird ein länglicher Ballon in den Stenosebereich plaziert und dann unter großem Druck mit Flüssigkeit gefüllt. Dadurch kommt es zur Aufweitung im Stenosebereich.

Handelt es sich um eine „kritische" Stenose, die mit einer solchen Methodik nicht zu dehnen ist, kann operativ eine Korrektur angestrebt werden, wobei man sowohl die Ausflußbahn des rechten Ventrikels erweitern als auch ein künstliches Gefäß zur Umgehung der Stenose implantieren kann. Operationsverfahren und -erfolg hängen sehr von den individuellen Bedingungen und von weiteren Anomalien im Herz-Kreislaufsystem ab.

### 10.3.5 Aortenstenose

Die Aortenstenose ist mit etwa 7% der angeborenen Herzfehler nur geringfügig seltener als die Pulmonalstenose. In den meisten Fällen ist die Klappe fehlgebildet. Muskuläre Stenosen unterhalb der Klappenebene kommen aber auch vor. Gefäßbedingte Stenosen hinter der Klappe können bei einigen Syndromen vorkommen, besonders in Kombination mit einer Hyperkalziämie.

Die Stenose führt zu einer Druckbelastung des linken Ventrikels bei relativ niedrigem peripheren Blutdruck, auch schon in den Herzkranzgefäßen. Es kommt dann sehr schnell zu einer Minderversorgung des Herzmuskels selbst, der aber gleichzeitig mehr leisten muß. Dadurch wird er frühzeitig geschädigt. Daher treten bei schweren Stenosen schon bei Säuglingen Zeichen der Herzinsuffizienz auf. In vielen Fällen beginnen die Symptome erst im Schulalter. Sie werden oft nicht beachtet, denn frühzeitige Ermüdbarkeit bei körperlichen Belastungen, Rhythmusstörungen oder Tachykardien treten auch spontan auf. Bei stärkerer Belastung kann es zum plötzlichen Herztod kommen. Bei der Auskultation findet man ein rauhes Systolikum, das entlang der Arterien, also zum Hals und in den Rucken fortgeleitet wird.

Zur **Behandlung** entschließt man sich, wenn der Druckunterschied vor und nach der Stenose eine kritische Größe erreicht hat. In einigen Fällen gelingt es mittels eines eingeführten Ballons, die Klappe auszuweiten, aber in den meisten Fällen ist ein operativer Eingriff nötig. Die Klappe muß nicht selten durch eine künstliche ersetzt werden.

### 10.3.6 Aortenisthmusstenose (ISTA)

Bei dieser Fehlbildung, die etwa 5% der angeborenen Herz- und Gefäßfehler ausmacht, ist das Herz selbst allenfalls indirekt betroffen. Bei der ISTA weist die Aorta eine Engstelle (Stenose) auf, die den Blutfluß wesentlich behindert. Diese Stenose befindet sich meist kurz nach dem Abgang der linken Arteria subclavia. Bei einer Stenose vor dem Ductus Botalli (= infantile Form) treten schnell Symptome auf, sobald der Ductus sich verschließt. Die postduktale Form macht sich erst später bemerkbar, gelegentlich erst bei Erwachsenen.

Bei der *präduktalen Form* besteht meist ein persistierender Ductus Botalli, über den die untere Körperhälfte aus der Pulmonalarterie versorgt wird. Daher ist dann dieser Körperbereich mit sauerstoffarmem Blut versehen und somit zyanotisch. Gleichzeitig ist der Blutdruck geringer, was zu einer verminderten Nierendurchblutung führt und über deren Regulationsmechanismus zu einem weiter erhöhten linksventrikulären Druck. Diese Verhältnisse können sehr schnell zur Herzinsuffizienz führen. Bei der postduktalen Form schließt sich der Ductus Botalli normal und die untere Körperhälfte wird über Umgehungskreisläufe versorgt, z.B. über die Rippenarterien. Der Blutdruck ist daher an den Beinen gering, die Pulse nicht oder kaum tastbar, aber es handelt sich um arterielles Blut. Eine ISTA wird gehäuft bei Turner-Syndrom (s. 20.5.1) beobachtet.

Klinisch ist bei **Neugeborenen die Herzinsuffizienz** das erste Zeichen, mit verminderter Belastbarkeit, Gedeihstörung, Trinkunlust etc., gleichzeitig Niereninsuffizienz und auch Gerinnungsstörungen.

Ansonsten fällt **die verminderte Belastbarkeit** besonders der Beine auf, bei häufigen und unter Belastung verstärken Kopfschmerzen. Die Pulse an den Beinen bzw. in der Leiste sind kaum zu tasten. Die **Blutdrucke** sind vor der Stenose (rechter oder beide Arme) erhöht, hinter der Stenose sehr niedrig (Beine, evtl. auch linker Arm). Daher sollte man beim entferntesten Verdacht an allen vier Extremitäten den Druck messen. Man hört ein eher leises systolisches Geräusch, auch am Rücken.

Die **Behandlung** besteht in den meisten Fällen in der Resektion der Stenose mit plastischer Korrektur der Aorta. In einigen ausgewählten Fällen kann mittels Herzkatheter eine Ballon-Dilatation erfolgen, wobei dieser Eingriff gelegentlich wiederholt werden muß. Entscheidend für den Erfolg ist der Druckgradient, d. h. der Druckunterschied vor und nach der Stenose.

Die **Prognose** ist recht gut. Wenn die ISTA allerdings nicht erkannt und operiert wird, kann es durch den erhöhten Blutdruck vor der Stenose zu Hirnblutungen kommen, vor allem aber bei körperlicher Belastung zum plötzlichen und tödlichen Linksherzversagen. Solche Ereignisse kommen immer wieder bei Jugendlichen mit unerkannter ISTA vor.

### 10.3.7 Atrioventrikular-Kanal (AV-Kanal)

Der AV-Kanal ist ein sehr komplexer Herzfehler mit äußerst unterschiedlicher Symptomatik. Im Prinzip ist hier der untere Teil des Vorhofseptums nicht angelegt. Es kann deshalb zu einem Defekt kommen, der nicht nur die beiden Vorhöfe miteinander verbindet, sondern auch noch beide Kammern, so daß alle Herzhöhlen miteinander kommunizieren. Ein hochsitzender Ventrikelseptumdefekt kann als Kombination vorliegen. Die AV- Klappen sind meist mit betroffen, wobei entweder beide AV-Klappen zusammengefaßt sind oder die Mitralklappe gespalten ist. Dies alles bedeutet, daß bei der Systole Blut aus den Kammern an den (oft fehlgebildeten) Klappen vorbei in die Vorhöfe zurückströmt, wobei ein überwiegender Links-rechts-Shunt vorliegt. Es kann aber auch wegen der Verbindung aller 4 Herzhöhlen ein Rechts-Links-Shunt entstehen, also eine Zyanose. Dies ist besonders bei Kindern mit Trisomie 21 der Fall.

Der AV-Kanal macht nur 4% der angeborenen Herzfehler aus, ist aber bei der **Trisomie 21** (s. 20.4.1) der häufigste Herzfehler.

Beim teilweisen AV-Kanal ist die klinische **Symptomatik** gering und er fällt bei Kindern oft nicht auf. Der komplette AV-Kanal führt dagegen sehr frühzeitig zur Herzinsuffizienz, vor allem aber zu gehäuften Lungenentzündungen. Man findet in diesen Fällen meist ein systolisches Geräusch.

Der komplette AV-Kanal hat ohne Behandlung eine sehr schlechte **Prognose.** Die Hälfte der Kinder stirbt im ersten Lebensjahr aufgrund der Herzinsuffizienz oder durch Infektionen. Weniger als 5% erreichen das Erwachsenenalter. Bei der **Operation** versucht man, physiologische Verhältnisse herzustellen, was bei ausgedehnter Klappenfehlbildung nicht gelingt. In einigen Fällen ist eine Notoperation vorgeschaltet, bei der die Lungenarterie verengt wird, um die vermehrte Lungendurchblutung zu verhindern. Bei allen Kindern besteht auch nach der Korrekturoperation ein lebenslang erhöhtes Risiko für eine Endokarditis aufgrund der fehlgebildeten bzw. operierten Klappen.

# 10.4 Herzfehler mit Zyanose

Generell handelt es sich um Herzfehler mit Rechts-links-Shunt. Im großen Kreislauf tritt also Mischblut auf. Unter Zyanose wird hier eine zentrale Zyanose verstanden, d.h. der gesamte Körper wird mit demselben Mischblut versorgt. (Zu Unterscheidung von der peripheren Zyanose z. B. bei Auskühlung s. 4.2).

### 10.4.1 Fallotsche Tetralogie

Die Fallotsche Tetralogie stellt etwa 10% aller angeborenen Herzfehler. Die Bezeichnung geht auf eine ausführliche Beschreibung dieses Herzfehlers durch *E. Fallot* aus dem Jahre 1888 zurück. Damals hat man vier anatomische Abweichungen beschrieben:
– **Pulmonalstenose,**
– **überreitende** (linken und teilweise rechten Ventrikel umfassende) **Aorta,**
– **Ventrikelseptumdefekt,**
– **rechtsventrikuläre Hypertrophie.**

Es handelt sich jedoch nicht um die Kombination vier voneinander unabhängiger Fehler, sondern die vier getrennt aufgeführten Symptome hängen funktionell miteinander zusammen. Die Aorta ist besonders groß und erhält nicht nur das gesamte Blut des linken Ventrikels, sondern zusätzlich einen mehr oder weniger großen Anteil aus dem rechten Ventrikel. Da sie über beiden Ventrikeln entspringt, ist das Septum nicht vollständig ausgebildet, also der VSD. Im Gegenzug zur Aorta ist die Pulmonalarterie Stenotisch verengt. Da das rechte Herz einmal in die verengte Pulmonalarterie auswerfen und andererseits dem Druck des linken Ventrikels standhalten muß, ist die Hypertrophie erklärlich. Je nach Ausmaß des Herzfehlers kreist also sauerstoffarmes Blut nur im „großen" Kreislauf, und je schwerer der Herzfehler ist, desto weniger Blut gelangt in die Lunge. Die verminderte Lungendurchblutung bedeutet eine entsprechende verminderte Auf-

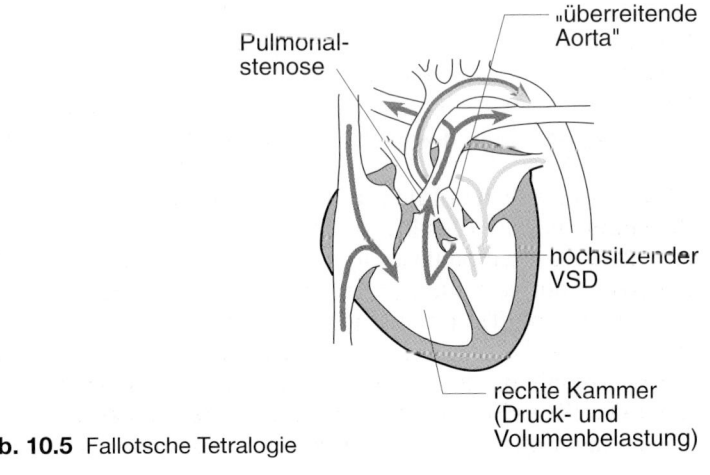

**Abb. 10.5** Fallotsche Tetralogie

nahmekapazität für Sauerstoff. Das Ausmaß der Zyanose hängt daher vom Grad der Pulmonalstenose und des Shunts ab und kann auch phasenweise wechseln. Bei einer leichten (seltenen) Form des Fallot sind die Kinder nicht oder kaum zyanotisch („pink Fallot").

**Symptome:** Meist haben die Kinder nach der Geburt eine mehr oder minder deutliche Zyanose. In den ersten Lebensmonaten ist die Symptomatik aber ansonsten eher gering und erst bei zunehmender körperlicher Aktivität fällt die erheblich verminderte Belastbarkeit auf. Vorher beobachtet man allenfalls schlechtes Gedeihen. Es entwickeln sich dann schnell Uhrglasnägel und Trommelschlegelfinger als Zeichen der Hypoxämie. Ältere Kinder mit unbehandeltem Fallot bevorzugen besonders nach Belastungen eine Hockstellung, die offenbar die Druckverhältnisse dahingehend beeinflußt, daß die Lungendurchblutung sich etwas verbessert. Bei vielen Kindern wechselt die Zyanose und es kommt zu regelrechten hypoxischen Anfällen. In diesen Phasen kommt zur Zyanose noch eine auffallende Blässe hinzu.

Bei der **Auskultation** hört man ein systolisches Geräusch. Dieses kann je nach Verhältnissen von Lautstärke und Klangcharakter her variieren, je nachdem, ob der VSD oder die Pulmonalstenose im Vordergrund steht. Bei der Röntgenaufnahme fällt die verminderte Lungendurchblutung auf, als „durchsichtige" Lunge charakterisiert.

Die **Behandlung** erfolgt mit dem Ziel, die Lungendurchblutung zu verbessern. Da in vielen Fällen eine Korrektur nicht möglich ist oder aber eine bestimmte Körpergröße voraussetzt, muß als erster Eingriff ein Umgehungsgefäß für die Pulmonalstenose geschaffen werden. Wenn der Ductus Botalli offen bleibt, hat man ein solches Umgehungsgefäß, ansonsten wird eine Anastomose zwischen dem rechten Ventrikel und Lungenarterien angebracht. Damit findet sich im großen Kreislauf zwar nach wie vor hypoxisches Mischblut, aber durch die verbesserte Lungendurchblutung kann vermehrt Sauerstoff aufgenommen werden, so daß das Mischungsverhältnis günstiger wird. Die nicht immer mögliche Totalkorrektur ist sehr aufwendig und wird kaum vor dem 2. Lebensjahr begonnen. Auch nach einer Korrekturoperation sind nicht alle Probleme gelöst. Es kann gehäuft zu entzündlichen Veränderungen und Rhythmusstörungen kommen sowie zu funktionellen Störungen an den operierten Klappen. Die **Prognose** ist daher je nach Korrekturfähigkeit sehr unterschiedlich. Trotz Kardiochirurgie muß mit einer recht hohen Sterblichkeit gerechnet werden.


### 10.4.2 Transposition der großen Gefäße (TGA)

Die unterschiedlichen Formen der Transposition stellen etwa 6% der angeborenen Herzfehler. Bei der klassischen TGA entspringt die Aorta aus dem rechten Ventrikel, die Pulmonalarterie aus dem linken Ventrikel. Es existieren also zwei nebeneinander verlaufende Kreisläufe, die eigentlich keine Verbindung miteinander haben. Auf diese Weise könnte prinzipiell kein Sauerstoff in das Kind gelangen. Intrauterin bedeutet dies kein Entwicklungshindernis. Nach der Geburt können die Kinder aber nur überleben, wenn es Querverbindungen zwischen den Kreisläufen gibt. Normalerweise bleibt das Vorhofseptum in diesen Fällen länger offen, so daß hier eine Durchmischung entsteht.

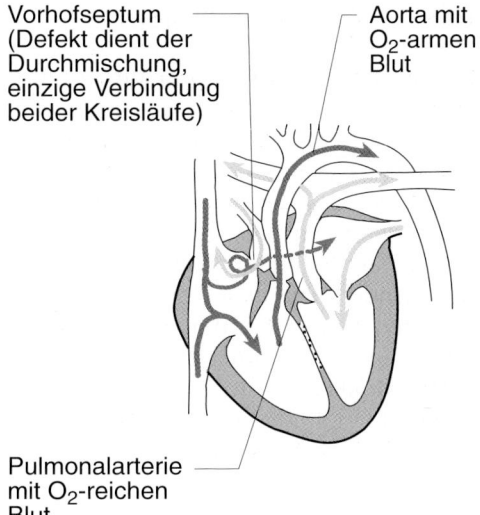

Vorhofseptum
(Defekt dient der
Durchmischung,
einzige Verbindung
beider Kreisläufe)

Aorta mit
$O_2$-armen
Blut

Pulmonalarterie
mit $O_2$-reichen
Blut

**Abb. 10.6** Transposition der großen
Arterien (TGA)

Die Kinder haben eine **ausgeprägte Zyanose,** die sich schon unter geringer Belastung (Trinken, Schreien) erheblich verschlechtert. Innerhalb weniger Stunden nach der Geburt verschlechtert sich der Zustand meist erheblich, wenn die fetalen Verbindungen, vor allem das Foramen ovale, sich schließen. Bei der Untersuchung kann man ein uncharakteristisches systolisches Geräusch hören. Bis zu einer Korrekturoperation gedeihen die Kinder sehr schlecht und vor allem die motorische Entwicklung bleibt oft weit zurück.

Eine Transposition ist immer ein Notfall. Durch Sauerstoffgabe ist keine wesentliche Verbesserung zu erzielen, da ja nicht die Aufnahme, sondern die Verteilung gestört ist. Wenn das Foramen sich schließt, muß durch eine sofortige Herzkatheter-Untersuchung die Diagnose gesichert werden. Gleichzeitig wird durch Einführen eines im Vorhof aufzupumpenden Ballons das Vorhofseptum künstlich eingerissen und der lebensrettende Defekt dauerhaft hergestellt (Raskind-Manöver).

Für eine **Korrekturoperation** gibt es prinzipiell zwei Wege: einmal werden die Vorhöfe so umgestaltet, daß eine Überkreuzung der Blutflüsse in den Vorhöfen stattfindet: die doppelte Kreuzung des Kreislauf stellt dann die physiologischen Verhältnisse her. Allerdings haben die Ventrikel lebenslang vertauschte Aufgaben. Die Vorhofumkehr wird meist erst ab dem zweiten Lebensjahr vorgenommen. Bei der „*Switch*"-Operation werden die großen Gefäße abgetrennt und richtig eingepflanzt, so daß anatomisch normale Verhältnisse entstehen. Ein großes Problem ist die Umpflanzung der Herzkranzgefäße. Die Switch-Operation wird am besten bei Neugeborenen vorgenommen. Beide Verfahren sind risikoreich und ziehen oft Komplikationen nach sich. Sehr häufig entstehen Rhythmusstörungen sowie funktionelle Störungen an der Aorten- und Pulmonalklappe.

## 10.5 Weitere Herzfehler

Es gibt über die erwähnten Vitien hinaus noch zahlreiche Herzfehler, insbesondere auch Einzelfälle mit Kombination mehrerer Fehlbildungen.

Noch relativ häufig ist der „single Ventricle", der sozusagen eine Extremform des Ventrikelseptums darstellt, das hier völlig fehlt. In diesem einen Ventrikel mischt sich das gesamte Blut, wobei sehr unterschiedliche Zyanosegrade auftreten können. Auch die Prognose ist von individuellen Besonderheiten abhängig. Selbst diese Fehlbildung ist anatomisch nicht einheitlich, sondern kann durch verschiedenen Fehlentwicklungen entstehen.

Neben den erwähnten Klappenfehlern können auch die Klappen zwischen Vorhöfen und Kammern fehlgebildet sein oder atretisch.

Die Möglichkeiten für Herz- und Gefäßfehler sind so vielgestaltig, daß diese seltenen Fehlbildungen, die zusammen wenige Prozent der angeborenen Vitien ausmachen, nicht einheitlich und übersichtlich klassifiziert werden können.

## 10.6 Rhythmusstörungen

Bei Rhythmusstörungen muß unterschieden werden in Abweichungen der Frequenz und in Störungen des eigentlichen Rhythmus, also einer ungleichmäßigen Schlagfolge.

Abweichungen von der normalen Herzfrequenz und Schlagfolge sind bei Neugeborenen in den ersten 24 Stunden sehr häufig und in den allermeisten Fällen ohne Bedeutung. So können kurzzeitige Beschleunigungen bis über 220/min genauso vorkommen wie spontane und vorübergehende Abfälle der Pulsfrequenz bis auf 40/min, was außerhalb von Apnoen keine Bedeutung hat. Nur wenn diese Abweichungen über längere Zeit vorkommen, sich wiederholen oder von Krankheitszeichen begleitet sind, ist eine weitere Abklärung oder Behandlung nötig. Vor allem eine Sepsis kann zu verschiedenen Rhythmusstörungen führen.

Abweichungen der Herzfrequenz kann es in zwei Formen geben:

– **Bradykarde Rhythmusstörungen** = Verlangsamung der Herzfrequenz. Eine Frequenz dauerhaft unter 80/min beruht meist auf Sauerstoffmangel, Unterkühlung, Elektrolytstörungen, kann aber auch bei Hirnblutungen oder bei Hypothyreose vorkommen. Vorübergehende, aber immer wiederkehrende Bradykardien treten vor allem bei Frühgeborenen und bei Anämie auf. Die Behandlung richtet sich gegen die Ursache, z. B. Transfusion bei Anämie, oder Coffein-Therapie bei Frühgeborenen.

– **Tachykarde Rhythmusstörungen** = Beschleunigung der Herzfrequenz: Unmittelbar nach der Geburt muß man an Volumenmangel denken (Blutungsschock). Ansonsten handelt es sich meist um Sinustachykardien, also eine Beschleunigung der Frequenz bei normalem elektrischem Erregungsablauf. Dies hat seine Ursache meist in körperlichem Streß, so daß keine spezifische Behandlung nötig ist. Tachykardien sollten bei längerem Bestehen durch ein EKG näher analysiert werden, vor allem wenn sie bei körperlicher Ruhe bestehen bleiben.

Eigentliche supraventrikuläre Tachykardien beruhen auf einer fehlerhaften, zu häufigen Reizbildung oder einer fehlerhaften Reizleitung und damit erhöhten Schlagfolge. Sie sind selten, aber behandlungsbedürftig. Die meisten Kinder verkraften eine Tachykardie über 24 Stunden. Es kann aber auch innerhalb einiger Stunden eine Herzinsuffizienz auftreten. Ursache ist bei der Hälfte ein Wolff-Parkinson-White-Syndrom, bei dem elektrische Reize von der Kammer zurück in die Vorhöfe gelangen und durch diese kreisende Erregung die Tachykardie ausgelöst wird.

Vorhofflattern und -flimmern ist sehr selten, ebenso andere Rhythmusstörungen. Sie deuten meist auf Fehlbildungen hin, so daß eine gründliche kardiologische Abklärung erfolgen muß.

## 10.7 Sonstige Herzerkrankungen des Neugeborenen

Neben den strukturellen Herzfehlern können noch andere angeborene Erkrankungen auftreten, die aber allesamt wesentlich seltener sind:

**Kardiomyopathien** (Muskelschädigungen) können durch Stoffwechselerkrankungen bedingt sein, aber auch durch Infektionen und Sauerstoffmangel. Folge ist eine je nach Schädigung unterschiedlich ausgeprägte Herzinsuffizienz.

Bei einigen **Speicherkrankheiten** (z. B. Glykogenose Typ Pompe) kommt zur diffusen Muskelschädigung noch die Speicherung von Material (etwa Glykogen) in den Muskelzellen hinzu, so daß sich das Herz immer weiter vergrößert. Die Erkrankung führt innerhalb einiger Wochen oder Monate zum Tode.

## 10.8 SIDS (plötzlicher Kindstod)

Der plötzliche Kindstod ist im eigentlichen Sinne weder ein kardiologisches Problem noch betrifft es vorwiegend Neugeborene. Wegen der relativen Häufigkeit dieses Ereignisses sollte die Hebamme trotzdem darüber Bescheid wissen.

Unter **SIDS** (sudden infant death syndrome) versteht man den unvorhergesehenen, nicht erklärbaren, ohne faßbare Krankheitszeichen eintretenden Tod im Säuglingsalter. Dieses Ereignis betrifft etwa jeden 1000. Säugling, mit einer Häufung im 2. bis 4. Lebensmonat und stellt in Deutschland die häufigste Todesursache von Säuglingen vom 2. bis 12. Lebensmonat dar.

Das **Risiko** steigt in folgenden Situationen:
– Frühgeborene,
– (dystrophe Neugeborene),
– Zwillinge und Mehrlinge,
– SIDS bei Geschwistern,
– weitere Faktoren sind Schlaf in Bauchlage, passives Rauchen, niedriger Sozialstatus.

Es gibt zahlreiche wissenschaftliche Untersuchungen, um den Ursachen dieses Ereignisses auf die Spur zu kommen. Regelmäßig werden mehr oder weniger sensationelle Veröffentlichungen publiziert, bei denen der Eindruck erweckt wird, endlich sei **die** Ursache gefunden. Bei genauer Nachuntersuchung finden sich auch bei einigen tot aufgefundenen Säuglingen nachträglich Ursachen wie z. B. eine nicht erkannte Hirnhautentzündung. In einigen Fällen mögen auch unerkannte Herzrhythmusstörungen zum Tode geführt haben. Und es gibt durchaus auch Kinder, die unbeabsichtigt oder mit kriminellem Hintergrund schwer verletzt oder getötet wurden.

In den meisten Fällen liegt aber tatsächlich ein SIDS ohne weitere Ursachen vor. Dies ist für Eltern ein extrem traumatisierendes Geschehen. Durch die nachfolgenden Reaktionen und Beschuldigungen der Umgebung werden die psychischen Folgen eher noch verstärkt.

In den meisten Fällen wird mehr oder weniger vergeblich versucht, das Kind zu reanimieren. Anschließend sollte möglichst geklärt werden, ob nicht doch eine „natürliche" Todesursache vorgelegen hat. Spätestens beim nächsten Kind werden die Eltern nach den Ursachen fragen und bereuen oft, daß nach dem Tod keine Abklärung erfolgte.

Besonders wichtig ist aber der richtige **Umgang mit den Eltern**. So sind Verdächtigungen und Vorwürfe („Warum haben Sie nicht nach dem Kind geschaut" etc.) unbedingt zu vermeiden. Eine psychosoziale Betreuung sollte nach Möglichkeit erfolgen oder angeboten werden, vor allem auch Kontakt zur Selbsthilfegruppe. Die Eltern sollten über alle nachträglich erhobenen Befunde exakt und schnell informiert werden.

Wegen des erhöhten Risikos für **nachfolgende Geschwister** ist eine Monitorüberwachung im ersten Lebensjahr ratsam. Gleiches gilt für Kinder, die sozusagen im letzten Moment gefunden wurden (near missed, ALTE = apparent life-threatening event). Dabei reicht es nicht, einen Monitor zu rezeptieren. Die Eltern müssen in Funktion, Alarm und Fehlalarm eingewiesen werden, vor allem natürlich auch, was sie im Notfall zu tun haben, sie müssen also eine Art Reanimationstraining erhalten. In vielen Kinderkliniken gibt es diesbezügliche Routineprogramme.

# 11 Erkrankungen und Fehlbildungen des Magen-Darm-Traktes

## 11.1 Fehlbildungen

### 11.1.1 Lippen-Kiefer-Gaumen-Spalte

Spaltbildungen im Mittelgesicht zählen zu den typischen Hemmungsmißbildungen. Eine embryonale Anlage kann sich nicht vollständig entwickeln, so daß ein früherer Zustand erhalten bleibt.

Die Häufigkeit beträgt ca. 1.5:1000, wobei die durchgehenden Spalten etwa die Hälfte ausmachen. Haben Eltern oder Geschwister eine Spalte, steigt das Risiko auf mindestens 1% an, das heißt, es gibt offenbar genetische Faktoren.

Man unterscheidet verschiedene Schweregrade:
– **Lippenspalte:** Das Lippenrot ist meist nur einseitig im Bereich einer der Nasolabialfalten gespalten, d. h. nach oben Richtung Nase gezogen.
– **Lippen-Kiefer-Gaumenspalte** (LKG, einseitig oder doppelseitig): Es findet sich eine durchgehende Spalte, die wie eine Lippenspalte asymmetrisch beginnt. Der Kiefer ist meist relativ weit auseinandergedrängt, so daß auch die Nase auf der betroffenen Seite flacher und breiter ist. Die Spalte geht dann bis zum harten Gaumen durch, wobei sie dann die Mittellinie erreicht. Der untere Nasengang ist offen, so daß eine breite Verbindung zwischen Mundhöhle und Nasenraum besteht.

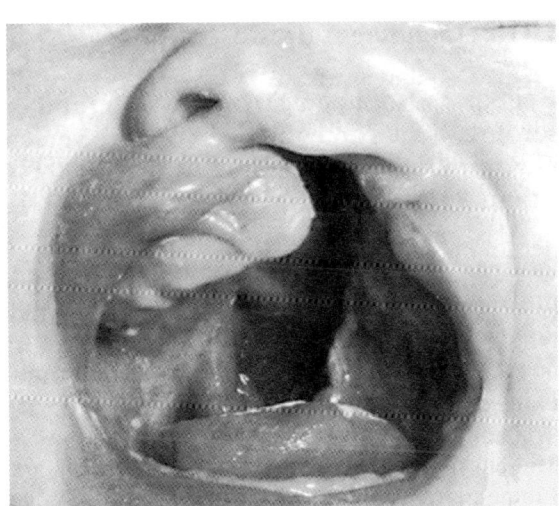

**Abb. 11.1** Linksseitige Lippen-Kiefer-Gaumenspalte (aus: *Zitelli/Davis*, Farbatlas pädiatrischer Krankheitsbilder, Georg Thieme Verlag Stuttgart, 1989)

– **Gaumenspalte:** Der harte Gaumen ist gespalten, sowie alle dahinterliegenden Anteile, also der weiche Gaumen und das Zäpfchen, wobei es Minimalformen gibt, bei denen nur im hinteren Gaumenbereich eine kleine Spalte besteht. Wichtig ist, daß alle Neugeborenen genau untersucht werden, um auch eine isolierte Gaumenspalte zu entdecken.

LKG-Spalten können auch in Kombination mit anderen Fehlbildungen auftreten, sind dann oft atypisch und besonders schwer. Sie gehören als ein Symptom zu komplexen Syndromen, z. B. Trisomie 18 oder auch 13 oder auch der Rötelnembryopathie.

**Behandlung:** Hier ist das primäre Gespräch mit den Eltern sehr wichtig. Das „häßlich" aussehende Kind ist für die Eltern ein Schock, und sehr oft ist Enttäuschung oder Aggression die Folge.

Es hilft den Eltern, wenn man ihnen bald Kontakt zur operierenden Kieferklinik vermittelt, wo sie sich informieren können, und auch Operationsergebnisse anderer Patienten sehen können.

Bei der Primärversorgung werden bei einer kompletten LKG-Spalte Kieferplatten aus Kunststoff eingesetzt, die im Prinzip so ähnlich aussehen wie Oberkieferprothesen ohne Zähne. Sie haben einmal den Zweck, Nase und Mund voneinander zu trennen, so daß ein problemloseres Trinken möglich ist, wobei die meisten Kinder auch so saugen können, sogar gestillt werden. Früher verwendete man spezielle besonders lange Sauger. Die Hauptfunktion der Kieferplatte ist aber, den Kiefer in Form zu halten und zu bringen, und ein weiteres Abweichen von der normalen Lage zu verhindern, damit das Kind später eine möglichst normale Sprach- und Kaufunktion hat.

Die Operation einer durchgehenden kombinierten Spalte geschieht in mehreren Schritten. In den meisten Kliniken wird die Lippen- und Kieferspalte in der zweiten Hälfte des erste Lebensjahres primär operiert. Der Verschluß des harten Gaumens schließt sich an, und später werden je nach Schweregrad und bisherigem Verlauf Korrektureingriffe angeschlossen. Gleichzeitig erfolgt eine Sprachbehandlung. Bei normalem Verlauf ist die Rehabilitation bis zum Eintritt in die Schule abgeschlossen.

### 11.1.2 Ösophagusatresie

Bei einer Ösophagusatresie ist aufgrund einer embryonalen Fehlanlage die Speiseröhre nicht durchgängig, wobei es verschiedene anatomische Formen gibt. Die Gesamthäufigkeit beträgt etwa 1:3000 Geburten, die tracheale Fistel (Typ IIIb) ist mit 85% am häufigsten. Bei einer erneuten Schwangerschaft beträgt das Wiederholungsrisiko etwa 1%.

Als pränataler Hinweis besteht meist ein Polyhydramnion, so daß bei auffallend großer Fruchtwassermenge an eine solche Fehlbildung gedacht werden muß. Aus demselben Grund kommt es gehäuft zur Frühgeburt. Die Ösophagusatresie kommt häufig auch bei Syndromen bzw. kombiniert mit anderen Fehlbildungen vor, z. B. bei Trisomie 21.

Nach der Geburt fallen die Kinder durch Atem- und Schluckstörungen auf. Magensaft oder Speichel können je nach anatomischen Verhältnissen in die Lunge geraten und zunehmende Atemnot hervorrufen.

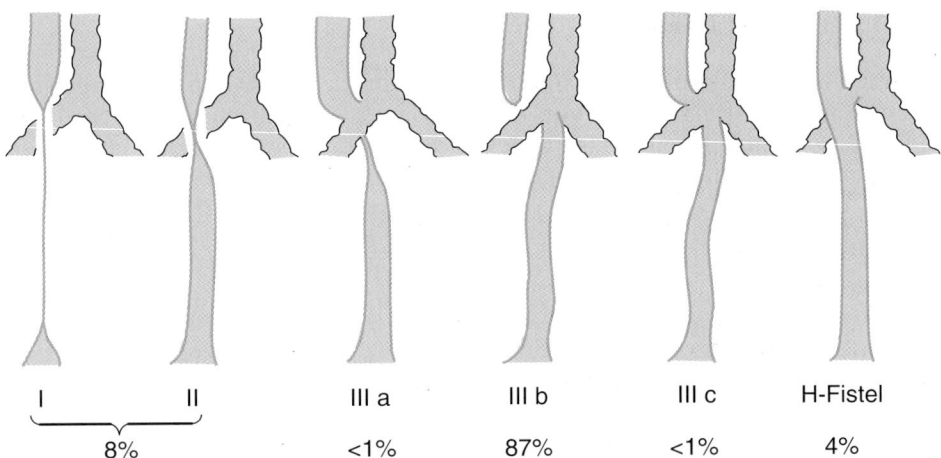

**Abb. 11.2** Ösophagusatresie. Anatomie und relative Häufigkeit verschiedener Typen von Ösophagusatresien

Zur Diagnosesicherung versucht man, mittels eines Katheters aus dem Magen abzusaugen. Dies gelingt nicht, weil der Katheter entweder auf Widerstand stößt, oder sich im Ösophagus-Stumpf aufrollt. Es läßt sich kein Mageninhalt gewinnen.

Bei einem versehentlichen Fütterungsversuch wird das Kind sehr schnell aspirieren, also die Atemnot verstärkt auftreten. Außerdem wird die Nahrung unverdaut erbrochen.

Wenn der Verdacht auf eine Ösophagusatresie besteht, muß das Kind unverzüglich auf eine kinderchirurgische Intensivstation verlegt werden. Dort wird man durch eine Röntgen-Kontrastdarstellung die genauen anatomischen Verhältnisse klären.

Die **Notversorgung** besteht im Legen einer offenen Magensonde, so daß verschlucktes Sekret aus dem oberen Blindsack abfließen kann, und nicht in die Lunge gelangt. Diese Sonde muß regelmäßig abgesaugt werden. Wenn das Kind intubiert werden muß, sollte man sehr vorsichtig vorgehen, wobei der Tubus über eine eventuelle Verbindungsstelle zum Ösophagus hinausgeschoben werden muß, damit bei der Beatmung keine Luft verlorengeht oder in den Magen gelangen kann, denn eine volle Magenblase würde von unten auf den Thorax drücken und die Atemsituation verschlechtern.

Je nach Verhältnissen gelingt es bei der **anschließenden Operation**, die normalen anatomischen Verhältnisse herzustellen. Ist die Atresie langstreckig, wird das obere Ende am Hals herausgeführt (Speichelfistel), damit Speichel und Sekret abfließen können, und es wird eine Magenfistel angelegt, über die das Kind ernährt wird. Ein Korrektureingriff, bei dem ein Stück Darm anstelle des fehlenden Ösophagus eingesetzt wird, schließt sich später an. An den Nahtstellen entstehen häufig Stenosen, so daß auch dauerhafte Schluckstörungen vorliegen können und Nachoperationen nötig werden. Daher ist die Ösophagusatresie nach wie vor eine schwere Fehlbildung, die zwar in vielen Fällen korrigiert werden kann, aber doch häufig dauerhafte Probleme nach sich zieht.

### 11.1.3 Magen und Dünndarm

Atresien im Dünndarmbereich sind relativ selten (ca. 1: 6000), und kommen am ehesten im Zwölffingerdarm vor. Dabei können sowohl membranartige Verschlüsse als auch längerstreckige Defekte vorkommen. Auch bei diesen Kindern weist ein Hydramnion auf die Diagnose hin. Im Magen findet sich eine große Menge Fruchtwasser. Bei Fütterungsversuche erbrechen die Kinder große Mengen angedauter Nahrung, und haben gleichzeitig geringen Mekonium- und Stuhlabgang. Je nach Lage der Atresie ist das Erbrochene gallig oder nicht. Im Röntgenbild fällt die große Magenblase auf, und daß der restliche Darm auffallend wenig oder keine Luft enthält.

Oft wird die Diagnose schon intrauterin im Ultraschall gestellt, denn der vergrößerte fruchtwasserhaltige Magen ist ein Hinweiszeichen.

Es sollte eine unverzügliche Operation erfolgen, um entweder die normalen Verhältnisse herzustellen, oder mit Hilfe einer eingefügten Dünndarmschlinge einen funktionellen Ersatz zu schaffen.

**Volvulus** und **Rotationsanomalien** sind relativ seltene Fehlbildungen, bei denen die normale Faltung der Bauchorgane in der Embryonalzeit ausgeblieben oder fehlerhaft abgelaufen ist. Die Symptomatik tritt nicht unbedingt in den ersten Lebenstagen auf, und entspricht am ehesten einem Ileus.

### 11.1.4 Dickdarm und Anus

Die wichtigste Fehlbildung am Enddarm ist die Analatresie mit einer Häufigkeit von ca. 1:4000 Geburten. Wichtigstes Zeichen ist neben der äußerlich nicht immer sichtbaren Atresie der fehlende Mekoniumabgang.

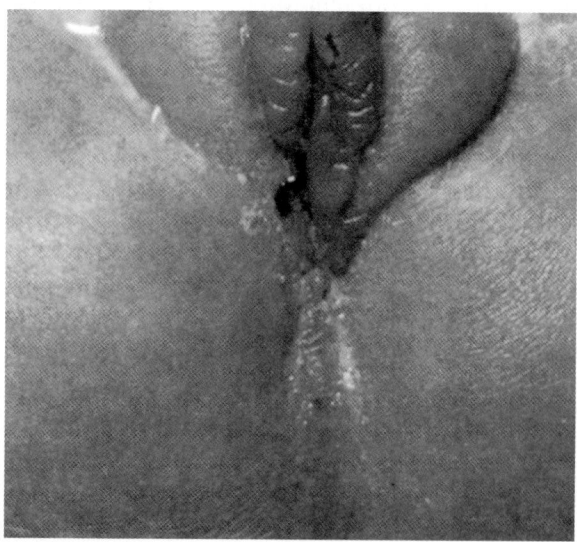

**Abb. 11.3** Analatresie (aus: *Zitelli/Davis*, Farbatlas pädiatrischer Krankheitsbilder, Georg Thieme Verlag Stuttgart, 1989)

Es werden verschiedene Formen unterschieden:

- Eigentliche Analatresie, mit einem membranartigen Verschluß des Anus bzw. kurzstreckiger Atresie. Dieser tiefe Typ macht bei Mädchen 80% und bei Knaben 50% aller Analatresien aus.
- Anorektale Atresie: Neben dem Verschluß fehlt ein mehr oder weniger großer Anteil des Rektums (Enddarmes), evtl. auch noch höhere Darmabschnitte.
- Daneben gibt es noch weitere seltenere Formen, etwa mit atypisch liegender Analöffnung, unvollständige Atresien, mehrfache Öffnungen bzw. Fisteln etc.

Wird die Analatresie nicht entdeckt, und das Kind versehentlich gefüttert, entwickelt sich innerhalb weniger Tage eine sehr ausgeprägte Ileussymptomatik mit massiv aufgeblähtem Bauch.

Daher ist es wichtig, den Mekoniumabgang zu dokumentieren, und bei jedem Kind die Analöffnung anzuschauen.

Wenn eine solche Fehlbildung entdeckt wird, bekommt das Neugeborene zur Nährstoff- und Flüssigkeitszufuhr eine Infusion. Es sollte zügig in ein kinderchirurgisches Zentrum überwiesen werden. In den meisten Fällen wird in einer ersten Operation ein künstlicher Darmausgang angelegt, um den Abgang von Mekonium und Stuhl zu gestatten. Der Korrektureingriff ist je nach Länge und Lage der Atresie unterschiedlich aufwendig und komplikationsträchtig. Bei erfolgreicher Korrektur kann nach einigen Monaten der künstliche Ausgang wieder verschlossen werden. Als Spätfolge ist eventuell mit Inkontinenz oder Obstipation durch Stenosen zu rechnen, da durch Fehlanlage der Sphinktermuskulatur sowie durch Narben die Funktion des Enddarmes beeinträchtigt sein kann.

**Morbus Hirschsprung:** Wenn die Nervenzellen des (End-)Darmes in einem bestimmten Segment ausfallen, gibt es dort keine normalen peristaltischen Bewegungen mehr. Der Darm ist enggestellt, und es entsteht eine funktionelle Stenose, die den Abgang von Stuhl erschweren oder verhindern kann. Diese Erkrankung kommt bei etwa 1: 5000 Kindern vor, und zeigt sich oft schon beim Neugeborenen. In den meisten Fällen ist die chirurgische Entfernung des betroffenen Darmabschnittes nötig.

## 11.1.5 Leber und Gallengänge

Bei der **Gallengangsatresie** ist der Abfluß der Gallenflüssigkeit in den Darm unterbrochen. Man muß die extrahepatische Gallengangsatresie von der intrahepatischen unterscheiden. Eine extrahepatische Atresie kann mit und ohne Fehlbildung der Gallenblase vorkommen.

Es gibt verschiedene Formen der **intrahepatischen** Gallengangsfehlbildungen, bei denen die feinen Gallengänge normal vorhanden sind oder auch großenteils fehlen, dann meist in Kombination mit anderen Fehlbildungen oder Stigmata.

Bei einer Abflußstörung der Gallenflüssigkeit fallen die Kinder durch einen verlängerten Ikterus auf, wobei zunehmend eine schmutziggrüne Hautfarbe entsteht. Im Gegensatz zum physiologischen oder verstärkten Neugeborenen-Ikterus wird nämlich konjugiertes, also von der Leber zur Ausscheidung vorbereitetes Bilirubin in die Blutbahn abgegeben, sozusagen als Rückstau. Durch den Gallenstau entsteht eine biliäre Zirrhose, die sich im Gegensatz zu anderen Formen der Leberzirrhose sehr schnell entwickeln kann. Ohne Behandlung versterben die meisten Kinder in den ersten Lebensjahren.

Bei **extrahepatischen Atresien** kann die Stenose operativ überbrückt werden, indem man z. B. eine Dünndarmschlinge als Gallenweg verwendet. Als Folge entsteht oft eine bakterielle Dauerbesiedelung der Gallenwege.

Wenn eine Leberzirrhose droht bzw. eine ableitende Operation nicht möglich ist, besteht die Indikation zur **Lebertransplantation**. In den letzten Jahren ist die Erfolgsquote deutlich gestiegen, so daß sich diese Behandlung schon fast zur Routinemethode entwickelt. Da nicht genügend Spenderorgane zur Verfügung stehen, wird teilweise auch ein Leberstück von einem Lebendspender (z. B. Familienmitglied) verwendet, wenn dies aus immunologischen Gründen möglich ist.

Bezüglich anderer Lebererkrankungen s.a. Ikterus (17.)

### 11.1.6 Bauchwand und Nabel

Eine Omphalozele (Nabelschnurbruch) wird oft schon pränatal im Ultraschall festgestellt und ist dann eine Indikation zur primären Sectio. Es handelt sich um einen Bauchwanddefekt, bei dem Bauchinhalt, vor allem Darmschlingen, aber auch Anteile der Leber, in einem Bruchsackartigen Gebilde im Bereich des Nabels vor der Bauchdecke liegen. Bei Spontangeburt reißt diese meist durchscheinend glasige Membran oft ein, so daß die Organe offenliegen. Bei etwa ¼ dieser Kinder bestehen weitere Fehlbildungen, meist Chromosomenstörungen, aber auch Herzfehler, Drehungsanomalien der Baucheingeweide, und weiteres.

**Erstversorgung:** Bei intaktem Bruchsack wird dieser mit angefeuchteten (sterile 0,9%ige Kochsalzlösung) Gazetupfern abgedeckt, darüber eine trockene Tupferschicht, evtl auch Fettgaze. Zugluft und Austrocknung und damit auch Auskühlung müssen mit allen Mitteln verhindert werden. Versuche, den Bauchinhalt zu reponieren sind zwecklos und richten nur Schaden an. Das Kind wird seitlich gelagert, bekommt eine Infusion, wird antibiotisch behandelt, erhält eine offene Magenablaufsonde, und wird zügig in eine kinderchirurgische Abteilung verlegt.

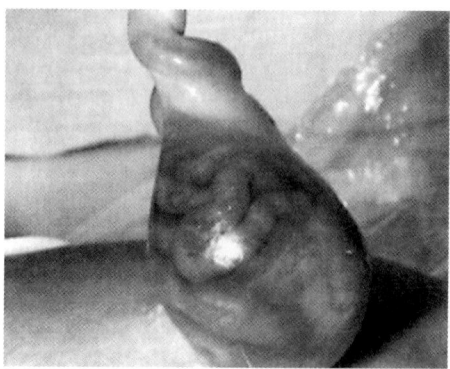

**Abb. 11.4** Omphalozele (aus: *Zitelli/Davis*, Farbatlas pädiatrischer Krankheitsbilder, Georg Thieme Verlag Stuttgart, 1989)

Bei rupturiertem Bruchsack müssen die Organe mit NaCl- Lösung feucht gehalten werden. Hier ist die Auskühlungsgefahr besonders groß. Die äußerste Verbandschicht muß trocken sein. Das Kind wird so schnell wie möglich operiert, da die außenliegenden Organe, besonders der Darm, sehr schnell so stark geschädigt werden, daß eine Rettung nicht mehr möglich ist.

Eine vergleichbare Fehlbildung ist die **Gastroschisis,** bei der ein Bauchwanddefekt in der Regel unterhalb des Nabels besteht. Die Organe liegen hier meist offen und außerhalb der Bauchhöhle. Die Erstversorgung entspricht einer rupturierten Omphalozele. Die chirurgische Versorgung ist oft schwierig, da nicht genügend Bauchdecke vorhanden ist, um allen Organe einzuschließen. Daher müssen künstliche Bauchdecken eingepflanzt werden, die dann überhäutet werden sollen. Es sind oft viele Eingriffe nötig, mit problematischem Endergebnis. Begleitende Fehlbildungen, z. B. Darmatresien, sind relativ häufig. (Zwerchfellhernie s. 9.2)

## 11.2 Erkrankungen des Magen-Darm-Traktes

### 11.2.1 Infektionen

Akute Magen-Darm-Infektionen sind bei Neugeborenen überwiegend durch Rota-Viren bedingt (s. 21.5.10). Während diese bei Erwachsenen nur relativ selten zu schweren Durchfällen führen, können Kinder in den ersten Lebenswochen dadurch schwer krank werden. Wie weit eine Beziehung zwischen Rota-Viren und nekrotisierender Enterokolitis (s.u.) besteht, ist nicht ganz klar. Rota- Infektionen können unter dem Bild einer Sepsis verlaufen, so daß fälschlich antibiotisch behandelt wird.

Andere Darmerreger sind in den ersten Lebenstagen von geringerer Bedeutung. Allerdings können sowohl Viren als auch Bakterien, die später z. B. Atemwegsinfekte machen, bei jungen Säuglingen Darmsymptome wie Durchfälle hervorrufen.

Die **Hauptgefahr bei Durchfällen** im Neugeborenen-Alter ist die Entgleisung des Wasser- und Salzhaushaltes. Daher sind entsprechende Kontrollen nötig, und bei stärkerem Gewichtsverlust (mehr als 5% innerhalb 24 Stunden) sollte eine intensivere Überwachung erfolgen, und eine Infusionsbehandlung wird nötig.

### 11.2.2 Nekrotisierende Enterokolitis (NEC)

Bei der NEC wandern Darmbakterien durch die Schleimhautbarriere und bilden unterhalb der Schleimhaut Gasblasen, die dann zur Trennung von Schleimhaut und Bindegewebe führen, und vor allem die Durchblutung des Darmes so weit behindern, daß es nicht nur zum Verlust der Schleimhaut kommen kann, sondern auch zu Perforationen nach außen in die freie Bauchhöhle. Es ist eine lebensbedrohliche Erkrankung, die unbehandelt immer zum Tode führt. Klinische Zeichen sind Atemstörungen, ein aufgetriebener und geröteter Bauch, Erbrechen, Schockzeichen wie Temperaturschwankungen, verminderte Urinausscheidung, und Blutungen.

Die NEC kommt vor allem bei kleinen Frühgeborenen vor, aber auch bei reifen Neugeborenen, vor allem bei zusätzlichen **Risikofaktoren**:

– hyperosmolare Nahrungen (zu konzentrierte Zubereitungen oder ungeeignete Zusätze),
– Asphyxie,
– Rota-Virus-Infektionen (nur manche Stämme).

Der eigentliche Auslösemechanismus ist allerdings nicht bekannt. Die Sterblichkeit beträgt trotz Intensivbehandlung ca. 30 bis 40%. Wichtig ist die sofortige Nahrungskarenz, eine antibiotische Behandlung, und bei Hinweisen auf Perforation die Entfernung der neurotischen.

### 11.2.3 Leistenbruch und Nabelbruch

Ein **Leistenbruch** kommt bei Neugeborenen häufig vor, mehr bei Knaben (ca. 2:1), und mehr auf der rechten Seite. Beim Leistenbruch des Neugeborenen ist nicht Gewebeschwäche die Ursache, sondern eine noch nicht ganz geschlossene fetale Verbindung zwischen Bauchhöhle und davorliegenden Strukturen (Leistenkanal). Daher sind Leistenbrüche bei Frühgeborenen häufiger, bis zu 5% bei FG unter 1500 g!

Durch den Leistenbruch treten normalerweise Darmschlingen aus, bei Mädchen nicht selten das Ovar. Dies wird dann durch häufige Repositionen geschädigt und kann funktionsuntüchtig werden.

Leistenbrüche bei Neugeborenen und Säuglingen müssen immer operiert werden. Eine „Ausheilung" oder Behandlung mit Bruchbändern etc. ist aufgrund

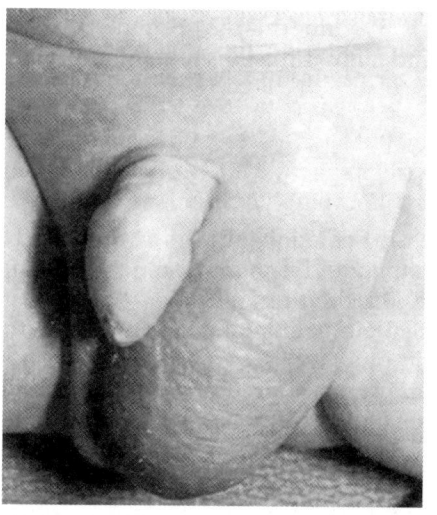
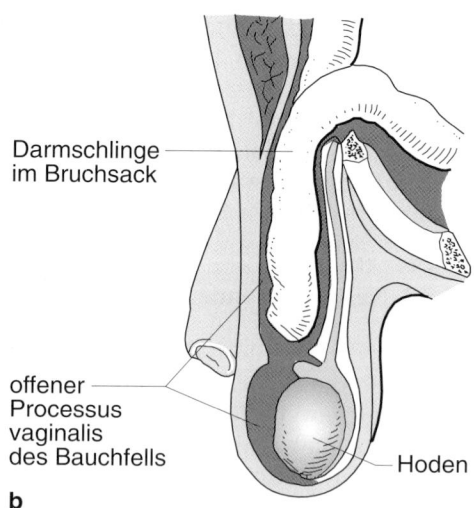

Darmschlinge im Bruchsack

offener Processus vaginalis des Bauchfells

Hoden

a                          b

**Abb. 11.5a/b** Angeborene Leistenhernie, **a** typischer Befund beim Neugeborenen, **b** anatomische Verhältnisse (**a** aus *Zitelli/Davis*, Farbatlas pädiatrischer Krankheitsbilder, Georg Thieme Verlag Stuttgart, 1989)

der anatomischen Verhältnisse nicht zu erwarten. Die Operation muß normalerweise nicht dringlich vorgenommen werden, sondern kann auf einen Zeitpunkt verschoben werden, wenn es dem Kind gut geht.

Eine gefährliche Komplikation ist die Einklemmung, d. h. wenn Bauchinhalt in den Bruchsack eingetreten ist, aber nicht mehr zurückschlüpfen kann. Die solchermaßen gefangenen Darmschlingen werden dann nicht mehr durchblutet, werden nekrotisch, und perforieren. Ein eingeklemmter Leistenbruch ist daher ein operativer Notfall.

**Nabelbruche** sind sehr viel häufiger. Der bindegewebige Nabelring ist nicht in allen Fällen ausreichend stabil, so daß bei Belastung (Schreien) Bauchinhalt vordringen kann. Der Nabelbruch ist dem Leistenbruch des Erwachsenen vergleichbar, nur daß hier keine erworbene Gewebsschwäche, sondern eine anlagemäßige Bindegewebslücke vorliegt. Nabelbrüche neigen aufgrund des großen Bruchquerschnittes kaum jemals zur Einklemmung, und haben eine große spontane Heilungstendenz, so daß sie nicht operiert werden. Nur wenn der Nabelbruch sehr groß ist, oder Beschwerden verursacht, kann er am Ende des Kleinkindesalters operiert werden.

### 11.2.4 Gastroösophagealer Reflux

Beim Neugeborenen funktioniert der Ventilmechanismus am Mageneingang noch nicht so gut wie im späteren Leben. Daher kann es sehr leicht vorkommen, daß Nahrung aus dem vollen Magen zurückfließt und sogar erbrochen wird. Bei fast allen Neugeborenen beobachtet man, daß nach einer Mahlzeit kleinere Milchmengen gespuckt werden. Wenn das Kind dabei keine Zeichen des Unwohlseins zeigt, hat dies keinerlei Bedeutung. In einigen Fällen ist dieses Zurückfließen (Reflux) so ausgeprägt, daß große Nahrungsmengen wieder erbrochen werden. Dies führt einerseits zur Mangelversorgung des Kindes. Außerdem ist in solchen Fällen über lange Zeit der saure Mageninhalt in der Speiseröhre, die dann gereizt wird und sich entzündet. Das Kind hat Schmerzen, was sich in plötzlichen Schreiattacken zeigt, die auch aus dem Schlaf heraus auftreten, und bei denen das Kind nicht zu beruhigen ist.

In solchen Fällen kann durch Bauch- und Schräglagerung meist erreicht werden, daß der Mageninhalt weniger zurückfließt, so daß Medikamente oder gar operative Eingriffe vermieden werden. Nach dem 3. bis 5. Lebensmonat wird der normale Reflux deutlich weniger.

### 11.2.5 Pylorusstenose

Bei einer Pylorusstenose („Magenpförtnerkrampf") ist anlagebedingt die Muskulatur am Magenausgang sehr kräftig, so daß die angedaute Nahrung nur sehr schwer an den Zwölffingerdarm weitergegeben wird. Der Magen versucht mit Kraft, dieses Hindernis zu überwinden, so daß die Peristaltik sehr kräftig wird. Die Kinder fallen durch Erbrechen auf, wobei dieses unter großem Druck erfolgt, so daß das Erbrochene weit aus dem Bett geschleudert wird. Die Symptome können sich schon beim Neugeborenen abzeichnen, treten aber meist erst mit 4 bis 8 Wochen auf. Knaben sind häufiger betroffen.

Die **Behandlung** ist in den meisten Fällen operativ, wobei der Eingriff harmlos ist und gut vertragen wird.


### 11.2.6 Mukoviszidose (CF)

Die Mukoviszidose oder zystische Fibrose (CF) ist die häufigste genetisch bedingte Erkrankung (ca. 1:2000 in Mitteleuropa). Sie wird autosomal rezessiv vererbt, d. h. die Eltern sind klinisch gesund, aber beide Erbträger.

Bei der Erkrankung besteht ein Defekt des Chloridkanals, d. h. vorwiegend Schleimhautzellen können keine Chloridionen transportieren, was zu einer **veränderten Sekretzusammensetzung** führt:

- In der **Lunge** wird ein zähes Sekret gebildet, das nicht nur schwer abgehustet wird, sondern auch als Infektionsherd dient, so daß sich frühzeitig eine chronische Infektion mit Zerstörung der Lungensubstanz entwickelt.
- In der **Bauchspeicheldrüse** kommt es durch Verklebung der feinen Sekretgänge zu einer mangelnden Abgabe von Verdauungssekreten, so daß die enzymatische Verdauung nicht oder nicht vollständig funktioniert, was eine Gedeihstörung, Fettstühle, Blähungen etc. nach sich zieht.
- Der **Schweiß** ist sehr salzhaltig, was vor allem im Sommer oder bei Fieber zu massiven Salzverlusten führen kann.

Darüber hinaus gibt es noch zahlreiche weitere, nicht bei jedem Patienten auftretende Probleme, wie z. B. Infertilität bei Männern (fast 98%), Leberzirrhose (ca. 5%), Diabetes mellitus (je nach Alter < 1 bis > 30%), Asthma und noch einiges mehr.

Bei **Neugeborenen** kann es zum Mekoniumileus kommen (5–8% der CF-Patienten), d. h. es geht kein Mekonium ab, mit Ileussymptomatik meist ab dem zweiten Lebenstag. Auch ein erschwerter Mekoniumabgang ist ein nachträglich oft geschildertes Frühzeichen. Der **Mekoniumileus** ist ein Notfall. Man muß einen künstlichen Darmausgang schaffen, der je nach Funktionsfähigkeit des Dickdarms für einige Wochen oder Monate nötig ist.

**Diagnostik**: Eine einfache Methode (ab ca. dem 3. Lebensmonat) ist der *Schweißtest*. Da er nicht in allen Fällen aussagekräftig ist und die Frage oft schon vorher gestellt wird, gibt es weitere Methoden:

- *Molekulargenetik*: derzeit sind fast 800 verschiedene Varianten des Gendefektes bekannt, aber trotzdem ist nur bei etwa 80% der Patienten damit die Diagnose zu sichern.
- *Elastase im Stuhl*: Eine Erniedrigung weist auf eine Unterfunktion der Bauchspeicheldrüse hin.
- Nasale Potentialdifferenz und *Ussing-Kammer* sind spezielle Diagnostikmethoden, die eine CF ziemlich sicher beweisen, aber nicht für die Routinediagnostik geeignet sind.

Wenn die Diagnose CF gestellt wurde, sind natürlich weitere Untersuchungen fällig, um die einzelnen Organfunktionen zu überwachen.

Einen zuverlässigen **Screeningtest** gibt es leider nicht. In einigen Kliniken wird noch der BM-Test durchgeführt (Albumin-Nachweis im Mekonium). Leider wird dabei nur jedes zweite Kind mit CF gefunden, während auf ein CF-Kind mehr als 10 „Fehlalarme" mit entsprechender Verunsicherung vorkommen.

**Therapie**: Eine kausale „heilende" Behandlung gibt es (noch) nicht. Die Behandlung ist aufgrund der Komplexität der Erkrankung vielschichtig:

- Gabe von Pankreasenzymen zu den Mahlzeiten, um die Verdauungsfunktion weitgehend zu normalisieren,
- hochkalorische fettreiche Diät,
- häufige Antibiotika-Therapie wegen der Lungeninfektionen,
- Atemgymnastik, um das zähe Sekret aus der Lunge zu bekommen,
- Inhalation mit verschiedenen Medikamenten,
- weitere Medikamente und Maßnahmen je nach sonstigen Problemen.

**Prognose**: Durch die intensive und trotz der Unheilbarkeit auch erfolgreiche Therapie ist nicht nur die Lebenserwartung deutlich gestiegen (von weniger als 5 Jahren vor 1960 auf über 30 Jahre heute). Somit ist aus einer „Kinderkrankheit" eine „Erwachsenen-Krankheit" geworden, mit ganz neuen Problemen (Selbständigkeit, Beruf, Partnerschaft, Rente etc.).

Einigen Patienten steht die Möglichkeit der Lungentransplantation zur Verfügung, wobei aufgrund des Organmangels 50% auf der Warteliste sterben und die Langzeitergebnisse noch nicht ganz befriedigend sind.

Die Prognose hängt entscheidend von der Qualität der Betreuung ab. Daher sollte die Betreuung dieser Patienten und ihrer Familien in entsprechend qualifizierten Zentren erfolgen.

# 12 Erkrankungen und Fehlbildungen des Nervensystems

Untersuchung der Reflexe s. 2.3.
Meningitis s. 21.1.
Asphyxie s. 5.

## 12.1 Neurologische Symptome

Zur gründlichen Untersuchung des Neugeborenen gehört die Beurteilung von

– Reflexen, also automatischen Reaktionen,
– Verhalten, also spontanen Aktionen,
– Leistungen, z. B. Saugen und Trinken.

Diese Punkte sind unmittelbar nach der Geburt noch nicht so genau zu beurteilen, sondern erst nach Stabilisierung des Kindes (s.a. 2.3)

Wenn Erkrankungen oder Fehlbildungen des Nervensystems vorliegen, deutet sich dies durch eine Vielzahl von teilweise uncharakteristischen Symptomen an. Wenn solche Alarmzeichen einzeln oder gar kombiniert beobachtet werden, ist daher das Kind erneut genau zu untersuchen:

**Neurologische Alarmzeichen:**

– konstante Übererregbarkeit,
– Fütterungsschwierigkeiten, die über die normale Anpassung hinausgehen,
– dauerhafte Haltungsabweichungen von Kopf oder Blickabweichung,
– konstante Asymmetrie in Bewegungen oder Muskeltonus,
– Opisthotonus (nach hinten gerichtete Kopfhaltung auch in Ruhe),
– Apathie und Bewegungsarmut,
– „floppy infant" = sehr schlaffer Muskeltonus auch bei wachem Kind,
– Hyperexzitabilität, Zittrigkeit,
– Krampfanfälle,
– ungewöhnlicher/abnormer Schrei,
– gespannte bzw. vorgewölbte Fontanelle.

*Sehr bedenkliche Alarmzeichen,* die auf eine bedrohliche Symptomatik hinweisen, meist auf Hirndruck bzw. Hydrozephalus, sind:

– Kombination von Sonnenuntergangsphänomen, Erbrechen, weiten Schädelnähten und schnell zunehmendem Kopfumfang,
– Auftreten und vor allem Wiederauftreten von Atemproblemen und Apnoen.

## 12.2 Fehlbildungen

### Hydrozephalus

Ein Hydrozephalus („Wasserkopf") liegt vor, wenn die Liquorräume erweitert sind. Beim angeborenen H. handelt es sich überwiegend um einen inneren H., bei dem die Hirnventrikel erweitert sind, also vermehrt Flüssigkeit enthalten. In den meisten Fällen besteht eine Abflußbehinderung im Aquädukt, also unterhalb des dritten Ventrikels. Ursache kann eine Fehlbildung aus unklarer Ursache sein, aber auch Infektionen (Toxoplasmose) können eine solche Stenose bereits intrauterin hervorrufen. Ferner ist ein Hydrozephalus ein begleitendes Symptom bei der Myelomeningozele (MMC) und bei einigen anderen Fehlbildungssyndromen.

Bei Neugeborenen seltener ist der kommunizierende Hydrozephalus, bei dem also innere und äußere Liquorräume erweitert sind. Eine solche Situation tritt vor allem nach Infektionen (auch Toxoplasmose, Röteln, CMV und Meningitiden) auf. Hier füllt der Liquor sozusagen fehlende Hirnsubstanz auf.

Der Ausprägungsgrad des H. kann sehr unterschiedlich sein, je nach Ausmaß und Ursache der Stenose.

Die schwerste Form ist der Hydroanencephalus. Hierbei ist bereits pränatal die Erweiterung der inneren Liquorräume so ausgedehnt, daß praktisch keine Hirnsubstanz vorhanden ist. Diese Kinder haben als Neugeborene meist einen sehr großen Kopfumfang, so daß eine vaginale Entbindung nicht möglich ist. Nach der Geburt treten sehr häufig Atemstörungen auf, an denen ein Großteil dieser Patienten auch verstirbt.

**Klinische Zeichen:** Wichtigste klinisches Zeichen ist der vergrößerte Kopfumfang, vor allem aber das schnelle Wachstum des Kopfes. Als Zeichen des Druckes können die Schädelnähte weit auseinanderstehen, und die Fontanellen sind sehr groß.

Als Zeichen des Druckes auf die Augenmuskelnerven haben die Kinder oft eine dauerhaften Blick nach unten, d.h. man sieht oberhalb der Pupille ein Stück weiße Bindehaut. Dieses Symptom wird als Sonnenuntergangsphänomen bezeichnet. Ferner sind viele der Kinder bereits bei der Geburt neurologisch auffällig, indem die Neugeborenenreflexe nicht normal ablaufen, und etwa auch Trinkprobleme auftreten.

**Untersuchungsbefunde:** Die Diagnose ist in vielen Fällen bereits intrauterin gestellt, ansonsten wird bei entsprechendem Verdacht eine Ultraschalluntersuchung beim Kind vorgenommen. Man kann dabei die Größe des Ventrikelsystems gut ausmessen. Darüber hinaus wird man bei manifestem Hydrozephalus auch eine CT-Untersuchung vornehmen, um auch diejenigen Bereiche beurteilen zu können, die sich der Sonographie entziehen.

**Behandlung:** Diese hängt sehr von der Ursache ab. Beim kommunizierenden Hydrozephalus kann man lediglich versuchen, den Auslöser zu therapieren.

Beim Hydrozephalus internus besteht die Gefahr, daß durch den zunehmenden inneren Hirndruck weitere Substanz geschädigt wird. Hier ist es also wichtig, daß ein Ersatzweg für den Liquorabfluß geschaffen wird. Hierzu benutzt man spezielle Shuntsysteme, meist als „Ventil" bezeichnet.

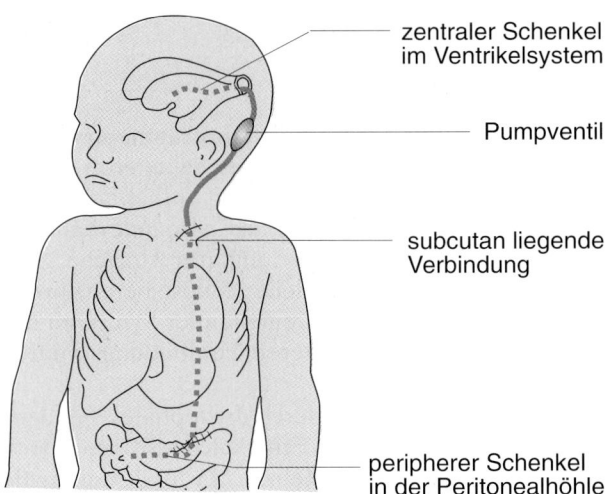

zentraler Schenkel
im Ventrikelsystem

Pumpventil

subcutan liegende
Verbindung

peripherer Schenkel
in der Peritonealhöhle

**Abb. 12.1** Ventrikuloperitonealer Shunt („Ventil") bei Hydrozephalus

Der zentrale Teil des Shuntsystems besteht aus einem Einlaßröhrchen, das zahlreiche Öffnungen hat, in die der Liquor einströmen kann, und so konstruiert ist, daß es sich nicht an die Ventrikelwand anlegen kann.

Dann kommt das eigentliche Ventil, das den Rückfluß des Liquors verhindern soll, gleichzeitig aber auch ein unkontrolliertes Abströmen. Dieses Ventils liegt außerhalb des Schädels subkutan, und kann ertastet werden. Der periphere Schenkel des Systems besteht aus einem längeren Plastikröhrchen, dessen freies Ende im Peritonealraum liegt.

Ab einem bestimmten Druck öffnet sich also das Ventil, und der Liquor fließt in die Bauchhöhle, wo er resorbiert wird. Früher wurden Ableitungssysteme verwendet, bei denen der freie Schenkel in eine herznahe Vene gelegt wurde. Dies zog aber zahlreiche Komplikationen nach sich, vor allem Thrombosen, so daß dieser Weg wieder verlassen wurde.

Bei älteren Ventilsystemen konnte man unter der Haut eine halbkugelige Membran tasten, und durch Fingerdruck regelrecht pumpen, z. B. um die Funktion zu überprüfen. Neuere Ventilsysteme lassen sich von außen einstellen, so daß der Grad der Drainage angepaßt werden kann. Eine einfache Funktionsüberprüfung ist nicht mehr möglich, so daß diese Kinder in neurologisch versierten Kliniken betreut werden.

Ventilsysteme funktionieren oft nur einen begrenzten Zeitraum oder führen zu **Komplikationen**, z. B.:

– Verstopfung durch stark eiweißhaltigen Liquor, vor allem in den ersten Lebensmonaten,
– die Verbindung zwischen den einzelnen Anteilen kann sich lösen, so daß Liquor subkutan austritt („Liquorkissen"),
– aufsteigende oder septisch entstandene Infektion des Systems,
– Bauchsymptome wie Ileus, Darmperforation durch den ableitenden Schenkel.

Daher müssen Kinder mit einem Shuntsystem regelmäßig vom Spezialisten betreut werden, und bei jeglichen unspezifischen Zeichen wie Trinkunlust, schrillem Schreien, Pulsunregelmäßigkeiten, später auch Kopfschmerzen und plötzlichen Verhaltensänderungen, muß die Funktion des Systems überprüft werden.

Erkennt man eine Dysfunktion des Systems nicht, steigt der Hirndruck schnell an, und es kann durch plötzlichen Druck auf den Hirnstamm zum Atemstillstand kommen.

**Prognose:** Bei einem Hydrozephalus muß man im allgemeinen eine mehr oder weniger ausgeprägte Schädigung der Hirnsubstanz annehmen. So werden die Kinder in unterschiedlichem Maße geistig und motorisch behindert sein. Von der Menge der übriggebliebenen Hirnsubstanz kann aber niemals auf den Grad der Behinderung geschlossen werden, so daß voreilige Prognosen vermieden werden sollten. Eine laufende Betreuung und vor allem Förderung des Kindes ist unerläßlich.

**Neuralrohrdefekte**

In der frühen Embryonalzeit bildet sich auf der Rückseite des Embryo eine längliche Platte, die die Anlage des Nervensystems darstellt. Sie faltet sich zu einem Wulst, der sich dann zunächst in der Mitte, dann schrittweise zu den Enden hin zu einem Rohr schließt und dann weiter differenziert. Dieser Vorgang spielt sich zwischen dem 18. und 28. Gestationstag ab, und ist offenbar störempfindlich. Daher sind **Neuralrohrdefekte** die häufigsten Fehlbildungen des Nervensystems.

Der wichtigste dieser Defekte ist die **Myelomeningocele** (abgekürzt MMC). Es handelt sich normalerweise um zwei kombinierte Defekte:

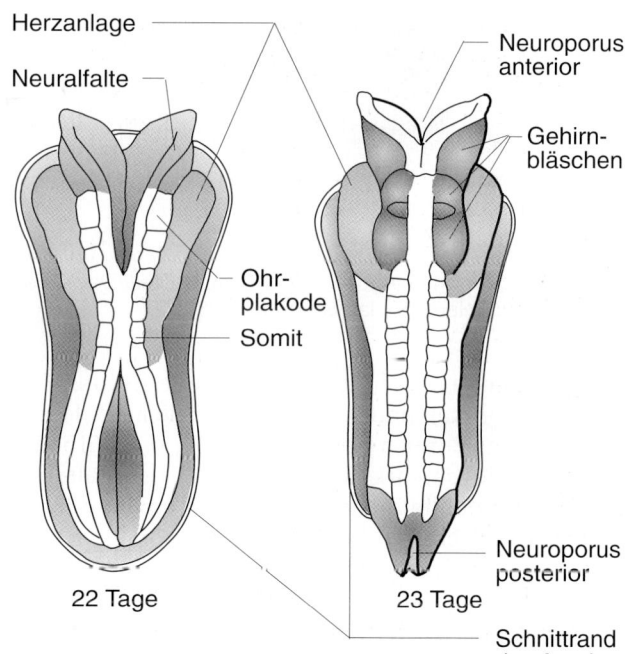

**Abb. 12.2** Embryonalentwicklung des Neuralrohrs

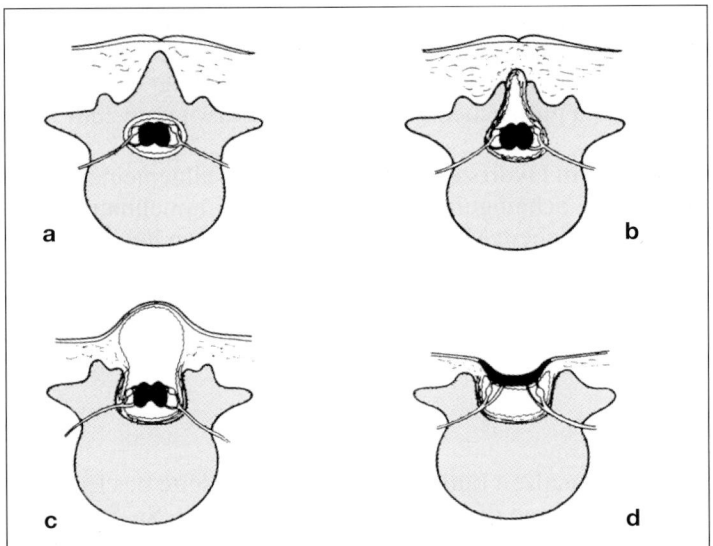

**Abb. 12.3a–d** Neuralrohrdefekte, **a** normal, **b** spina bifida occulta, **c** Meningozele, **d** Myelomeningozele

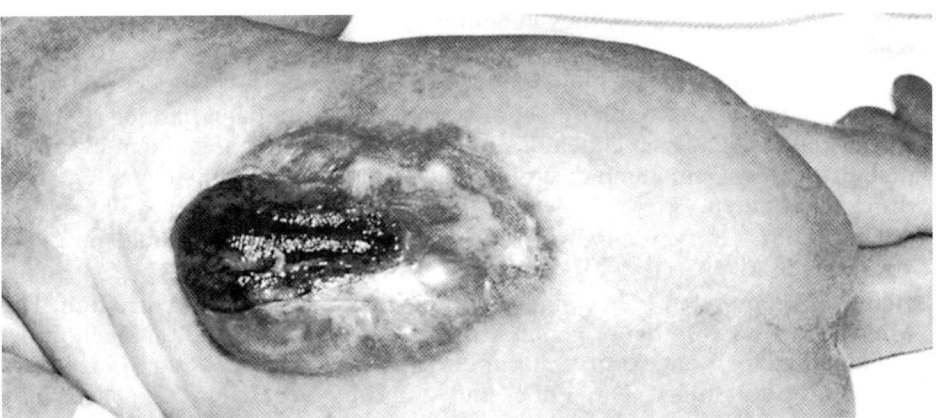

**Abb. 12.4** Myelomeningozele (MMC) (aus: *Zitelli/Davis*, Farbatlas pädiatrischer Krankheitsbilder, Georg Thieme Verlag Stuttgart, 1989)

An der unteren Schlußstelle des Neuralrohrs, also im Lumbalbereich, sehr viel seltener thorakal, findet sich die eigentliche Zele (Aussackung). Die Wirbelsäule ist in diesem Bereich dorsal gespalten, die Wirbelbogen und Dornfortsätze fehlen. Das Rückenmark liegt offen und ist gespalten und daher plattenartig aufgeklappt. Die Fehlbildung ist meist von einem dünnen teils glasig durchscheinenden Sack bedeckt, der in vielen Fällen, vor allem nach vaginaler Entbindung, rupturiert ist. Dann tropft der Liquor von der offenen fehlgebildeten Nervenplatte ab. Der Körper ist unterhalb des Versorgungsgebietes, in dem die Zele liegt, ganz oder teilweise gelähmt. Um die Zele herum ist die Haut meist ähnlich wie bei einem Hämangiom gerötet.

Das Stammhirn ist fehlgebildet, indem wichtige Anteile der Stammganglien nach kaudal verlagert sind (Arnold-Chiari-Fehlbildung). Dadurch wird es im Bereich des Hinterhauptsloches eng. Als Folgeerscheinung kann der Liquor durch Einengung des Aquädukts nicht so gut von den inneren Liquorräumen abfließen. Dadurch tritt ein Hydrozephalus internus auf. Bei 80% der Kinder mit MMC liegt ein Hydrozephalus unterschiedlichen Ausmaßes vor.

Diese beiden Fehlbildungen ziehen weitere Folgen nach sich, was man teilweise schon beim Neugeborenen beobachten kann. Daher erfolgt bei dieser Fehlbildung eine sehr genaue Untersuchung des Kindes, um später die richtigen therapeutischen Maßnahmen ergreifen zu können. Die **Erstuntersuchung** richtet ihr Augenmerk daher vorrangig auf die folgenden Punkte:

– Genaue Dokumentation der **äußerlich sichtbaren Fehlbildung**. Dabei wird festgehalten, wie groß die Zele ist, ob Liquor verlorengeht. Die Größe des Sakkes läßt keinen Rückschluß auf die Ausdehnung des Defektes zu. Bei der Untersuchung sollte sehr vorsichtig vorgegangen werden, um den Schaden nicht zu vergrößern. Außer dem Neurochirurgen darf niemand die offene Nervenplatte berühren, denn dies bedeutet den Untergang zahlreicher weiterer Nervenzellen.

– Der **Kopfumfang** ist sofort und dann täglich zu messen. Besonders wichtig ist dies nach der Operation der eigentlichen MMC, denn dann hat der Hydrozephalus die Tendenz zur schnellen Zunahme. Auch die Fontanelle muß täglich palpiert werden, um zumindest einen gewissen Hinweis auf steigenden Hirndruck zu erhalten.

– **Augen**: Durch Nervenschädigungen können Lähmungen der Augenmuskeln vorkommen.

– **Beine**: In sehr vielen Fällen sind die Beine zumindest teilweise gelähmt. Die Muskelaktivität wird daher genau festgehalten. Bei hohen Lähmungen findet man häufig eine Beugekontraktur in der Hüfte, die nicht selten zu einer Hüftgelenksluxation führt. Die Füße sind aufgrund der Lähmung sehr häufig klumpfußartig deformiert. Eine normale orthopädisch Versorgung wie bei sonstig auftretenden Klumpfüßen (s. 14.2) ist nicht sinnvoll, da wegen der Lähmung sehr schnell wieder eine erneute Deformierung einsetzen wird.

– **Neurologie**: Es wird ein gesamter ausführlicher neurologischer Status erhoben. Diese Untersuchung muß am besten mehrfach unternommen werden, da gerade in den Grenzbereichen zur Lähmung Änderungen eintreten können. So nehmen die Lähmungen nach der Operation der MMC meist zunächst zu wegen des Ödems im Operationsgebiet, können dann aber wieder rückläufig sein.

– **Blase und Niere**: In sehr vielen Fällen besteht eine Lähmung der Blase. Dies führt manchmal schon sehr früh zu einer unzureichenden Entleerung. Die Folge ist ein Rückstau und frühzeitig beginnende rezidivierende Harnwegsinfekte, die wiederum zu einer Schädigung des Nierengewebes führen können.

– **Darm**: In sehr vielen Fällen besteht eine Lähmung des Mastdarms. Dies ist äußerlich sichtbar in der geringen oder fehlenden Einziehung der Analgrube, und dem fehlenden Analreflex. Eine Bedeutung hat dies erst später für das Kind.

– Suche nach **weiteren Organfehlbildungen**, denn bei einigen Syndromen tritt eine MMC gehäuft auf (z. B. Trisomie 18). Vor allem sollten Herzfehler, Nierenfehlbildungen, strukturelle Defekte an den Atemwegen, im Darmtrakt, und am übrigen Skelett ausgeschlossen werden, ferner an den Sinnesorganen.

Die **Häufigkeit** beträgt etwa 1:2000. Bei einigen ethnischen Gruppen gibt es Häufungen bis zum zehnfachen, so in Irland, einigen Gegenden von Wales und England, den Sikhs in Indien und verschiedenen Volksgruppen in Ägypten. Die genetischen Faktoren sind aber nicht bekannt, so ist in 95% die Familienanamnese unauffällig, und selbst bei eineiigen Zwillingen sind nur in ca. 10% beide Kinder betroffen. Das Wiederholungsrisiko für weitere Kinder ist allerdings etwa 5% und sogar 10%, wenn bereits mehrere Geschwister betroffen sind. Die Nachkommen von Betroffenen erkranken mit etwa 4% Häufigkeit.

Neben diesen genetischen Bedingungen gibt es noch einige weitere **Risikofaktoren,** wobei die Angaben teils nicht ganz sicher sind, und die Mechanismen in keinem Falle bekannt sind: Alkoholabusus in der SS, mütterlicher Diabetes, manche Medikamente, Röntgenstrahlen, hohes Fieber in der Frühschwangerschaft, Rauschdrogen, Röteln. Ferner gehören Neuralrohrdefekte zu einigen Fehlbildungssyndromen wie Trisomie 18, Triploidie und anderen.

Da **Folsäuremangel** die Entstehung eines Neuralrohrdefektes begünstigt, wird für alle Frauen mit Kinderwunsch eine ausreichende Folsäureversorgung (0,4 mg/Tag) angeraten. Damit läßt sich das Risiko um ca. $^1/_3$ reduzieren.

Ferner gibt es zunehmend Hinweise, daß genetische Faktoren eine Rolle spielen, wobei allerdings bisher weder ein klassischer Erbgang noch ein bestimmter Genmarker zweifelsfrei identifiziert wurde.

**Eine pränatale Diagnostik** ist bei entsprechendem Verdacht möglich: im Serum der Mutter und im Fruchtwasser ist das Alpha-Feto-Protein erhöht. Eine relativ exakte Diagnose ist dann im pränatalen Ultraschall möglich. Eine Verwechslung ist allenfalls mit Steißbeinteratomen möglich.

Von besonderer Bedeutung ist die richtige **Erstversorgung.** Wenn die Fehlbildung pränatal bekannt ist, sollte eine primäre Sectio vorgenommen werden. Auch da kann es leicht zur Ruptur des Zelensackes kommen, bei vaginaler Entbindung wird dies meist der Fall sein. Das Neugeborene wird auf die Seite gelagert. Der Defekt wird mit großen sterilen trockenen, nicht fusselnden Gazetupfern vorsichtig und locker abgedeckt. Das Kind wird dann mit trockenen warmen Tüchern bedeckt, und muß unbedingt vor Auskühlung geschützt werden, was bei solchen Defekten besonders leicht geschieht.

Anschließend erfolgt die zügige Verlegung in eine Kinderklinik, wo die weitere Versorgung in die Wege geleitet wird. Gelegentlich werden die Kinder primär in spezielle Zentren verlegt. In der Regel besteht keine akute Lebensgefahr, so daß dieser Transport in aller Ruhe abgewickelt werden kann. Bei längerer Transportzeit sollte das Kind eine Dauertropfinfusion zur Glukosezufuhr bekommen und evtl. antibiotisch behandelt werden.

In der Kinderklinik steht dann die schwierige Entscheidung an, ob und wie das Kind versorgt werden kann. Daher wird zunächst die o.g. Bestandsaufnahme erfolgen. Im Idealfall wird das Kind unabhängig vom Pädiater, Neurochirurgen und Orthopäden untersucht, dann kann gemeinsam beraten werden, welche Probleme im individuellen Fall anstehen, und wie sie zu lösen sind. Hat man sich zu einem Eingriff entschieden, was in den allermeisten Fällen geschieht, wird zunächst in einer plastischen Operation (durch eine pädiatrischen Neurochirurgen) der Zelendefekt operiert. Einen evtl. notwendigen ventrikuloperitonealen Shunt bei zunehmendem Hydrozephalus versucht man möglichst spät anzulegen, da die Komplikationsrate in den ersten Lebenswochen besonders hoch ist.

In einigen Fällen ist eine operative Versorgung nicht erfolgversprechend, bzw. die Fehlbildungen oder sonstigen Bedingungen sind extrem ungünstig. In solchen Fällen wird nach reiflicher Überlegung unter Einbeziehung der Eltern der Rat erteilt, das Kind sterben zu lassen. Bei den folgenden Bedingungen sind solche Überlegungen anzustellen:

– ausgedehnte Lähmung der unteren Körperhälfte, – thorakale oder thorako-lumbale Zele,
– bereits bei Geburt bestehende Skoliose oder Kyphoskoliose, – ausgeprägter Hydrozephalus bereits bei Geburt,
– andere schwere Fehlbildungen, z. B. zyanotische Vitien oder Chromosomen-anomalien.

In allen diesen Fällen ist in der Regel die Lebensqualität des Kindes durch zahlreiche Operationen, schwerste körperliche und/oder geistige Behinderung, und weitere Komplikationen stark beeinträchtigt, oder es tritt trotz Operationen und Intensivtherapie der Tod an einer dieser Folgen ein.

**Komplikationen und Probleme:** Bei einigen Kindern treten aufgrund der Stammhirnfehlbildung primäre Atemprobleme auf, und auch später sind plötzliche Todesfälle etwas häufiger. Bei sehr großen Hautdefekten können Nekrosen der verschobenen Hautlappen vorkommen, oder die plastische Deckung ist nicht in einem Schritt möglich, und erfordert zahlreiche Nachoperationen. Bei längerem Überleben gewinnen die urologischen Komplikationen immer größere Bedeutung, also Harnwegsinfekte mit der Folge der Nierenschädigung. In vielen Fällen ist die terminale Niereninsuffizienz ein lebensbegrenzender Faktor.

Mit der anfänglichen Operation ist es also nicht getan, sondern die Kinder benötigen einer **dauerhafte qualifizierte Betreuung durch verschiedene Fachleute:**

– *Pädiater:* Er übernimmt meist die koordinierende Rolle und muß neben den medizinischen auch die sozialen Probleme sehen und angehen, und darf neben der Fehlbildung die sonstige Untersuchung und Vorsorge nicht vergessen.
– *Neurochirurg:* Eventuelle Nachoperationen, Überprüfung und ggf. Ersatz des Ventils.
– *Orthopäde:* Er kümmert sich zunächst um Fußdeformitäten, Hüftluxation und Skoliose. In vielen Fällen sind etwa ab dem 5. Lebensjahr mehrere Eingriffe nötig, um Kontrakturen und Fehlstellungen zu korrigieren, später auch, um die Wirbelsäule so weit zu stabilisieren, daß ein Sitzen ermöglicht wird und die Atmung nicht behindert ist.
– *Urologe:* Er muß die Blasenfunktion kontrollieren. Jüngere Kinder bekommen von den Eltern die Blase ausgedrückt oder durch spezielle Techniken entleert, ältere Kinder lernen, so weit sie manuell und intellektuell dazu fähig sind, sich selbst regelmäßig (mehrmals am Tage) zu katheterisieren.

– *Physiotherapeut* oder Krankengymnastin: Sollte von Anfang an in die Betreuung einbezogen werden, um orthopädische Probleme so weit wie möglich durch gezielte Gymnastik zu verhindern. Ferner müssen die begrenzten muskulären Reserven besonders der Beine so gezielt wie möglich eingesetzt werden, um den größtmöglichen Anteil der Patienten auf die eigenen Füße zu bekommen.

– *Psychologe:* Nicht nur der Patient selbst, sondern vor allem auch die Familie kann mit den zahlreichen Dauerproblemen überfordert sein, so daß eine psychologische Begleitung eine Hilfe bei der Bewältigung dieser Probleme angeboten werden muß.

– Nicht zu vergessen sind *Soziale Dienste,* z. B. um eine ebenerdige Wohnung zu vermitteln, und andere staatliche Hilfen aufzuzeigen, geeignete Schulen zu finden etc.!

Die **Prognose** ist abhängig von der Höhe und Ausdehnung der Lähmung. Bei vielen Patienten ist ein fast normales Leben möglich. Blasen- und Darmlähmung führen zu sozialen und psychischen Problemen. Bei 18% besteht eine normale Blasenfunktion, bei mehr als der Hälfte der Patienten muß die Blase ausgedrückt oder katheterisiert werden, bei den übrigen sind operative Eingriffe erfolgt.

Nur 10% aller Patienten können normal laufen, und jeder achte Patient ist immer rollstuhlabhängig, die anderen können mit apparativer orthopädischer Hilfe wenigstens teilweise laufen.

Die geistige Entwicklung ist hauptsächlich durch den Grad des Hydrozephalus bedingt, wobei sekundäre Schädigungen durch inadäquate Behandlung hinzukommen können.

Verwandt mit der MMC, nur an anderer Stelle des Nervensystems, und sehr viel seltener, ist die **Enzephalozele.** Hier ist eine Aussackung des Gehirns selbst erfolgt, wobei an dieser Stelle die Schädeldecke fehlt. Der Defekt kann occipital, zervikal, und in seltenen Fällen auch frontal liegen. In vielen Fällen sind diese Fehlbildungen sehr schwer, und eine gute Rehabilitation ist kaum möglich. So sind schwere Behinderungen und Krampfleiden nicht ungewöhnlich.

Eine besonders schwere Fehlbildung ist der **Anenzephalus.** Hier fehlt die Schädelkalotte und das Großhirn. Stammhirnanteile liegen frei sichtbar und offen, bzw. der Kopf ist ähnlich wie bei der MMC von einer liquorhaltigen Blase bedeckt. Meist ist auch der obere Hirnstamm mit betroffen und gespalten. Das Gesicht ist durch das Fehlen des Hirnschädels froschartig fehlgebildet. Diese Kinder sind in der Regel nicht lebensfähig. Schwangerschaften mit Anenzephalus neigen zur Übertragung, gelegentlich über die 44. SSW hinaus.

Verschiedentlich wurde vorgeschlagen, Schwangerschaften mit bekanntem Anenzephalus auszutragen, um die nicht lebensfähigen Kinder wenigstens als Organspender zu benutzen. Dieses Vorgehen ist ethisch sehr bedenklich, und hat zu sehr kontroversen Diskussionen geführt, wobei die meisten Ärzte solchem Ansinnen kritisch bis ablehnend gegenüberstehen. Neben diesen Bedenken ist ein solches Verfahren auch aus medizinischen Gründen gar nicht so sehr wünschenswert, da Organe von Neugeborenen beim Empfänger meist nicht so sehr lange überleben, also als Transplantate meist nicht sehr gut geeignet sind.

Neben diesen primären Neuralrohrdefekten gibt es noch sekundäre Defekte:
- **Meningozele:** äußerlich wie MMC, allerdings sind nur Haut und Dura (harte Hirnhaut) betroffen, ohne wesentliche Beteiligung von Nervengewebe. Daher gibt es keine neurologischen Ausfälle.
- **Lipomeningozele**: Es handelt sich um eine fettgewebsartige Masse in der Lumbal- oder Sakralregion in der Mittellinie, bedeckt von normaler Haut, allerdings mit Pigmentanomalien und Behaarungen. Das lipomatöse Gewebe geht üblicherweise bis unter die Hirnhäute und ist in enger Verbindung mit dem unteren Rückenmark. Diese Verbindung ist nur in einer mikrochirurgischen Operation zu lösen.
- Ein **unvollständiger Bogenschluß der unteren Wirbelkörper** kommt bei 5% aller Menschen vor, und hat keine Bedeutung!

## 12.3 Hypoxisch-ischämische Enzephalopathie

Durch schwere Asphyxie oder längerdauernden Sauerstoffmangel entsteht nicht selten eine Hirnschädigung. Die grundlegenden Ursachen sind Sauerstoffmangel (Hypoxämie) und Minderdurchblutung (Ischämie). Verstärkt werden diese Faktoren durch Mangelversorgung mit Nährstoffen (z. B. Hypoglykämie) und durch Stoffwechselabweichungen, besonders Ansäuerung (Azidose). Letztere ist eine häufige Folge einer längerdauernden Asphyxie, so daß diese Kombination nicht selten ist. Perinatale Risikofaktoren spielen ein zusätzliche Rolle, etwa Placenta- oder Nabelschnurkomplikationen.Schnelle Infusion besonders von Volumenersatzmitteln, Infusion von hyperosmolaren Lösungen (besonders Bicarbonat), Apnoen, Krampfanfälle, sowie Streßfaktoren sind weitere potentiell gefährdende Ereignisse. Die schädigenden Faktoren haben verschiedene Folgen:

Je länger eine Asphyxie dauert, um so ausgeprägter fällt der **Blutdruck.** Wenn das Kind sich erholt, steigt er wieder an, und kann bei Aktivitäten und besonders bei Streß auch weit über normale Werte steigen. Daher tritt die Schädigung des Gehirns, z. B. eine Hirnblutung, oft erst dann ein, wenn das Kind sich weitgehend erholt hat. Ursache und Wirkung können hier mehrere Tage auseinander liegen!

**Fehlen der Autoregulation der Hirngefäße:** Normalerweise ist der Durchfluß der zerebralen Arterien so reguliert, daß bei höherem Blutdruck eine Art Ventilmechanismus einsetzt, und die Gefäße so weit verengt, daß die Gesamtmenge des durchfließenden Blutes nicht mit dem Druck ansteigt, sondern konstant ist. Dadurch wird das Hirn vor Überflutung geschützt. Sauerstoffmangel setzt diesen Regulationsmechanismus außer Kraft, so daß bei hohem Blutdruck, wie er z. B. im Anschluß an eine Streßsituation entsteht, große Blutmengen ungehindert ins Gehirn fließen, und sich außerdem der hohe Druck bis in die kleinsten Gefäße auswirken kann.

Die **Bluthirnschranke** wird durch Sauerstoffmangel geschädigt, so daß viele Stoffe leichter aus der Blutbahn in das Gehirn gelangen können. Besonders wichtig ist dies bei Bilirubin, das normalerweise an Albumin gebunden ist und nur in geringen Mengen in das Gehirn gelangen kann. Nach schwerer Asphyxie kann daher auch schon bei relativ niedrigen Bilirubin-Werten ein Kernikterus eintreten, weil Albumin und damit auch Bilirubin aus den Blutgefäßen ins Gewebe gelangen.

**Folgen für das Gehirn** entstehen auf zweierlei Wegen:

– Die eigentliche Hirnschädigung geschieht durch die Minderversorgung mit Sauerstoff, und führt zum Untergang von Nervenzellen, besonders in Bereichen, die von kleineren Arterien versorgt werden. Wegen der erhöhten Durchlässigkeit der Gefäße entsteht ein Hirnödem, das wiederum die feinen Blutgefäße komprimiert, so daß die Durchblutung sich weiter verschlechtern kann und der Sauerstofftransport im Gewebe zusätzlich behindert wird. In den Bereichen mit untergegangenen Nervenzellen entstehen oft bindegewebige Narben. Außerdem fehlt der Reiz zum weiteren Wachstum, so daß die geschädigten Hirnbereiche an der weiteren Entwicklung nicht teilnehmen. Da der nicht ausgefüllte Platz ersetzt werden muß, dehnt sich das Ventrikelsystem aus, so daß ein Hydrozephalus ohne erhöhten Druck entsteht (Hydrozephalus e vacuo). Ist das Gehirn sehr ausgedehnt betroffen, entwickelt sich ein Mikrozephalus.
– Besonders bei Frühgeborenen kommt es zu Blutaustritten. Am meisten gefährdet und betroffen sind die Bereiche um den Nucleus caudatus, eine zentrale Hirnregion, die unmittelbar an den Seitenventrikel angrenzt. Gliazellen, also Stützgewebe, entstehen dort und wandern in das umliegende Gehirn aus. Die Blutungen betreffen vorwiegend die subependymale Zellschicht, also den Bereich, der unmittelbar an die Hirnventrikel angrenzt. Die größte Gefahr der Hirnblutung besteht vor der 32. SSW, weil die Blutgefäße in dieser Region dann noch keine Muskelschicht haben, also besonders dünn und verletzlich sind, und außerdem das umliegende Bindegewebe noch nicht gebildet ist. Daher entwickeln etwa 40% aller Neugeborenen unter 1500 g eine Hirnblutung in diesem Bereich, allerdings nicht immer mit Dauerfolgen. In einigen Fällen kommt es zu Massenblutungen in die Ventrikel oder Hirnsubstanz.

**Klinisch** macht sich die Hirnschädigung nicht immer sofort bemerkbar. Folgende relativ schnell eintretenden Symptome lenken jedoch den Verdacht auf ein Blutungsereignis:

– Hypotonie, Somnolenz, Trinkschwäche, Krampfanfälle, Apnoen, Temperaturinstabilität,
– gelegentlich ein verstärkter Ikterus,
– Zeichen des Blutverlustes treten erst bei großen Blutungen auf.

**Diagnostik:** Im Ultraschallbild sieht man selbst kleinere Blutungen, so daß eine solche Untersuchung bei allen Risikokindern indiziert ist, zumindest wenn Symptome auftreten. Bei kleinen Frühgeborenen werden routinemäßig mehrere Ultraschalluntersuchungen vorgenommen, um Zeitpunkt und Ausmaß eventueller Blutungen festzustellen. Computertomographische Untersuchungen sind sehr viel seltener nötig, und haben etwa dieselbe Aussagekraft. Diese Methode ist dann notwendig, wenn eine Schädigung oder Blutung an der Hirnoberfläche vermutet wird, weil diese Bezirke beim Ultraschall nicht gut beurteilt werden können. Das EEG ist in den ersten Lebenswochen bei dieser Fragestellung nicht hilfreich.

Nicht in allen Fällen führt die hypoxisch-ischämische Hirnschädigung zu **Dauerfolgen.** Diese hängen sehr vom Ausmaß der anfänglichen Schädigung ab, und sind in Symptomatik und Ausprägung äußerst variabel. In den meisten Fällen werden Teilleistungsschwächen zu beobachten sein, z. B. motorische Ungeschicklichkeit, Entwicklungsverzögerung in einzelnen Bereichen, intellektuelle Einbußen bei bestimmten Fähigkeiten, also Symptome, die bei vielen Kindern beobachtet werden, und bei denen nicht immer der sichere Bezug auf die perinatale Ursache gelingt. Schwerere Dauerfolgen beinhalten neben psychomotorischer Entwicklungsverzögerung unterschiedlichen Ausmaßes Krampfanfälle, Hydrozephalus, Mikrozephalus, mit den jeweiligen Folgeerscheinungen.

Eine Behandlung ist im Prinzip nicht möglich, die einmal eingetretene Schädigung ist nicht zu beheben. Zum Glück kann das noch wachsende Nervensystem einige Ausfälle wieder ausgleichen, und bei erkennbaren Schädigungen wird man alle Hilfen zur Rehabilitation annehmen.

Wichtiger als jede Behandlung ist die Verhinderung durch Vermeidung der zusätzlichen Risikofaktoren bei allem gefährdeten Kindern.

## 12.4  Blutungen, Trauma

Intrakranielle bzw. Hirnblutungen sind eine gefürchtete Komplikation bei Neugeborenen und noch mehr bei Frühgeborenen. Die Blutung kann durch verschiedene Mechanismen und an verschiedenen Stellen erfolgen:

**Subarachnoidalblutung:** Der Blutaustritt ist außerhalb des Gehirnes in den Liquorraum, so daß die Blutung das Hirn teilweise oder sogar großflächig bedeckt. Ursache sind Geburtsverletzungen oder Sauerstoffmangel. Es treten häufig Krampfanfälle auf, die aber eine gute Prognose haben.

**Subdurale Blutung:** Meist durch Geburtsverletzung werden größere venöse Gefäße im Schädelinneren beschädigt, und es kommt zu großen Blutaustritten. Die Hauptgefahr besteht in einer Druckschädigung des Gehirns durch die ausgetretenen Blutmassen. Die Symptome können sehr leicht sein, aber bis zu Anfällen, Bewußtlosigkeit, Apnoe und sogar zum Tode fuhren. Nach subduralen Blutungen entwickeln sich gelegentlich in den Blutungshöhlen Hygrome. Dies sind Ansammlungen seröser Flüssigkeit, die aus dem ausgetretenen Blut stammen, aber durch die entzündliche Reizung auch aus der Umgebung nachfließen können. Solche Hygrome können sich nach mehrfacher Punktion zurückbilden, müssen aber in manchen Fällen operiert werden.

Eigentliche **Hirnblutungen:** Man muß mehrere Arten unterscheiden. Am häufigsten, besonders bei Frühgeborenen, sind die periventrikulären Blutungen.

Entweder aufgrund einer solchen Blutung oder nach einer Verletzung des Gehirns bei einer traumatischen Geburt oder durch Vitamin-K-Mangel können großflächige Blutungen entstehen, meist mit Einbruch in das Ventrikelsystem.

Intrakranielle Blutungen können sehr unterschiedliche klinische Symptome haben: Meist treten unspezifische Zeichen wie Somnolenz bis zur Bewußtlosigkeit, Hypotonie, Krampfanfälle, Apnoen, aber auch sehr variable fokale neurologische Zeichen auf. Bei allen größeren Blutungen, vor allem bei Ventrikelblutungen, werden Schocksymptome beobachtet, die entweder direkt durch den Blutverlust oder indirekt durch die Hirnschädigung bedingt sind. Gerinnungsstörungen treten nach größeren Blutungen fast regelmäßig auf.

Der **Nachweis** erfolgt primär durch Ultraschall, und wesentlich genauer durch das NMR (Kernspintomographie), wobei nicht nur das Ausmaß der Blutung und Hirnschädigung festgestellt werden kann, sondern mittels spezieller Methoden auch Aussagen über den Zeitpunkt der Blutung möglich sind. Geeignet ist ferner die CT-Untersuchung. Einige Laborbefunde geben weitere Hinweise, auch auf das Ausmaß der Beeinträchtigung: Thrombozytenzahl ($\downarrow$), Hämatokrit ($\downarrow$), Astrup (Azidose), Gerinnungswerte. Eine verstärkte Hyperbilirubinämie durch den Zerfall des ausgetretenen Blutes wird oft auch beobachtet.

Bei ausgedehnten Blutungen ist die **Sterblichkeit** über 30%, und auch die Komplikationsrate ist hoch, besonders nach Ventrikelblutungen. Durch die Verstopfung der Verbindungen zwischen den Ventrikeln oder der Ausflußbahn aus dem 4. Ventrikel durch Blutkoagel kann ein **Hydrozephalus** internus entstehen, also mit einer Druckbelastung von innen her, so daß eine Liquordrainage („Ventil") nötig werden kann. Ein solcher Hydrozephalus entwickelt sich meist schnell, und der Kopfumfang steigt stark an. Wenn die Resorptionsmöglichkeit für den Liquor vermindert ist, und durch den entzündlichen Reiz der Blutung gleichzeitig die Produktion erhöht ist, entsteht ein kommunizierender Hydrozephalus, der alle Liquorräume umfaßt. In diesem Fall besteht die Möglichkeit, daß sich das Verhältnis zwischen Produktion und Resorption wieder einspielt, so daß man in den allermeisten Fällen ohne Liquordrainage auskommt. Allerdings kann es sinnvoll sein, über einige Tage oder Wochen den überschüssigen Liquor durch Lumbalpunktionen abzulassen.

**Bleibende Behinderungen** kommen ebenfalls am häufigsten nach Ventrikelblutungen vor. Bei subduralen Blutungen ist die Chance einer vollständigen Ausheilung um so besser, je kleiner die Blutung war, und je eher eine Druckschädigung des Gehirns durch geeignete Eingriffe verhindert wurde. Auch Subarachnoidalblutungen haben meist keine sehr schweren Behinderungen zur Folge.


## 12.5  Krampfanfälle

**Definition:** Ein zerebraler Krampfanfall entsteht durch die exzessive gleichzeitige Entladung bzw. Aktivität vieler Nervenzellen, Teilbereichen oder sogar dem ganzen Gehirn. Krampfanfälle beginnen durch innere oder äußere Auslöser. Sie sind zu unterscheiden von krampfartigen Zuckungen oder Verkrümmungen aus anderen Ursachen. Der Begriff „Krampf" wird volkstümlich auch für viele andere Zustände benutzt, die nichts mit eigentlichen Anfällen zu tun haben.

Krampfanfälle zählen zu den relativ häufigen Ereignissen, bei ca. 0,2 bis 0,8% der Neugeborenen werden Anfälle beobachtet.

**Klinik:** Anfälle bei Neugeborenen unterscheiden sich deutlich von denen größerer Kinder. Dies liegt an der Unreife des Nervensystems. Trotzdem sind auch bei Neugeborenen schon verschiedene Anfallsarten zu unterscheiden:

• **Fokal klonische Anfälle:** Das Kind hat in einem bestimmten Körperbereich, z. B. ein Arm, gleichmäßige rhythmische zuckende bzw. zitternde Bewegungen über längere Zeit, und immer in derselben Weise an derselben Stelle wiederkehrend. Bei dieser Anfallsart ist die allgemeine Aktivität nicht beeinträchtigt.

- **Multifokale klonische Anfälle:** Hier treten an mehreren Extremitäten solche rhythmischen Zuckungen auf. Ein wichtiges Zeichen dabei die Gleichzeitigkeit, denn zuckende Bewegungen an wechselnden Stellen finden man besonders bei Frühgeborenen sehr häufig, ohne daß dies etwas mit Anfällen zu tun hat.

- **Tonisch fokale oder generalisierte Anfälle:** Hier kommt es weniger zu Zuckungen, sondern zu verkrampfenden Bewegungen einzelner Muskelgruppen und vielleicht sogar großer Körperpartien. Zu Beginn beobachtet man oft starre Blickabweichungen oder schmatzende Zungenbewegungen, im Verlauf des Anfalls nicht selten Apnoen mit Hypoxie. Solche Anfälle sind meist ein Zeichen einer diffusen Hirnschädigung und haben in der Regel eine schlechte Prognose.

Die Hälfte aller Neugeborenen-Anfälle verläuft wenig charakteristisch, ohne klassische Krampf-Zeichen, oft auch ohne typische Veränderungen im EEG. Folgende Erscheinungen können beobachtet werden: Tonische oder ruckartige Bewegungen der Augen, zwinkernde oder zitternde Bewegungen der Augenlider, schmatzende Mundbewegungen, Vorstrecken der Zunge, atypische Saugbewegungen, klonische Versteifungen einzelner Extremitäten, an Radfahren oder Schwimmen erinnernde komplexe Bewegungen, oder Apnoen.

Durch Krampfanfälle ausgelöste Apnoen unterscheiden sich von Apnoen aus anderen Ursachen durch den anfangs (in den ersten 20 sec) beschleunigten Puls, der erst dann durch die Hypoxie abfällt, während bei „normalen" Apnoen der Puls gleich zu Beginn der Apnoe abfällt. Apnoen sind selten das einzige Krampfzeichen, sondern es werden meist auch andere Krampfäquivalente zu sehen sein.

**Ursachen:** Krampfanfälle können durch verschiedene Faktoren ausgelöst werden. In den meisten Fällen wird sich eine solche Ursache finden lassen. Damit kann dann meist auch eine gezielte Behandlung zur Verhinderung weiterer Anfälle beginnen. Auch bei gründlicher Untersuchung bleiben aber fast ein Viertel der Anfälle bei Neugeborenen ungeklärt.

Nach der Bedeutung und Häufigkeit kennt man folgende Ursachen:

**Perinatal** durch direkten oder indirekten **Sauerstoffmangel** Auslöser sind schwere **Asphyxie, schwere Anämie, Hirnblutungen,** und alle anderen Zustände, die einen Sauerstoffmangel für länger als 10 Minuten hervorrufen. In vielen Fällen ist die Art der Schädigung nicht genau auszumachen. Fetaler Stress und Asphyxie führen sehr oft zu uncharakteristischen Anfällen, aber auch die anderen beschriebenen Anfallsarten werden beobachtet. Bei fast jedem 10. Kind mit schwerer Asphyxie treten Anfälle auf, oft kombiniert mit anderen Zeichen der Hirnschädigung.

Nach kleineren Hirnblutungen treten eher fokale Anfälle auf, die seitendifferent mit gleichzeitigen neurologischen Auffälligkeiten (Reflexasymmetrien) beobachtet werden.

Schwere Hirnblutungen treten meist nicht sofort nach dem ursächlichen Sauerstoffmangel auf, sondern bis zu drei Tagen danach, wenn der Kreislauf stabilisiert ist, und die Blutung in das vorgeschädigte Gewebe erfolgt. Die Anfälle sind bei solchen Kindern oft generalisiert, mit Apnoen, und haben eine schlechte Prognose.

**Infektionen** können zu jedem Zeitpunkt zu Krampfanfällen führen. Am wichtigsten ist dabei die bakterielle Meningitis. Aber auch Virusinfektionen, besonders durch Herpes, CMV, seltener andere, sind von Bedeutung. Zu den selteneren Infektionsursachen zählen Toxoplasmose, Syphilis, evtl. auch HIV.

**Stoffwechselstörungen** verschiedenster Art können zu Anfällen führen. Dabei muß man unterscheiden zwischen vorübergehenden Entgleisungen im Stoffwechsel und angeborenen Defekten, die zu einer dauerhaften Abweichung bestimmter Stoffwechselfunktionen führen. Anfälle wegen vorübergehenden und behebbaren Ursachen sind wesentlich häufiger und lassen sich leichter behandeln, besonders aber auch verhindern:

- **Hypoglykämie:** Sinkt der Blutzucker unter 30 mg%, können Hirnzellen Schaden nehmen, aber nur relativ selten führt dies direkt zu Anfällen. Dann ist es sogar eher ein Zeichen für schon länger bestehende Hypoglykämie und bedeutet dann auch eine schlechte Prognose.
- **Hypocalcämie:** bei einem Serum-Calcium unter 7mg/dl, vor allem bei gleichzeitig hohem Albumin (> 3,5 mg/dl) können Anfälle auftreten. Meist sind solche Zustände mit anderen Metabolischen oder sonstigen Besonderheiten kombiniert, so daß Calciumgabe die Anfälle meist nicht unterbricht.
  Bei unzureichender Ernährung kann nach einigen Tagen ein Calciummangel entstehen. Dabei kommt es oft zu Zittrigkeit, Klonus, verstärkten Muskelreflexen, selten aber zu Anfällen.
- **Hypomagnesiämie:** Sinkt das Magnesium unter 1,2 mg/dl, können Anfälle auftreten. Meist besteht gleichzeitig ein Calciummangel.
- **Elektrolytentgleisungen**, vor allem Hyper- und Hyponatriämie, können zu Anfällen in jedem Lebensalter führen. Solche Zustände treten nach Durchfallerkrankungen, Ausscheidungsstörungen, und bei Neugeborenen gelegentlich als indirekte Folge der Asphyxie auf.
- Selten kommen Anfälle vor, die durch die Gabe von Vitamin B6 unterbrochen werden können. Sie werden deswegen als **Pyridoxin-abhängige Anfälle** bezeichnet. Ein eigentlicher Vitaminmangel liegt bei den Kindern nicht vor, und der genaue Mechanismus ist nicht bekannt.

Seltener, schwieriger zu erkennen, und vielen Fällen schwer oder gar nicht zu behandeln sind Anfälle, die auf **Stoffwechseldefekten** beruhen (s.18.2):

- Erkrankungen des Aminosäurenstoffwechsels,
- Fructose-intoleranz,
- Speicherkrankheiten,
- zahlreiche weitere seltene Defekte.

**Medikamente und Suchtmittel:** Wenn die Mutter während der Schwangerschaft regelmäßig Rauschgift konsumiert hat, ist auch das Kind daran gewöhnt, und macht nach der Entbindung eine körperlichen Entzug durch, bei dem sehr häufig Anfälle auftreten können. Auch einige Medikamente führen zu demselben Effekt, besonders häufig einige Epilepsiemedikamente. Über die Muttermilch können ebenfalls krampfverursachende Medikamente zum Kind gelangen, und selten sind Krampfanfälle Nebenwirkungen von Arzneien, die dem Kind direkt gegeben werden.

Bei folgen Substanzen können **Anfälle durch Entzug** vorkommen:

– Heroin, Morphin, Methadon, Kokain und andere Suchtmittel: Die anderen Zeichen des körperlichen Entzugs sind wesentlich intensiver, Anfälle treten bei Heroinentzug meist schon in den ersten Lebenstagen auf, bei Methadon oft erst nach der ersten Lebenswoche, sind dabei aber sehr viel häufiger. Kokain kann zusätzlich zu Hirninfarkten führen.
– Antiepileptika führen in einigen Fällen zu Fetopathien (z. B. Hydantoin), und in der Folge können dauerhafte Krampfleiden entstehen. Entzugskrämpfe sind relativ selten.

Medikamente, die durch direkte Gabe oder über die Muttermilch Anfälle auslösen können:

Lokalanästhetika, die unnötigerweise oder falsch angewendet werden z. B. bei Skalpelektroden oder anderen Maßnahmen, können zu Krampfanfällen führen, wenn sie, was sehr leicht geschieht, in den Kreislauf gelangen.

Theophyllin in hohen Dosen kann ebenfalls Anfälle hervorrufen. Das Medikament kann bei falsch dosierter Therapie beim Kind kumulieren, daher sind Spiegelkontrollen unerläßlich. Auch über die Muttermilch können hohe Spiegel erreicht werden.

**Genetisch**: In einigen Familien kommen dominant erbliche Krampfanfälle bei Neugeborenen vor (vererbt auf Chromosom 20). Allerdings krampft nicht jeder Erbträger. Die Anfälle sind multifokal, also uneinheitlich, und können über mehrere Wochen anhalten. Ein kleiner Teil der Patienten entwickelt später eine Epilepsie. Die familiär auftretenden benignen „5-Tages-Krämpfe" sind sehr selten und ursächlich nicht geklärt.

**Strukturell:** Bei Hirnfehlbildungen kommt es sehr häufig zu Anfällen, so daß immer auch nach solchen Fehlbildungen gesucht werden muß, wenn Anfälle sich anders nicht erklären lassen. Bei vielen Hirnfehlbildungen bestehen auch äußere Stigmata oder Besonderheiten, so daß man auf die Diagnose gelenkt wird. (typische Beispiele: tuberöse Hirnsklerose, Bloch-Sulzberger-Syndrom, Sturge-Weber-Syndrom, Hirnfehlbildungen wie Holoprosenzephalie, Balkenaplasie, Porenzephalie, Lissenzephalie).

Neurodegenerative Erkrankungen sind bei Neugeborenen sehr selten, so daß dies als Ursache recht unwahrscheinlich ist.

**Physikalisch** ausgelöste Anfälle sind selten. Hauptauslöser ist Unterkühlung unter 30°C, was in Kliniken kaum vorkommen sollte, gelegentlich bei Hausgeburten ohne Hilfe oder bei ausgesetzten Kindern beobachtet wird. Ein nicht geringer Teil (etwa $1/4$) der neonatalen Anfallsereignisse läßt sich nicht ursächlich klären und wird daher als **idiopathisch** bezeichnet.

Die **Behandlung** richtet sich nach der Ursache, d. h. diese soll nach Möglichkeit ausgeschaltet werden. Andererseits muß angestrebt werden, daß jeder Krampfanfall so gut wie möglich unterbrochen wird.

Besonders Frühgeborene sind durch Krampfanfälle gefährdet. Der arterielle Mitteldruck steigt während des Anfalles um 40–100% und damit steigt die Gefahr der Hirnblutung. Sind dann noch zusätzliche ungünstige Faktoren vorhanden wie eine Azidose oder Sauerstoffmangel z. B. aufgrund eines schweren Atemnotsyndroms, steigt dieses Risiko stark an, weil die Blutdruck-Autoregulation der Hirngefäße außer Kraft gesetzt wird.

Eine Infusion ist notwendig, um einerseits Glukose und andere Nahrungsstoffe zuführen zu können, und ferner für die Gabe von Medikamenten. Verschiedene Antikonvulsiva sind für Neugeborene geeignet, vor allem Phenobarbital und verwandte Substanzen, Phenytoin, und Diazepine. Wenn eine kurz bestehende eindeutig definierte Ursache bestand, wie z. B. eine Elektrolytentgleisung, kann die Behandlung bald wieder beendet werden. In den meisten Fällen wird die Therapie über längere Zeit fortgesetzt. Wenn keine Anfälle mehr aufgetreten sind und das EEG sich normalisiert hat, kann je nach Ursachen nach Tagen bis Monaten die Behandlung schrittweise wieder beendet werden.

Die **Prognose bezüglich** der geistigen Entwicklung ist je nach Anfallstyp und vor allem je nach Ursache sehr unterschiedlich. Mit einer normalen Entwicklung kann gerechnet werden bei Krampfanfällen durch:

| | |
|---|---|
| spät auftretende Hypocalciämie | 100 |
| Subarachnoidalblutung | 90 |
| Hypoglykämie | 30–70 |
| keine erkennbare Ursache | 75 |
| früh auftretende Hypocalciämie | 50 |
| diffuse Hirnschädigung/Hypoxie | 30–50 |
| Meningitis | 11–60 |
| intraventrikuläre Hirnblutung | 10 |
| Hirnfehlbildungen | 0 |

Bei den letztgenannten Ursachen ist mit hoher Wahrscheinlichkeit ein dauerhaftes Krampfleiden zu erwarten.

## 12.6 Erkrankungen der Sinnesorgane

Wenn auch beim Neugeborenen die Sinnesorgane noch nicht dieselben Leistungen und Funktionen besitzen wie im späteren Leben, so können doch Störungen bestehen, die eine normale Entwicklung in Frage stellen. Daher ist es von großer Bedeutung, solche Probleme rechtzeitig zu erfassen, um dann evtl. sinnvolle oder notwendige therapeutische Schritte rechtzeitig einleiten zu können. Die wichtigsten Fehlbildungen und Erkrankungen der Sinnesorgane betreffen Auge und Ohr.

### 12.6.1 Auge

**Augeninfektionen:** Die bekannteste Infektion ist die Gonorrhoe, also die Infektion mit Gonokokken (s. 21.6.4). Bei Neugeborenen kommt es nach ein bis 4 Tagen zu eitrig-grünlichen Absonderungen aus beiden Augen, mit Verklebung.

Unbehandelt führt diese Infektion zur Blindheit. Kurz nach Entdeckung des Zusammenhangs einer Gonorrhoe der Mutter und dieser Infektion beim Kind wurde von Credé die prophylaktische Lokalbehandlung mit Silbernitratlösung eingeführt, die bald als gesetzliche Maßnahme vorgeschrieben wurde und unzählige Kinder vor Blindheit bewahrt hat. Heute hat diese Infektion an Häufigkeit sehr abgenommen, da viele Gonokokkenerkrankungen ausreichend behandelt sind, die Erkrankung insgesamt seltener geworden ist, und außerdem jederzeit eine erfolgreiche Behandlung mit Antibiotika möglich ist.

Derzeit von größerer Bedeutung sind Chlamydieninfektionen (s. 21.6.1), die meist in der zweiten Woche nach der Geburt manifest werden.

Weitere Erreger, die bakteriellen Konjunktivitiden verursachen können: Staphylokokken, Streptokokken, E. Coli. Alles sind auch Sepsiserreger, und aus einer lokalen Infektion des Auges wird gelegentlich eine Allgemeininfektion, besonders bei Frühgeborenen und anderweitig empfindlicheren Kindern. Daher ist bei jeder Konjunktivitis eine bakteriologische Untersuchung notwendig. Diese Untersuchung dient ferner der Unterscheidung zur Reizkonjunktivitis, die durch chemische Reize ausgelöst werden kann. Dazu zählt paradoxerweise das Silbernitrat. Doch diese Reizung klingt ohne Behandlung innerhalb von ein bis zwei Tagen von selbst wieder ab. Wegen der Reizung und der guten Behandlungsmöglichkeit bakterieller Infektionen hat man daher auch die generelle Prophylaxe wieder aufgegeben. Wird sie in einigen Kliniken noch durchgeführt, oder bei speziellen Indikationen, können antibiotische Augentropfen (z. B. mit Kanamycin) verwendet werden, die weniger lokale Reizungen hervorrufen.

**Fehlbildungen des Auges** kommen meist nicht isoliert vor, sondern stehen fast immer im Zusammenhang mit anderen inneren und/oder äußeren Fehlbildungen.

Beim Auge gibt es verschiedene Möglichkeiten der Fehlanlage bzw. -entwicklung:

- *Mikrophthalmus:* Das Auge ist wesentlich zu klein.
- *Kolobom:* Die Iris ist nicht rund, sondern an einer Stelle, meist nach unten, offen.
- *Katarakt:* Linsen- oder Hornhauttrübung.
- *Fehlen des Auges* oder schwere kombinierte Fehlbildungen sind selten.

Besonders häufig sind Augenfehlbildungen bei Rötelnembryopathie (Mikrophthalmus, s.a. 21.5.9) und Trisomie 13 (Mikrophthalmus oder Fehlen von Augen, s.a. 20.4.3).

Eine sporadisch vorkommende, meist erst nach einigen Wochen entdeckte Fehlbildung ist die **Tränengangsstenose.** Die Tränen fließen normalerweise im inneren Augenwinkel über einen feinen Kanal in Richtung Nase, daher muß man sich beim Weinen auch schneuzen. Wenn dieser Kanal an der Einflußstelle im Augenwinkel durch eine Membran verschlossen ist, haben diese Kinder ein dauerndes Tränenträufeln auf der betroffenen Seite, und es bildet sich ein eitrig erscheinender Rückstand. Meist kann in einem kleinen Eingriff der Tränenkanal durchstoßen werden, was bei jungen Säuglingen sogar ohne Narkose nur mit Sedierung möglich ist.

**Retinopathie:** Die Netzhaut (Retina) ist normalerweise 2 bis 3 Wochen nach der Geburt ausgereift. Die Spindelzellschicht Retina entsteht zwischen der 16. und 29. SSW. Die Photorezeptoren, die eigentlichen Sehzellen, entwickeln sich später.

Der komplizierte Prozeß der Ausreifung kann sehr leicht gestört werden, vor allem durch ein Zuviel an Sauerstoff. Daher sind besonders Frühgeborene betroffen, bei denen ein Überangebot an Sauerstoff vorgelegen hat.

Es entwickelt sich eine Retinopathie, die im einzelnen durch folgende Mechanismen bzw. Risikofaktoren ausgelöst wird:

– Die Blutgefäße der unreifen Netzhaut reagieren auf Sauerstoffmangel ebenso wie auf -überschuß mit einer Verengung, so daß der Blutfluß gehindert wird.
– Die empfindlichen Zellen der Sehrinde produzieren daraufhin Faktoren, die neueinsprossende Blutgefäße fördern, um die Durchblutung sicherzustellen.
– Es entsteht Bindegewebe, das zur Verhärtung führt, und die Ablösung der Netzhaut verursachen kann.

Dabei sind neben dem Sauerstoff-Schwankungen mit zeitweiligem Überschuß folgende weitere Risikofaktoren beteiligt, die alle bei Frühgeborenen sehr häufig zumindest zeitweise vorkommen:

– Vitamin-E-Mangel,
– Azidose,
– Apnoen,
– Transfusionen,
– Sepsis,
– Hirnblutung,
– Helles Licht (Phototherapie! Dauerlicht auf Intensivstationen!).

Leichtere Stadien der Retinopathie heilen meist über Monate wieder aus, so daß das Sehvermögen nicht oder zumindest nicht allzu wesentlich beeinträchtigt ist. Bei schwereren Formen muß mit Blindheit gerechnet werden. Daher ist jede Sauerstofftherapie gut zu überwachen und zu dokumentieren, wobei sehr kurze Gaben nach der Geburt nicht sehr wesentlich sind. Außerdem wird bei allen Kindern mit Langzeittherapie der Augenhintergrund regelmäßig untersucht. Durch Gaben von Vitamin E an gefährdete Kinder versucht man, die Häufigkeit dieser Erkrankung etwas zu senken. Wenn es im Rahmen der Retinopathie zur Schädigung oder Ablösung der Netzhaut kommt, kann man entweder durch Laserkoagulation oder durch Kryotherapie (lokale Tiefkühlung) versuchen, sozusagen punktförmige Vernarbungen hervorzurufen, die dann zur Wiederanheftung führen. In vielen Fällen läßt sich durch eine rechtzeitige Behandlung die Sehfähigkeit recht gut erhalten.

### 12.6.2 Ohr/Innenohr

**Infektionen** des äußeren oder Innenohrs sind bei Kindern sehr häufig, spielen aber bei Neugeborenen nur eine sehr geringe Rolle. Auch Infektionen des äußeren Ohrs zählen zu den Raritäten.

**Fehlbildungen** des äußeren Ohrs sind nicht sehr selten. Die meisten davon sind allerdings harmlos, können aber auch andere innere Fehlbildungen hinweisen, denn bei vielen Syndromen sind Auffälligkeiten am äußeren Ohr ein Hinweissymptom.

Im einzelnen können folgende Besonderheiten beobachtet werden:

**Ohranhängsel** sind häufig (s. Abb. 15.1), entweder im Bereich des Ohrläppchens, meist aber vor dem Ohr bis auf die Wangen. Sie können Hinweis sein auf begleitende Fehlbildungen an den Nieren, haben aber meist sonst keine Bedeutung. Wenn diese Anhängsel gestielt sind, können sie durch einfaches Abbinden entfernt werden.

**Fisteln und Grübchen** vor dem Ohr, vor dem Gehörgang, haben meist keine Bedeutung, und nur in seltenen Fällen infizieren sie sich so oft, daß eine kleiner Operation nötig wird.

**Fehlen** oder teilweise **Fehlanlage des Ohrknorpels** sind dagegen in vielen Fällen Hinweise auf Syndrome. Vor allem bei Chromosomenanomalien zählen auffällig geformte, meist auch tiefsitzende Ohren zu den wichtigen Symptomen.

**Stenose** oder **Atresie des Gehörgangs:** In solchen Fällen ist meist auch das äußere Ohr betroffen, sowie das Innenohr, so daß immer eine Schwerhörigkeit besteht.

Das **Innenohr** ist bereits beim Feten genauso groß wie durch das ganze spätere Leben. Fehlbildungen sind sehr selten, bedeuten dann aber immer erhebliche Schwerhörigkeit bis Taubheit, sowie Störungen des Gleichgewichtsorgans. Häufig besteht eine Kombination mit Fehlbildungen des Gehirns. Am häufigsten kommen Fehlanlagen des Innenohrs bei der Rötelnembryopathie vor.

Einen einfachen **Hörtest** kann man durchführen, indem man mit einer Glocke oder einem anderen Gegenstand ein plötzliches Geräusch hervorruft. Das Kind sollte (im Wachzustand) zumindest mit den Augen reagieren, oder einen angedeuteten bzw. vollständigen Moro-Reflex bieten. Aber Vorsicht: Klatschen auf die Unterlage wird vom Kind als Erschütterung bemerkt und gefühlt, ist also kein Beweis für Hören, also nur Geräusche als Hörtest heranziehen, die eindeutig nur über das Gehör beim Kind Reaktionen hervorrufen können.

Bei fraglicher Schwerhörigkeit müssen objektive Verfahren angewendet werden. Am zuverlässigsten ist die Methode der **otoakustischen Emissionen** (OAE), die ab der Geburt in jedem Lebensalter möglich und unabhängig von der Mitarbeit ist. Man macht sich zunutze, daß das Ohr nach Beschallung selbst sehr leise spezifische Töne aussendet, die dann gemessen werden. Die Technik ist relativ aufwendig. Gleichwohl sollte jede Geburtsklinik ein solches Gerät besitzen, und diese Messung bei allen Neugeborenen im Sinne eines **Screening** durchführen, damit spätentdeckte und zu spät behandelte Hörstörungen nicht mehr so oft vorkommen.

## 12.7 Neuromuskuläre Erkrankungen

Einige Erkrankungen von Muskeln und/oder Nerven können sich schon beim Neugeborenen oder sogar vor der Geburt manifestieren. Neben den hier exemplarisch vorgestellten Erkrankungen gibt es zahlreiche weitere, großenteils sehr seltene Muskelerkrankungen.

Bei der **spinalen Muskelatrophie** (etwa 1:20000) gehen die motorischen Vorderhornzellen des Rückenmarks zugrunde. Daher kommt es zu schlaffen Lähmungen, weil die dazugehörenden Muskelfasern nicht mehr aktiviert werden können. Es gibt verschiedene Formen dieser Erkrankung:

- schwere spinale Muskelatrophie (Werdnig-Hoffmann), frühmanifest, betrifft den ganzen Körper, früher Tod,
- intermediäre Form, mit Beginn im Kleinkindesalter, bessere Prognose,
- spätmanifeste Form, mit Beginn im Jugendalter, keine komplette Lähmung, (fast) normale Lebenserwartung mit zunehmender Bewegungseinschränkung.

Alle Formen sind autosomal rezessiv erblich. Bei der schweren Form der Erkrankung sind bereits die Kindsbewegungen besonders schwach und gegen Ende der Schwangerschaft deutlich nachlassend. Das Neugeborene ist auffallend schlapp und ohne Muskeltonus ("floppy infant"). Die Spontanbewegungen sind reduziert, in Rückenlage berühren die Knie die Unterlage ("Froschhaltung"). Bei genauer Untersuchung des Kindes entdeckt man Faszikulationen (kleine zuckungsartige Bewegungen, vor allem an der Zunge). Die Muskeleigenreflexe fehlen. Durch die flache Atmung und fehlende Kraft zum Abhusten von Sekret kommt es häufig zu Lungenentzündungen oder Atelektasen (Zusammenfallen einzelner Lungenabschnitte). In der Regel sterben die Kinder auch an Ateminsuffizienz. Der Tod tritt fast immer im ersten Lebensjahr ein, sehr selten nach dem dritten. Eine Behandlung ist nicht möglich.

Die **progressive Muskeldystrophie** ist eine Muskelerkrankung im eigentlichen Sinne, denn hier kommt es durch einen genetischen Defekt zum Funktionsverlust von Muskelfasern. Es gibt unterschiedliche Formen:

- infantile Form (Duchenne), zunächst ist vorwiegend die Becken- und Unterschenkelmuskulatur betroffen, dann zunehmend die gesamte Muskulatur. Beginn der Symptomatik im Kleinkindesalter,
- spätmanifeste Form (Becker-Kiener), ab Jugendalter, vorwiegend Schultergürtel/Arme betreffend, nur leicht progredient, mit (fast) normaler Lebenserwartung.

Beide Formen sind x-chromosomal erblich, deshalb erkranken nur Knaben (etwa 1:5000). Mädchen sind Erbträger, aber selbst immer gesund.

Bei der klassischen Form (Duchenne) fallen die Kinder zunächst durch eine gewisse „Faulheit" und ein verspätetes Laufenlernen auf. Erst wenn die Bewegungsfähigkeit etwa ab dem dritten Lebensjahr eher abnimmt, und die Jungen dann später beim Aufstehen die Hände zu Hilfe nehmen und sich am Oberschenkel abstützen müssen, um den Körper aufzurichten, erfolgt meist die Diagnosestellung.

Im Blut sind die Muskelenzyme (CK) stark erhöht. Die Bewegungsfähigkeit nimmt dann weiter ab, und je nach Verlauf sind die Jungen etwa ab dem 12. bis 14. Lebensjahr rollstuhlpflichtig, weil sie auch kurze Strecken nicht mehr gehen können. Bei aufsteigender Symptomatik ist etwa um das 20. Lebensjahr die Atemmuskulatur soweit betroffen, daß Lungenentzündungen häufiger werden und letztlich die Sterblichkeit steil ansteigt. Wesentlich älter werden die Patienten nicht. Durch intensive Physiotherapie und später Hilfe zum Atmen (nächtliche Maskenbeatmung) kann der Tod um einige Jahre hinausgezögert werden. Eine pränatale Diagnostik ist möglich.

Eine meist vorübergehende Muskelerkrankung ist die **Myasthenia neonatorum**. Bei der Myasthenie werden Antikörper gegen die motorische Grundplatte gebildet, so daß die Nervenimpulse nicht mehr an der Muskelfaser wirksam werden und dadurch eine sehr schnelle Erschöpfung der Muskelerregbarkeit eintritt mit entsprechender Symptomatik. Wenn die Mutter an Myasthenie erkrankt ist, kann sie zwar selbst behandelt werden, aber die mütterlichen Antikörper treten ungehindert auf den Feten über, der damit passiv erkrankt. Die entsprechende Muskelschwäche mit Trink-, Schluck- und Atemstörungen ist daher als vorübergehend anzusehen, bis die mütterlichen Antikörper nach einigen Wochen aufgebraucht sind.

# 13 Erkrankungen und Fehlbildungen der Harn- und Geschlechtsorgane

## 13.1 Fehlbildungen der Niere und Harnwege

Aufgrund der komplizierten Organgenese zählt der Harnwegstrakt zu den am häufigsten fehlgebildeten Systemen. Allerdings sind die meisten dieser Fehlbildungen ohne wesentliche Auswirkung auf die Funktion, so daß sie oft erst durch Zufall entdeckt werden. Insofern gibt es nur relativ selten im Neugeborenen-Alter Probleme von selten der Harnwege.

### 13.1.1 Anatomische Fehlbildungen

Komplettes **Fehlen beider Nieren** (Potter-Sequenz) ist bei etwa 1:10000 Kindern zu erwarten. Kombiniert ist damit eine beidseits hypoplastische Lunge, so daß solche Kinder aufgrund der Ateminsuffizienz trotz Beatmungsversuch innerhalb weniger Stunden sterben, bevor das Fehlen der Nieren sich auswirken kann. Als Hinweiszeichen bei der Geburt fällt die sehr geringe Fruchtwassermenge auf.

**Fehlbildungen der Nieren und ableitenden Harnwege** sind außerordentlich häufig, bei etwa 1% aller Menschen. Die meisten dieser Anomalitäten werden beim Neugeborenen aber nicht entdeckt, sondern machen sich entweder irgendwann im Kindesalter durch Komplikationen, meist Harnwegsinfekte, bemerkbar. Ein großer Anteil von Nierenfehlbildungen wird bei Routineuntersuchungen durch Zufall entdeckt, oft erst im Erwachsenenalter. Wenn es allerdings durch eine massive Abflußstörung bereits intrauterin zu einem starken Aufstau kommt, kann die Diagnose einer Ureterstenose bereits intrauterin gestellt werden und in einigen wenigen Ausnahmefällen sogar durch einen intrauterinen ableitenden Eingriff die Niere gerettet werden. Bei einigen Feten ist der Bauchumfang durch den Aufstau so groß, daß ein Geburtshindernis eintritt oder zumindest nach der Geburt die Diagnose klinisch gestellt werden kann. In allen solchen Fällen ist durch den erheblichen langdauernden Stau mit einer Schädigung des Nierenparenchyms zu rechnen.

Folgende Fehlbildungen kommen vor:
- Verdoppelungen der Nierenanlage, mit eigenen oder gemeinsamen Ureteren,
- einseitiges Fehlen der Niere, mit oder ohne Ureteranlage,
- doppelte Ureteren bei normaler Niere,
- Lageanomalien der Niere,
- Hufeisenniere, Kuchenniere, und andere morphologische Besonderheiten,
- Einmündungsfehlbildungen der Ureteren beim Eintritt in die Harnblase, z. B. Ureterozele.

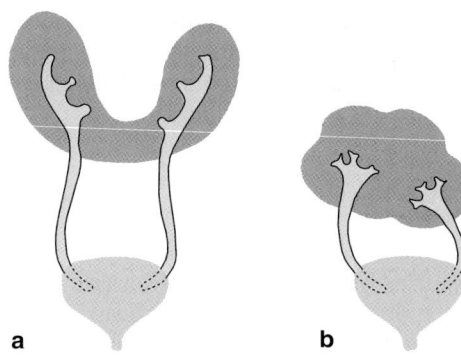

**Abb. 13.1a/b** Verschmelzungsnieren,
**a** Hufeisenniere, **b** Kuchenniere

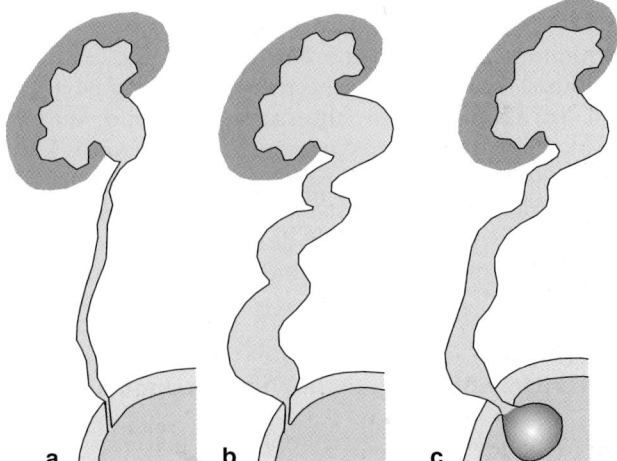

**Abb. 13.2a–c** Fehlbildungen mit Harnstau,
**a** Ureterabgangstenose,
**b** Uretermündungsstenose,
**c** Ureterozele

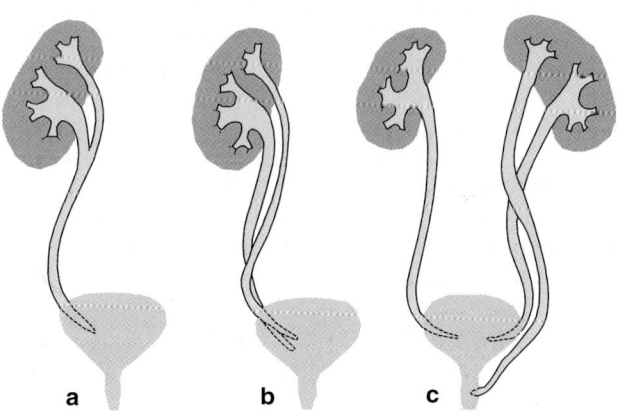

**Abb. 13.3a–c** Ureterfehlbildungen, **a** gespaltener Ureter, **b** doppelter Ureter, **c** doppelter Ureter mit Fehlmündung in die Harnröhre (mit Harnträufeln/Inkontinenz)

Bei vielen dieser Fehlbildungen, vor bei Ureteranomalien, kann es zum Rückstau von Urin kommen, so daß zusätzlich der Ureter und das Nierenbecken massiv er weitert ist. Durch den verlangsamten Urinfluß kann es sehr leicht zu Harnwegsinfektionen kommen.

### 13.1.2 Bauchwanddefekte mit Harnwegsbeteiligung

Hat sich die Bauchwand im unteren Bereich nicht vollständig verschlossen, sind oft Blase, Harnröhre und Genitale gleichzeitig betroffen, in einigen Fällen sogar noch der Enddarm. Diese schweren und meist komplexen Fehlbildungen sollten eigentlich schon vor der Geburt im Ultraschall diagnostiziert sein.

Beim Neugeborenen liegen die Schleimhäute von Blase (und Harnröhre) offen, der Beckenring ist unvollständig, und auch der Anus kann verzogen oder fehlangelegt sein. Es fließt dauernd Urin ab, weil die Ureteren sozusagen nach außen münden. Die Infektionsgefahr ist extrem groß.

Das Neugeborene wird trocken und warm eingewickelt, wobei die offene Schleimhaut mit sterilen Kompressen locker abgedeckt werden sollte. Eine baldige kinderchirurgische Erstversorgung ist anzustreben. Da die individuellen Verhältnisse sehr unterschiedlich sind, und nach der primären Rekonstruktion öfter Korrektureingriffe nötig sind, kann eine generelle Prognose kaum sofort gestellt werden. Bei Mädchen gestaltet sich der Eingriff etwas unkomplizierter, Ziel ist das Erreichen der Harnkontinenz. In der Pubertät sind Korrektureingriffe an der Vagina meist nötig. Bei Jungen ist die Rekonstruktion von Harnröhre und Penis sehr problematisch und oft unbefriedigend.

### 13.1.3 Hereditäre (zystische) Nierenerkrankungen

Neben den anatomischen Fehlbildungen gibt es auch strukturelle Defekte, die eher den feingeweblichen Bau der Nieren betreffen. Am wichtigsten sind die zystischen Erkrankungen. Einzelne Nierenzysten kommen häufig vor und haben oft keinen Krankheitswert.

Bei der **polyzystischen Nierendegeneration** ist das Nierengewebe bereits vor der Geburt weitgehend durch große Zysten ersetzt, so daß die Niere aussieht wie eine Ansammlung großer Knollen. Die Nieren können dabei so groß werden, daß der Bauchumfang eine normale Geburt unmöglich macht. Diese Erkrankung scheint autosomal rezessiv erblich zu sein. Wenn nur eine Niere betroffen ist, kann das Kind normal Urin produzieren. Die erkrankte Niere wird in den meisten Fällen entfernt. Begleiterkrankungen z. B. der Leber kommen vor.

Die autosomal dominante polyzystische Nierendegeneration („Schwammniere") entwickelt sich meist erst im Erwachsenenalter. Dabei kommt es zur schrittweisen allmählichen Vergrößerung beider Nieren über Jahrzehnte.

Neben diesen zystischen Nierenerkrankungen ist in den letzten Jahren bei zahlreichen weiteren Defekten und Tumoren der Niere eine genetische Ursache gefunden worden.

### 13.1.4 Funktionelle Störungen

Neben den morphologischen Anomalien kann auch die *Funktion* der Nieren durch angeborene Erkrankungen eingeschränkt sein. So sind zahlreiche genetische Defekte bekannt, bei denen bestimmte Resorptions- oder Ausscheidungsfunktionen defekt sind. So werden etwa einzelne Aminosäuren, Glucose, Elektrolyte o.a. ausgeschieden und nicht rückresorbiert. Als Folgeerscheinung treten teils sehr schwere Abweichungen im Stoffwechsel auf, z. B. eine Azidose. Daher muß bei unklaren metabolischen Störungen immer auch die Nierenfunktion untersucht werden.

Diese Erkrankungen sind sehr selten, sie werden oft zunächst als Stoffwechseldefekte verkannt, mit denen sie letztlich Gemeinsamkeiten haben. Auch der Vererbungsmodus solcher Störungen ist meist rezessiv.

Bei Stoffwechseldefekten kann es wiederum durch eine toxische Schädigung die Resorptions- bzw. Ausscheidungsleistung der Nieren beeinträchtigt sein.

### 13.1.5 Nierenfehlbildungen bei Syndromen

Bei vielen Syndromen können begleitende Nierenfehlbildungen oder -erkrankungen vorkommen:

- -Skelett: Spina bifida/MMC (s. 12.2), sowie zahlreiche weitere Skelettfehlbildungen, vor allem bei einseitiger Ausprägung.
- Chromosomenanomalien: Bei der Trisomie 21 (s. 20.4.1) kommen zystische Fehlbildungen und andere Anomalien bei 7% vor. Bei Turner-Syndrom gibt es gehäuft eine Hufeisenniere sowie Verdoppelungsfehlbildungen der ableitenden Harnwege. Bei den Trisomien 13 und 18 kommen Nierenzysten u.a. Fehlbildungen zu fast zwei Drittel vor.
- Rötelnembryopathie: Hier gibt es verschiedene Anomalien, v.a. Engstellen der Nierenarterien, die zu Bluthochdruck führen können.
- Bei zahlreichen seltenen Syndromen und einigen angeborenen Stoffwechseldefekten ist die Niere direkt oder indirekt beteiligt.

## 13.2 Akute Erkrankungen der Niere und Harnwege

**Harnwegsinfekte** (HWI) sind bei Neugeborenen immer sehr ernst zu nehmen. Bei einem HWI im ersten Lebensjahr wird bei 55% der Knaben und bei 35% der Mädchen eine Fehlbildung oder Anomalie der Harnwege gefunden, evtl. auch funktionelle Störungen wie ein Reflux von Urin in die Ureteren. Eine solche Infektion äußert sich beim NG im Prinzip genauso wie eine Sepsis (s. 21.1), also mit unspezifischen klinischen Zeichen. Um einen HWI nicht zu übersehen, wird daher bei jeder Sepsis der Urin mituntersucht, meist durch Blasenpunktion.

**Nierenversagen** kommt bei Neugeborenen nicht sehr häufig vor und hat meist Ursachen, die nicht in der Niere selbst liegen:

- Sepsis: durch den begleitenden Kreislaufschock.
- Blutungsschock oder andere Erkrankungen, die zum Kreislaufversagen und verminderten Blutdruck führen.

– Asphyxie: durch die Kombination von Kreislaufschock und Sauerstoffmangel wird die Niere geschädigt.
– Bei Fehlbildungen, vor allem wenn der Urinabfluß nicht gewährleistet ist.
– Durch Medikamente (z. B. manche Antibiotika).

Nierenversagen beim Neugeborenen ist in den allermeisten Fällen kreislaufbedingt, also z. B. im Rahmen einer Sepsis. In diesen Fällen ist die Behandlung der Grunderkrankung wesentlich wichtiger als der Ersatz der Nierenfunktion, z. B. durch Dialyse, was auch technisch sehr schwierig ist. Das kreislaufbedingte Nierenversagen hat eine relativ gute Prognose, d. h. die Nieren erholen sich nach einigen Tagen meist wieder, wobei sie die Funktion schrittweise aufnehmen. Die Ausscheidungsfunktion kommt zuerst in Gang, dann erst die Rückresorptionsfähigkeit. Daher haben die Kinder zunächst eine polyurische Phase, in der sehr viel Urin ausgeschieden wird, mit dem unkontrolliert Salze und andere Bestandteile verlorengehen.

## 13.3  Fehlbildungen und Erkrankungen des männlichen Genitale

Das komplette Fehlen oder die Minderanlage des Penis ist sehr selten. Die meisten Fehlbildungen betreffen die Harnröhre. Bei einer **Hypospadie** liegt die Öffnung der Harnröhre an der Unterseite des Penis, wobei auch mehrfache Öffnungen vorkommen können.

Bei den meisten Hypospadien liegt die Öffnung am Unterrand der Eichel. Die Vorhaut ist meist gespalten. Bei dieser Form lassen sich durch plastische Eingriffe im Kleinkindesalter meist relativ normale Verhältnisse herstellen.

Bei tiefer Hypospadie, also einer Öffnung direkt an der Peniswurzel, fehlt oft gleichzeitig das Skrotum, und die Hoden sind nicht deszendiert, so daß es sogar Zweifel am Geschlecht des Kindes geben kann.

Eine **Epispadie** ist wesentlich seltener. Hier ist der Penis auf der Ober- bzw. Rückseite gespalten, meist auch sehr klein oder fehlgebildet. Eine Epispadie kommt z. B. kombiniert mit einer Blasenekstrophie vor.

Beim **Kryptorchismus** sind die Hoden abnorm klein. Oft sind sie gleichzeitig nicht an der richtigen Stelle, also nicht deszendiert. Wenn beide Hoden sehr klein sind, muß immer nach genetischen oder anderen Defekten gesucht werden, da es sich kaum um eine isolierte Fehlbildung handelt.

Davon klar zu unterscheiden ist ein **Maldeszensus,** also ein verzögertes Herabsteigen des Hodens aus dem Leistenkanal in das Skrotum. Dieser Weg wird normalerweise im letzten Schwangerschaftsdrittel zurückgelegt, und die Lage des Hoden ist eines der klassischen Reifezeichen. Wenn bei einem reifen Knaben die Hoden nicht im Skrotum zu tasten sind, muß daher nach der Ursache geforscht werden, und ggf. mit einer Hormonbehandlung noch im Kleinkindesalter das Herabsteigen des Hodens gefördert werden. Dies ist einmal wichtig für die spätere Funktion. Außerdem neigt ein im Leistenkanal liegender Hoden später sehr viel häufiger zur krebsigen Entartung. Bei Auskühlung steigen die Hoden immer nach oben, daher sollte bei Verdacht auf Maldeszensus die Lage der Hoden nach einem warmen Bad noch einmal kontrolliert werden, bevor weitere Schritte eingeleitet werden.

Bei einer **Hydrozele** ist in den Hodenhüllen Flüssigkeit enthalten, was zu einer zystenartigen Auftreibung führt. Bei Neugeborenen ist meist der embryonale Gang vom Peritoneum (Bauchfell) zu den Hodenhüllen noch offen, so daß solche Flüssigkeitsansammlungen sich noch entleeren können. Bei Kleinkindern muß dies dann operativ korrigiert werden.

Eine **Phimose** (Vorhautverengung) ist recht selten. Allerdings läßt sich die Vorhaut beim Neugeborenen nur in den wenigsten Fällen zurückziehen. Das innere Vorhautblatt ist mit der Eichel noch fest verwachsen. Daher sollte man auch keine diesbezüglichen Versuche unternehmen, da es sonst nur zu Einrissen und Verletzungen kommt. Die meisten in Deutschland operierten Phimosen sind aufgrund solcher Vernarbungen entstanden und gehen also auf unnötige Manipulationen zurück. Erst im Schulalter ist bei den meisten Knaben die Vorhaut ganz zurückziehbar. Eine operationswürdige Phimose liegt dann vor, wenn das Kind nicht im Strahl urinieren kann, d. h. wenn die Verengung einen Aufstau des Urins bewirkt. Neben der Operation kann man auch versuchen, mit einer Östrogensalbe zu behandeln.

In vielen Ländern (muslimische Länder, Juden, aber auch USA u.a.) ist die Beschneidung, d. h. Entfernung der Vorhaut üblich. Wenn es aus religiösen Gründen geschieht, ist dies meist mit einer Zeremonie und Familienfeier verbunden. Die Beschneidung kann im Prinzip bereits beim Neugeborenen vorgenommen werden.

## 13.4 Fehlbildungen und Erkrankungen des weiblichen Genitale

Fehlbildungen des äußeren weiblichen Genitale sind recht selten. Verdoppelungsanomalien der Vagina und des Uterus werden normalerweise nicht bei Neugeborenen, sondern erst sehr viel später entdeckt. Eine Labiensynechie, also das Zusammenwachsen der kleinen Labien, ist keine Fehlbildung im eigentlichen Sinne, und muß nur relativ selten behandelt werden, z. B. wenn gleichzeitig die Urinentleerung behindert wird. Man sollte keine einfache Trennung z. B. mit einer Sonde vornehmen, sondern exakt chirurgisch vorgehen, und in den Tagen nach dem Eingriff ist eine Östrogensalbe nötig, damit die getrennten Labien nicht gleich wieder zusammenwachsen.

Infektionen des Genitale kommen bei Neugeborenen praktisch nicht vor. Eine kleine Abbruchblutung und Schleimabgang in den ersten Lebenstagen ist normal.

## 13.5 Intersexuelles Genitale

Ein besonderes, aber sehr seltenes Problem stellen Kinder dar, bei denen sich das Geschlecht nicht sicher bestimmen läßt. Es gibt verschieden Grade eines intersexuellen Genitale, bei denen also typisch weibliche Merkmale mit meist inkompletten männlichen Merkmalen kombiniert sind. Zur Diagnostik hilft hier die Chromosomenanalyse und hormonelle bzw. biochemische Untersuchungen. Echte Zwitter, also Menschen mit gleichzeitig männlichen und weiblichen Zellen,

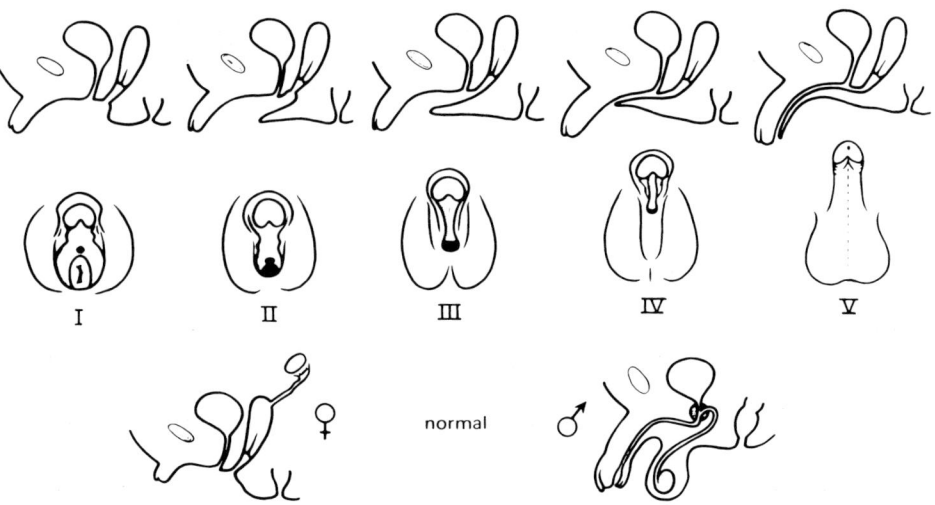

**Abb. 13.4** Intersexuelles Genitale (aus: *Bachmann* u.a., Pädiatrie in Praxis und Klinik, Band III, Georg Thieme Verlag Stuttgart, 1989)

sind entgegen landläufiger Meinung extrem selten, es gibt nur einige wenige Beispiele, und in der Phantasie und Literatur spielen sie eine wesentlich größere Rolle als in der Wirklichkeit.

Bei Kindern mit intersexuellem Genitale muß die Abklärung sehr schnell und gründlich erfolgen, letztlich weniger im Interesse des Kindes direkt, bei dem im allgemeinen keine notfallmäßigen Eingriffe nötig sind, sondern im sozialen Interesse. Das Kind muß schließlich einen dem Geschlecht zuordnungsfähigen Namen bekommen, und kaum etwas ist quälender für Eltern, als wenn es über die geschlechtliche Identität des Kindes Zweifel gibt. Eine behutsame und kompetente psychische Führung ist immer nötig.

Ein intersexuelles Genitale kann auch vorgetäuscht sein, z. B. die massive Klitorishypertrophie beim adrenogenitalen Syndrom. Bei dieser seltenen Erkrankung führt eine Stoffwechselstörung beim Aufbau der Steroide (des Cortisons) zur Ansammlung von hormonaktiven Zwischensubstanzen, die zur Vermännlichung weiblicher Feten führt.

# 14 Skeletterkrankungen und Orthopädie

Geburtsverletzungen s. 8.3.
Angeborene Muskelerkrankungen s. 12.7.

Angeborene Fehlbildungen des Skelettsystems sind für die weitere Entwicklung des Kindes von besonderer Bedeutung. Bei den meisten Erkrankungen lassen sich durch rechtzeitige Behandlung weitere Deformierungen oder Funktionsstörungen verhindern, so daß hier ganz besonderer Wert auf Früherkennung und Frühbehandlung gelegt werden muß.

Fehlbildungen des Skelettsystems treten in den meisten Fällen isoliert auf, können aber auch Teil eines universellen Fehlbildungssyndroms sein, z.B. Klumpfüße bei MMC (s. 12.2).

## 14.1 Systemerkrankungen des Skeletts

Die **Chondrodystrophie** (= Achondroplasie, „Liliputaner") ist mit ca. 1:40000 die häufigste angeborene Skeletterkrankung. Schon bei der Geburt fallen die im Vergleich zum Körper sehr kurzen Extremitäten auf (Abb. 14.1). Später bleiben diese weiter im Wachstum zurück, während der Rumpf normal groß wird. Dadurch bekommen die Patienten ein dysproportioniertes Aussehen, und einen eigentümlich watschelnden Gang. Auch der Schädel ist normal groß, aber durch Sattelnase und hervortretende Stirn charakteristisch geformt. Die Patienten sind normal intelligent, werden aber aufgrund ihres Äußeren und der „ungeschickten" Bewegungen oft nicht ernst genommen. Im Prinzip ist die Lebenserwartung

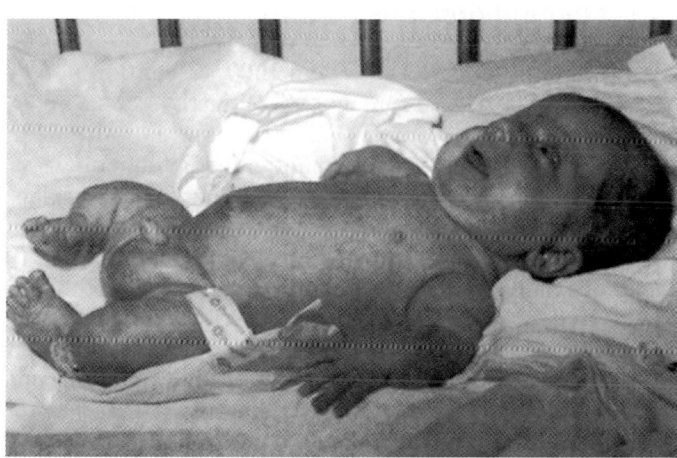

**Abb. 14.1** Neugeborenes mit Achondroplasie (aus. *Zitelli/ Davis*, Farbatlas pädiatrischer Krankheitsbilder, Georg Thieme Verlag Stuttgart, 1989)

normal. Die Erkrankung kann nicht behandelt werden, wobei bis zu einem gewissen Grad orthopädische Korrekturen, auch Beinverlängerungen, möglich sind. Die Endlänge beträgt ca. 130 cm. Die Erkrankung wird autosomal dominant vererbt, allerdings mit unvollständiger Penetranz, d.h. Erbträger können selbst gesund sein. In sehr vielen Fällen handelt es sich aber um Neumutationen, wobei das Alter des Vaters offenbar eine Rolle spielt.

Andere Formen der Osteochondrodysplasien sind seltener. Einige dieser Erkrankungen sind mit anderen Fehlbildungen oder Besonderheiten verbunden.

**Osteogenesis imperfecta** („Glasknochenkrankheit", ca. 1:20000): Die Knochen enthalten aufgrund eines strukturellen Defektes zu wenige Kalksalze, sind instabil, biegsam, und brechen sehr leicht. Die Kinder kommen bereits mit Knochenbrüchen zur Welt, oder habe sogar schon intrauterin Frakturen. Durch die dauernden neuen Frakturen werden vor allem die langen Röhrenknochen durch Belastung und Muskelzug extrem deformiert. Dadurch entstehen groteske Verformungen des Skeletts, vor allem an Armen und Beinen, aber auch der Wirbelsäule. Die Patienten werden kaum gehfähig. Die Krankheit läßt sich nicht ursächlich behandeln, aber durch geeignete Operationen können die Knochen mittels einer im Knochenmark liegenden teleskopartigen Schiene von innen so weit stabilisiert werden, daß die Patienten zum Gehen kommen. Einige Untertypen der Erkrankung verlaufen gutartiger.

Es gibt zahlreiche weitere Fehlbildungssyndrome des Skeletts, die aber alle sehr selten sind. Eine kinderorthopädische Betreuung in einem entsprechenden Zentrum ist in diesen Fällen notwendig.

Kein eigentliches Fehlbildungssyndrom, sondern eine im Schwangerschaftsverlauf begründete Knochenerkrankung ist die **Arthrygryposis.** Hier handelt es sich um Deformierungen der Extremitäten, besonders auch der Gelenke, so daß die Kinder mit „verbogenen" Armen und Beinen geboren werden. Diese Deformierungen sind nicht zu korrigieren, sondern allenfalls durch konsequente krankengymnastische und orthopädische Behandlung kann eine Rehabilitation erreicht werden.

## 14.2 Fehlbildungen des Fußes

**Klumpfüße** treten bei etwa jedem 1000. Neugeborenen auf, wobei Knaben doppelt so häufig betroffen sind wie Mädchen. Die Ursache ist weitgehend ungeklärt, wenn man von den wenigen Fällen symptomatischer Klumpfüße z. B. bei Spina bifida absieht. Im allgemeinen handelt es sich um eine spontane Fehlbildung, die auch nicht durch intrauterine Lageanomalien etc. erklärbar ist. Familiäre Häufungen lassen an genetische Ursachen denken. Beim Klumpfuß kommt es zur Einwärtsdrehung der Fußwurzel unterhalb des Talus. Es bildet sich am inneren Fußrand eine Art derbe Weichteilplatte, die den Fuß in defomierter Form festhält.

Ziel der Klumpfußbehandlung ist die möglichst vollständige Korrektur. In sehr vielen Fällen ist bei dem noch weichen Gewebe eine manuelle Korrektur leicht möglich, d. h. der Fuß wird durch sanften Druck in die natürliche Stellung gebracht, wobei das Ergebnis dann durch Eingipsen fixiert werden muß. Eine sol-

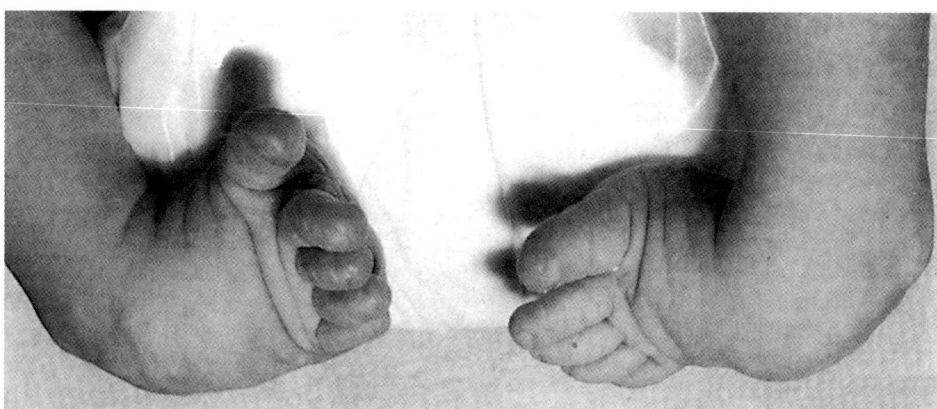

**Abb. 14.2** Beidseitiger Klumpfuß (aus: *Zitelli/Davis*, Farbatlas pädiatrischer Krankheitsbilder, Georg Thieme Verlag Stuttgart, 1989)

che Redressionsbehandlung ist aber nur bei Neugeborenen möglich und erfolgversprechend, so daß eine zügige Behandlung in den ersten Lebenstagen erfolgen muß. Schon eine Verzögerung von wenigen Wochen kann diesen für das Kind schonenden Behandlungsweg verbauen. Die Gipse werden häufig gewechselt, weil man die angestrebte Stellung erst in mehreren Schritten erreicht, und außerdem durch das schnelle Wachstum des Fußes eine dauernde Anpassung nötig ist. Nur wenn die konservative Behandlung ohne Erfolg bleibt, wird eine operative Korrektur vorgenommen.

Manchmal nehmen die Füße von Neugeborenen Klumpfuß- oder Sichelfußstellung ein, ohne daß eine wirklich eine solche Deformierung vorliegt. Dann genügt eine einfache Fußgymnastik, um diese spontane Stellung etwas abzutrainieren. Zur Unterscheidung von einer echten Fehlstellung streicht man mit dem Finger hinter dem Außenknöchel herum am äußeren Fußrand entlang. Bei einer harmlosen Fehlstellung wird sich der Fuß dann zu seiner normalen Haltung aufrichten.

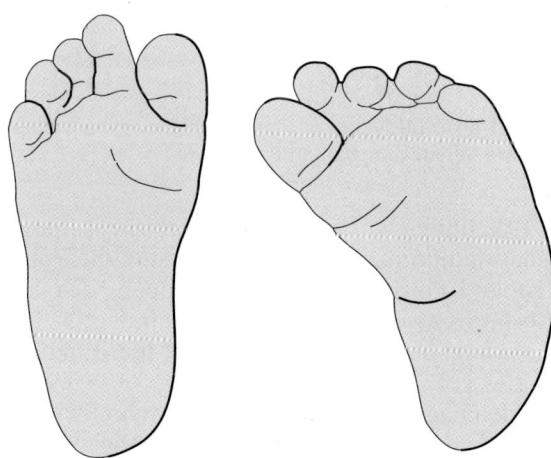

**Abb. 14.3** Sichelfuß links

**Sichelfüße** treten oft doppelseitig und mehr bei Knaben auf. Hier ist der Vorfuß nach der Innenseite gedreht, so daß durch die Fehlhaltung eine tiefe Querfalte auf der Fußinnenseite entsteht, die von der Sohle bis zum Fußrücken zieht. Sichelfüße können durch eine intrauterine Zwangshaltung entstehen, aber auch noch postnatal durch entsprechende Lagerung. Sichelfüße korrigieren sich in den allermeisten Fällen spontan, wobei eine Fußgymnastik bzw. Physiotherapie unterstützend wirkt. In wenigen Fällen ist eine Redressionsbehandlung nötig, sehr selten eine operative Korrektur.

**Plattfüße kommen** als angeborene Deformität selten vor. Ursache ist eine Fehlstellung der Fußwurzelknochen, die nur schwer zu behandeln ist. Erworbene Plattfüße beruhen meist auf Übergewicht, Muskel- und Bandschwäche.

## 14.3 Hüftdysplasie

Die Hüftdysplasie (auch als Hüftluxation bezeichnet) ist nicht, wie häufig angenommen, eine „Verrenkung" des Hüftgelenkes. Es handelt sich vielmehr um eine Fehlbildung der Hüftgelenkspfanne, so daß der Hüftkopf keinen stabilen Halt hat. Durch die Bewegungen des Kindes und den Muskelzug rutscht der Hüftkopf nach oben aus dem Gelenk, so daß die Luxation erst dann entsteht. Es handelt sich um eine multifaktoriell vererbte Anlage mit deutlicher Häufung bei Mädchen (6:1), Häufigkeit insgesamt ca. 0,4%, bei familiärer Belastung wesentlich höher.

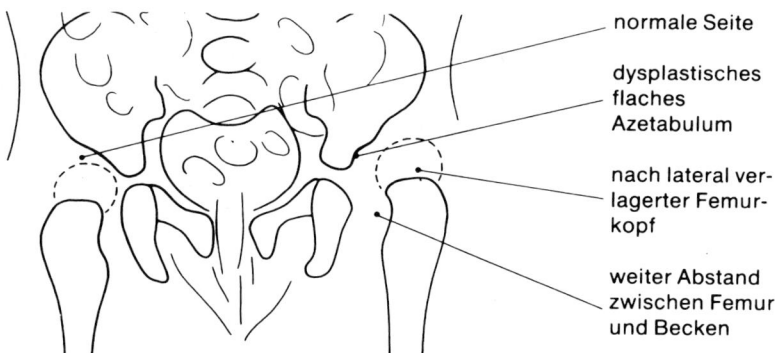

normale Seite

dysplastisches flaches Azetabulum

nach lateral verlagerter Femurkopf

weiter Abstand zwischen Femur und Becken

**Abb. 14.4** Hüftdysplasie (aus: *Zitelli/Davis*, Farbatlas pädiatrischer Krankheitsbilder, Georg Thieme Verlag Stuttgart, 1989)

Erkennungszeichen sind Abspreizhemmung, unterschiedliche Beinlänge, Faltenasymmetrie, wobei man am besten die Pofalten in Bauchlage betrachtet. Das Ortolani-Zeichen (Zurückschnappen des Hüftkopfes in die Pfanne beim Abspreizen) ist nicht sehr häufig eindeutig zu beobachten, und sollte auch nicht unbedingt ausprobiert werden, da hierdurch eine weitere Schädigung des Hüftkopfes vorkommen kann.

Die Diagnosestellung erfolgt durch Ultraschall, und nur in wenigen Fällen ist zusätzlich eine Röntgenaufnahme nötig.

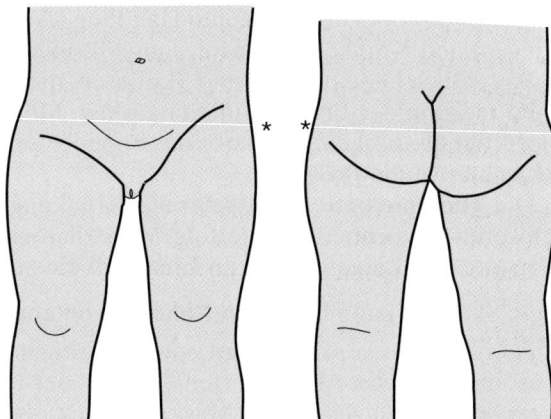

**Abb. 14.5** Typische Zeichen bei Hüftdysplasie

Die **Behandlung** muß so früh wie möglich erfolgen, da die Erfolgsaussichten von Monat zu Monat geringer werden. Zunächst versucht man, durch entsprechende orthopädische Apparate das Hüftgelenk in einer permanenten abgespreizten Lage zu halten. Dadurch kann der Hüftkopf nicht aus der Pfanne austreten, die sich im Laufe der Monate besser ausbildet. Einfaches „breites Wickeln" reicht dazu nicht aus, zumal der gewünschte Effekt damit nicht sicher erreicht wird. Nur bei schweren Luxationen und bei erfolgloser konservativer Therapie muß die Hüfte operativ eingerenkt werden, wobei eine verstärkte Hüftpfanne konstruiert wird.

Eine **sekundäre Hüftluxation** kann bei Kindern mit Bewegungsstörungen vorkommen. So haben Kinder mit zerebralen Bewegungsstörungen sehr häufig eine Hüftgelenksluxation, die sich mit den üblichen Behandlungsverfahren nicht sehr gut behandeln läßt. In manchen Fällen sind korrigierende Operationen notwendig, z. B. eine Durchtrennung der verkürzten und kontrakten Adduktorenmuskulatur, um wenigstens die Pflege des Kindes zu erleichtern.

## 14.4  Fehlbildungen und Erkrankungen der Wirbelsäule

**Fehlbildungen** der Wirbelsäule sind relativ selten. Dabei können überzählige, deformierte, und zusammengewachsene Wirbelkörper vorkommen. Als Folgeerscheinung treten mehr oder weniger deutliche körperliche Deformierungen und Bewegungseinschränkungen auf, die sich verstärken, sobald die Wirbelsäule stärker belastet wird, also ab dem Sitzen- und Laufenlernen. Fehlbildungen an der Wirbelsäule treten meist nicht isoliert, sondern kombiniert im Rahmen sogenannter Fehlbildungssyndrome auf.

Von einer **Skoliose** spricht man bei einer seitlichen Verkrümmung bzw. Verdrehung der Wirbelsäule. Die **Säuglingsskoliose**, d.h. die seitliche Verkrümmung der Wirbelsäule ohne zusätzliche Rotation, ist meist eine Folgeerscheinung einer (intrauterinen oder späteren) Zwangs- oder Schiefhaltung, z. B. durch einseitiges Liegen oder Tragen. Innerhalb des ersten Lebensjahres tritt meist eine Normalisierung ein, wobei unterstützend Handling (Anleiten zum Halten und Tragen des Kindes) und Krankengymnastik sinnvoll sind.

Wesentlich bedeutsamer sind Skoliosen, die im **Kindesalter** auftreten und sich dann meist in der Präpubertät verstärken. Mädchen sind häufiger und schwerer betroffen als Jungen. Je später die Skoliose erkannt und behandelt wird, desto schlechter ist die Prognose.

Die **Therapie** besteht zunächst aus Krankengymnastik, bei Zunahme oder bei schweren Deformierungen erfolgt zusätzlich eine Stabilisierung durch spezielle Korsette und Liegeschalen, im Einzelfall eine operative Therapie.

Eine Skoliose kann ferner **im Rahmen von anderen Erkrankungen** auftreten:

- neurogen bei vermindertem oder einseitigem Muskeltonus. Besonders häufig ist dies bei schwerbehinderten Kindern der Fall,
- myogen bei angeborenen Muskelerkrankungen,
- bei Systemerkrankungen, die das Skelett oder Bindegewebe betreffen,
- als Folgeerscheinung anderer orthopädischer Probleme, z. B. Beinlängendifferenz.

# 15 Hauterkrankungen

Hautpflege s. Kapitel 2.6.
Harmlose Besonderheiten (Milien, Erythema toxicum etc., s. 2.4).

## 15.1 Hautanhängsel

**Ohranhängsel** sind relativ häufig und können sehr unterschiedliche aussehen und
groß sein. Teils sind sie an der Basis dünn gestielt, teils breit aufsitzend. Wenn
mehrere solche Anhängsel bestehen, kann dies ein Hinweis auf begleitende
innere Fehlbildungen sein, so daß solche Kinder immer besonders genau zu
untersuchen sind.

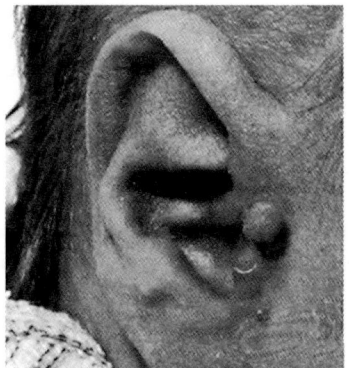 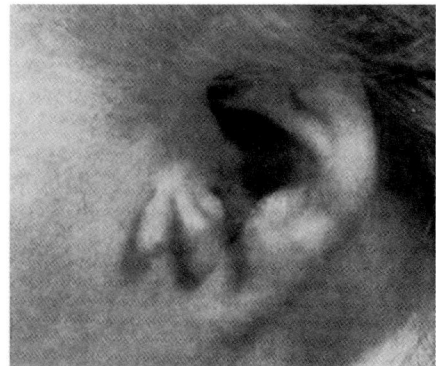

**Abb. 15.1** Verschiedene Formen von Ohranhängseln (aus: *Zitelli/Davis*, Farbatlas pädiatrischer Krankheitsbilder, Georg Thieme Verlag Stuttgart, 1989)

**Hautanhängsel** an anderen Körperstellen sind wesentlich seltener, z. B. finger-
ähnliche Anhängsel am kleinen Finger.
**Überzählige Brustwarzen** können ein- oder beidseitig vorkommen. Sie sind
immer entlang der sogenannten Milchleiste lokalisiert, die von der Achsel bis in
die Leiste zieht. Solche überzähligen Brustwarzen kommen bei beiden
Geschlechtern, häufiger bei Mädchen vor. Sie können gelegentlich Hinweise auf
innere Fehlbildungen sein.

## 15.2 Gefäßerkrankungen und -fehlbildungen

**Kutis marmorata:** Bei Neugeborenen, aber auch bei älteren Kindern kann eine
**netzartige** Durchblutungs-Zeichnung auftreten, ohne daß dies eine Bedeutung
hat, oder Rückschlüsse auf Kreislaufsituation oder Erkrankungen zuläßt.

**Makulöse-Hämangiome** („Storchenbiß") sind sehr häufig, bis zu 50% aller Neugeborenen, meist an der Nasenwurzel, Stirn, oder im Nacken bzw. am Haaransatz, auch an den Augenlidern. Sie sind flach, rötlich, unregelmäßig geformt und verschwinden mit zunehmendem Alter. Sie sind harmlos, solange sie an den genannten Stellen auftreten.

**Asymmetrische sehr ausgedehnte flache Hämangiome** mit verstärkter Pigmentierung sind dagegen Hinweise auf Fehlbildungssyndrome, und sollten eine genaue Untersuchung, vor allem auch des Nervensystems nach sich ziehen.

**Kavernöse Hämangiome** („Blutschwämmchen") sind beim Neugeborenen meist noch nicht zu sehen. Sie entwickeln sich aus einem kleinen weißen blutleeren Fleck, der innerhalb einiger Wochen zunächst ein rotes Pünktchen, dann das Blutschwämmchen zeigt. Solche Hämangiome sind im Prinzip harmlos, können aber bei Verletzung bluten oder sich infizieren, und außerdem erhebliche kosmetische Probleme bereiten. Im Allgemeinen wachsen solche Hämangiome im ersten Lebensjahr, um sich dann innerhalb einiger Jahre wieder zurückzubilden. Hämangiome können sehr groß werden. An einigen Stellen sind sie wegen der Gefahr einer Verletzung und Infektion auch gefährlich (Genitalbereich, Kopf), vor allem im Gesicht auch entstellend.

Alle diese Gefahren und Folgen lassen sich durch eine Frühtherapie vermeiden. Je schneller ein Hämangiom behandelt wird, desto geringer sind die kosmetischen Dauerfolgen wie Narben, Hautveränderungen, Atrophie etc. Es gibt zwei prinzipielle fast gleichwertige Methoden: Entweder werden die zuführenden Gefäße laserchirurgisch verschlossen, so daß das Hämangiom sozusagen austrocknet. Eine Alternative ist die Kryotherapie: Hier wird das Hämangiom durch kurze Kälteanwendung vereist.

Sehr große, sehr zahlreiche oder ungewöhnliche Hämangiome kommen bei verschiedenen Fehlbildungssyndromen vor, in einigen Fällen auch kombiniert mit Hämangiomen an inneren Organen.

**Lymphangiome** kommen durch Aussackungen und Erweiterungen von Lymphgefäßen zustande. Im Gegensatz zu Hämangiomen lassen sie sich nicht einfach ausdrücken, sondern haben eine relativ pralle elastische Konsistenz. Sie neigen zum Wachstum und zur erheblichen Ausbreitung, so daß sie meistens operativ versorgt werden müssen. Die Rezidivrate ist hoch.

## 15.3 Pigmentationsstörungen und Naevi

Als **Mongolenflecke** bezeichnet man pigmentierte Stellen, die man häufig bereits bei der Geburt sieht. Am häufigsten treten sie in der Ileosakralgegend auf, ferner stammbetont über den ganzen Körper verteilt. Es handelt sich um sehr unterschiedlich große Flecken von grauer bis tiefblauer Farbe. Sie sind nicht erhaben oder tastbar. An diesen Stellen sind die normalen und braun pigmentierten Zellen dichter, wobei die blaue Farbe durch die Lage der Pigmentzellen in tieferen Hautschichten zustande kommt. Besonders häufig sind sie bei Indern, Orientalen und schwarzen Kindern (bis zu 90%). Eine Entartung kommt nicht vor. Mit zunehmendem Alter verschwinden sie, was auch daran liegen kann, daß die Haut dicker und damit undurchsichtiger wird.

**Pigmentflecken („Muttermäler")** sind bei Neugeborenen meist noch nicht sehr ausgedehnt und oft auch noch nicht zu sehen. Einzelne solcher Flecken haben jedoch keine Bedeutung.

Wenn braune, schwarze, behaarte Flecken sehr groß oder sehr zahlreich sind, z. B. größer als die Handfläche des Kindes, dann sollten sie vom Kinderarzt begutachtet werden, denn es können Hinweise auf Systemerkrankungen oder innere Fehlbildungen sein. Bei sehr großen Pigmentflecken (mehrere Prozent der Körperoberfläche) besteht zudem ein erhöhtes Risiko für eine krebsartige Entartung, so daß sie entfernt werden sollten.

Eine teilweise fehlende Pigmentierung, also weiße Flecken oder Streifen, sind selten, aber in vielen Fällen mit inneren Fehlbildungen verknüpft so daß eine genaue Diagnostik erforderlich ist.

## 15.4 Schuppende Erkrankungen

Die normale Neugeborenen-Schuppung kann sehr unterschiedliche Ausmaße annehmen. Besonders bei übertragenen Kindern kann es zu einer sehr groblamellären Schuppung mit cm-großen Schuppen kommen, ohne daß dies eine krankhafte Bedeutung hat.

Davon sind schuppende Erkrankungen zu unterscheiden, die gelegentlich auch bei Neugeborenen zu beobachten sind:

– Die **seborrhoische Dermatitis** ist eine häufige Erkrankung in den ersten Lebensmonaten, die auch schon einmal im Alter von zwei Wochen auftreten kann. Vor allem im Windelbereich und in den Gelenkfalten finden sich gerötete schuppende Bereiche, die auch nässen können. Manchmal liegt begleitend eine Soorinfektion vor.
– **Ekzeme** sind bei Neugeborenen selten, können aber bereits im ersten Lebensmonat beginnen. Hier finden sich besonders am Kopf und im Gesicht schuppende und gerötete Stellen.
– **Ichthyosis („Fischschuppenkrankheit")**: bei der sehr schweren angeborenen Form hat das Neugeborene einen regelrechten Schuppenpanzer mit einer sehr dicken Haut. Durch Eintrocknung entstehen in den ersten Lebenstagen tiefe blutende Risse. Die Kinder haben keine sehr guten Überlebenschancen.
  Bei den leichteren Formen der Ichtyosis entwickeln sich die schuppenden Veränderungen erst später und sind daher bei der Geburt allenfalls diskret vorhanden.

## 15.5 Blasenbildende Erkrankungen

Bilden sich auf der Haut des Neugeborenen Blasen, muß man zuallererst an eine Infektion denken. Vor allem bei Staphylokokken (s. 21.6.9) kann es zu Blasen kommen, die sehr infektiös sind und sich schnell ausbreiten und dann für das Kind gefährlich werden können. Es handelt sich um relativ große (cm) schlaffe Blasen, die sehr leicht platzen. Andere Infektionen mit Blasenbildung sind Listeriose (kleine Bläschen) und Syphilis (vor allem an den Füßen größere Blasen).

Virusinfektion mit Bläschenbildung wie Windpocken und Herpes spielen bei Neugeborenen eine untergeordnete Rolle.

Es gibt einige seltene angeborene Erkrankungen, bei denen die Stabilität der Haut herabgesetzt ist, und es daher schon bei leichten Berührungen zu Blasen kommen kann. Diese Erkrankungen werden unter der Bezeichnung Epidermolysis bullosa zusammengefaßt. Es gibt dominant und rezessiv vererbte Formen, wobei die ersteren meist nicht so gefährlich sind. Die ersten Blasen treten meist schon intrauterin auf, so daß die Kinder mit Blasen oder Narben an den Füßen und Händen, auch im Gesäßbereich und im Gesicht zur Welt kommen.

## 15.6 Atypische Körperöffnungen

Als Überbleibsel aus der Embryonalentwicklung kann ein Teil des ersten Kiemenbogens stehenbleiben, und auf diese Weise ein **Dermalsinus** entstehen. Es handelt sich um einen feinen spaltförmigen Kanal, der vor dem Ohr endet. Die Einwanderung von Keimen und nachfolgende Entzündung ist selten, so daß keine Behandlung nötig ist.

**Seitliche Halszysten** sind Reste des zweiten Kiemenbogens. Es entsteht manchmal kein durchgehender Kanal, sondern einzelne Anteile können sich in Zysten umwandeln, die mit der Zeit größer werden und sich infizieren können. Dann kann auch Eiter austreten.

**Mediane Halszysten** sind Reste des Ductus thyreoglossus, der von der Schilddrüse zum Zungengrund zieht. Sie enden oberhalb des Kehlkopfes in Halsmitte. Bei Neugeborenen sieht man nur eine punktförmige Öffnung, evtl. mit leichter Einziehung. Eitrige Infektionen treten meist erst später auf, so daß dann eine chirurgische Entfernung nötig wird.

Im **Steißbeinbereich**, wenige cm oberhalb des Anus, kann eine feine porenartige Öffnung vorliegen. In vielen Fällen wird sich hier nur ein Grübchen finden, das ohne Bedeutung ist. Manchmal kann ein Kanal bis zum Rückenmark vorhanden sein, über den dann Bakterien einwandern und zur Hirnhautentzündung führen können. In der Umgebung eines solchen Pilonidalsinus findet man oft Haare oder auffällig pigmentierte Hautbereiche. Eine solche Fehlbildung sollte möglichst schnell erkannt und operiert werden, um Hirnhautentzündungen zu verhindern.

# 16 Erkrankungen des Blutes und Gerinnungssystems

## 16.1 Wichtige hämatologische Begriffe und Untersuchungen

**Blutbild:** Untersuchung der festen Bestandteile des Blutes, vor allem Anzahl und Größe der roten Blutkörperchen, damit auch Menge des Blutfarbstoffes (Hb-Wert), Anzahl der weißen Blutkörperchen und Blutplättchen (Thrombozyten).

**Differentialblutbild** („großes Blutbild"): Die getrennte Zählung der verschiedenen Untergruppen weißer Blutkörperchen (Granulozyten mit den Untergruppen Stabkernige und Segmentkernige; Lymphozyten; Eosinophile; Basophile; Monozyten, sowie weitere seltenere Zellen).

**Linksverschiebung:** Erhöhter Anteil von stabkernigen Zellen (= unreifen Granulozyten). Die Bezeichnung rührt daher, daß in den alten Labors die stabkernigen Zellen auf der linken Seite des Zettels notiert wurden.

**Hämatokrit:** Prozentsatz der festen Bestandteile ( = Zellen) des Blutes, daher Angabe in %. Da diese festen Bestandteile überwiegend aus Erythrozyten bestehen, ist der Hämatokrit auch ein recht genauer Anhaltspunkt für die relative Menge des Hämoglobins (roter Blutfarbstoff).

**Retikulozyten:** Unreife Erythrozyten, bei denen man mit spezieller Färbung noch Reste des Zellkerns sieht.

## 16.2 Anämien

Als Anämie (= Blutarmut) bezeichnet man einen Mangel an roten Blutkörperchen, wobei dieser aus unterschiedlichen Gründen eintreten kann:

- vermehrter Abbau (= Hämolyse),
- Verlust (z. B. Blutung),
- verminderter Aufbau (z. B. Eisenmangel).

Bei einer größeren Blutung gehen gleichzeitig alle anderen Blutbestandteile verloren, vor allem die flüssigen Anteile (Plasma), so daß es sehr schnell zum Kreislaufversagen kommt. Bei einer Hämolyse oder Anämie anderer Ursache hat das Kind eine Chance, sich an den verminderten Gehalt an Erythrozyten zu gewöhnen, so daß die Zeichen des Kreislaufschocks kaum oder erst sehr spät beobachtet werden.

Das Blutbild unterliegt in den ersten Lebenstagen erheblichen Schwankungen. Daher sind die Grenzwerte für das Vorliegen einer Anämie vom Alter des Kindes abhängig (Tab. 16.1):

**Tabelle 16.1** Das Blutbild in den ersten Lebenstagen

|              | Erythrozyten mill./µl | Hämatokrit % | Leukozyten 1000/µl |
| ------------ | --------------------- | ------------ | ------------------ |
| 1.Tag        | 5,6 (4,7–7,0)         | 56           | 18 (9–30)          |
| 1. Woche     | 5,3 (4,5–6,4)         | 53           | 12 (5–21)          |
| 2. Woche     | 5,1 (4,3–6,0)         | 50           | 11 (5–20)          |
| 4. Woche     | 4,7 (3,9–5,9)         | 47           | 10 (5–19)          |
| Schulkinder  | 4,7 (3,8–5,4)         | 37           | 8 (4–13)           |

**Allgemeine Zeichen der Anämie** sind Blässe und Apathie. Je nach Grad der Anämie können weitere Zeichen hinzukommen, z. B. Tachykardie, eine beschleunigte Atmung und Blutdruckabfall.

Nicht jedes blasse Kind ist anämisch, so daß auch andere Störungen in Betracht zu ziehen und zu unterscheiden sind (Tab. 16.2):

**Tabelle 16.2** Differentialdiagnose blasses Neugeborenes

| Akuter Blutverlust | Asphyxie           | Hämolyse                      |
| ------------------ | ------------------ | ----------------------------- |
| Blutdruck ↓        | Besserung durch $O_2$ | Hepatosplenomegalie        |
| Tachykardie        | Bradykardie        | unterschiedlich               |
| Atemfrequenz ↑     | Einziehungen       |                               |
| Keine Zyanose      | Zyanose            | Gelbsucht pos. Coombs-Test    |
| Abfall des Hb      | Hb stabil          | Anämie, Hb-Abfall             |

## 16.2.1 Immunhämolytische Anämien (Blutgruppenunverträglichkeit)

Im Normalfall spielen immunologische Abweichungen zwischen Mutter und Feten keine wesentliche Rolle, denn der mütterliche Organismus hat eine vorübergehende Immuntoleranz gegenüber diesem „fremden" Gewebe. Im Normalfall würde ein solcher „Fremdkörper" abgestoßen. Wenn jedoch fetale Zellen in den mütterlichen Organismus gelangen, dann finden dort normale Abwehrreaktionen statt, mit dem Ziel, die fremden Zellen zu vernichten. Bereits geringe fetale Blutübertritte können eine solche Reaktion auslösen, wenn das Kind eine Blutgruppeneigenschaft besitzt, die bei der Mutter nicht vorkommt.

So entwickelt eine **rhesusnegative (rh -) Mutter** Antikörper (AK) gegen eine der Rhesus-Untergruppen, in der Regel D, wenn das Kind aufgrund der ererbten Eigenschaften des Vaters Rh-positiv ist. Die Häufigkeit solcher Konstellationen ist regional unterschiedlich. In Mitteleuropa muß bei ca. 10% aller Schwangerschaften mit einer solchen Konstellation gerechnet werden, aber nur bei etwa 1 % der Mutter findet man nach der Schwangerschaft Rhesus-Antikörper, so daß der Übergang von Erythrozyten und eine anschließende Sensibilisierung nicht in jedem Fall stattfinden. Die meisten Blutübertritte geschehen zum Zeitpunkt der Geburt, so daß hier das größte Sensibilisierungs-Risiko vorliegt. Zunächst entstehen IgM-Antikörper, die nicht placentagängig sind und daher dem Kind auch nicht schaden können. Bei größeren Übertritten werden dann hohe Mengen von

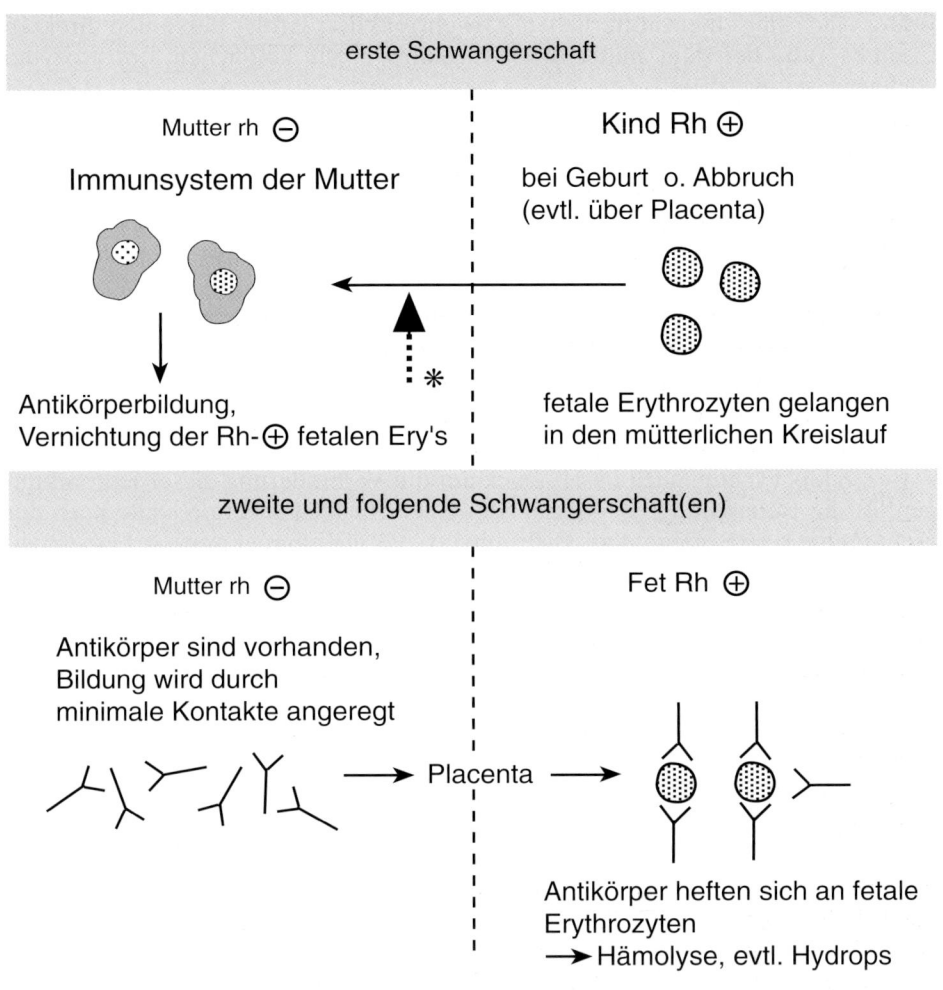

**Abb. 16.1** Prinzip der Rhesusunverträglichkeit

IgG-Antikörpern gebildet, die nui bei sehr früher Sensibilisierung noch in derselben Schwangerschaft wirksam werden. Meist werden die Folgen erst in der nachfolgenden SS beobachtet. Dann genügen nur wenige Rh-positive Erythrozyten des Feten, um bei der Mutter die Antikörper-Synthese massiv zu stimulieren. Die dann in großen Mengen gebildeten AK treten über die Placenta über und lösen beim Feten eine Hämolyse aus.

Bei anderen Blutgruppenkonstellationen treten hämolytische Anämien wesentlich seltener auf, etwa bei einer **AB0-Konstellation** (Mutter 0, Kind A oder B.

Der Nachweis einer mütterlichen Abwehrreaktion erfolgt durch den direkten Coombs-Test, bei dem mütterliche Antikörper auf kindlichen Erythrozyten nachgewiesen werden.

Je nach der Menge der Antikörper und deren Wirkung unterscheidet man mehrere Schweregrade der Rhesus- Unverträglichkeit:

- Mild, keine Behandlung nötig, bei ca. 50% der Fälle.
- Bei Geburt lebendes und vitales Kind, kein wesentlicher Hydrops, entwickelt aber schwere Hyperbilirubinämie oder Anämie, also intensiv behandlungsbedürftig (25 bis 30%).
- Totgeburt oder schwerer Hydrops, davon bei der Hälfte bereits intrauteriner Fruchttod vor der 34. SSW(insgesamt 20 bis 25%).

Bei der **Behandlung** steht meist die Hyperbilirubinämie im Vordergrund. Bei stärkerer Hämolyse sind Transfusionen nötig. Später gibt man den Kindern eventuell zusätzlich Eisen.

Besonders wichtig, auch im Hinblick auf die Verhinderung dieser Erkrankungen, ist die Behandlung der Mutter: Bei einer Rh-Konstellation sollte nach der Geburt eine konsequente Anti-D-Prophylaxe vorgenommen werden. Dabei handelt es sich um künstlich zugeführte Antikörper, die fetale Rh-positive Erythrozyten zerstören, sobald diese in den mütterlichen Kreislauf gelangen. Dadurch kann das Immunsystem der Mutter selbst keine Abwehrreaktion entwickeln. Die Prophylaxe ist nur sinnvoll, wenn sie möglichst schnell nach der Geburt vorgenommen wird.

Eine Rhesus-Unverträglichkeit kann bei wiederholten Schwangerschaften bereits intrauterin zur Hämolyse führen. Es handelt sich dann meist um sehr schwere Verlaufsformen mit **Hydrops fetalis:** Der eigentliche Mechanismus, der letztlich zum Hydrops führt, ist nicht ganz klar. Offenbar sind die drei Faktoren Anämie, Eiweißmangel und Herzversagen beteiligt. Jeder dieser drei Faktoren alleine kann einen Hydrops nicht hervorrufen, aber die Art des Zusammenspiels ist auch nicht klar. Die Plazenta ist ödematös.

Ein Hydrops kann bei sehr verschiedenen Ursachen vorkommen. Dabei steht die Rhesus-Unverträglichkeit deutlich an der Spitze, aber auch andere hämatologische Erkrankungen (Thalassaemia major), Infektionen, Organerkrankungen und -fehlbildungen (Herz, Nieren, Magen-Darm-Trakt) können zum Hydrops führen.

Ein Kind mit Hydrops stellt immer einen akuten Notfall dar. Meist tritt bei der Geburt eine Asphyxie auf. Bei Blutgruppenunverträglichkeit ist eine notfallmäßige Transfusion nötig (mit rh-negativem Blut!), bei Hydrops aus anderen Ursachen stehen medikamentöse Maßnahmen im Vordergrund. In manchen Fällen müssen Ergüsse abpunktiert werden. Die Sterblichkeit von Kindern mit Hydrops ist sehr hoch.

### 16.2.2 Andere hämolytische Anämien

Neben der Blutgruppenunverträglichkeit gibt es noch zahlreiche andere Ursachen für eine hämolytische Anämie beim Neugeborenen. Jedoch sind diese Krankheiten insgesamt recht selten:

**Hereditäre Erythrozytendefekte:** Die roten Blutkörperchen sind durch einen angeborenen Mangel nicht normal haltbar. So kommen Membrandefekte (z. B. Sphärozytose, Elliptozytose), Stoffwechseldefekte und andere seltenere Störungen. Angeborene Veränderungen des Hämoglobins z. B. Thalassämie, spielen beim Neugeborenen keine Rolle, sondern äußern sich erst später, meist am Ende des ersten Lebensjahres.

Eine **Hämolyse** kann im Rahmen anderer Erkrankungen vorkommen, z. B. bei schweren Infektionen, bei sehr großen Hämangiomen der inneren Organe und weiteren Erkrankungen.

### 16.2.3 Blutungs-Anämien

Kleinere Blutungen bis ca. 20 ml spielen beim reifen Neugeborenen keine wesentliche Rolle. Erreicht der Blutverlust 50 bis 100 ml, so ist mit akuten Kreislaufreaktionen zu rechnen, und es kommt zur Anämie.

Ein Blutverlust kann aus verschiedenen Gründen eintreten:

- Geburtshilfliche Gründe, z. B. Placenta praevia, Verletzung der Plazenta bei Sectio, Ruptur größerer Gefäße z. B. bei Insertio velamentosa, Nabelschnurhämatom etc.
- Okkulter (= unbemerkter) Blutverlust, z. B. fetomaternale oder fetofetale Transfusion. Hier entwickelt sich die Anämie meist allmählich.
- Blutung in der Neonatalzeit, z. B. Hirnblutung, größere Blutungen bei Geburtsverletzungen (Galeablutung s. 8.2), Ruptur von Bauchorganen, Blutungen in den Darm, aus dem Nabel.
- Verluste durch ärztliche Maßnahmen, vor allem bei Frühgeborenen. So können wiederholte Blutentnahmen, ungeschicktes Vorgehen bei Legen von Infusionen oder Kathetern etc. nennenswerte Blutverluste herbeiführen.
- Mangel an Gerinnungsfaktoren.

### 16.2.4 Baustoffmangel-Anämien

Das Neugeborene ist normalerweise ausreichend mit Baustoffen, also auch Eisen, versorgt, so daß es aus diesem Grund nur äußerst selten zu Anämien kommt, selbst wenn die Mutter unterversorgt ist. Hingegen kann es, vor allem bei reiner Muttermilchernährung, zu einem Eisenmangel kommen, der sich dann nach einigen Monaten beim Säugling auswirkt. Das wenige Eisen in der Muttermilch wird allerdings sehr gut aufgenommen und verarbeitet, so daß bei künstlicher Ernährung wesentlich höhere Eisenzugaben erforderlich sind. Bei den meisten Säuglingsnahrungen wird Eisen in entsprechender Menge hinzugefügt.

Bei allen Säuglingen kommt es mit ca. drei bis fünf Monaten zu einer vorübergehenden leichten und letztlich normalen Anämie, mit Hb-Werten um oder sogar etwas unter 10 mg%. Man bezeichnet dies als Trimenonanämie oder -reduktion. Grund ist weniger ein Eisenmangel als vielmehr ein relativ niedriger Erythropoietin-Spiegel. Diese hormonähnliche Substanz regelt die Bildung von Erythrozyten. Warum dieses Tal durchschritten werden muß, ist noch nicht vollständig erforscht. Erythropoietin wird gentechnologisch hergestellt und kann zum Anregen der Blutbildung injiziert werden, was sich aber noch nicht als allgemeine Routine durchgesetzt hat.

Bei Früh- und Mangelgeborenen ist mit einem Eisenmangel zu rechnen, daher ist bei diesen Kindern unabhängig von der Art der Fütterung (Muttermilch, künstliche Nahrung) im ersten Lebensjahr meist eine Eisensubstitution nötig. Da die Speicher sehr gering gewesen sind, reicht das Eisen der Muttermilch genauso wenig aus wie die Zusätze zu künstlichen Nahrungen.

## 16.3 Polyglobulie

Die Polyglobulie ist das Gegenteil einer Anämie. Das Blut enthält zu viele Erythrozyten, hat dadurch einen sehr hohen Hämatokrit (kapillär > 75%, zentralvenös > 65%). Es ist zwar dadurch eine sehr hohe Transportkapazität für Sauerstoff vorhanden, aber das Blut wird zähflüssiger. Gleichzeitig ist die Transportkapazität für lösliche Bestandteile erniedrigt, vor allem für Glukose.

Eine Polyglobulie kommt bei etwa 2% aller Neugeborenen vor, allerdings bei weniger als 0,5% der reifen Kinder!

**Auslöser bzw. Ursachen** sind vor allem:

– Plazentainsuffizienz, daher bei allen dystrophen Kindern darauf achten!
– Chromosomenstörungen, besonders Trisomie 21.
– Fetofetale, fetomaternale Transfusion.
– Spätes Abnabeln: Wenn nach 2 min. statt nach 1 min. abgenabelt wird, hat das Kind ca. 10% mehr Blutkörperchen!
– Ausstreichen der Nabelschnur, Halten des Kindes unter dem Niveau der Mutter vor dem Abnabeln.

Als wesentliche **Komplikation** tritt bei etwa einem Viertel der Kinder eine Hypoglykämie auf, bei einem Drittel durch den erhöhten Anfall zerfallender Erythrozyten eine Hyperbilirubinämie. Auch Kalzium- und Magnesium-Mangel ist gehäuft.

Ansonsten beobachtet man meist nur unspezifische Symptome wie Trinkprobleme, Lethargie, vorgetäuschte Zyanose, Unruhe, Hypotonie, evtl. auch Tachypnoe.

Neurologische Spätfolgen können vorkommen, vor allem bei sehr hohem Hämatokrit und unzureichender Behandlung, denn dann ist eine Minderversorgung einzelner Hirnbereiche wegen des langsamen und zähen Blutflusses möglich.

Bei grenzwertigen Befunden ist keine **Behandlung** nötig, sondern nur eine sorgfältige Überwachung bezüglich eventueller Komplikationen sowie eine ausreichende Flüssigkeitszufuhr.

Bei klinischen Symptomen oder schwerer Polyglobulie wird ein sogenannter Teilaustausch durchgeführt, wobei Blut entnommen und gleichzeitig durch eiweißhaltige Flüssigkeit, z. B. Albuminlösung, ersetzt wird. Es handelt sich im Grunde um eine modifizierte Form eines Aderlasses.

## 16.4 Erkrankungen der weißen Blutzellen

Angeborene Defekte oder das Fehlen einzelner Unterformen der weißen Blutkörperchen sind extrem selten.

In den allermeisten Fällen sind Veränderungen der Gesamtzahl oder einzelner Untergruppen als Zeichen einer akuten Erkrankung zu werten. Eine Linksverschiebung ist als Anzeichen für eine Infektion nicht 100%ig zuverlässig, da dies auch allgemein bei körperlichem Streß zu beobachten ist. Die Leukozytenzahl kann in weiten Bereichen schwanken. Bei Infektionserkrankungen ist die Anzahl meist erhöht, aber gerade bei Neugeborenen können auch bei schweren septischen Infektionen normale oder sogar erniedrigte Leukozytenwerte gefunden werden.

Leukämien bei Neugeborenen sind äußerst selten.

## 16.5 Erkrankungen der Thrombozyten

Die Thrombozyten (Blutplättchen) sind für die Gerinnung von Bedeutung, vor allem auch nach Verletzungen von Blutgefäßen. Wenn sie fehlen oder in der Funktion beeinträchtigt sind, kommt es daher sehr leicht zu Blutungen, die sich meist als kleine punktförmige Blutaustritte in der Haut zeigen.

In den meisten Fällen ist eine Thrombopenie (Mangel an Thrombozyten) durch akute Erkrankungen hervorgerufen. Hier zählt der „Thrombozytensturz", also das schnelle Absinken der T.-Zahl, zu den wesentlichen laborchemischen Kriterien vor allem für eine Sepsis. Bei schweren Infektionen kann die Thrombozytenzahl auf verschiedenen Wegen beeinflußt werden:

– Schädigung des Knochenmarks, speziell der Zellen, die Thrombozyten produzieren (Megakaryozyten).
– Schädigung der Thrombozyten durch Bakteriengifte bzw. Entzündungsstoffe.
– Dadurch aktivierte ungeregelte Gerinnungsprozesse.
– Erhöhte Ausschaltung von Thrombozyten durch die infizierte Milz.

Auch bei Virusinfektionen, besonders Röteln und Cytomegalie, kann es zu Knochenmarksschädigungen und somit einer Thrombozytopenie mit anschließenden Blutungen kommen.

Ähnlich wie bei der Blutgruppenunverträglichkeit kann es beim Neugeborenen durch mütterliche Antikörper gegen kindliche Thrombozyten zu deren Zerstörung kommen. Auch wenn die Mutter Antikörper gegen die eigenen Thrombozyten bildet (ITP = idiopathische thrompopenische Purpura), kann in den ersten Lebenstagen eine Verminderung auch beim Kind eintreten.

Genetisch bedingte Erkrankungen oder Defekte der Thrombozyten sind äußerst selten.

## 16.6 Gerinnungsstörungen

In den meisten Fällen wird die Gerinnung durch vorübergehende Störfaktoren beeinträchtigt sein. Die wichtigsten Ursachen sind Infektionen, besonders bakterielle Allgemeininfektionen (Sepsis).

Eine relativ große Bedeutung für Neugeborene hat der **Vitamin-K-Mangel.** Diese Substanz wird von der Leber benötigt, um einige der Gerinnungsfaktoren zu bilden (Faktoren II, VII, IX, X). Vitamin K wird einerseits über die Nahrung zugeführt, aber die wichtigste Quelle sind Darmbakterien, die dieses Vitamin bilden. Dabei ist allerdings zu bedenken, daß bei der Bifidus-Flora des gestillten Neugeborenen nur in sehr geringen Mengen Vitamin K bereitgestellt wird. Hinzu kommt, daß in der Muttermilch nur geringe Vitamin-K-Mengen vorhanden sind. Neugeborene haben physiologisch eine gewisse Mangelsituation. Die Aktivität der genannten Gerinnungsfaktoren ist im Nabelschnurblut etwa halb so groß wie später. Etwa jedes 200. Neugeborene hat nach 48 bis 72 Stunden eine so geringe Aktivität der Gerinnungsfaktoren, daß eine akute Blutungsgefahr besteht.

Durch einen Vitamin-K-Mangel kann es zu zweierlei **Blutungskomplikationen** kommen. Die *Frühform* der Blutung entsteht in den ersten Lebenstagen. Diese Blutungen sind meist relativ harmlos und lassen sich beherrschen. Allerdings besteht auch hier bei besonders gestreßten Kindern (z. B. nach Asphyxie) die Gefahr größerer Organblutungen.

Von größerer Bedeutung ist die *Spätform* Vitamin-K-Mangelblutung. Diese kann in den ersten 2 bis 3 Lebensmonaten vorkommen. Es handelt sich meist um Hirnblutungen, die in der Regel zu einer dauerhaften Behinderung, Epilepsie und nicht selten auch akut zum Tode führen. Solche Blutungen kommen bei etwa jedem 10000. Neugeborenen vor, wobei praktisch nur gestillte Kinder betroffen sind, da künstlichen Säuglingsnahrungen Vitamin K zugesetzt ist.

Um solche Blutungen zu verhindern, wurde die **Vitamin-K-Prophylaxe** eingeführt. Es gibt prinzipiell zwei Wege, dies zu verabreichen. Bei der parenteralen Prophylaxe bekommt das Neugeborene 1 mg Vitamin K i.m. einmalig. Bei bestehendem Mangel gibt man 1 mg/kg und kontrolliert die Gerinnung. Bei der oralen Prophylaxe lautet die aktuellste Empfehlung, nach der Geburt und jeweils bei der U2 und U3 2 mg oral zu geben. Bei exakter Durchführung ist die orale Prophylaxe gleichwertig, so daß sie bevorzugt angewendet werden sollte. Damit ist auch der Frage nach eventuellen Schäden durch die parenterale Prophylaxe aus dem Weg gegangen, wobei einzelne Berichte über eine kanzerogene Spätwirkung der i.m.-Prophylaxe statistisch unsicher und noch nicht überprüft sind. Bei gefährdeten Kindern (bestehende Gerinnungsstörung, neonatale Blutungen, schwere Asphyxie, Sepsis) sollte auf jeden Fall eine i.m.-Prophylaxe vorgenommen werden.

**Angeborene Defekte des Gerinnungssystems** sind insgesamt selten. Der wichtigste und häufigste dieser Defekte ist die Hämophilie A. Hierbei ist einer von 13 Gerinnungsfaktoren, der Faktor VIII, in der Aktivität wesentlich herabgesetzt oder fehlt ganz. Die Hämophilie manifestiert sich höchst selten bereits beim Neugeborenen, sondern äußert sich in der Regel erst, wenn das Kind körperlich aktiv wird, d. h. durch Verletzungen das Gerinnungssystem gefordert wird. Dann treten auffallende Hämatome, Nachblutungen, Gelenkblutungen etc. auf. Die Erkrankung wird X-chromosomal rezessiv vererbt. Frauen sind also in der Regel gesunde Erbträger, erkrankt sind daher fast nur Männer.

# 17 Hyperbilirubinämie

## 17.1 Bilirubinstoffwechsel

Bilirubin ist ein wesentlicher Bestandteil der Gallenflüssigkeit. Es ist einerseits ein Abbauprodukt des Stoffwechsels, hat aber eine Struktur, die dem Grundgerüst der Steroidhormone entspricht. Es kann in geringen Mengen für weitere Stoffwechselleistungen des Körpers benötigt werden, wird also nicht als reiner „Abfall" behandelt, sondern in einem recht komplizierten Stoffwechsel ausgeschieden.

Mehr als 75% des Bilirubins stammen aus der Hämolyse von Erythrozyten, der Rest aus verschiedenen anderen Quellen aus dem Intermediärstoffwechsel. Während des Transportes im Blut ist Bilirubin normalerweise an Albumin gebunden. Dadurch kann es im Prinzip die Blutgefäße nicht verlassen und ist daher für das Zentralnervensystem ungefährlich. Es wird von der Leber aufgenommen und konjugiert, d. h. glukuronisiert und auf diese Weise von der lipidlöslichen Form in eine wasserlösliche übergeführt und damit ausscheidbar. Es taucht in der Galle auf, ist im Prinzip rückresorbierbar, wird aber durch bakteriellen Abbau zu Stercobilin letztendlich ausgeschieden.

Das nicht konjugierte Bilirubin reagiert bei der laborchemischen Bestimmung anders und ließ sich früher nur mit indirekten Meßmethoden nachweisen, d. h. es mußte erst chemisch verändert werden. Daher wird es als indirektes Bilirubin bezeichnet. Dagegen ist das direkte Bilirubin bereits in der Leber glukuronisiert, also zur Ausscheidung vorbereitet. Ist dieses erhöht, handelt es sich also nicht um eine Enzymunreife, sondern um eine Ausscheidungsstörung.

## 17.2 Bestimmung des Bilirubinwertes

Eine grobe Abschätzung des Bilirubinwertes ist für den Geübten bis zu einem gewissen Grad möglich·

- Ikterus wird in den Augen sichtbar: über 4 mg%,
- Kopf erscheint gelb: über 10 mg%,
- Stamm erscheint auch gelb: über 12 mg%,
- Füße erscheinen auch gelb: über 14 mg%.

Man kann sich auf eine solche Schätzung niemals verlassen, daher ist bei klinischem Ikterus eine genaue Bestimmung nötig.

Bei der laborchemischen Bestimmung werden in einen photometrischen Verfahren direktes und indirektes Bilirubin bestimmt. Wichtig ist, daß die Probe zügig ins Labor kommt. Vor allem darf das Blut nicht im Sonnenlicht bzw. UV Licht stehen, denn dadurch wird ein Teil des Bilirubins wie bei der Phototherapie zerstört, der gemessene Wert ist zu niedrig und die Gefährdung des Kindes wird falsch eingeschätzt!

Neben dieser „blutigen" Methode gibt es noch eine unblutige photometrische Methode. Ein spezielles Gerät wird auf die Haut aufgesetzt, am besten an der Stirn. Ein Lichtstrahl bestimmter Dauer und Wellenlänge („Blitz") aus dem Gerät wird von der Haut reflektiert. Die farbliche Veränderung dieses Lichtstrahls hängt von der Bilirubinmenge in der Haut ab, also wird der reflektierte Lichtstrahl analysiert. Mit diesem Gerät ist eine relativ genaue Abschätzung möglich, aber es gibt zahlreiche Fehlermöglichkeiten, besonders bei Kindern mit abweichender Hautfarbe und -dicke, bei verminderter Durchblutung, z. B. bei Sepsis oder nach Asphyxie. So hat diese Methode ihre Grenzen. Zumindest am Anfang muß eine laborchemische Bestimmung erfolgen. Zur Trendmessung ist das Gerät dagegen gut geeignet und kann dem Kind einige Blutentnahmen ersparen.

## 17.3 Physiologischer Ikterus

Bei allen Neugeborenen tritt als normale Übergangsphase eine leichte „Gelbsucht" auf, d.h. eine Erhöhung des Bilirubins, was zu dieser gelben Farbe führt. Diese Neugeborenen-Gelbsucht darf nicht mit der infektiösen Gelbsucht (= Hepatitis) verwechselt werden. Es handelt sich um eine Folge der Stoffwechsel-Anpassung vom intrauterinen zum extrauterinen Leben.

Beim Neugeborenen ist die Glukuronisierung vor allem in den ersten Lebenstagen noch unreif. Dies beruht auf einer langsamen Umstellung von der Fetalzeit, in der ja möglichst keine Glukuronisierung stattfinden soll. Sonst wurde das Bilirubin und auch andere Abfallstoffe im Fruchtwasser auftauchen, was nicht nur sinnlos, sondern auch gefährlich wäre. Die entsprechenden Enzyme werden daher erst nach der Geburt produziert bzw. aktiviert. Hinzu kommt in den ersten Lebenstagen eine erhöhte Rückresorption, da Nahrung als Träger zur Ausscheidung noch fehlt und bei der noch mangelnden Keimbesiedelung des Darmes die Umwandlung in andere Endprodukte nicht genügend stattfindet.

Gefährlich wird das Bilirubin besonders bei Frühgeborenen und kranken Neugeborenen, bei denen ein Albuminmangel vorliegen kann, so daß die Trägerkapazität für Bilirubin vermindert ist. Es kann daher viel leichter aus den Gefäßen z. B. ins Gehirn gelangen.

Im einzelnen bestimmen die folgenden Faktoren das Auftreten und das Ausmaß des physiologischen Ikterus bei Neugeborenen:

– Höherer Hämatokrit und damit höherer Zellumsatz.
– Kürzere Überlebenszeit fetaler Erythrozyten ( 60 bis 70 statt 120 Tage).
– Erhöhter Anfall stoffwechselbedingten Bilirubins (das also nicht aus Erythrozyten stammt).
– Erhöhter enterohepatischer Kreislauf in den ersten Lebenstagen bis zu einer ausreichenden Fütterung.
– Unreifes Glukuronisierungssystem.
– Verminderte Ausscheidung.
– Niedriges Albumin und andere Transportsysteme.

Von einem **physiologischen Ikterus** spricht man, wenn das Bilirubin langsam ansteigt, zwischen dem 3. und 6. Lebenstag ein Maximum von 12 mg/dl nicht übersteigt und es sich vorwiegend um indirektes Bilirubin handelt (direktes Bilirubin unter 1 mg/dl).

## 17.4 Pathologischer Ikterus

Steigt das Bilirubin schneller, höher oder bleibt es länger erhöht, handelt es sich um einen **pathologischen Ikterus.** Dabei deuten die verschiedenen Verlaufsformen auf bestimmte Ursachen hin. Die Verlaufsformen werden so charakterisiert:

- **Verfrühter Ikterus („praecox")** = klinisch sichtbare Gelbsucht in den ersten 36 Stunden. Hervorgerufen besonders durch Hämolyse, die bereits intrauterin begonnen haben kann.
- **Verstärkter Ikterus („gravis")** = Anstieg über 15 mg/dl bei künstlich ernährten und über 17 mg/dl bei gestillten Kindern, bzw. in den ersten zwei Lebenstagen ein schneller Anstieg von mehr als 5 mg/% pro Tag. Ein verfrühter Ikterus führt fast immer auch zu einem verstärkten, außerdem kommt ein verstärkter Ikterus bei sehr vielen der u. g. Erkrankungen des Neugeborenen vor.
- **Verlängerter Ikterus („prolongatus")** = klinisch sichtbarer Ikterus länger als 8 Tage. Der verlängerte Ikterus kann mit einem zunehmenden Anstieg des direkten Bilirubins einhergehen, was auf eine Gallen-Abflußstörung hinweist. Ferner ist mit einem verlängerten Ikterus ohne Anstieg des direkten Bilirubins bei Unreife und verzögerter Stoffwechselreaktion, z. B. Hypothyreose, zu rechnen.

Die Grenze zwischen normalem und pathologischem Ikterus kann man nicht durch einen bestimmten Wert darstellen. Für Risikogruppen (Frühgeborene, Asphyxie etc.) gibt es niedrigere Grenzwerte. Außerdem will man einen

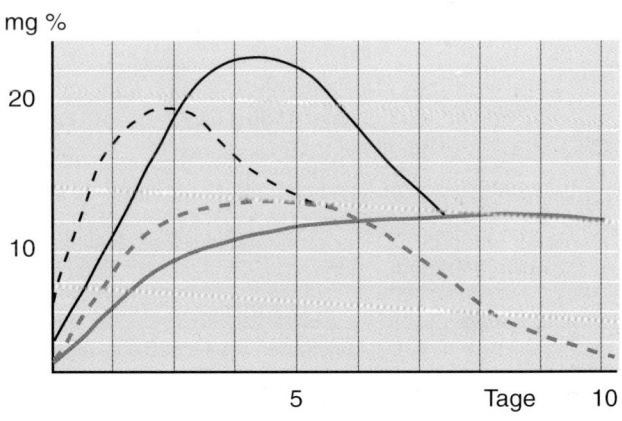

**Abb. 17.1** Verlaufsformen des Ikterus bei Neugeborenen

- - - - normal
- - - - Ikterus praecox (vorzeitiger I.)
——— Ikterus gravis (verstärkter I.)
══════ Ikterus prolongatus (verlängerter I.)

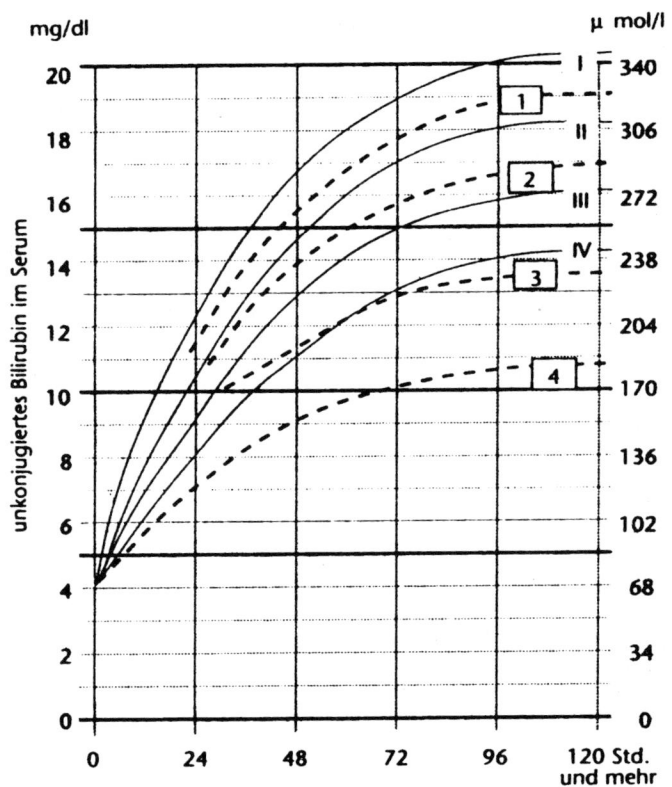

Empfehlungen zum Verhalten bei Hyperbilirubinämie (nach *Wiese* und *Ballowitz*)

| Grenzlinien für Blutaustauschtransfusion |
| --- |

    I*   für Ausgetragene

    II*  für FG über 1500 g GG

    III* für FG unter 1500 g GG

    IV* für III mit Komplikationen

\* Darunterliegende Austauschgrenze heranziehen bei Vorliegen folgender Komplikationen: protrahierte Asphyxie, Atemnotsyndrom, Hypothermie, Rektaltempe-
ratur unter 35°C, Hypoproteinämie (Plasmaeiweiß unter 5 g/dl), ZNS-Störungen,
schwere Erkrankungen

| Grenzlinien für Phototherapie |
| --- |

    1  bei Gewichten über 2500 g

    2  bei Gewichten zwischen 2500 und 2500 g

    3  bei Gewichten zwischen 1500 und 2000 g

    4  bei Gewichten unter 1500 g

**Abb. 17.2** Grenzwertkurven zur Phototherapie/Austauschtransfusion

gefährlichen Anstieg so schnell wie möglich erkennen, so daß auch die Anstiegs-
geschwindigkeit in den ersten Lebenstagen von Bedeutung ist. Für die Beurteilung gibt es daher Grenzwertkurven:

Die Ursachen pathologischer Ikterusverläufe können vielfältig sein:

**Überangebot von Bilirubin**
- Polyzythämie (maternofetale, fetofetale Transfusion, Dystrophie, spätes
  Abnabeln).
- Hämolyse (Rhesus-, andere Blutgruppenunverträglichkeit, selten aus anderen
  Ürsachen s. 16.1).
- Blutungen (Hämatome, Parenchymblutungen in Hirn, Leber oder anderen
  Organe).
- Erhöhter enterohepatischer Kreislauf (Atresien oder Stenosen im Magen-
  Darm-Trakt, Mekonium-Ileus, nicht ausreichende Ernährung, verschlucktes
  Blut).

**Verminderte Ausscheidung**
- Metabolische Ursachen: Unreife, Medikamente, Galaktosämie, mütterlicher
  Diabetes, seltene Enzymdefekte der Leber.
- Endokrine Ursachen: Muttermilchinduzierter Ikterus (?), Hypothyreose.
- Obstruktive Ursachen: Gallengangsatresie, eingedickte Galle, Mekoniumileus
  z. B. bei Mukoviszidose s. 11.2.6.
- Parenterale Ernährung.

**Komplexer bzw. unklarer Mechanismus**
- Sepsis, intrauterine Infektionen.
- Atemnotsyndrom.
- Asphyxie.
- Muttermilchinduzierter Ikterus.
- Ethnische Unterschiede (asiatische Abstammung).

Bei **verlängertem Ikterus** (s. Kap. 17.7) über den 8. Tag hinaus liegen häufig
Fehlbildungen vor. Wenn das Bilirubin z. B. durch Atresie der Gallenwege (s.
Kap. 11.1.5) oder andere Erkrankungen mit Gallenstau innerhalb der Leber
nicht normal abfließen kann, dann ändert sich die Farbe des Ikterus von gelb
nach grünlich („Verdinikterus"). Gleichzeitig ist der *Stuhl eher grau bis weiß,
während der Urin dunkelgelb bis braun erscheint,* weil die zurückgestauten Gal-
lensäuren teils über die Nieren ausgeschieden werden. Wenn diese Symptome
beobachtet werden, ist eine alsbaldige Abklärung nötig, um eine frühzeitige
Behandlung einzuleiten und eine weitere Schädigung der Leber und anderer
Organe zu vermeiden.

Im Gegensatz dazu tritt beim **Muttermilch-induzierten Ikterus** keine solche
Verfärbung auf, d.h. es handelt sich um unkonjugiertes Bilirubin. bei gestillten
Kindern sind die Bilirubin-Werte insgesamt eher etwas höher.

Ein echter MM-induzierter Ikterus tritt bei etwa 1% der gestillten Kinder auf.
Statt zu fallen, steigt das Bilirubin nach dem 3. Tag weiter und erreicht Werte um
und über 20 mg/dl. Normale Werte werden erst nach 2 bis 12 Wochen erreicht.
Bei einer zweitägigen MM-Pause fällt der Spiegel rapide und erreicht auch bei

erneutem Stillen nicht mehr dasselbe hohe Niveau, steigt allerdings noch einmal etwas an, um etwa 2 bis 4 mg/dl. Es gibt verschiedene Vermutungen und Faktoren für den echten MM-induzierten Ikterus:

*Hormonell:* 3-alpha,20-beta-pregnandiol, das bei diesem Muttern in der Milch erhöht ist und die Konjugation von Bilirubin verhindert.

– *Metabolisch:* Erhöhte Lipoproteinase, Fette werden vorzeitig in Fettsäuren gespalten. Diese verhindern die Aufnahme und Weiterverarbeitung von Bilirubin in den Leberzellen.
– *Verminderte Stuhlmenge* im Vergleich zu künstlich ernährten Kindern, dadurch geringere Ausscheidungsmöglichkeit.
– *Erhöhte Rückresorption* aus dem Stuhl.

Ein Kernikterus (s.u.) scheint bei MM-induziertem Ikterus wesentlich seltener zu sein als bei erhöhten Bilirubin-Werten aus anderen Ursachen, so daß die Therapie, vor allem die Empfehlung zur Stillpause, relativ großzügig gehandhabt werden kann, wenn das Kind ansonsten gesund ist und keine Risikofaktoren aufweist. Allerdings sollte bei Bilirubin-Werten über 20 mg/dl eine Stillpause über 48 Stunden eingelegt werden.

Das Wiederholungsrisiko bei nachfolgenden Schwangerschaften ist hoch (ca. 70%).

## 17.5 Kernikterus

Die wichtigste Konsequenz eines erhöhten Bilirubins ist der Kernikterus, also der Übertritt von Bilirubin in das Gehirn mit nachfolgender irreversibler Schädigung von Nervengewebe. Dabei sind die Nervenkerne des Stammhirns besonders betroffen, daher der Name Kernikterus und deswegen die vorwiegend motorischen Symptome.

In vielen Untersuchungen wurde nachgewiesen, daß ein Bilirubinspiegel unter 20 mg/dl auch bei Hämolyse nur sehr selten einen Kernikterus hervorruft. Daher muß das Ziel bleiben, diesen Wert nicht zu überschreiten. Bei sonst gesunden reifen Kindern bedeutet ein Wert bis 25 mg/dl ein sehr geringes Risiko für eine zerebrale Schädigung, so daß bei kurzzeitigen Werten über 20 mg/dl und gutem Erfolg der Phototherapie auf den wesentlich gefährlicheren Blutaustausch verzichtet werden kann.

Eine wesentliche Rolle scheint die Bindung von Bilirubin an Albumin zu spielen. Daher bedeutet ein verminderter Albumin-Spiegel eine zumindest potentiell erhöhte Kernikterus-Gefahr. Bei reifen gesunden Kindern ist der Albumin-Spiegel immer ausreichend. Manche Medikamente können die Bindung von Bilirubin an Albumin negativ beeinflussen, vor allem Sulfonamide, Moxalactam, Fusidinsäure, Aspirin, manche Kontrastmittel sowie die schnelle Infusion von Ampicillin.

Der Grad der Hirnschädigung ist abhängig von der Reife des Gehirns, der Höhe des Bilirubinspiegels, der zeitlichen Dauer der Einwirkung und weiterer Risikofaktoren.

Im Prinzip läuft die **Schädigung des Gehirns durch Bilirubin** in verschiedenen zeitlichen Phasen ab:

– Verringerte Reflexe und schrilles Schreien sind die unspezifischen Anfangssymptome.
– Opisthotonus (Rückwärtsbeugung des Kopfes), Krampfanfälle und weitere
neurologische Zeichen folgen. Treten Anfälle auf, bedeutet dies eine schlechte
Prognose und die Akutsterblichkeit ist dann hoch.
– Es folgt als Zeichen der neurologischen Schädigung eine allgemeine Spastizi-
tät, die bei leichter Schädigung innerhalb einiger Tage wieder zurückgeht.
– Die Spätfolgen beginnen mit Spastik, Athetosen, Hörminderung bis Taubheit
und (meist leichter) geistiger Retardierung.

In einigen Fällen können die akuten Erkrankungszeichen gering sein, und
trotzdem werden Spätzeichen der zerebralen Schädigung beobachtet. Andererseits ist bei leichteren neurologischen Auffälligkeiten bei älteren Kindern oft
nicht sicher nachzuweisen, ob dies von einer Hyperbilirubinämie oder einer
anderen Ursache wie Hypoxie herrührt oder anlagebedingt ist.

## 17.6 Behandlung

Bereits einfache Maßnahmen können den Anstieg des Bilirubinwertes bremsen:

– Spezifische Ursachen bzw. Risikofaktoren ausschalten bzw. beachten.
– Häufiges Füttern, und zwar nicht nur Volumen, sondern auch Nahrung, d.h.
nicht nur Glukose, die keinerlei Transportkapazität für ausgeschiedenes Bilirubin hat, sondern Nahrung (Muttermilch oder künstliche Nahrung).

Darüber hinaus sind bei schnellerem oder höherem Anstieg gezielte Maßnahmen zur Elimination nötig:

### 17.6.1 Phototherapie

**Prinzip:** Durch gute klinische Beobachtung war aufgefallen, daß Kinder, die
mehr Tageslicht abbekommen, weniger zur Hyperbilirubinämie neigen, wobei
dieser Effekt bei geschlossenem Fenster meist sehr gering ist. Trotzdem wurde
dadurch die Wirkung des UV-Lichtes auf Bilirubin erkannt. Es finden dabei mehrere Reaktionen statt:

– Isomerisierung: Das Licht wandelt das Bilirubin-Molekül in eine räumlich
andere Form mit derselben chemischen Formel um. Dieses Isomer kann direkt
von der Leber ohne Glukuronisierung ausgeschieden werden. Allerdings kann
auf diesem Wege nur relativ wenig eliminiert werden. Das Isomer ist aber
weniger toxisch. Durch die standardmäßigen Labormessungen wird nicht zwischen beiden Formen unterschieden. Diese Reaktion findet schon bei niedrigen Lichtdosen statt, ist aber durch intensive Bestrahlung nicht steigerungsfä-
hig.
– Umwandlung: Ein weiterer Teil wird durch zyklische Umwandlung in Lumprubin umgewandelt. Dies ist ein irreversibler Stoffwechselweg. Lumprubin wird
unkonjugiert über Leber und Niere ausgeschieden. Es gibt ein klares Dosis-
Wirkungsverhältnis zur eingesetzten Lichtmenge.

– Weitere photochemische Reaktionen spielen eine quantitativ untergeordnete Rolle.

Bilirubin adsorbiert Licht der Wellenlänge 400–500 nm, am meisten bei 450–460 nm. Blaue Lampen mit 425–475 nm- Spektrum sind daher am effektivsten. Weiße Lampen mit breiterer Spektralverteilung sind weniger wirksam. Sie geben aber weniger Wärme ab und haben daher praktische Vorteile. Außerdem wird durch das „natürliche" weiße Licht die Beurteilung des Kindes, besonders die Erkennung einer Zyanose, verbessert.

Da das Spektrum der Lampen sich beim Gebrauch verändert und vor allem die benötigten UV-Strahlen sehr schnell nachlassen, ist ein häufiger Austausch der Röhren nötig, vor allem bei weißen Lampen. Wenn genaue Spektralanalysen möglich sind, können die Röhren bis zum Wirkungsverlust verwendet werden, ansonsten müssen sie in den vom Hersteller vorgeschlagenen Intervallen ausgetauscht werden. Das ist kostspielig und wird nicht immer eingesehen, da die Lampen auch nach Verlust der spezifischen Wirkung noch sehr lange Licht von sich geben, also für den normalen Hausgebrauch noch eine lange Nutzungsdauer vor sich hätten.

**Nebenwirkungen:** Eine Phototherapie ist nicht eine einfache Beleuchtung des Kindes, sondern sie kann durchaus unerwünschte Wirkungen haben. Daher ist eine gute Überwachung bezüglich der wichtigsten Risiken nötig:

– Wasserverlust: Ein sichtbares Schwitzen wird nie zu beobachten sein, aber der unwillkürliche Verlust durch Verdunstung steigt durch die Erwärmung deutlich an, besonders bei unreifen Kindern. Dies kann gefährlich werden. Da viele Kinder gleichzeitig etwas schläfrig sind und nicht recht trinken, besteht diese Gefahr in doppelter Weise. So ist bei vielen Kindern während der Phototherapie eine Infusion als Flüssigkeitsersatz nötig.
– Wässrige Durchfälle können auftreten, wobei der Mechanismus nicht klar ist (Einfluß der Gallensalze?).
– Das Licht kann eine Schädigung der Netzhaut verursachen. Daher müssen die Kinder eine Augenbinde oder „Brille" aus lichtundurchlässigem Material tragen.
– Denkbar ist eine Zellschädigung durch das UV-Licht. Entsprechende Langzeitschäden (Anstieg der Hautkrebsrate) sind aber nicht bekannt, so daß dieses Risiko wohl eher theoretisch besteht und in die Überlegungen nicht einbezogen werden muß.
– Störung der Mutter-Kind-Beziehung.

**Praktische Tips zur Durchführung der Phototherapie:**
– Die Augenbinde hat die Tendenz zu verrutschen, aber als „Kragen" hat sie keinen Sinn. Deshalb für gute Fixierung sorgen.
– Das Kind sollte ca. alle zwei Stunden umgedreht werden, da die Wirkung von der bestrahlten Fläche abhängt, und so fast alle Hautbereiche drankommen.
– Unnötige Abdeckung durch Windeln, Kleidungsstücke, große Elektroden etc. sind zu vermeiden. Das Kind sollte am besten völlig unbekleidet sein.
– Regelmäßig, am besten zweimal täglich, wiegen.
– Zum normalen Flüssigkeitsbedarf 10–20% hinzurechnen.

– Temperaturkontrolle alle 2 bis 4 Stunden.
– Unterbrechung der Therapie zum Futtern, evtl. auch bei Elternbesuchen.
– 12 Stunden nach Beendigung der Therapie erneute Bilirubin-Kontrolle, um Wiederanstieg rechtzeitig zu erkennen.

Neben der klassischen Phototherapie mit Lampen über dem Inkubator gibt es auch Lichtmatten, teils mit Kaltlicht, die zumindest teilweise eine klassische Phototherapie ersetzen können oder sogar für eine Phototherapie zu Hause geeignet sind. Letzteres ist wegen der meist mangelnden Überwachung noch nicht allgemein zu empfehlen.

**Wichtige Hinweise:**
– Bei ambulanter oder Hausgeburt sollte man die Eltern über die Möglichkeit einer Hyperbilirubinämie informieren bzw. auf die Gefahren aufmerksam machen. Sie müssen sich also unverzüglich an kompetenter Stelle melden, sobald ihnen am Kind eine gelbe Verfärbung auffällt. Hier ist der tägliche Besuch der Hebamme von großer Bedeutung, denn erfahrungsgemäß kommen relativ viele Kinder mit extrem hohen Bilirubin-Werten und recht spät zur Therapie.
– Die Empfehlung, gelbe Kinder in die direkte Sonne zu legen, ist fahrlässig, da die Behandlung sehr ungeregelt erfolgt. Bei manifester Hyperbilirubinämie wird nur in den Sommermonaten in den Mittagsstunden genug UV-Licht zur Verfügung stehen, und dann sind erhebliche Nebenwirkungen durch die ungefilterte Anwendung des gesamten Lichtspektrums zu erwarten, z. B. Überhitzung mit Hirnödem und Krampfanfällen.

### 17.6.2 Austauschtransfusion

Bei sehr schnellem Bilirubinanstieg, meist bei Hämolyse durch rh-Unverträglichkeit, oder bei Werten deutlich über der Risikogrenze, muß man eine Austauschtransfusion vornehmen, um das Bilirubin möglichst schnell zu entfernen. Das Prinzip besteht also in einer Auswaschung. Dabei werden bei immunologischer Hämolyse gleichzeitig Antikörper entfernt, so daß die Maßnahme doppelt sinnvoll ist. Normalerweise wird man bei einer Transfusion dieselbe Blutgruppe verwenden, nur bei Blutgruppenunverträglichkeiten gibt es Ausnahmen. Der Austausch findet mit dem 2–3fachen Blutvolumen statt. Unmittelbar nach dem Austausch fällt das Bilirubin stark ab, erreicht dann innerhalb weniger Stunden aber wieder mindestens 50% des Ausgangswertes durch Rückverteilung aus dem Gewebe. Daher sind Austauschtransfusionen bei Hyperbilirubinämie bei Bedarf zu wiederholen.

## 17.7 Konjugierte Hyperbilirubinämie

Eine **konjugierte Hyperbilirubinämie,** also zunehmender bzw. dauerhaft erhöhter Wert des direkten Bilirubins, ist relativ selten. Grunde können sein:

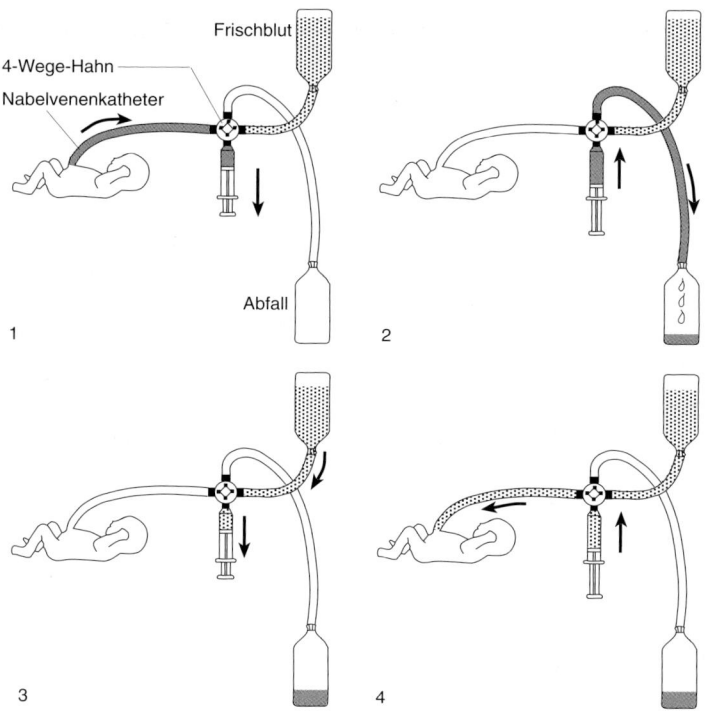

**Abb. 17.3** Austauschtransfusion

*Leberzellschädigung*
– bei parenteral ernährten Kindern,
– nach Virusinfektionen,
– bei Galaktosämie und anderen Stoffwechselerkrankungen.

*Abflußstörung*
– Gallengangsatresie,
– andere Fehlbildungen an Leber, Pankreas und Darm, die den Gallenfluß behindern.

*Exzessive Gallenmenge*
– ausgeprägte Hämolyse,
– nach intrauteriner Transfusion.

Die **Behandlung** solcher Störungen kann weder mit Phototherapie noch mit Austauschtransfusionen befriedigend erfolgen, sondern kann nur in Beseitigung der Ursache liegen. Ist dies nicht möglich, wird das Kind dauerhaft eine Hyperbilirubinämie haben. Die Werte steigen allerdings nur selten über 20 mg%. Bei einer konjugierten Hyperbilirubinämie bekommt das Kind durch Ansammlung weiterer Abbauprodukte nicht so sehr eine gelbe, sondern zunehmend eine grünlich-bräunliche Verfärbung. Ist eine ausgedehnte Leberzellschädigung eingetreten, wird in vielen Fällen eine bindegewebige Umwandlung (Zirrhose) die Folge sein. Dann ist die Dauerprognose ungünstig (s.a. 11.1.5).

# 18 Stoffwechselkrankheiten und -defekte

Stoffwechselvorgänge können im Rahmen der Umstellungen bei der Geburt gestört sein, oder aufgrund der mangelnden Leistungsfähigkeit der Organe zu dieser Zeit Probleme auftreten.

Andererseits gibt es viele angeborene Stoffwechseldefekte, die vor allem bei Neugeborenen auffallen, in vielen Fällen ein Weiterleben nicht ermöglichen, in anderen schnelles Handeln verlangen.

Bei den folgenden **klinischen Zeichen** sollte nach Ausschluß anderer Ursachen (z. B. Infektionen) an einen Stoffwechseldefekt gedacht werden:

– Nahrungsverweigerung,
– Erbrechen,
– Gedeihstörung,
– auffälliger Körpergeruch,
– Vergrößerung von Leber und Milz,
– Sepsis-ähnliches Krankheitsbild ohne Erregernachweis,
– Versagen mehrerer Organe (z. B. Leber und Niere),
– muskuläre Hypotonie,
– Atemstörungen und Apnoen,
– Krampfanfälle,
– komatöser Zustand,
– unklar pathologische Laborbefunde, z. B. Hypoglykämie, Azidose, Laktaterhöhung, Ammoniak-Erhöhung, Transaminasenerhöhung, Ketonkörper.

Wenn gar mehrere solcher Symptome auftreten, und keine eindeutige anderweitige Ursache zu finden ist, sollte man einige grundlegende Untersuchungen bezüglich Stoffwechseldefekten vornehmen, was in der Regel in der Kinderklinik erfolgt.

Bei Verwandten-Ehen sind Stoffwechseldefekte aufgrund der überwiegend autosomal rezessiven Erblichkeit sehr viel häufiger, weshalb sehr viele türkische Familien mit solchen Defekten bekannt sind.

## 18.1 Vorübergehende Stoffwechselprobleme

Bis zu einem gewissen Grad ist auch die **Hyperbilirubinämie** eine vorübergehende Stoffwechsel-Besonderheit des Neugeborenen, wird aber in einem eigenen Kapitel behandelt (s. 17).

### 18.1.1 Glukosestoffwechsel

Die häufigsten Abweichungen gibt es im Glukose-Stoffwechsel. Hierbei spielt beim Neugeborenen der erhöhte Blutzucker keine Rolle, sondern nur **Hypoglyk-**

**ämien.** Bei Erwachsenen spricht man bei einem Blutzucker unter 70 mg% von einer Hypoglykämie, beim Neugeborenen liegt die Hypoglykämieschwelle bei 30 mg%, also wesentlich niedriger.

Ursache der Hypoglykämie ist der erhöhte Bedarf des Neugeborenen, besonders in den ersten Lebensstunden, und die im Vergleich zu geringe Zufuhr. Wenn das Ungleichgewicht ein bestimmtes Maß überschreitet, sinkt der Blutzucker ab. Bereitgestellt wird er in den ersten Lebensstunden durch Glykogenreserven in der kindlichen Leber.

Die **Ursache** einer Hypoglykämie ist entweder eine verminderte Bereitstellung oder ein erhöhter Verbrauch, in besonders ungünstigen Fällen (Asphyxie) die Kombination beider Faktoren.

*Ursachen für ein vermindertes Glukoseangebot:*

– Mangelgeburt (verminderte Reserven und Polyglobulie s. 7.4).
– Frühgeburt (verminderte Reserven, Unreife).
– Sehr lange oder streßreiche Geburt (vorzeitiges Aufbrauchen der Reserven).
– Asphyxie (bereits unter der Geburt verbrauchte Reserven).
– Mangelnde Substitution (erhöhter Bedarf wird nicht beachtet).

*Ursachen für einen erhöhten Glukoseverbrauch:*

– Asphyxie (durch unvollständige Verbrennung sehr weitgehender Abbau der Reserven bei gleichzeitig nur geringem Energiegewinn).
– Unterkühlung.
– Streß, Infektionen.
– Erhöhte Insulinausschüttung, z. B. bei Kindern diabetischer Mütter.

Zu besonders gefährlichen Hypoglykämien kommt es, wenn sich mehrere Faktoren ungünstig kombinieren.

Eine Hypoglykämie äußert sich zunächst durch Zittrigkeit, Unruhe, gesteigerten Such- und Saugreflex. Sinkt der Glukosespiegel weiter, können Krampfanfälle auftreten, und wenn fast keine Glukose mehr vorhanden ist, wird das Neugeborene bewußtlos und kann in diesem Zustand auch versterben.

Um solche gefährlichen Verläufe zu verhindern, müssen alle Kinder mit Risikofaktoren für Hypoglykämien besonders intensiv überwacht werden. Dazu gehört nicht nur die klinische Beobachtung, sondern der Blutzucker muß kontrolliert werden, entweder nach festem Zeitplan oder aber generell vor den Mahlzeiten. Wenn man, etwa bei einem dystrophen Neugeborenen, nach einigen Tagen erkennt, daß keine Schwankungen mehr auftreten und das Kind klinisch auch keine diesbezüglichen Besonderheiten mehr zeigt, können die Kontrollen wieder beendet werden. Die meisten behandlungsbedürftigen Hypoglykämien kommen in den ersten zwei Lebenstagen vor. Nach dem Einschießen der Muttermilch und ausreichenden Trinkmengen sind Blutzuckerschwankungen sehr selten.

## 18.1.2 Kinder diabetischer Mütter

Besteht ein mütterlicher Diabetes mellitus, hat dies verschiedene Auswirkungen auf das Kind. Es gibt offenbar schon in der Embryonalphase Einflüsse, denn die

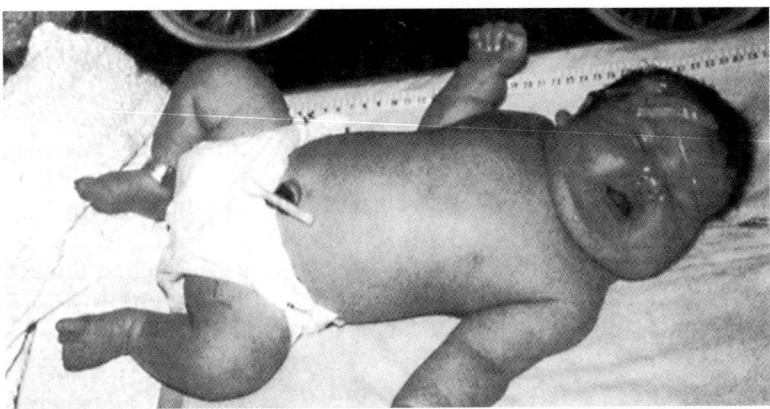

**Abb. 18.1** Neugeborenes einer diabetischen Mutter (aus: *Zitelli/Davis*, Farbatlas pädiatrischer Krankheitsbilder, Georg Thieme Verlag Stuttgart, 1989)

allgemeine Fehlbildungsrate ist bei Diabetikerinnen erhöht. So kommen Herzfehler bis zu 4mal häufiger vor, ebenso andere Organfehlbildungen. Denkbar wäre, daß Blutzuckerschwankungen (Hypoglykämien?) zu Fehlern bei der Organdifferenzierung führen. Ein typisches Fehlbildungssyndrom ist aber nicht bekannt.

Im allgemeinen ist auch bei gut eingestellten Diabetikern der Blutzucker im Durchschnitt etwas erhöht und während der Schwangerschaft kommt noch die diabetogene Eigenschaft der hormonellen Umstellung hinzu. Der erhöhte Blutzucker bedeutet ein permanentes Überangebot für den Feten. Als Folge hypertrophieren die β-Zellen des fetalen Pankreas. Sie schütten viel Insulin aus, damit die großen Glukosemengen auch verarbeitet werden. Dies führt zu einem übergroßen körperlichem Wachstum (Makrosomie). Das Geburtsgewicht dieser Kinder überschreitet oft 4000 g! Aufgrund des hohen Gewichtes kommt es etwas häufiger zu Frühgeburten, wobei dann das „normale" Gewicht nicht über die Unreife hinwegtäuschen darf. Im Gegenteil sind solche Kinder sehr viel mehr für Atemnotsyndrom und andere Anpassungsstörungen anfällig. Die Häufigkeit des ANS ist dann selbst bei reifen Kindern sehr hoch, vor allem bei normaler Entbindung. Wegen des hohen Geburtsgewichts treten Geburtsverletzungen gehäuft auf.

Die dauerhaft erhöhte Insulinproduktion stellt das Hauptproblem der Kinder während der Fetalzeit dar. Nach Durchtrennung der Nabelschnur fällt die hohe Glukosezufuhr plötzlich weg, bei zunächst noch hoher Insulinproduktion. So kommt es in den ersten Tagen auch bei reifen Kindern zu schweren Hypoglykämien, oft schon in den ersten Lebensstunden. Darum müssen Kinder diabetischer Mütter sehr engmaschig bezüglich ihres Blutzuckers überwacht werden und in den allermeisten Fällen ist es sinnvoll, eine Infusion mit einer Glukose-Elektrolyt-Lösung zuzuführen. Nach wenigen Tagen hat sich, wenn sonst keine Komplikationen auftreten, der Stoffwechsel des Neugeborenen normalisiert. Das Kind selbst hat keinen Diabetes und die Chance, diese Erkrankung zu bekommen, ist geringer als 5% (wenn beide Eltern Diabetiker sind, etwas höher).

Hypokalzämien, Polyglobulien, verstärkter Ikterus, Ernährungsschwierigkeiten und andere Auffälligkeiten sind bei Kindern diabetischer Mütter gehäuft, ebenso Soorinfektionen

Wenn der Diabetes der Mutter schon sehr lange besteht und über längere Zeiträume schlecht eingestellt war, kann es sein, daß die uterinen Gefäße schon verändert sind. In solchen Fällen kann es paradoxerweise zu Mangelgeborenen kommen. Diese Kinder sind dann besonders gefährdet, schwere Hypoglykämien zu entwickeln. Sie sollten unmittelbar nach der Geburt eine zuverlässig laufende Infusion mit engmaschiger Blutzuckerkontrolle erhalten.

### 18.1.3 Hypokalziämie

Ein weiteres häufiges Problem bei Neugeborenen ist der Kalziumstoffwechsel, besonders die Hypokalziämie. Der Bedarf an Kalzium ist gegen Ende der Fetalzeit und in den ersten Lebensmonaten besonders hoch. Zwei Drittel des Kalziums wird in den letzten 10 Schwangerschaftswochen aufgenommen. Muttermilch enthält ausreichend Kalzium, aber bei Kindern, die in den ersten Lebenstagen lediglich Tee, Glukoselösung, einfache Infusionslösung etc. erhalten, kann es zu Mangelsituationen kommen. Frühgeborene sind besonders empfindlich. Asphyktische Kinder haben ebenfalls fast immer eine vorübergehende Hypokalziämie. Normalerweise wird ein erniedrigter Kalziumspiegel durch Mobilisierung aus den Knochen ausgeglichen. Das ist aber beim Neugeborenen schlechter möglich, so daß relativ schnell erniedrigte Spiegel auftreten können. Kalzium ist nicht nur für den Aufbau der Knochensubstanz von Bedeutung, sondern auch für die Funktion zahlreicher Zellsysteme, vor allem auch das Nervensystem. Klinisch äußert sich dies in der Neugeborenen- Tetanie, einem krampfähnlichen Zustand, der aber von einem echten zerebralen Anfall zu unterscheiden ist. Die Kinder sind sehr schreckhaft und übererregbar. Echte Krampfanfälle können bei länger erniedrigtem Kalzium ebenfalls vorkommen.

### 18.1.4 Vitamin D-Mangel

**Vitamin-Mangelerscheinungen** spielen bei Neugeborenen noch keine Rolle, können aber beim Säugling durchaus zu Erkrankungen führen. Dabei ist das **Vitamin D** von besonderer Bedeutung. Die Muttermilch enthält relativ wenig Vitamin D, und wenn die stillende Mutter selbst nicht sehr gut versorgt ist, also besonders in den Wintermonaten, kann sie auch wenig an das Kind weitergeben. Die meisten industriellen Säuglingsnahrungen sind mit Vitamin D angereichert, aber nicht immer ausreichend.

Vitamin D wird benötigt, um die Knochensubstanz aufzubauen, besonders die Kalzium-Salze, die für die Festigkeit der Knochensubstanz notwendig sind. Der Kalzium-Haushalt wird dadurch beeinflußt, so daß auch Allgemeinerscheinungen wie bei Kalzium-Mangel auftreten können.

Ein Mangel an Vitamin D führt darum zu verminderter Festigkeit der Knochen, wobei bestimmte Bezirke stärker betroffen sind: An der Schädeldecke finden sich weiche Stellen, meist im Hinterhauptsbereich, wo dann die Schädelknochen sehr dünn und elastisch eindrückbar sind. An den Rippen bilden sich an den Übergangsstellen zum Knorpel Verdickungen, die als „Rosenkranz" bezeichnet werden, weil sie wie eine Perlenschnur am Brustkorb erscheinen. Ferner sind die äußeren Hand- und Fußknöchel aufgetrieben Die weichen Knochen können sich dauerhaft verbiegen, was besonders an den Beinen (O-Beine), am Becken und an der Wirbelsäule dauerhafte Schäden hinterläßt. Das Krankheitsbild tritt meist zwischen dem 3. und 9. Lebensmonat auf. Schwere Verläufe sind selten geworden, auch Dauerfolgen wie das verengte Becken. Es war in früheren Jahrhunderten ein häufiges Geburtshindernis. Bereits 1596 wurde das rachitische Becken von *Mercurio* als Kaiserschnitt-Indikation genannt, und seit 1756 (*Macaulay*) wurde die künstliche Frühgeburt empfohlen!

Verhindert wird die Rachitis durch ausreichende Vitamin D- Gaben. Da die Zufuhr durch die Nahrung nicht sicher gewährleistet ist und die eigene Bildung zumindest bei städtischer Lebensweise meist nicht ausreicht, wurde die **Vitamin D-Prophylaxe** eingeführt. Sie beinhaltet die tägliche Gabe von 500 IE, was den normalen Tagesbedarf abdeckt, auch wenn die Tablette immer wieder einmal vergessen wird. In besonderen Fällen ist eine Erhöhung der Dosis auf 1000 IE oder mehr nötig, meist wenn Risikofaktoren bestehen (z. B. Frühgeburt). Die Prophylaxe ist besonders wichtig im ersten Lebensjahr. Sie wird normalerweise nach dem ersten Geburtstag beendet, sollte aber noch über den Winter fortgesetzt werden, wenn das Kind im Herbst geboren ist. Vergiftungen mit Vitamin D kommen nur dann vor, wenn extrem hohe Dosen (> 100 000 IE) einmalig oder stark erhöhte Mengen (z. B. 5000 IE) täglich gegeben werden. Normalerweise wird gleichzeitig Fluorid gegeben, um eine gute Zahnentwicklung und Kariesprophylaxe gleich mit dabei zu haben.

Die **Rachitis** ist trotz Prophylaxe nicht ausgestorben. Sie kommt vor allem bei zwei Risikogruppen vor: Einmal bei Kindern aus sozial schlechtem Milieu, vor allem Ausländern, die durch die Prophylaxe und Vorsorge nicht erreicht werden oder deren Bedeutung nicht verstehen. Die andere Gruppe sind Familien, bei denen aus ideologischen Gründen kein Vitamin D gegeben wird. Im letzteren Falle kann man den Kindern insofern helfen, indem man genaue Anweisungen für eine „alternative" Rachitisprophylaxe mitgibt: Die Gabe von Kalkpräparaten oder anderen „Aufbaustoffen" hilft dabei wenig, wenn nicht durch ausreichend Sonnenlicht Vitamin D gebildet werden kann. Es ist also zu gewährleisten, daß das Kind mindestens 2 Stunden im Freien ist (nicht unbedingt direkte Sonneneinstrahlung!). Dabei zählen nur die Stunden in der Tagesmitte, im Winter praktisch nur die Mittagszeit.

## 18.2 Angeborene Stoffwechselkrankheiten

Bei den meisten Stoffwechseldefekten handelt es sich um Enzymdefekte. Die mannigfaltigen Stoffwechselleistungen des Körpers laufen nicht spontan ab, sondern sind nur mit Hilfe biologischer Katalysatoren möglich. Das sind in der Regel Enzyme, meist größere Eiweißmoleküle, die spezialisierte Aufgaben übernehmen, d.h. in der Regel eine bestimmte chemische Reaktion, oft sogar in einer bestimmten Richtung, erleichtern bzw. induzieren. Erst das Zusammenspiel vie-

ler solche enzymatisch gesteuerter Reaktionen erlaubt komplexe Stoffwechselleistungen.

Die Bauanleitungen für die Enzyme sind in der Erbsubstanz festgelegt. Da
nicht alle Enzyme von allen Zellen und jederzeit benötigt werden, ist außerdem
ein Steuerungsmechanismus nötig, der bestimmte Enzyme herstellen bzw.
„anschalten" oder auch wieder „abschalten" hilft.

Wenn in der Erbsubstanz Defekte bestehen, entweder in der Bauanleitung des
Enzyms oder in dessen Steuerungsmechanismus, können bestimmte Stoffwechselleistungen nicht oder nur unvollständig erbracht werden. Theoretisch ist der
Ausfall praktisch jeden Enzyms denkbar. In der Praxis sind einige Defekte offenbar mit dem Leben nicht vereinbar, andere sind bisher nicht aufgetreten. Trotzdem sind über 1000 angeborene Stoffwechseldefekte bekannt. Die meisten davon
sind äußerst selten, meist auch nicht therapierbar, so daß sie keine wesentliche
praktische Bedeutung haben.

Durch den doppelten Chromosomensatz sind im Prinzip alle Informationen
der Zelle doppelt vorhanden. In den meisten Fällen genügt es, wenn eine dieser
Anlagen intakt ist, so daß Stoffwechselstörungen erst dann manifest werden,
wenn dieselbe Erbsubstanz in beiden Chromosomensätzen geschädigt ist. Daher
sind die meisten Stoffwechselkrankheiten rezessiv erblich. Je nach Regulations-
art sind aber auch andere Erbmodi möglich.

Viele Stoffwechselerkrankungen sind äußerst selten oder kommen nur in
bestimmten regionalen oder ethnischen Bevölkerungsgruppen vor. Daher fällt
selbst Spezialisten die Übersicht über alle bekannten Defekte schwer.

Einige wenige Krankheiten sind relativ häufig und gleichzeitig behandelbar, so
daß ihre Früherkennung von Bedeutung ist. Es handelt sich vor allem um die
Phenylketonurie und die Galaktosämie. Daher werden diese beiden Erkrankungen näher erläutert Sie sind bei den gesetzlichen Screening-Programmen erfaßt
(Guthrie-Test).

### 18.2.1 Störungen des Aminosäurenstoffwechsels

Aminosäuren sind die Einzelbausteine der Eiweißmoleküle. Es gibt etwa 21
Aminosäuren, die für den menschlichen Stoffwechsel Bedeutung haben. Acht
davon sind *essentiell,* d.h. sie können vom eigenen Stoffwechsel nicht synthetisiert
werden, müssen also in fertiger Form in der Nahrung vorkommen. Die anderen
können entweder komplett oder durch Umbau hergestellt werden, so daß der
Körper nicht auf permanente Zufuhr angewiesen ist. Bei einer normalen Ernährung werden alle Aminosäuren im Überschuß zur Verfügung stehen, so daß eine
Neusynthese kaum wesentliche Bedeutung hat. Vor allem die essentiellen Aminosäuren werden bei einer Gemischtkost mit tierischem Eiweiß genügend zur
Verfügung stehen. Bei rein vegetarischer Ernährung können Engpässe bei einigen Aminosäuren auftauchen, wenn die Eiweißarten nicht in geeigneter Weise
kombiniert werden.

Die wichtigste Störung des Aminosäurenstoffwechsels betrifft den Abbau des
Phenylalanins. Es handelt sich um die **Phenylketonurie (PKU)**. Die körperei-
genen Eiweißsubstanzen enthalten etwa 5% Phenylalanin, das also einen wichtigen

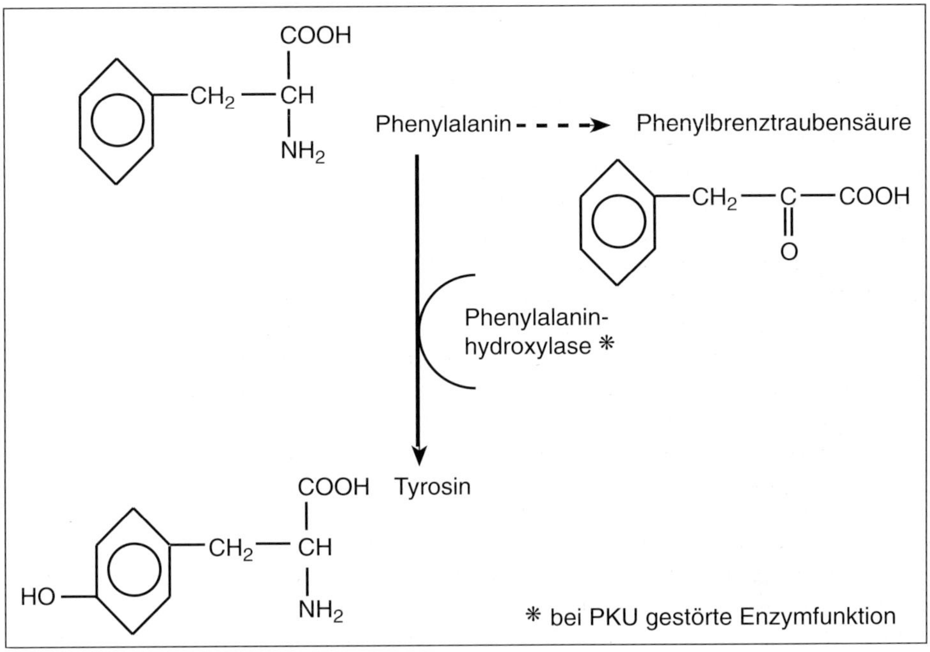

**Abb. 18.2** Phenylalaninstoffwechsel

Baustein darstellt. Es wird in der Nahrung allerdings, wie alle Aminosäuren, im Überschuß zugeführt, so daß der nicht für den Einbau in Körpersubstanz benötigte „Rest" abgebaut werden muß. Phenylalanin wird über mehrere Zwischenschritte in die ebenfalls essentielle Aminosäure Tyrosin umgewandelt, wobei das erste Zwischenprodukt die Phenylbrenztraubensäure ist. Wenn dieser Abbauweg durch einen Enzymdefekt unterbrochen ist, steigen die Spiegel von Phenylalanin und Phenylbrenztraubensäure im Blut extrem an. Der Überschuß wird erst bei sehr hohen Spiegeln über die Niere ausgeschieden, da Aminosäuren als wertvolle Produkte weitestgehend aus dem Primärharn zurückresorbiert werden.

Phenylalanin und Phenylbrenztraubensäure sind bei höheren Spiegeln toxisch. Vor allem das sich entwickelnde Nervensystem ist betroffen. Der Mechanismus der Schädigung ist nicht ganz klar. Aus Phenylalanin entsteht normalerweise Tyrosin, das u.a. weiterverarbeitet wird zu Melanin, dem Hautfarbstoff. Dieser Stoffwechsel wird bei unbehandelter PKU offenbar indirekt gestört, denn trotz ausreichender Tyrosin-Versorgung bilden die Patienten weniger Pigment, fallen also durch blonde Haare und blasse Hautfarbe auf.

Eine unbehandelte PKU führt in den ersten Lebensmonaten kaum zu diesen Folgen. Bei sehr aufmerksamer Beobachtung bemerkt man einen durch die ausgeschiedene Phenylbrenztraubensäure bedingten Geruch des Urins: Die Windeln riechen ähnlich wie Mäusekot. Die Entwicklungverzögerung wird meist erst am Ende des ersten Lebensjahres oder sogar noch später festgestellt. Mit zunehmendem Alter ist sie nicht mehr zu übersehen. Die Patienten bleiben etwa auf der Stufe eines Kleinkindes stehen, müssen also lebenslang betreut werden und sind nur zu einfachen Verrichtungen fähig. Sie sind oft recht eigensinnig und nicht leicht zu führen. Die Lebenserwartung ist im Prinzip normal.

Wenn die Verdachtsdiagnose gestellt ist, muß durch eine exakte Analyse der Aminosäuren im Blut dieser Verdacht bestätigt oder ausgeräumt werden. Diese aufwendige Untersuchung schließt sich also bei Kindern an, bei denen der Screening-Test positiv ausgefallen ist und kein Hinweis auf einen Fehler beim Test vorliegt. Ist der Phenylalanin- Spiegel eindeutig erhöht und bestehen keine Hinweise auf andere Stoffwechselentgleisungen, ist die Diagnose gesichert.

Die **Behandlung** hat zum Ziel, die toxischen Wirkungen des Phenylalanins und seiner Stoffwechselprodukte zu vermeiden. Wenn es nicht zugeführt wird, kann es auch nicht giftig sein, aber dann würde der Baustoffwechsel nicht mehr genügend Substrat bekommen und ein regelrechter Aufbau der Körpersubstanz nicht mehr gewährleistet sein. Daher muß Phenylalanin weitestgehend aus der Nahrung eliminiert werden, aber gleichzeitig in der essentiell nötigen Menge zugeführt werden. Dies wird dadurch erreicht, daß alle Nahrungsmittel aus tierischem Eiweiß (Fleisch und -produkte, Milch, Eier, und auch Muttermilch) aus der Nahrung gestrichen werden. An ihre Stelle tritt ein Eiweißhydrolysat, das alle anderen Aminosäuren enthält und zu einer Säuglingsnahrung zubereitet werden kann. Solche fertigen Mischungen sind erhältlich (Milupa PKU 1, PKU 2, Albumaid XP, etc.). Das benötigte Phenylalanin wird in Form kleinster Mengen Milcheiweiß hinzugefügt (1 g Milchpulver enthält 17 mg Phe). Der Bedarf an Phenylalanin beträgt in den ersten Lebenswochen meist um 40–60 mgl/kg/Tag und sinkt dann kontinuierlich bis auf weniger als 20 mg/kg/Tag. Diese Mengen müssen also genau ausgerechnet werden, und durch regelmäßige Spiegelkontrollen ist die diätetische Einstellung zu kontrollieren. Wenn auf feste Nahrung übergegangen wird, müssen alle Nahrungsmittel bezüglich ihres Phenylalanin-Gehaltes bekannt sein. Die Tagesbedarfsmenge liegt fest, und es wird über den Tag zusammengezählt. Die Bedarfsmenge darf nicht regelmäßig überschritten werden, und wenn noch etwas fehlt, wird grammweise Milchpulver zugefügt. Auf diese Weise ist ein einigermaßen normales Leben mit weitgehend „vegetarischer" Ernährung möglich, wobei die übrigen Nährstoffe immer auch kontrolliert werden müssen, damit nicht eine Mangelernährung bezüglich anderer Stoffe entsteht. Die Diät wird in der strengen Form bis zur Gehirnreife durchgeführt, meist bis etwa zum 10. Lebensjahr, danach ist sie nicht mehr notwendig. Bei konsequenter Behandlung wird eine normale körperliche und geistige Entwicklung erreicht.

Die Erkrankung ist wie die meisten angeborenen Stoffwechseldefekte autosomal rezessiv erblich, d.h. das Wiederholungsrisiko nach einem erkrankten Kind beträgt 25%, die Kinder eines Erkrankten sind sämtlich Erbträger. Die Häufigkeit wird regional unterschiedlich angegeben. Sie liegt in Deutschland bei ca. 1 : 10000. Die Erkrankung ist in Skandinavien häufiger, im Süden wohl etwas seltener.

Ein Sonderproblem ist die Frage der **Schwangerschaft bei Frauen, die selber eine PKU haben**, aber dank Therapie eine normale Entwicklung genommen haben. Ihre Kinder werden praktisch immer gesund sein, allerdings Erbträger. Eine Frau mit PKU muß schon vor der Schwangerschaft erneut mit eine konsequenten Diät beginnen und diese streng bis zur Geburt durchhalten, wenn der bei ihr erhöhte Spiegel nicht dem Feten schaden soll, auch wenn dieser genetisch gesund ist. Die Fehlbildungsrate und Schädigungsrate ist bei solchen Kindern trotz allem erhöht.

### 18.2.2 Störungen des Kohlenhydratstoffwechsels

Kohlenhydrate oder Zuckerstoffe sind ein besonders wichtiger Anteil des Stoffwechsels. Das wichtigste Kohlenhydrat ist Glukose, der hauptsächliche Energielieferant des Körpers und für das Nervensystem sogar der einzige. Daher wird Glukose aus vielen anderen Stoffen aufgebaut. Gleichzeitig wird Glukose gespeichert, um kurzfristige Schwankungen in der Nahrungszufuhr ausgleichen zu können. Für alle diese Auf- und Umbauprozesse sind Enzyme nötig. Kohlenhydrate spielen auch eine Rolle im Baustoffwechsel und sind in zahlreichen komplexen Körpersubstanzen mit eingebaut, wobei es sich dann meist nicht um Glukose, sondern andere Kohlenhydrate handelt.

### Galaktosämie

Die *Galaktosämie* ist die wichtigste Störung des Zuckerstoffwechsels. Milchzucker (Lactose) ist ein Disaccharid und besteht aus je einem Molekül Glukose und Galaktose. Die Glukose kann direkt vom Stoffwechsel verwendet werden, die Galaktose muß erst in Glukose umgewandelt werden. Der Sinn dieser Besonderheit liegt sicher darin, mit einer Milchmahlzeit beim Säugling eine längere Sättigung zu erreichen und eine gleichmäßigere Versorgung mit Glukose zwischen den Mahlzeiten. Galaktose wird über einen enzymatischen Schritt am Phosphat gebunden, es entsteht Galaktose-1-Phosphat. Dieses wird dann über einen weitere Zwischenschritt in Glukose umgewandelt. Normalerweise treten auch bei Milchernährung nur sehr geringe Mengen von Galaktose im Blut auf. Bei der Galaktosämie ist die Weiterverarbeitung von Galaktose-1- Phosphat durch einen Enzymdefekt nicht möglich. Wegen des fehlenden Abbaus erhöht sich der Galaktose-Spiegel, und dieses entfaltet eine toxische Wirkung auf Gehirn, Leber und Hornhaut, weniger auf andere Organsysteme.

Die Erkrankung wird autosomal rezessiv vererbt. Die Häufigkeit ist etwa 1:40000. Neben der klassischen Galaktosämie kommen einige weitere seltenere Formen vor, mit teilweisen oder anderen Enzymdefekten. Einige dieser Unterformen verlaufen wesentlich milder.

Bei einer unbehandelten Galaktosämie kommt es meist innerhalb der ersten Lebenstage zu einer schweren Symptomatik mit Trinkschwäche, grau-blassem Aussehen, Leberschwellung, zunehmendem Ikterus, Krampfanfällen und schlechtem Allgemeinzustand. Klinisch ist der Zustand kaum von einer bakteriellen Sepsis zu unterscheiden und sehr oft wird die Erkrankung zunächst so gedeutet. Ein Keimnachweis gelingt natürlich nicht und dank der Nahrungskarenz tritt bald eine Besserung ein, die als Erfolg der antibiotischen Behandlung fehlgedeutet wird. Wenn dann unter der Behandlung der Nahrungsaufbau wieder begonnen wird und die Symptomatik erneut beginnt, wird oft erst dann die Verdachtsdiagnose geäußert.

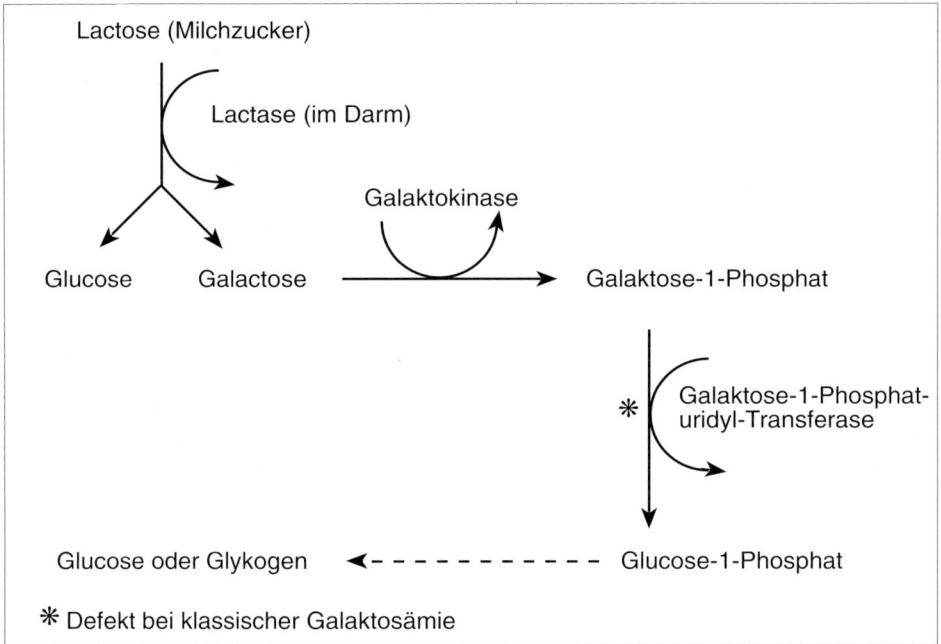

**Abb. 18.3** Galaktosestoffwechsel

Bei unzureichender Behandlung, auch bei den selteneren, anfangs harmloseren Unterformen, stehen die Spätfolgen im Vordergrund: Die Leber schwillt dauerhaft an und die entzündlichen Veränderungen führen zu einer frühzeitigen Leberzirrhose, die sich bereits im ersten Lebensjahr ausbilden kann. Es treten in vielen Fällen Krampfanfälle auf und die Kinder haben einen zunehmenden Entwicklungsrückstand, oft auch strukturelle Veränderungen im Gehirn (Mikrozephalus, Hydrozephalus). Durch entzündliche Veränderungen in der Hornhaut werden sie blind. Der Tod tritt meist durch die Folgen der Leberzirrhose ein.

Die **Verdachtsdiagnose** wird in vielen Fällen klinisch gestellt, vor allem bei der schwer verlaufenden Form. Ansonsten ist das Screening eine wichtige Methode, um die Kinder mit erhöhtem Galaktose-Spiegel aufzufinden (Guthrie-Screening). Wenn ein Kind beim Guthrie-Test auf diese Weise aufgefallen ist, wird die Diagnose endgültig gesichert, indem die verminderte Enzymaktivität in den Erythrozyten und der unter Milchnahrung erhöhte Galaktose-Spiegel nachgewiesen wird.

Die **Behandlung** erscheint einfach: Weglassen des Milchzuckers. Das Kind darf also keine Milch und -produkte bekommen, auch nicht gestillt werden. Als Ersatznahrung kommen verschiedene Spezialnahrungen in Frage, die bis auf den Austausch des Milchzuckers einer volladaptierten Nahrungs entsprechen. Bei der Einführung von Beikost gestaltet sich dies schon wesentlich schwieriger, denn Milchzucker ist in zahlreichen Nahrungsmitteln enthalten, wo man ihn nicht vermutet. Besonderes Augenmerk muß auch auf Arzneimittel gerichtet werden. Bereits die Vitamin-D-Tabletten enthalten oft Milchzucker, viele Saftzubereitungen, und auch viele Naturheilmittel bzw. homöopathische Medikamente. Solche kleinen Mengen können die Entwicklung der Leberzirrhose unterhalten, müssen also vermieden werden. Die Diät muß lebenslang eingehalten werden. Insofern stellt die Behandlung doch eine erhebliche Beeinträchtigung dar.

Da meist bis zur Diagnosestellung schon reichlich Milch gegeben wurde, ist die Prognose der schweren Form trotz Screening nicht allzu gut, oft sind schon zumindest kleinere Schäden eingetreten. Bei sehr konsequenter diätetischer Behandlung können sich die Kinder aber normal entwickeln.

**Fructoseintoleranz**

Wesentlich seltener, aber auch noch von Bedeutung ist die *Fructoseintoleranz,* bei der Fruchtzucker nicht in Glukose umgewandelt werden kann, also eine vergleichbare Störung. Sie äußert sich aber nicht im Neugeborenenalter, sondern erst dann, wenn Fruchtzucker zugeführt wird. Diese Kinder mögen meist kein Obst essen und halten sich oft spontan an eine entsprechende Diät. Leider gibt es immer noch Infusionslösungen mit Fructose, und einige solche Patienten haben dann bei einer an sich harmlosen Operation durch die Fructoseinfusion ihr Leben lassen müssen.

**Glykogenosen**

Beim Auf- und Abbau des Glykogens sind zahlreiche Enzyme beteiligt, die den komplizierten Aufbau dieser Speicherform der Glukose regeln. Wenn eines der Enzyme fehlt, vor allem eines der abbauenden, entstehen atypische Glykogenmoleküle, die nie wieder abgebaut werden können und in den Zellen immer größer werden. Diese Speicherkrankheiten nennt man *Glykogenosen*. Man kennt verschieden Formen, die einen unterschiedlichen Verlauf nehmen. Meist ist besonders die Leber betroffen, die immer größer wird und sich zirrhotisch umwandeln kann. Bei andere Glykogenosen sind weitere Organe, z. B. das Herz, betroffen. Diese Formen haben eine besonders schlechte Prognose und führen zum frühzeitigen Tod. Behandelbar sind diese Erkrankungen sämtlich nicht, aber durch diätetische Maßnahmen (dauernde kleine Mahlzeiten mit ausreichend Glukose) kann der Verlauf verlangsamt werden.

### 18.2.3 Störungen im Fett- und Lipidstoffwechsel

Zellmembranen und Nervenscheiden enthalten fettähnliche Substanzen, die eine sichere Abgrenzung der Strukturen ermöglichen sollen. Außerdem sollen sie bestimmte Membraneigenschaften haben, die z. B. die elektrischen Funktionen der Zelle ermöglichen. Die Strukturlipide für diese Membranen werden innerhalb der Zelle produziert und dann gezielt, z. B. in der Wand oder in Zellausläufern, eingebaut. Es gibt zahlreiche Defekte, bei denen der Einbau nicht gewährleistet ist und die Stoffe daher im Übermaß produziert werden, ohne eine Funktion zu erfüllen.

In anderen Fällen ist der Abbau nach Gebrauch nicht mehr gewährleistet, so daß sich Membranreste nicht mehr verwerten lassen und so immer größere

„Müllhalden" entstehen. Wenn solche Ansammlungen von Stoffwechselprodukten entstehen, spricht man von einer **Speicherkrankheit**. Gerade bei Lipiden und verwandten Stoffen gibt es zahlreiche Speicherkrankheiten. Da der Umsatz dieser Substanzen im Gehirn bzw. Nervensystem besonders hoch ist, beobachtet man auch dort die meisten Symptome. Meist sind die Kinder bei solchen Erkrankungen zunächst unauffällig, zeigen dann zunehmende neurologische Auffälligkeiten, oft auch den Verlust bereits erworbener Fähigkeiten. Bei weiterer Speicherung gehen weitere Funktionen verloren, so daß am Ende in vielen Fällen eine erhebliche geistige Behinderung bei gleichzeitiger neurologischer Abweichung steht.

Jede der Erkrankungen hat ihren typischen Verlauf. Es gibt einige mit sehr schnellem Eintritt (M. Krabbe, eine Zerebrosid-Speicherkrankheit), andere können nach vielen Jahren oder sogar erst im Erwachsenenalter manifest werden. Bei diesen Speicherkrankheiten ist meist keine Behandlung möglich, da der körpereigene Baustoffwechsel kaum von außen, z. B. durch eine Ernährung, zu beeinflussen ist.

### 18.2.4 Weitere seltene Stoffwechseldefekte

Angeborene Defekte beim **Stoffwechsel der Mineralstoffe** sind sehr selten. Einzig beim Calcium- und Vitamin-D-Stoffwechsel kennt man einige angeborene Defekte, die bis zu einem gewissen Grad an eine Rachitis erinnern, nur mit dem Unterschied, da kein Mangel an Vitamin D besteht, sondern eine Wirkungsstörung, so da durch eine Zufuhr das Problem auch nicht zu beheben ist.

Im **Stoffwechsel der Spurenelemente** gibt es einige selten auftretende Störungen, z. B. die Einlagerung und Speicherung von Kupfer (*M. Wilson*). Solche Erkrankungen betreffen aber meist ältere Kinder, d.h. die Symptome werden bei Neugeborenen noch nicht bemerkt.

Auch einige **Vitamine** werden innerhalb des Stoffwechsels ein- und umgebaut. Hier können Defekte vorkommen, sind aber auch sehr selten.

Ein Sonderproblem sind **Transportdefekte**. Hier werden wichtige Substanzen nicht aufgenommen oder ausgeschieden, weil das dazu nötige Transportsystem fehlt. Besonders bei der Niere sind solche Defekte bekannt, bei denen dann bestimmte Stoffe wie Aminosäuren, Salze oder Spurenelemente über den Harn verlorengehen, also nicht rückresorbiert werden, obwohl der Körper sie noch benötigt.

### 18.2.5 Screening-Untersuchungen auf angeborene Stoffwechseldefekte

Bei einigen gut behandelbaren Stoffwechselerkrankungen besteht das Ziel, durch frühzeitige Erfassung Schäden weitestgehend zu vermeiden. Dies betrifft in Deutschland vor allem die Phenylketonurie und die Galaktosämie. Gleichzeitig wird nach einer Hypothyreose gesucht, die aber eine hormonelle Erkrankung darstellt (s. 19.1).

Der Sinn des Screenings (engl.: durchsieben) besteht darin, die gesamte Population, hier also alle Neugeborenen, möglichst lückenlos zu erfassen. Folgende Fordrcungen sind daher an eine Screening-Untersuchung zu stellen:

**Zuverlässige Erfassung der Krankheitsfälle:** Eine Screening-Methode (Reihenuntersuchung) hat kaum Sinn, wenn eine erhebliche Unsicherheit besteht, ob alle Krankheitsfälle zuverlässig erfaßt sind. Ein Beispiel für eine solche ungeeignete Screening-Untersuchung ist der (inzwischen überwiegend verlassene) Boehringer-Mukoviszidose-Test („BM-Test"), bei dem nur etwa die Hälfte der Mukoviszidose-Erkrankungen wirklich erfaßt wurde.

**Geringe Rate falsch positiver Befunde:** Ein positiver Screening-Befund bedeutet, auch wenn der Verdacht sich nicht bestätigt, eine erhebliche Irritation der Familie und auch Belastung des Kindes selbst durch zusätzliche Untersuchungen. So wurden beim BM-Test auf jeden wirklichen Krankheitsfall mehrere Verdachtsfalle gefunden, die zu einer monatelangen Unsicherheit und Angst bei den Eltern geführt haben, bis die Erkrankung wirklich sicher ausgeschlossen werden konnte.

**Einfache technische Durchführung:** Der Test muß ohne größere Eingriffe vonstatten gehen können. So ist für den Guthrie-Test nur eine kapilläre Blutentnahme nötig, die auf jeder Säuglingsstation vorgenommen werden kann und bei der keine wesentliche Beeinträchtigung und Gefahr für das Kind besteht. Auch die Anweisungen müssen klar und einfach sein.

**Wenig Fehlermöglichkeiten:** Der Test soll so wenig wie möglich durch Umgebungsbedingungen oder individuelle Besonderheiten zu stören sein.

**Behandelbare Krankheit:** Ein Screening ist nur dann wirklich sinnvoll, wenn auch eine Konsequenz daraus gezogen werden kann. In den USA wurden im Rahmen einer gewissen Screening-Euphorie auch Erkrankungen gesucht, die innerhalb kurzer Zeit ohne Behandlungsmöglichkeit tödlich enden.

**Zentrale Auswertung:** Die Auswertung darf nicht individuellen Schwankungen unterworfen sein, sondern soll möglichst in einer zentralen Stelle erfolgen, letztlich auch, damit Fehler rechtzeitig erkannt werden.

**Möglichst geringer Aufwand:** Ein Screening muß auch „lohnen". Dies bedeutet, daß der personelle Aufwand, die Organisation und die Testmaterialien optimiert werden müssen. Die Kosten beispielsweise für den Guthrie-Test liegen bei 10 bis 20 DM pro Kind. Dies ist eine Summe, die den Krankenkassen, also letztlich der Gemeinschaft, für eine zusätzliche Untersuchung ohne weiteres zugemutet werden kann. Wenn die PKU mit einer Häufigkeit von 1:10000 vorkommt, „kostet" die rechtzeitige Entdeckung eines kranken Kindes also ca. DM 100000, ist also wesentlich billiger als die lebenslange Unterbringung in einem Behindertenheim, die mindestens die zehnfache Summe verbraucht. Auch wenn man sich gegen solche volkswirtschaftlichen Berechnungen wehrt, sind sie notwendig, denn nicht alles Machbare ist auch bezahlbar, einmal abgesehen vom Sinn und Zweck. Daß neben den Kosten auch der menschliche Aspekt nicht vergessen werden darf, ist natürlich selbstverständlich. Insofern „lohnt" sich das Screening doppelt und sollte daher entsprechend ernst genommen werden.

**Technisch** läuft der Test so ab, daß dem Kind kapillär (oder „nebenher" im Rahmen einer venösen Blutentnahme) Blut entnommen wird, das man auf einer speziell markierten Filterpapierkarte auftropft. Das Blut wird nach vorheriger Desinfektion mit einem Alkoholtupfer seitlich an der Ferse entnommen. Zwecks besserer Durchblutung kann der Fuß mit einem 40–42°C warmen Tuch umwickelt werden. Die Lanzette für die kapilläre Blutentnahme sollte eine maximale *Eindringtiefe* von 2,4 mm haben, um keine tieferen Strukturen zu verletzen. Vor

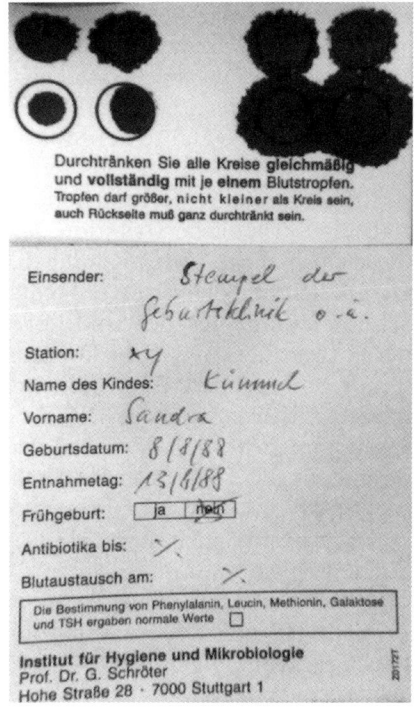

Durchtränken Sie alle Kreise gleichmäßig
und **vollständig** mit je **einem** Blutstropfen.
Tropfen darf größer, nicht kleiner als Kreis sein,
auch Rückseite muß ganz durchtränkt sein.

Einsender:    *Stempel der*
              *Geburtsklinik o. ä.*

Station:      *xy*

Name des Kindes:    *Kümmel*

Vorname:      *Sandra*

Geburtsdatum:    *8/8/88*

Entnahmetag:    *13/8/88*

Frühgeburt:    ☐ Ja    ☐ nein

Antibiotika bis:    *✕*

Blutaustausch am:    *✕*

Die Bestimmung von Phenylalanin, Leucin, Methionin, Galaktose
und TSH ergaben normale Werte ☐

**Institut für Hygiene und Mikrobiologie**
Prof. Dr. G. Schröter
Hohe Straße 28 · 7000 Stuttgart 1

**Abb. 18.4** Guthrie-Testkarte, obere Reihe:
richtige Durchtränkung mit Blut; untere Reihe:
links nur wenig, rechts zu viel Blut

allem sollte der Knochen nicht erreicht werden (Abstand von der Haut beim NG
3,5 mm, bei Frühgeborenen 1,9 bis 2,2 mm!). Deshalb sind die üblichen Lanzetten
für die kapilläre Blutentnahme, wie sie bei größeren Kindern oder Erwachsenen
verwendet werden, nicht geeignet!

Hingegen kann eine „Stechhilfe" verwendet werden. Wichtig ist, daß die Karte
im markierten Bereich gut durchtränkt wird. Dabei ist sowohl eine zu geringe als
auch eine zu hohe Blutmenge zu vermeiden. Das Blut soll dann antrocknen und
die Karte wird *nach vollständigem Ausfüllen von Personalien und Einsender* an
das Screening-Labor geschickt. Ein längeres Sammeln von Karten, um Porto zu
sparen, sollte natürlich nicht vorkommen. Im Labor wird dann eine kleine Probe
aus einem eingetrockneten Blutfleck ausgestanzt und aufgelöst. Diese Probe
kommt in ein kleines Plastikgefäß, wobei viele solche Minigefäße zu einer großen
Mikrotiterplatte zusammengefaßt sind, und wird dann weiterverarbeitet. Es werden also chemische Reagentien hinzugegeben und dann das Ergebnis bestimmt.
Auf diese Weise lassen sich viele Proben gleichzeitig und schnell untersuchen.
Der ganze Ablauf ist automatisiert, und die Ergebnisse liegen innerhalb des
Tages vor. Durch eine verbesserte Methodik ist in den letzten Jahren eine
wesentliche Beschleunigung und Verbesserung erreicht worden bei gleichzeitig
eher sinkenden Kosten.

Der frühere eigentliche Guthrie-Test war ein bakteriologischer Hemmtest und
ist fast verlassen, weil er aufwendiger und ungenauer ist.

Fällt ein Test pathologisch aus, wird zunächst aus den noch vorhandenen Testkarten die Bestimmung wiederholt. Wenn der Test dann nicht eindeutig normal

ist, sondern wieder grenzwertig oder pathologisch ausfällt, wird der Einsender benachrichtigt, und um eine zweite Probe gebeten. In der Regel ist es dann sinnvoll, durch andere Bestimmungen den Verdacht auf eine Stoffwechselerkrankung auszuschließen oder zu bestätigen.

Bei diesem Screening-Test bestehen einige **Fehlermöglichkeiten**, wobei sich die meisten Fehler durch entsprechende Sorgfalt vermeiden lassen. Daher sind die folgenden Punkte zu beachten:

– **Richtiger Zeitpunkt:** Da intrauterin toxische Stoffwechselprodukte über die Plazenta entsorgt werden, braucht das Neugeborene eine gewisse Zeit, bis ein Stoffwechseldefekt sich auswirken kann. Daher wird der Test standardmäßig am 5. Tag vorgenommen, wobei die besseren neuen Analytikmethoden auch schon eine etwas frühere zuverlässige Bestimmung gestatten. Bevor man den Testzeitpunkt eigenmächtig vorverlegt, sollte mit dem Screeninglabor Rücksprache gehalten werden. Da die Neugeborenen immer früher aus der Geburtsklinik entlassen werden, versucht man, die Screenigtests so einzustellen, daß auch die Entnahme am 2. oder 3. Lebenstag zu einem zuverlässigen Ergebnis führt. Zu spät sollte der Test natürlich auch nicht erfolgen, um nicht wertvolle Zeit zu verlieren.

– **Ernährungszustand:** Für die Entdeckung einiger Stoffwechselkrankheiten (Galaktosämie und PKU) ist Voraussetzung, daß die entsprechenden Ausgangssubstanzen mit der Nahrung zugeführt worden sind. Wird das Neugeborene parenteral ernährt oder trinkt es zu wenig Muttermilch oder Nahrung,- kann ein Test falsch negativ ausfallen.

– **Richtige Technik:** Ist zu wenig Blut auf der Testkarte, fällt der Test falsch negativ aus. Durch die verbesserten Methoden wird dies im Screeninglabor allerdings meist bemerkt. Aber durch die Zweiteinsendung wird Zeit verloren und die Eltern werden verunsichert.

– Unsachgemäße **Aufbewahrung** bzw. ungeeigneter **Transport** der Testkarten können das Ergebnis verfälschen. So kann ein Briefkasten im Sommer sehr warm werden und zu einem falschen Ergebnis führen, Kälte ist unkritisch.

– Eine antibiotische Behandlung hat nicht mehr so großen Einfluß wie früher, als noch bakteriologische Tests vorgenommen wurden. Trotzdem ist denkbar, daß auch **Medikamente** den Test beeinflussen.

– **Medizinische Maßnahmen** wie Austauschtransfusionen können je nach Methodik das Screening für Tage bis Monate sinnlos machen.

Die **Verantwortung** für die richtige Durchführung des Screenings liegt beim Einsender, also Klinik, Hebamme oder Kinderarzt. Daher ist unbedingt für eine sachgerechte Durchführung und Einsendung zu sorgen. Die **Meldung eines pathologischen Befundes** erfolgt grundsätzlich an den Einsender! Daher ist ebenfalls sicherzustellen, daß ein pathologischer Befund entsprechende Konsequenzen nach sich zieht. Wird z. B. durch Urlaub oder andere Umstände ein Befund zu spät an den Patienten weitergegeben, und erfolgt dadurch eine verspätete definitive Diagnosestellung und Therapie, können entsprechende **haftungsrechtliche Ansprüche** geltend gemacht werden. Solche Fälle kommen regelmäßig vor. Daher ist das Screening immer mit der nötigen Sorgfalt durchzuführen und die lückenlose Informationsübermittlung sicherzustellen.

# 19 Endokrinologie

Die innensekretorischen Drüsen sind beim Neugeborenen zwar vorhanden und aktiv, erkranken aber äußerst selten. Von den angeborenen Erkrankungen spielt die Hypothyreose eine relativ wichtige Rolle. Angeborene Defekte der Nebennieren, der Nebenschilddrüsen, der Gonaden oder der Hypophyse sind äußerst selten, so daß sie hier nicht dargestellt werden.

## 19.1 Angeborene Hypothyreose

Das Schilddrüsenhormon hat allgemein eine stoffwechsel- aktivierende Funktion. Wenn es fehlt, laufen die meisten Stoffwechselvorgänge deutlich langsamer ab. Überschuß aktiviert wiederum den Stoffwechsel, so daß sehr viel Energie für die Grundfunktionen des Körpers verbraucht werden. Zur Synthese des Schilddrüsenhormons ist Jod nötig, daher kann Jodmangel zu einer erworbenen Hypothyreose führen. Um einen solchen Mangel zu vermeiden, vermag die Schilddrüse einen Jodvorrat anzulegen, so da eine vorübergehende Unterversorgung ausgeglichen werden kann.

Normalerweise reguliert der Organismus die Produktion und Abgabe des Schilddrüsenhormons sehr genau. Dazu dient eine Art Meßstation im Stammhirnbereich, die über zwei hormonelle Verstärkerstufen (TRH und TSH) die Schilddrüse zur Produktion von Schilddrüsenhormon anregt.

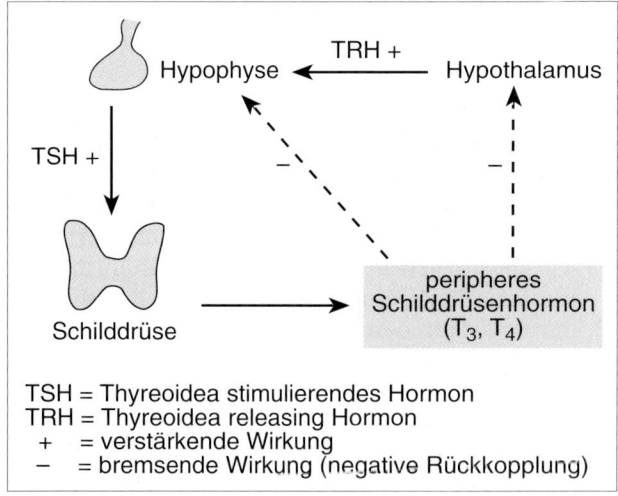

**Abb. 19.1** Regelkreis Schilddrüsenhormon

Die angeborene Unterfunktion der Schilddrüse kommt etwa bei jedem 3000. Neugeborenen vor. Die Ursachen können sehr vielfältig sein: In den meisten Fällen fehlt die Schilddrüse oder sie ist so klein, daß keine ausreichende Funktion gewährleistet ist. Andere Möglichkeiten sind Stoffwechselstörungen bei der Herstellung des Schilddrüsenhormons oder Steuerungsdefekte, so daß trotz vorhandener Schilddrüse kein Hormon gebildet oder abgegeben wird.

Weder Schilddrüsenhormone noch TSH sind plazentagängig, so daß auch schon der Fet sein eigenes Schilddrüsenhormon bilden muß. Der Bedarf ist offenbar gering, denn erst durch einen postnatalen Mangel treten wesentliche Schäden auf.

Trotzdem können beim **Neugeborenen** einige körperliche Merkmale auf eine Hypothyreose hindeuten: Übergewicht, Übertragung, große hintere Fontanelle, verzögertes Knochenalter, Nabelhernie und sichtbarer Kropf. Nach der Geburt steigt der Bedarf an Schilddrüsenhormon steil an.

Wenn keine Behandlung der Hypothyreose erfolgt, treten innerhalb weniger Tage bis Wochen **Frühzeichen** auf: Das Kind ist sehr schläfrig und geduldig, meldet sich kaum wegen Hunger. Oft gibt es Fütterungsschwierigkeiten, wobei trotz der geringen Nahrungsmenge eine erstaunliche Gewichtszunahme erreicht wird. Die Kinder haben eine auffällig großen Bauch und sind obstipiert. Die Körpertemperatur ist niedrig, die Herzfrequenz eher niedrig. Ödeme können auftreten. Als Zeichen des verlangsamten Stoffwechsels beobachtet man einen verlängerten Ikterus.

Die **Spätzeichen** der Hypothyreose sind heutzutage nur noch sehr selten zu sehen: Die Kinder haben einen auffälligen Gesichtsausdruck mit großer Zunge und dadurch offenstehendem Mund, eine geringe Mimik, sehr struppige Haare. Die körperliche Entwicklung ist verzögert, und es resultiert ein ausgeprägter Minderwuchs mit infantilen Proportionen, oft mit gleichzeitigem Übergewicht. Die Patienten sind in ihren Bewegungen und Reaktionen verlangsamt. Hinzu kommt eine sehr deutliche geistige Retardierung bzw. Intelligenzminderung bis zur Idiotie.

Die **Behandlung** besteht in einer lebenslangen Substitution mit Thyroxin. Dieses Schilddrüsenhormon wird in Tablettenform verabreicht und muß entsprechend Körpergewicht und Stoffwechsellage dosiert werden, wobei die Kontrolle durch Blutspiegelkontrollen erfolgt.

Die **Prognose** bezüglich der intellektuellen Entwicklung ist schlecht, wenn nicht in den ersten Lebenswochen mit einer konsequenten Behandlung begonnen wurde. Längere Unterbrechungen der Therapie dürfen ebenfalls nicht vorkommen. Bei Einhaltung der Vorsorgemaßnahmen und regelmäßiger Kontrolle und Therapieanpassung entwickeln sich die Kinder körperlich und geistig normal.

## 19.2 Vorübergehende Hypothyreose

In einigen Fällen kann eine vorübergehende Hypothyreose vorliegen. Hier ist die Schilddrüse vorhanden, stellt aber nicht ausreichend Hormon zur Verfügung. Ursache kann z. B. ein Jodmangel sein, aber auch Jodüberschuß. Daher sind jodhaltige Bäder bzw. die großflächige und wiederholte Anwendung von jodhaltigen Desinfektionsmitteln bei Neugeborenen abzulehnen. Wenn solche Mittel trotzdem angewendet werden, muß die Gefahr einer Hypothyreose bekannt sein und es muß darauf geachtet werden.

Um vorübergehende von dauerhaften Formen unterscheiden zu können, ist nach einigen Monaten der Behandlung ein Auslaßversuch des Schilddrüsenhormons sinnvoll. Wenn dies unter kontrollierten Bedingungen geschieht, wird das Kind durch den eventuellen kurzzeitigen Mangel an Thyroxin keinen Schaden erleiden.

## 19.3  TSH-Screening

Da ein verspäteter Beginn der Behandlung einer Hypothyreose ausgeprägte Folgen hat, wurde ein Früherkennungsprogramm geschaffen, um die Kinder so rechtzeitig zu identifizieren, daß noch keine Schäden entstanden sind, also deutlich vor dem Auftreten der klinischen Zeichen.

Beim Hypothyreose-Screening macht man sich die Tatsache zunutze, daß beim Mangel an Schilddrüsenhormon der Steuerungsmechanismus der Hypophyse einsetzt: Sie produziert TSH, das normalerweise die Schilddrüse zur Produktion von Hormon anreizt. Geschieht dies aufgrund von Fehlbildung oder Fehlfunktion nicht, steigt das TSH auf ein mehrfaches (ca. 40facher Normwert) an.

Da das Neugeborene in den ersten Lebensstunden und -tagen noch von mütterlichem Schilddrüsenhormon versorgt ist und dieses aufbraucht, wartet man einige Tage für den Test ab. Der **beste Abnahmezeitpunkt** für das Screening ist der fünfte Lebenstag, da das mütterliche Hormon dann sicher nicht mehr wirkt und andererseits nicht unnötig Zeit verlorengehen soll. Dieser Zeitpunkt ist insofern günstig, da das Screening für die Stoffwechselkrankheiten (s. 18.3) gleichzeitig erfolgt.

Wird ein erhöhter TSH-Wert gefunden, kontrolliert man dies mit einer genaueren Methode nach und bestimmt gleichzeitig die Menge an Schilddrüsenhormon. Bestätigt sich dann die Diagnose, kann mit der Behandlung begonnen werden, was meist in der dritten bis vierten Lebenswoche der Fall ist. Bis dahin sind noch keine Schäden zu erwarten.

Ein fälschlich erhöhtes TSH kommt vor allem bei Verwendung jodhaltiger Desinfektionsmittel vor. Falsch negative Resultate durch Steuerungsdefekte mit niedrigem TSH trotz Schilddrüsenhormonmangel sind extrem selten. Insofern ist das Screening sehr sinnvoll und erfolgreich.

## 19.4  Angeborener Kropf

Eine bereits intrauterin bestehende Vergrößerung der Schilddrüse kann sehr ausgeprägt sein und sogar ein Geburtshindernis darstellen. Solche Ereignisse sind allerdings selten. Eine angeborene Struma (Kropf) kann vor allem dann vorkommen, wenn die Mutter während der Schwangerschaft zur Behandlung einer Überfunktion schilddrüsenhemmende Medikamente eingenommen hat.

## 19.5 Hypophyse (Hirnanhangsdrüse)

Störungen der Hypophysenfunktion können sehr vielgestaltig sein, je nachdem welches Hormonsystem betroffen ist. Von den zahlreichen unterschiedlichen Syndromen spielt beim Neugeborenen allenfalls der Diabetes insipidus eine etwas größere Rolle.

Die Hypophyse produziert ein Hormon **(ADH = antidiuretisches Hormon)**, das die Niere zur Rückresorption von Wasser anregt. Dadurch wird der Wasserhaushalt zentral geregelt, und es wird genau so viel Urin ausgeschieden, wie Wasserüberschuß im Körper herrscht. Fällt das ADH aus, produziert die Niere einen sehr verdünnten Harn in sehr großen Mengen. Diese Erkrankung wird als Diabetes insipidus bezeichnet. Sie ist nur in seltenen Fällen primär, z. B. erblich, bedingt. Meistens handelt es sich um eine sekundäre Störung, z. B. nach Asphyxie oder Hirnblutung oder bei intrauterinen Infektionen, z. B. Toxoplasmose.

Die **Behandlung** erfolgt in Form einer Substitution. Dabei wird das ADH (= Vasopressin) als Nasenspray bzw. -Tropfen angewendet, wobei die genaue Dosierung nicht ganz einfach ist. Das sehr kurz wirksame Hormon wird von der Schleimhaut gut aufgenommen und ist voll wirksam. Auf diese Weise sind Injektionen wie z. B. beim Insulinmangel nicht nötig.

Je nach Ursache ist eine zeitweilige oder lebenslange Behandlung nötig.

# 20 Genetische und chromosomale Erkrankungen

## 20.1 Aufbau der menschlichen Erbsubstanz

Die Informationen über den Aufbau des menschlichen Körpers und seine Funktionen sind im Zellkern vorhanden. Dabei ist nicht nur die Bauanleitung für die Körpersubstanz festgehalten, sondern auch die regulativen Vorgänge zur Herstellung der Enzyme und anderen strukturellen Bestandteile des Körpers. Der eigentliche Träger der Erbinformationen ist die **DNA** (= DNS = Desoxyribonukleinsäure).

Die Erbsubstanz ist nicht willkürlich verteilt, sondern in einer festen Anordnung. Die einzelnen **Gene**, also Einzelinformationen, sind zu **Chromosomen** zusammengefaßt, die kleinste genetische Einheit, die sich mikroskopisch fassen läßt. Die Chromosomen stellen im Prinzip sehr lange (mehrere m) Fäden dar, die aus einer fast unendlich langen Informationszeile bestehen. Wie die Faltung dieser Informationszeile aussieht, damit ein nur Bruchteile von einem um langes Chromosom entsteht, ist noch völlig unbekannt, auch wie die Verdoppelung eines Chromosoms eigentlich funktioniert.

Zur Sicherheit und damit die Vererbung gemischter Eigenschaften möglich ist, haben wir zwei Sätze mit je 23 Chromosomen, also insgesamt 46, wobei sich immer zwei im Prinzip gleiche Chromosomen gegenüberstehen. Einzige Ausnahme sind die Geschlechtschromosomen. Männer haben ein X- und ein Y-Chromosom, Frauen zwei X-Chromosomen.

## 20.2 Allgemeine Genetik

**Wichtige Begriffe** der Genetik:

- **Dominant** bezeichnet eine Erbanlage, die sich in jedem Falle als Merkmal durchsetzt, auch wenn die zweite Erbanlage dieses Merkmal nicht trägt. Beispiel: Blutgruppe A oder B.
- **Rezessiv** bezeichnet eine Erbanlage, die sich nicht durchsetzt, sich also erst zeigt, wenn auf beiden Chromosomen dieselbe Anlage vorhanden ist. Beispiel: Blutgruppe 0 und die meisten Stoffwechselkrankheiten.
- **Homozygot** (= reinerbig) bezeichnet den Zustand, daß auf beiden Chromosomen dieselbe Anlage vorhanden ist. Beispiel: Thalassaemia major.
- **Heterozygot** (= spalterbig) bezeichnet den Fall, daß auf den beiden zueinander gehörenden Chromosomen zwei verschiedene Anlagen vorhanden sind. Beispiel: Blutgruppe AB, auf einem Chromosom A und auf dem anderen B.
- **Chromosomen** sind die Träger der Erbsubstanz. Beim Menschen gibt es normalerweise 46 Chromosomen, davon 22 Autosomen-Paare (also 44), und 2 Geschlechts-Chromosomen.

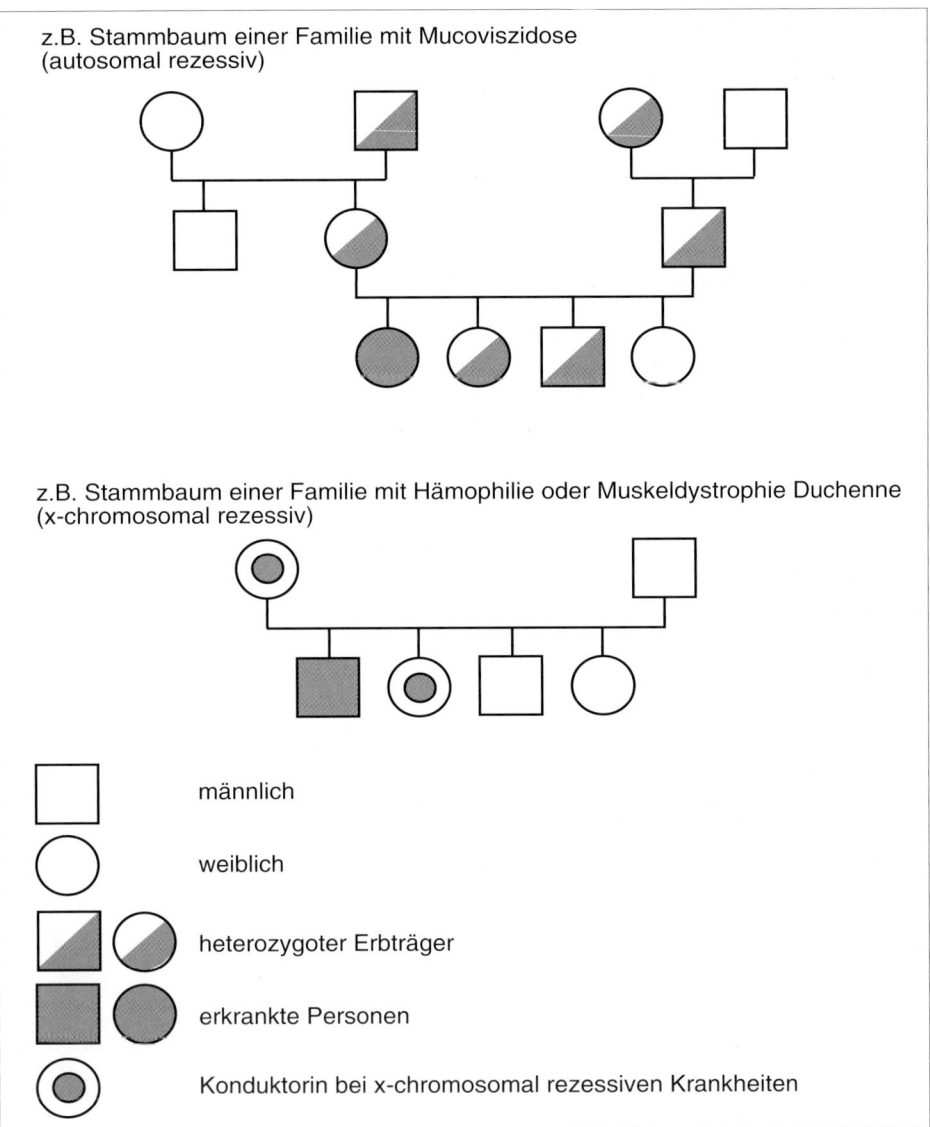

**Abb. 20.1** Genetische Symbole und Stammbäume

- **Gonosomen** sind die Geschlechts-Chromosomen (X und Y).
- **Autosomen** sind alle anderen Chromosomen.
- **Karyotyp** bezeichnet den individuellen Chromosomensatz eines bestimmten Menschen.
- **Trisomie und Monosomie** bedeuten, daß ein bestimmtes Chromosom dreifach bzw. nur einfach vorhanden ist.
- **Mosaik** bezeichnet ein Individuum, dessen Zellen aus zwei genetisch verschiedenen Linien bestehen.

## 20.3  Genetische Diagnostik

Das wichtigste Werkzeug des Genetikers ist die **Familienanamnese**, um Hinweise auf vererbbare Krankheiten zu bekommen und besser zwischen einer zufälligen Genänderung oder einer vererbten Krankheit unterscheiden zu können.

An Labormethoden steht die **Chromosomenanalyse** an erster Stelle. Dabei werden aus einer Blutprobe (oder anderer Zellkultur) die Zellen des Patienten zur Teilung angeregt und in der Teilungsphase gestoppt, denn nur dann lassen sich die Chromosomen mikroskopisch differenzieren.

Bei dieser Untersuchung fallen aber nicht nur fehlende oder überzählige Chromosomen auf, sondern auch Beschädigungen, Verschiebungen und andere strukturelle Anomalien können gefunden werden.

Bei begründetem Verdacht auf eine Chromosomenstörung (z. B. bei erhöhtem Risiko für eine Trisomie, s. u.) kann diese numerische und strukturelle Analyse auch aus **Fruchtwasserzellen** oder einer **Chorionzottenbiopsie** vorgenommen werden, um so noch in der Frühschwangerschaft zu einer Aussage zu kommen (s. 3).

Bei den meisten genetischen Fragestellungen wird nicht nach der Zahl der Chromosomen oder größeren strukturellen Abweichungen gesucht, sondern gezielt nach einzelnen erblichen Erkrankungen (z. B. Mukoviszidose, Muskeldys-

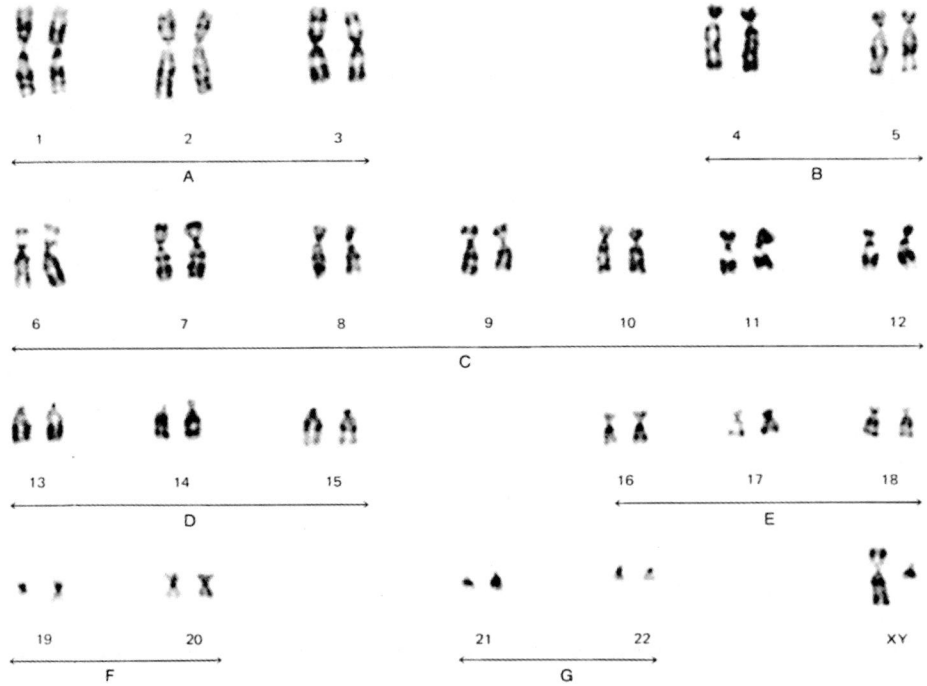

**Abb. 20.2** Normaler männlicher Chromosomensatz (aus: *Bachmann* u.a., Pädiatrie in Praxis und Klinik, Band I, Georg Thieme Verlag Stuttgart 1989

trophie etc.). Hier wird nach Defekten in einzelnen Genen gesucht. Dazu dienen immunologische Methoden, z. B. die PCR, wobei zunächst die DNA massenhaft kopiert wird, um den Defekt leichter zu finden.

In den letzten Jahren ist die genetische Diagnostik wesentlich verbessert worden, so daß zahlreiche Erkrankungen relativ schnell und zweifelsfrei diagnostiziert werden können, wenn eine entsprechende Fragestellung vorliegt. Prinzipiell muß immer eine **genetische Beratung** erfolgen, im Idealfall vor einer Diagnostik, damit sich die Eltern vorher über die eventuellen Konsequenzen informieren können. Häufig wird von Eltern nicht verstanden, daß man nicht generell nach erblichen Erkrankungen suchen kann, sondern nur nach einigen wenigen bestimmten. Ein solcher „genetischer Check-up" ist weder technisch, noch ethisch und finanziell durchführbar. Insofern wird es trotz aller Diagnostik Kinder mit genetischen Erkrankungen geben, und erst *nach* dem ersten Kind bzw. Erkrankungsfall in der engeren Verwandtschaft ist eine Frühdiagnose sinnvoll.

## 20.4 Numerische Aberrationen der Autosomen

### 20.4.1 Trisomie 21

Die freie Trisomie 21 ist die häufigste Chromosomenanomalie. Die Häufigkeit beträgt etwa 1:650, wobei das Risiko von 0,1% bei 20jährigen Müttern auf etwa 3% bei 44jährigen Müttern ansteigt. Das Alter des Vaters hat nur geringen Einfluß, obwohl das überschüssige Chromosom nicht selten vom Vater stammt. Die Erkrankung ist bekannt unter den Bezeichnungen Mongolismus, mongoloide Idiotie und Down-Syndrom. Es handelt sich um eine zufällig auftretende Verteilungsstörung der elterlichen Chromosomen. In seltenen Fällen ist es keine freie Trisomie, sondern die zwei Chromosomen eines Elternteils sind miteinander verschmolzen. Dadurch entsteht zwangsläufig bei allen Kindern ein dreifacher Chromosomensatz, so daß bei einer solchen Translokation das Wiederholungsrisiko fast 100% ist, sonst etwa 1% bei jungen Frauen.

Die Kinder fallen meist gleich nach der Geburt auf durch äußere Merkmale, die sehr typisch sind:

**Gesicht:** Mongoloide Lidachsenstellung mit Epikanthus (Oberlidfalte, die den inneren Augenwinkel verdeckt), große Zunge, tiefliegende Nasenwurzel, einfach geformtes und tief angesetztes Ohr. An den Augen: helle Iris mit kleinen weißen Flecken.

Am **Körper** fällt allgemein ein Minderwuchs auf mit kurzen Gliedern, plumpen Händen, in vielen Fällen eine Vierfingerfurche (ohne begleitende zweite Handlinie), eine auffallend große Lücke zwischen Großzehe und den anderen Zehen (Sandalenlücke).

Weiterhin haben die Kinder oft **innere Fehlbildungen:** Fast die Hälfte der Patienten hat einen Herzfehler. Meist handelt es sich um Ventrikelseptumdefekte oder einen AV-Kanal. Letzterer ist ansonsten sehr selten und kommt überwiegend bei der Trisomie 21 vor.

Gehäuft sind ferner Atresien im Verdauungstrakt, besonders Anal- und Ösophagusatresien.

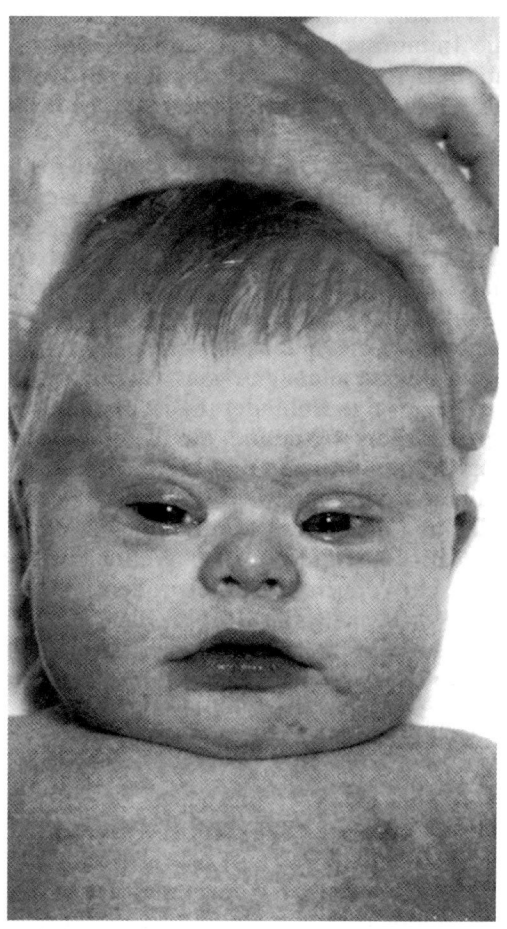

**Abb. 20.3** Trisomie 21 (Down-Syndrom) (aus: *Zitelli/Davis*, Farbatlas pädiatrischer Krankheitsbilder, Georg Thieme Verlag Stuttgart, 1989)

Im weiteren Verlauf sind noch andere Charakteristika von Bedeutung, die beim Neugeborenen meist noch nicht auffallen bzw. erst später beobachtet werden:

Viele Kinder haben eine **Immunschwäche,** die eine erhöhte Infektanfälligkeit gegenüber Bakterien und manchen vitalen Erkrankungen bedeutet. Die Abweichungen im Immunsystem zeigen sich auch in einer erhöhten Rate von Leukämien, seltener auch anderen Tumoren.

Ein besonders wichtiges Merkmal ist die neurologische **Entwicklungsverzögerung.** Bei Neugeborenen fällt manchmal schon eine muskuläre Hypotonie auf, später dann die verspätete motorische Entwicklung mit Ungeschicklichkeit und auffälligen Bewegungsmustern. Dies geht einher mit einer erheblich verzögerten geistigen Entwicklung, die in einer Debilität mit einem durchschnittlichen IQ von etwa 50 endet.

Dabei sind die Kinder aber ausgesprochen heiter, lieb und sehr selten aggressiv. Sie sind in aller Regel in die Familie gut zu integrieren und sollten auch dort aufwachsen.

**Verlauf:** Aufgrund der häufigen Herzfehler, der anderen Fehlbildungen, durch die Immunschwäche und durch Leukämien ist die Sterblichkeit erhöht, wobei aber doch die meisten Patienten das Erwachsenenalter erreichen. Die Alterung des Gehirnes und anderer Organe ist beschleunigt, so daß die Lebenserwartung insgesamt geringer ist.

Behandlung: Die Grunderkrankung ist wie bei allen Chromosomenstörungen nicht zu behandeln. Fehlbildungen werden wie bei anderen Kindern versorgt. Bei sehr schweren Fehlbildungen oder Kombinationen (z. B. Herzfehler und Analatresie) kann eine Versorgung extrem schwierig bis unmöglich werden, so daß sich die ethische Frage stellt, ob ein solches aus mehreren Gründen schwer krankes Neugeborenes versorgt werden soll. Solche Entscheidungen sind immer sehr schwierig. Sie sollten niemals in der Eile gefällt werden und niemals von einer Person allein getragen werden.

Die geistige Behinderung ist ebenfalls unausweichlich. Allerdings gibt es sehr gute Förderprogramme, die die eingeschränkten Fähigkeiten dieser Kinder voll zur Geltung bringen und besondere Begabungen auch gezielt ansprechen. Deshalb sollte immer eine Frühförderung mit dem Ziel einer möglichst guten Entwicklung angestrebt werden. Zuviel darf nicht erwartet werden. Gelegentliche Sensationsmeldungen über Wundertherapien und geistig normale Entwicklung sind sehr vorsichtig zu interpretieren. Meist handelt es sich um Kinder mit Mosaiken, d.h. nicht alle Körperzellen haben die Trisomie, und z. B. das Nervensystem besteht überwiegend aus „normalen" Zellen.

Die **Diagnose** wird durch Chromosomenanalyse gestellt. Den Eltern teilt man aufgrund der meist klinisch eindeutigen Zeichen die Verdachtsdiagnose schon vorher mit.

### 20.4.2 Trisomie 18 (Edwards-Syndrom)

Die Trisomie 18 ist bekannter unter dem Namen Edwards-Syndrom. Diese Anomalie kommt etwa mit 1:5000 vor. Auch dabei steigt das Risiko mit dem Alter der Mutter an.

Auch hier läßt sich die **Diagnose** schon klinisch aufgrund einiger charakteristischer klinischer Merkmale stellen:

- Die Kinder sind meist untergewichtig bzw. dystroph.
- Das Gesicht zeigt eine vorgewölbte schmale Stirn, sehr kleine Augen mit gehäuften Fehlbildungen, wie Katarakt, einen ebenfalls sehr kleinen Mund und ein kurzes Kinn. Die Ohren sitzen tief und sind einfach geformt oder fehlgebildet. Sehr häufig beobachtet man eine LKG-Spalte.
- Die Hände zeigen eine charakteristische Haltung mit Überkreuzen der äußeren Finger (Abb. 20.4). Auch zusammengewachsene Zehen mit verkleinerten oder fehlenden Nägeln sind häufig.
- In der Schwangerschaft gibt es gehäuft Probleme, wie vorzeitige Wehen, Blutungen, Hydramnion.

Neben diesen äußeren Merkmalen treten praktisch immer schwere **innere Fehlbildungen** auf:

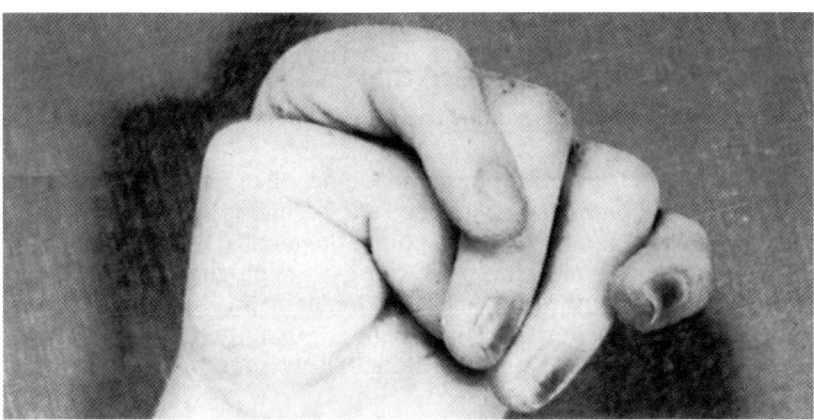

**Abb. 20.4** Edwards-Syndrom (Trisomie 18), typische Fingerhaltung beim Neugeborenen (aus: *Zitelli/Davis*, Farbatlas pädiatrischer Krankheitsbilder, Georg Thieme Verlag Stuttgart, 1989)

– Herzfehler sind sehr häufig, die Nieren sind in verschiedener Weise betroffen (Hydronephrose, Nierenzysten), Atresien und Rotationsanomalien des Darmes werden auch fast immer beobachtet.
– Die **geistige Entwicklung** ist extrem verzögert. Bereits beim Neugeborenen findet man eine Muskelhypotonie. Fehlbildungen des Nervensystems sind ebenfalls gehäuft, vor allem MMC, Hydrozephalus und weitere lokale Fehlbildungen des Gehirns. Als Folge werden häufig Krampfanfälle beobachtet.

**Verlauf und Prognose:** Die Kinder sterben fast immer in den ersten Lebenswochen. Da auch später nicht mit einer Entwicklung zu rechnen ist und die begleitenden Fehlbildungen meist aufgrund der kombinierten Probleme nicht versorgt werden können, ist die Prognose infaust. Daher wird man keine Behandlung vornehmen, allenfalls Flüssigkeit geben. Die sichere Diagnose erfolgt mit der Chromosomenanalyse .

### 20.4.3  Trisomie 13 (Pälau-Syndrom)

Benannt ist dieses Syndrom nach dem Pädiater *Pätau* (der sich nach seiner Zwangsemigration in die USA dort Patau nannte). Die Erkrankungen kommt bei 1:5000 Geburten vor.

Wie bei den anderen Trisomien wird die **Diagnose** meist aufgrund charakteristischer Merkmale klinisch bereits gestellt, bevor sie durch Chromosomenanalyse bestätigt wird:

– Geburtsuntergewicht bzw. Dystrophie.
– Im Gesicht fallen vor allem die kleinen, manchmal sogar ganz fehlenden Augen auf. Sie können weitere Abnormitäten, wie Kolobome (unvollständige Iris) und Katarakt zeigen. Sehr häufig liegt eine LKG-Spalte vor. Die Ohren sind tiefsitzend und fehlgeformt.

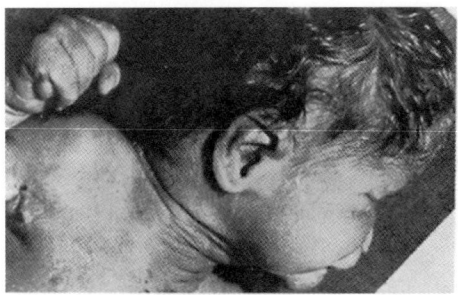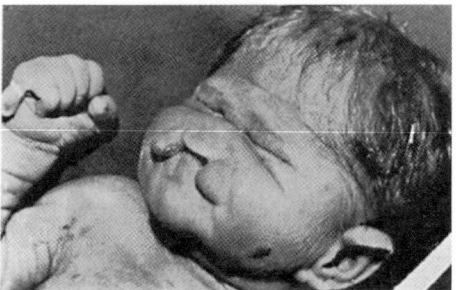

**Abb. 20.5** Neugeborenes Mädchen mit Trisomie 13 (Pätan-Syndrom) (aus: *Bachmann* u.a., Pädiatrie in Praxis und Klinik, Band I, Georg Thieme Verlag Stuttgart, 1989)

– Oft finden sich Hautdefekte, meist am Kopf.
– An den Händen und/oder Füßen liegt fast immer eine Hexadaktylie vor, also ein überzähliger Finger/Zehe. Die Nägel sind eigenartig krallenartig geformt.

Neben diesen äußeren Merkmalen treten fast immer **schwere innere Fehlbildungen** auf: Herzfehler, Nierenfehlbildungen, Omphalozele (Nabelschnurbruch mit offener Bauchdecke), Rotationsanomalien des Darmes, Fehlbildungen des inneren und äußeren Genitale.

Das Gehirn ist meist in Form massiver Großhirnfehlbildungen beteiligt, gelegentlich auch andere Anomalien. Krampfanfälle sind häufig.

**Verlauf und Prognose:** Bei den Kindern ist keine psychomotorische Entwicklung zu erwarten. Sie versterben aufgrund der Fehlbildungen und der gestörten Hirnfunktion innerhalb der ersten Lebenswochen oder -monate. Die wenigen länger Überlebenden sind blind, taub, weisen keine geistige Entwicklung auf und haben eine Epilepsie.

## 20.5 Aberrationen der Geschlechts-Chromosomen

### 20.5.1 Turner-Syndrom

Das Turner-Syndrom ist die einzige lebensfähige Erkrankung mit einer Monosomie, also dem kompletten Fehlen eines Chromosomes. Es handelt sich um Mädchen, bei denen nur ein X-Chromosom vorhanden ist, was durch die Bezeichnung 45, X0 ausgedrückt wird. Die Häufigkeit beträgt etwa 1:2500 bei weiblichen Neugeborenen. Mosaiken, also Zell-Linien mit unterschiedlichem, hier teilweise normalem Chromosomensatz, sind beim Turner-Syndrom häufig.

Die Mädchen entwickeln einige typische **äußere Merkmale:**

– Das Gesicht zeigt schräge Lidachsen (umgekehrt wie bei der Trisomie 21, aber gleichzeitig oft einen Epikanthus. Das Kinn ist sehr klein, die Ohren abstehend.
– Die Patientinnen sind minderwüchsig. Der Hals ist kurz, wobei sich dieser Eindruck durch das Pterygium (Flügelfell) verstärken kann. Dieses ist aber nicht immer in typischer Weise vorhanden.

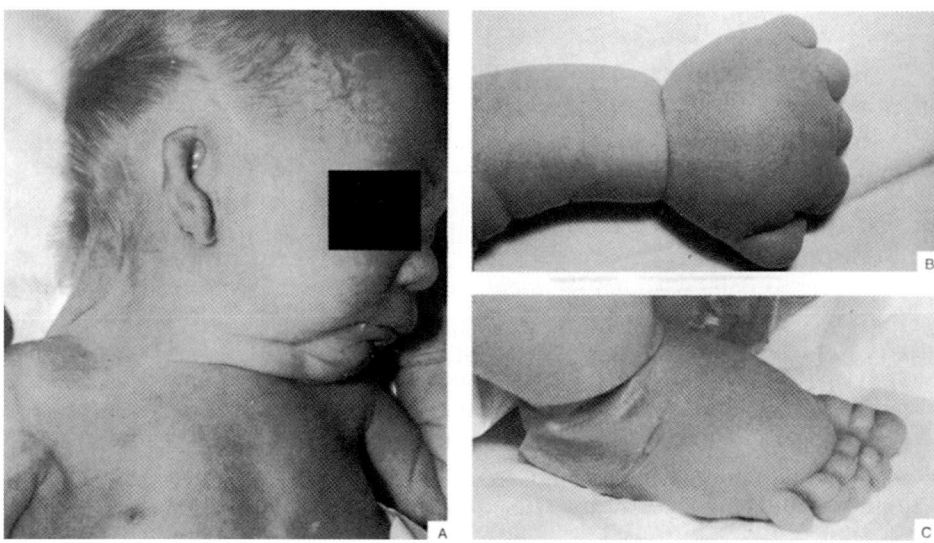

**Abb. 20.6a–c** Turner-Syndrom (X0), **a** Pterygium, weiter Mamillenabstand, **b, c** Hand- und Fußrückenödeme (aus: *Zitelli/Davis*, Farbatlas pädiatrischer Krankheitsbilder, Georg Thieme Verlag Stuttgart, 1989)

– Am Thorax fällt der große Abstand der Mamillen auf, die also fast seitlich liegen. Dadurch wird die große freie Brustfläche mit einem Schild verglichen, daher die Bezeichnung Schildthorax.

Daneben bestehen weitere, **nicht äußerlich sichtbare Anomalien**:

– Die Ovarien sind unterentwickelt, so daß keine normale Pubertät stattfindet und eine primäre Amenorrhoe entsteht. Entsprechend gering ausgeprägt sind die weiteren Geschlechtsmerkmale, also die Brustdrüsenentwicklung und die Schambehaarung.
– Herzfehler kommen gehäuft vor, vor allem aber Fehlbildungen an den großen Gefäßen, wie Aortenisthmusstenosen oder atypische Arterienabgänge.
– Die geistige Entwicklung ist normal, allerdings besteht oft eine Innenohrschwerhörigkeit, was eine Minderentwicklung vortäuschen kann.

Bei sehr genauer Untersuchung kann das Turner-Syndrom schon beim Neugeborenen erkannt werden, wobei die wichtigsten klinischen Merkmale der breite Mamillenabstand, eventuell das Pterygium, sowie auffällige Hand- und Fußrückenödeme sind. In vielen Fällen wird die Diagnose erst kurz vor oder während der Pubertät gestellt.

**Behandlung:** Die eigentliche Störung läßt sich natürlich nicht behandeln. Begleitende Fehlbildungen werden wie üblich versorgt. Der Minderwuchs kann durch eine hormonelle Therapie zumindest teilweise ausgeglichen werden. Die sekundären Geschlechtsmerkmale werden nach Östrogengaben entwickelt. Da die Amenorrhoe und damit eine Infertilität weiterbesteht, ist meist auch eine psychologische Betreuung nötig, da die Frauen mit diesem Defekt leben lernen müssen.

## 20.5.2 Klinefelter-Syndrom

Bei dieser Anomalie wird bei Knaben ein zusätzliches x- Chromosom vererbt, so daß der Chromosomensatz 47,XXY entsteht. Seltener sind Fälle, bei denen weitere zusätzliche X-Chromosomen vorliegen, also XXXY oder sogar XXXXY. Die Symptomatik ist aber bei allen diesen Formen ähnlich. Das Klinefelter-Syndrom kommt bei etwa jedem tausendsten Knaben vor. Die Diagnose wird in der Regel nicht nach der Geburt gestellt, sondern in vielen Fällen erst in der Pubertät oder sogar noch später.

In den ersten Lebensjahren sind die Patienten im wesentlichen unauffällig. Die psychomotorische Entwicklung ist etwas verlangsamt und die Intelligenz leicht vermindert, aber noch innerhalb der normalen Verteilung.

Die Patienten sind oft auffällig groß und zeigen als Erwachsene eine Stammfettsucht, also eine für Männer atypische Verteilung des Körperfettes.

In der Pubertät fällt das mangelnde Wachsen der Hoden und des Penis auf, bei geringer Scham- und Bartbehaarung, gleichzeitig Gynäkomastie. Aufgrund dieser Auffälligkeiten wird dann die Diagnose oft erst vermutet.

Eine eigentliche **Behandlung** gibt es nicht. Durch die Gabe männlicher Hormone ab der Vorpubertät können einige der Auffälligkeiten etwas reduziert werden.

Die Männer mit Klinefelter-Syndrom sind aufgrund der fehlenden Ausreifung der Hoden steril.

## 20.5.3 XYY-Syndrom

Selten wird ein zusätzliches Y-Chromosom vererbt. Diese Knaben fallen in der Kindheit kaum auf und auch später ist die geistige und körperliche Entwicklung im wesentlichen normal. Gewisse äußere Zeichen sind eine starke Körperbehaarung und eher ein Kleinwuchs. Die Männer neigen eher zu Gewalttätigkeit, besonders zu Sexualdelikten. Die Hemmschwelle ist offenbar geringer als in der Durchschnittsbevölkerung. Außer einer psychologischen Hilfe ist keine Behandlung möglich.

## 20.5.4 Weitere Abnormitäten der Geschlechts-Chromosomen

Neben den numerischen Abweichungen bei den Geschlechts- Chromosomen können auch strukturelle und funktionelle Defekte bestehen.

Von gewisser Bedeutung ist das **fragile-X-Syndrom.** Dabei ist eine Stelle des X-Chromosoms besonders brüchig. Bei Frauen kann dies ohne Bedeutung sein, da noch ein zweites X-Chromosom vorhanden ist. Bei Männern treten dagegen klinische Erscheinungen auf: Das Gesicht zeigt eine hohe Stirn, einen vorstehenden Unterkiefer, vor allem aber sehr große, abstehende Ohren. Die geistige Entwicklung ist verzögert und der IQ deutlich vermindert, dabei besteht aber gleichzeitig eine Hyperaktivität und Extrovertiertheit, die oft falsch als Witzigkeit und Schlagfertigkeit gedeutet wird. Innere Fehlbildungen sind häufig.

Der Vererbungsmodus ist sehr kompliziert und noch nicht völlig geklärt, da nicht alle Erbträger klinische Zeichen zeigen.

Eine Störung im Anschaltmechanismus für die Geschlechtsdifferenzierung kann dazu führen, daß sich bei einer XY-Anlage ein äußerlich normales Mädchen entwickelt, das erst durch eine Infertilität bei weitgehend normaler Geschlechtsentwicklung auffällt. Oft sind die Frauen bei Entdeckung der Erkrankung bereits verheiratet, und durch die Diagnose werden schwere Konflikte ausgelöst.

## 20.6 Strukturelle und funktionelle Aberrationen

Es gibt zahlreiche Beschreibungen über teilweise Chromosomenverluste, „kleinere" Defekte, Verschiebungen von Chromosomenbruchstücken abnorme Brüchigkeit einzelner oder aller Chromosomen etc. Die meisten dieser Defekte sind sehr selten, und die klinische Symptomatik ist obendrein innerhalb desselben Defektes oft sehr unterschiedlich. Daher ist es, außer für den Spezialisten, kaum möglich, hier einen Überblick zu gewinnen. Die häufigste und bekannteste dieser Deletionen ist das **Katzenschreisyndrom.** Die Erkrankung kommt bei 1:50000 Neugeborenen vor und ist hervorgerufen durch einen Teilverlust am kurzen Arm des Chromosoms 5, symbolisiert durch die Bezeichnung 46,5p-.

Die Kinder sind dystroph, haben ein eigenartiges Gesicht mit kleinem Kinn, schrägen Lidachsen, Epikanthus, flacher Nasenwurzel. Finger und Zehen können sowohl überzählig als auch zusammengewachsen sein. Der Kehlkopf ist verkleinert und fehlgebildet, wodurch ein sehr eigenartiger Schrei entsteht, der an das Miauen oder Schreien einer Katze erinnert, woher das Syndrom seinen Namen hat. Die Kinder entwickeln eine hochgradige Debilität (IQ < 30), haben keine Sprachentwicklung, bleiben inkontinent, sind also schwerstbehindert. Aufgrund innerer Fehlbildungen und durch Komplikationen der ausbleibenden körperlichen Entwicklung ist die Lebenserwartung niedrig.

## 20.7 Weitere genetisch bedingte Erkrankungen (Verweise)

In diesem Buch werden zahlreiche weitere vererbte Erkrankungen besprochen. Meist ist eine spezielle Erbanlage defekt oder fehlend. Diese Erkrankungen sind in den Kapiteln erwähnt, zu denen sie aufgrund der Symptomatik am ehesten passen. Die Tabelle dient daher nur der Übersicht (Tab. 20. 1):

**Tabelle 20.1** Übersicht über vererbte Erkrankungen, die im Buch besprochen werden

| Erkrankung | Vererbungsmodus | Häufigkeit | Kapitel |
|---|---|---|---|
| Mukoviszidose | autosomal rezessiv | 1:1500 | 11.2.6 |
| PKU | autosomal rezessiv | 1:10000 | 18.2.1 |
| Galaktosämie | autosomal rezessiv | 1:40000 | 18.2.2 |
| Muskeldystrophie Duchenne | x-chromosomal rezessiv | 1:12000 | 12.7 |
| Hämophilie | x-chromosomal rezessiv | 1:15000 | 16.6 |
| spinale Muskelatrophie | autosomal rezessiv | 1:20000 | 12.7 |

# 21 Infektionskrankheiten

Infektionen spielen bei Schwangeren und Neugeborenen trotz aller Vorsicht und Hygiene eine bedeutsame Rolle als Auslöser von Erkrankungen. Hier sollen nur Infektionserkrankungen bzw. Erreger besprochen werden, bei denen eine der folgenden Fragen von Bedeutung ist:

– Können Auswirkungen auf den Embryo bestehen? – Können Auswirkungen auf den Feten bestehen?
– Kann die Erkrankung das Neugeborene betreffen bzw. gibt es spezielle Risiken oder Verlaufsformen in den ersten Lebenstagen und -wochen?
– Besteht eine Gefährdung für das Neugeborene, wenn die Erkrankung in der Umgebung (Familie, Geschwister etc.) auftritt?

Es gibt zahlreiche weitere Infektionserreger, die in Ausnahmefällen eine besondere Bedeutung für die Schwangere und das Kind haben können.

## 21.1 Infektionsbedingte Krankheitsbilder

Eine Infektion kann sich durch Erkrankung eines bestimmten Organsystems äußern, z. B. der Haut, der Lunge etc. Auch bei Neugeborenen gibt es solche lokalisierten Infektionen. Von größerer Bedeutung sind jedoch Infektionen mit Allgemeinsymptomen, die also mehrere Organsysteme gleichzeitig betreffen bzw. den ganzen Körper in Mitleidenschaft ziehen. An eine Allgemeininfektion (Sepsis) muß gedacht werden bei den folgenden **klinischen Zeichen,** besonders wenn diese kombiniert auftreten:

– Trinkschwäche, Apathie.
– Starker Gewichtsverlust.
– Grau-blasses-Aussehen.
– Beschleunigte oder unregelmäßige Atmung.
– Schwellung von Leber und Milz.
– Fieber ist ein sehr unsicheres Infektionszeichen bei Neugeborenen. Eine Temperaturerhöhung kann bei völlig gesunden Kindern auftreten, besonders wenn sie einen leichten Flüssigkeitsmangel haben („Durstfieber"). Andererseits tritt bei den meisten septischen Infektionen im Gegensatz zu älteren Kindern meist keine starke Temperaturerhöhung auf, und in einigen Fällen kann es sogar zu Temperaturabfällen kommen. Dies beruht dann auf einer Kreislaufstörung bei schweren Infektionen.
– Gestörte Mikrozirkulation (beim Betasten des Bauches bleiben weiße „Fingerabdrücke" über mehrere Sekunden zurück).

**Seltenere Zeichen,** die hinzukommen können:
- Geblähter bis aufgetriebener Bauch.
- Krampfanfälle.
- Verstärkte Gelbsucht.

Besteht der **Verdacht auf eine Sepsis**, ist schnelles Handeln nötig, denn mit jeder Stunde steigt die Gefahr für Schädigungen und Organversagen. Bei einer unbehandelten septischen Erkrankung kommt es sehr bald zu einer Gerinnungsstörung und dadurch zu diffusen Einblutungen in alle Organe, vor allem auch das Gehirn. Die Folge ist Kreislaufversagen und Tod.

Neben der klinischen Untersuchung sind einige **Laborwerte** von großer Bedeutung: Das Blutbild zeigt eine „Linksverschiebung", also besonders viele unreife weiße Blutkörperchen, die zur Abwehr mobilisiert werden. Um zu sehen, welche Organsysteme betroffen sind, werden Urin und Liquor untersucht. Durch kulturelle Untersuchungen versucht man, den Erreger zu identifizieren (s.u.).

Da der kulturelle Nachweis aber ein bis drei Tage benötigt, kann man nicht auf das Ergebnis warten, sondern beginnt sogleich mit der Behandlung. Am wichtigsten ist die Antibiotika-Gabe. Solange man den Erreger nicht kennt, nimmt man meist eine Kombination aus zwei oder drei Medikamenten, mit denen die meisten bakteriellen Erreger erreicht werden. Zusätzlich müssen Kreislauf, Gerinnung, Ausscheidungsfunktionen beachtet und ggf. korrigiert werden. Je früher die Behandlung beginnt, desto weniger Komplikationen treten auf.

Neben uncharakteristischen Allgemeinzeichen gibt es einige organbetonte Zeichen, die auf eine lokalisierte Infektion hindeuten, bei Kombination mit den o.a. Symptomen auf eine lokale Infektion mit Generalisierung:

- **Meningitis** (Hirnhautentzündung): Sie ist zwar meistens mit einer Sepsis verbunden, kann aber auch isoliert auftreten, wobei dann eine Streuung der Bakterien erfolgt. Bei Neugeborenen kommen überwiegend bakterielle Meningitiden vor. Die wichtigsten Auslöser sind E. coli (s. 21.6.3), B-Streptokokken (s.21.6.11), Haemophilus influenzae (s. 21.6.5), Listerien (s. 21.6.6) und Pneumokokken. Eine Meningitis wird genauso behandelt wie eine Sepsis. Virusbedingte Meningitiden sind bei Neugeborenen sehr viel seltener.
- **Durchfälle,** bei Neugeborenen meist durch Rota-Viren (s. 21.5.10).
- **Blasen auf der Haut,** besonders nässende (meist Staphylokokken; s. 21.6.9).
- **Beschleunigung der Atmung und knisternde Atemgeräusche** deuten auf eine Pneumonie (s. 9.5), meist durch B- Streptokokken, aber auch bei vielen anderen Erregern. Die Symptomatik kommt aber auch bei vielen anderen Problemen vor, besonders Atemnotsyndrom (s. 9.1), Fruchtwasseraspiration.
- **Stinkender Urin** als Zeichen der Harnwegsinfektion (s. 13.2).
- **Eitrige Augen** können unspezifisch, aber auch infektiös ausgelöst sein. Besonders wichtig sind die Infektionen durch Gonokokken (s. 21.6.4).

## 21.2  Untersuchungen bei Infektionsverdacht

Das Wichtigste ist die Verdachtsdiagnose, d. h. daß man bei Auffälligkeiten des Kindes an eine Infektion denkt. Der erste Schritt ist dann immer eine gründliche körperliche Untersuchung, um diesem Verdacht zu erhärten oder auszuschließen. Bei den anschließenden Laboruntersuchungen ist die Hauptfrage zuerst, ob es sich um eine bakterielle oder virale Infektion handelt. Da sich dies nur durch indirekte Zeichen schnell entscheiden läßt, müssen mehrere Untersuchungen herangezogen werden. Bei Verdacht auf Allgemeininfektion wird man daher veranlassen:

– **Blutbild** einschließlich Differentialblutbild und Thrombozyten: Im Blutbild kann sowohl eine stark erhöhte als auch eine erniedrigte Zahl von Leukozyten auf eine Infektion hindeuten. Beim Differentialblutbild achtet man darauf, wie viele unreife Leukozyten zu finden sind. Ist die Zahl hoch, deutet dies auf eine bakterielle Infektion hin. Eine Erniedrigung der Thrombozyten weist auf eine fortgeschrittene Allgemeininfektion hin, meist durch Bakterien, kommt aber auch bei manchen Virusinfektionen und auch anderen Krankheiten vor.
– **Blutgasanalyse** (= Astrup, BGA): Ein erniedrigter pH-Wert ist ein Hinweis auf den schlechten Zustand. Ein erniedrigter Sauerstoffwert deutet auf eine pulmonale oder kardiale Ursache hin (Atemnotsyndrom, Herzfehler), gehört also nicht zu einer Infektion und spricht eher dagegen.
– **Röntgenaufnahme des Thorax:** Sie gibt Hinweise auf eine Pneumonie, ein Atemnotsyndrom, evtl. auch Herzfehler.

Erhärtet sich der Infektionsverdacht, werden weitere Untersuchungen angeschlossen, um den Erreger zu identifizieren und die Ausbreitung im Körper zu erkennen:

**Bei Verdacht auf eine virale Infektion:**
– Serologische Nachweise oder Viruskulturen, um den Erreger anzuzüchten. Gleichzeitige virologische Untersuchung der Mutter.

**Bei Verdacht auf bakterielle Infektion:**
– Blutkulturen.
– Lumbalpunktion zum Ausschluß einer meningealen Infektion und zur Gewinnung von Liquorkulturen.
– Urinkulturen, die oft durch Blasenpunktion gewonnen werden müssen.
– Kulturen aus Magensaft und anderen Körperflüssigkeiten.
– Unspezifische Infektionsparameter wie Interleukin 8 oder CRP.
– Gerinnungswerte wie Quick, PTT, Fibrinogen, da bei einer Allgemeininfektion die Gerinnung zusammenbrechen kann.

Weitere Untersuchungen werden gezielt vorgenommen, z. B. Leber- und Nierenfunktionswerte, Sonographie von Schädel und Abdomen etc.

Nicht vergessen werden darf, daß auch über die Muttermilch Infektionen weitergegeben werden können. Dies betrifft nicht nur Virusinfektionen wie HIV oder Hepatitis, sondern vor allem bei abgepumpter Milch auch bakterielle Keime. Muttermilch ist ein optimales Nährmedium und innerhalb einer Stunde kann sich die Keimzahl bei Raumtemperatur verzehnfachen. Auch im Kühlschrank nimmt die Bakterienzahl sehr schnell zu und die keimtötende Kapazität der Muttermilch ist bald aufgebraucht.

## 21.3 Besonderheiten des Immunsystems in der Schwangerschaft und beim Neugeborenen

Das Immunsystem hat die Aufgabe, schädigende Einflüsse, vor allem Krankheitserreger, zu erkennen und unschädlich zu machen. Dabei müssen körpereigene Substanzen zuverlässig erkannt werden und dürfen nicht zu Abwehrreaktionen führen. Das Immunsystem besteht aus einer Vielzahl verschiedener Zelltypen, die zahlreiche Regulations- und Mitteilungsfunktionen haben. Trotz intensiver Forschung sind längst nicht alle Regulationsvorgänge erforscht.

Eine Schwangerschaft bedeutet für das Immunsystem eine besonders große Herausforderung, denn schon der Embryo stellt eigentlich etwas „Fremdes" dar und während der ganzen embryonalen und fetalen Entwicklung soll dieser Fremdling vom mütterlichen Immunsystem geduldet werden. Gleichzeitig sollen aber alle anderen Abwehrfunktionen so gut wie möglich erhalten bleiben. Dabei können Fehlleistungen des Immunsystems nicht ausbleiben. Beispielsweise bei der Rhesus-Unverträglichkeit bildet das mütterliche Immunsystem Antikörper gegen kindliche Zellen, und bei einigen weiteren Erkrankungen passiert ähnliches. Nicht alle Infektionserreger können in der Schwangerschaft so gut abgefangen werden wie sonst und bei einigen kann das Immunsystem der Mutter den Übertritt auf Embryo oder Fet nicht verhindern.

Im einzelnen gibt es die folgenden Besonderheiten des Immunsystems bei Schwangeren und Neugeborenen:

Die **Plazenta** ist keine absolute Barriere für Keime oder Immunreaktionen. Manche Erreger können nur zu bestimmten Zeiten die Plazenta passieren (Tab. 21.1).

**Tabelle 21.1** Pränatale Infektionen

| Erreger | Übertritt SSW | Schädigung | Verweis |
| --- | --- | --- | --- |
| Röteln | bis ca. 16. | Embryopathie | s. 21.5.9 |
| Zytomegalie | ganze SS | Aborte, fetale Infektion | s. 21.5.1 |
| Varizellen | ganze SS? | Abort, fetale Infektion, selten Embryopathie | s. 21.5.11 |
| Lues | ganze SS | Schädigung erst ab ca. 4./5. SS-Monat | s. 21.6.7 |
| Toxoplasmose | ganze SS, aber zunehmendes Risiko | Abort, mannigfaltige Organmanifestation bei konnataler Toxoplasmose | s. 21.8.1 |
| Listeriose | ganze SS | fetaler Abort, Granulomatosis infantiseptica u.a. | s. 21.6.6 |
| Hepatitis B | Geburt | evtl. Infektion des Neugeborenen | s. 21.5.2 |
| HIV/AIDS | Geburt | evtl. Infektion des Neugeborenen | s. 21.5.4 |
| Parvoviren | ganze SS | Abort, fetale Anämie | s. 21.5.7 |

**Immunglobuline** („Abwehrstoffe") passieren die Plazenta hauptsächlich in der Spätschwangerschaft. Dabei handelt es sich vorwiegend um die IgG-Klasse der Immunglobuline. Diese haben eine relativ lange Halbwertszeit und stellen den sogenannten Nestschutz dar: Das Kind kann in den ersten Wochen oder Monaten nicht an denjenigen Erregern erkranken, gegen die Immunglobuline vorhanden sind.

Beim Feten und beim Neugeborenen in den ersten Lebensmonaten sind die **zellulären Abwehrfunktionen** nicht bzw. nur wenig aktiv. Die entsprechenden Zellen sind noch unreif, so daß z. B. Bakterien nicht so wirksam verfolgt und aufgefressen werden können. Intrauterin hat diese späte Reifung den Sinn, daß nicht die Plazenta vom kindlichen Immunsystem angegriffen wird oder gar Immunreaktionen bei der Mutter ausgelöst werden. Nach der Geburt ist diese Unreife ein Nachteil und eine große Gefährdung gegenüber bakteriellen Infektionen, gegen die das Kind praktisch schutzlos ist. Die Reifung der zellulären Immunfunktionen braucht einige Monate Zeit. Daher vermindert sich das Risiko, daß aus einer harmlosen Hautinfektion eine Sepsis wird, ganz erheblich nach dem ersten Lebenshalbjahr.

Aufgrund dieser Besonderheiten besteht eine erhöhte Empfänglichkeit für Erkrankungen, wobei einige Organsysteme wesentlich häufiger betroffen sind als im späteren Leben (Leber, Gehirn etc.), was an deren relativ großer Stoffwechselaktivität in der Fetal- und Neonatalzeit liegt.

Die Empfänglichkeit für Infektionen gilt nicht in gleichem Maße für alle Keime. Je nach deren Eigenschaften werden besondere Erreger bevorzugt Erkrankungen bei Neugeborenen auslösen, wenn sie aufgrund der spezifischen immunologischen Abweichungen besonders gute Wachstums- und Vermehrungsbedingungen vorfinden. Hinzu kommt auch die später nie wieder auftretende Situation, daß ein Organismus erstmalig von Bakterien und Pilzen besiedelt wird. In dieser Phase ist es offenbar für manche pathogenen Keime sehr leicht, zu überwuchern (z. B. B-Streptokokken, Candida).

## 21.4 Erregertypen, die bei Infektionen eine Rolle spielen können

Die Krankheitserreger lassen sich in verschiedene Gruppen unterscheiden, die jeweils spezifische Eigenschaften und Fähigkeiten haben:

**Viren** sind sehr einfach aufgebaut: Sie besitzen im Grunde nur die Erbinformation über ihren Aufbau, umgeben von einer schützenden Hülle. Eigene Stoffwechselleistungen sind nicht oder nur sehr eingeschränkt möglich. Viren sind daher darauf angewiesen, zu ihrer Vermehrung in Zellen einzudringen und deren Stoffwechsel so zu manipulieren, daß weitere Viren gebildet werden. Für das Immunsystem sind Viren in der Regel an ihrer Hülle erkennbar.

**Bakterien** haben einen eigenen vollständigen Stoffwechsel. Sie sind oft beweglich, manche können sich einkapseln und somit ungünstige Zeiten überstehen. Sie vermehren sich unter günstigen Umgebungsbedingungen meist sehr schnell, und zwar durch Teilung. Viele Bakterien brauchen bestimmte Umgebungsbedingungen (Temperatur, Nährstoffe, Sauerstoff etc.), um optimal gedeihen zu können. Bakterien haben im Gegensatz zu Viren meist zahlreiche und sehr unterschiedliche Oberflächeneigenschaften bzw. -charakteristika, so daß sie für das Immunsystem sehr viel schwerer faßbar sind. Sie werden zur Vernichtung meist von Zellen (weißen Blutkörperchen etc.) aufgefressen. Andererseits gibt es viele nützliche oder notwendige Bakterien, die z. B. Vitamine für uns produzieren. Solche Arten werden in der Regel vom Immunsystem geduldet und überschreiten Haut bzw. Schleimhaut unter normalen Bedingungen nicht.

**Pilze** sind sehr verbreitet und kommen auf fast jeder Schleimhaut vor, besonders Candida („Hefepilz"). Bei Neugeborenen können dieser und andere Pilzerreger über Haut oder Schleimhäute eindringen und schwere generalisierte Infektionen hervorrufen. Besonders gefährdet sind Frühgeborene oder kranke Neugeborene mit antibiotischer Behandlung, vor allem wenn zusätzlich zentrale Katheter, Dauerbeatmung oder andere Risikofaktoren vorliegen. Septische Pilzinfektionen verlaufen nicht selten tödlich, auch deswegen, weil diese Erreger nur schwer und mit ziemlich toxischen Medikamenten behandelt werden können.

**Protozoen** sind höhere Lebewesen, die in ihrem Aufbau einzelnen Zellen entsprechen. Sie haben einen abgetrennten Zellkern, der die Erbinformationen enthält, und sind in vielen Fällen zu wesentlichen komplexeren Leistungen fähig als Bakterien. Neben Malaria und Amöben, die nur in den Tropen eine Rolle spielen, ist die Toxoplasmose s. 21.8.1 durch Protozoen verursacht. Sie sind für das Immunsystem meist relativ schwer erkennbar und auch nicht leicht abzuwehren und haben oft ihrerseits Fähigkeiten, dem Immunsystem zu entkommen oder es unwirksam zu machen.

**Parasiten** sind höhere, mehrzellige Lebewesen. Sie gehören sehr vielen zoologischen Gruppen an, wie Milben (Krätze), Flöhe, Wanzen etc. Diese Parasiten spielen für Neugeborene keine Rolle und werden daher nicht näher besprochen.

**Würmer** gehören auch verschiedenen Gruppen an, wobei hierzulande hauptsächlich die Rundwürmer Bedeutung haben, also Madenwürmer, die man bei Kleinkindern häufiger findet, oder Spulwürmer.

## 21.5  Viruserkrankungen

### 21.5.1  Hepatitis B

Hepatitis-B-Virus, Inkubationszeit 60 – 180 Tage, bei Neugeborenen auch länger. Die Infektion erfolgt vor allem durch Blutkontakt, aber auch intensive Schleimhautkontakte, Geschlechtsverkehr. Infektion des Neugeborenen meist unter der Geburt, aber auch in der Spätschwangerschaft und postnatal. Es genügen zur Infektion sehr kleine Blutmengen, daher große Gefahr für Krankenhauspersonal!

Etwa 0,1–1% der Schwangeren sind infektiös für Hepatitis B, mit deutlich steigender Tendenz. Bei einigen Bevölkerungsgruppen (Türken) bzw. Risikokollektiven (Drogenabhängige) kann die Rate auch noch darüber liegen.

Die Hepatitis B stellt eine wichtige Berufskrankheit dar, auch für Hebammen. Die Durchseuchung steigt mit den Jahren der Berufstätigkeit.

**Klinik:** In vielen Fällen verläuft die Hepatitis unbemerkt. Auch nach einem solchen harmlosen Verlauf kann man ansteckend bleiben.

Normalerweise beginnt die Erkrankung mit uncharakteristischen Zeichen, wie Gelenkschmerzen, Hauterscheinungen, dann Entwicklung der eigentlichen Gelbsucht. Die Stühle sind entfärbt. Appetitstörungen und uncharakteristische Bauchsymptomen können vorkommen. Die Leber ist dann meist vergrößert.

**Bedeutung in der SS:** Embryopathien oder Fetopathien sind nicht bekannt. Wenn eine Mutter dauerhaft infektiös ist, besteht die größte Ansteckungsgefahr für das Kind unter der Geburt, geringer auch schon während der SS bei materno-fetalen Blutübertritten.

**Bedeutung für das Neugeborene:** Eine Infektion während der Geburt kann geschehen, wenn die Mutter Antigenträgerin ist, also dauernd infektiös (je nach Art des Infektionsstatus der Mutter bei 6–80% Risiko für das Kind). Infektionen nach der Geburt, z. B. durch Stillen, sind prinzipiell möglich, aber seltener. Die Infektion äußert sich nicht sofort, sondern bei Säuglingen oft erst nach einer besonders langen Inkubationszeit von 6 und mehr Monaten. Bei anikterischem Verlauf treten häufig Ausschläge an Wangen, Unterarmen und Beinen auf. In einigen Fällen kommt es zu einer sehr schnell tödlich verlaufenden schwersten Lebererkrankung (akute Leberatrophie), bei anderen Kindern entwickelt sich eine schnell fortschreitende Zirrhose. Das primäre Leberzellkarzinom ist eine nach Jahrzehnten auftretende Spätfolge dieser Infektion. Insgesamt verläuft die Hepatitis bei Säuglingen eher schwerer als bei Erwachsenen. Wenn ein Neugeborenes mit Hepatitis B infiziert wird, bleibt es mit 90% Wahrscheinlichkeit sein ganzes Leben infektiös, auch wenn keine klinisch bedeutsame Hepatitis durchgemacht wurde. Bei einem späteren Ansteckungszeitpunkt sinkt die Rate der dauerinfektiösen Patienten deutlich ab bis auf ca. 1–3% im Erwachsenen-Alter.

**Diagnostik:** Die Krankheit zeigt sich durch Erhöhung der „Leberwerte" (GOT, GPT), und des Bilirubins (direkt und indirekt). Der exakte Nachweis wird durch eine serologische Untersuchung geführt. Dabei wird auch kontrolliert, ob der Patient eine normale Abwehrreaktion entwickelt oder aber dauernd infektiös bleibt.

**Behandlung:** Ein Therapieversuch mit Interferon ist möglich, und ein Teil der Patienten kann mit dieser aufwendigen Therapie von der chronischen Infektion geheilt werden. Bei Säuglingen scheinen die Chancen aber schlechter zu sein.

**Verhütung:** Wenn der Trägerstatus der Mutter zum Zeitpunkt der Geburt bekannt ist, kann das Kind durch eine gleichzeitige aktiv-passive Impfung mit einer Sicherheit von 80% geschützt werden. Dazu wird Hyperimmunglobulin verwendet, und ein spezieller aktiver Neugeborenen-Impfstoff. Wenn diese Maßnahme nicht in den ersten Lebensstunden vorgenommen wird, sinkt die Erfolgsquote beträchtlich. Wegen der zunehmenden Bedeutung der Hepatitis B wurde die Impfung in den Routineimpfplan aufgenommen (s. 21.10).

### 21.5.2 Hepatitis C

**Erreger** ist das seit 1988 bekannte Haptatitis-C-Virus. Es wird ähnlich wie das Hepatitis-B-Virus übertragen, also durch Blutkontakte, sexuelle, sowie vor allem auch bei Drogenkonsumenten. Eine Übertragung auf das Neugeborene ist ebenfalls möglich.

**Klinik und Verlauf:** Die Erkrankung verläuft sehr oft ohne Ikterus. Es gibt aber sehr häufig chronische Verläufe, vergleichbar mit der Hepatitis B.

**Diagnostik:** Der Nachweis spezifischer Antikörper beweist die stattgehabte Infektion.

**Bedeutung in der SS:** Meist besteht die Infektion bereits vor Eintritt der Schwangerschaft, so daß die akute Infektion meist nicht das Problem darstellt.

Embryopathien oder Fetopathien sind nicht bekannt. Wenn die Mutter aber infektiös bleibt, kann sie bei der Geburt das Neugeborene infizieren.

**Bedeutung für das Neugeborene:** Eine Infektion bei der Geburt kann nach einigen Wochen zur akuten Erkrankung führen, häufiger kommt es jedoch zu einer chronischen Infektion mit entsprechenden Spätfolgen. Die Infektion über Blutkonserven ist selten, da alle Spender routinemäßig bezüglich Hepatitis C untersucht werden.

**Behandlung:** Neben einem Therapieversuch mit Interferon ist keine spezifische therapie bekannt.

**Verhütung:** Eine Impfung ist in absehbarer Zeit nicht möglich. Bisher gibt es keine einheitliche Empfehlung, ob eine Mutter mit einer abgelaufenen Hepatitis C stillen darf. Wenn die Infektion länger zurückliegt, dürfte das Risiko relativ gering sein.

### 21.5.3 Herpes simplex

**Herpes simplex-Virus** (HSV) bzw. Humanes Herpes-Virus (HHV), 2 Typen: Lippenherpes bzw. Herpes simplex meist Typ 1, Herpes genitalis überwiegend Typ 2. Die Inkubationszeit beträgt meist 6 Tage (2–12) . Die Durchseuchung mit Typ 1 ist hoch, am Ende des 2. Lebensjahres bereits > 80%, und 70–90% der Erwachsenen bleiben Virusträger! Die Übertragung erfolgt durch Schleimhautkontakte (Kuß) oder indirekt (Löffel, Nahrung etc.), bei Typ 2 meist durch Geschlechtsverkehr.

**Klinik und Verlauf:**

*Primärinfektion:* Meist ohne wesentliche Krankheitszeichen oder nur mit einigen Bläschen auf Haut oder Schleimhaut, in wenigen Fällen als Stomatitis aphthosa, hochfieberhaft mit Nahrungsverweigerung, geschwürartigen Bläschen auf Zunge und Mundschleimhaut. Nach dem Säuglingsalter sind andere Organe nur selten betroffen.

*Reinfektion:* Ausgelöst durch Infekte, Sonneneinstrahlung, Streß, hormonell etc. entsteht meist ein Herpes labialis, seltener ein Herpes auf Mund- oder Genitalschleimhaut. Die Reizschwelle zur (endogenen) Reinfektion ist individuell sehr unterschiedlich.

**Bedeutung in der SS:** Eine frische Herpes (genitalis)- Infektion scheint die Abortrate zu erhöhen. Eine Embryopathie ist nicht bekannt.

**Bedeutung für das Neugeborene:** Bei einer frischen Herpes-Infektion im Genitalbereich, weniger bei HHV-1-Infektion und noch weniger bei rezidivierendem Lippenherpes, kann das Neugeborene infiziert werden. Diese Infektion geht dann fast immer mit einer Enzephalitis einher, die sich zunächst in kaum beherrschbaren Krampfanfällen äußert. Die Erkrankung verläuft Sepsis-ähnlich. Die Sterblichkeit ist sehr hoch und die überlebenden Kinder bleiben in der Regel schwer geistig geschädigt.

**Behandlung:** Bei eingetretener Infektion ist ein Versuch mit Aciclovir (Zovirax®) als Infusion sinnvoll, aber nicht immer erfolgreich, da die Diagnose oft zu spät gestellt wird.

**Verhütung:** Aktive Impfung oder passiver Schutz bisher nicht möglich. Bei frischer Herpes-genitalis-Infektion kann die Geburt durch Sectio eine Infektion verhindern helfen, allerdings nur, wenn die Sectio vor dem Blasensprung erfolgt.

### 21.5.4 HIV/AIDS

**Human immunodeficiency Virus,** HIV. In Mitteleuropa überwiegend Typ I, sehr selten Typ II. Es handelt sich um ein Retrovirus, das sich zunächst in Zellen des Immunsystems einnistet, dann aber auch andere Organsysteme infiziert. Die Übertragung erfolgt über Blutkontakte. Die häufigsten Übertragungswege sind homosexueller und heterosexueller Geschlechtsverkehr, gemeinsame Benutzung von Fixerutensilien, (inzwischen) sehr selten Blut und Blutprodukte, sowie von einer infizierten Mutter auf das Neugeborene.

In der Anfangszeit der Epidemie erfolgten viele Infektionen über Blutprodukte, vor allem Faktor VIII bei Blutern. In Mitteleuropa ist die Gefahr durch Blutkonserven geringer als 1 : 1 Mio, während in einigen afrikanischen Ländern bis zu $1/3$ aller Konserven HIV-positiv sind! Die Gefahr einer Infektion durch einmaligen Geschlechtsverkehr mit einem HIV-positiven Partner beträgt für Frauen etwa 0,5%, bei Männern etwa 0,2%, wobei solche Angaben mit einer gewissen Vorsicht interpretiert werden müssen, da Viruslast und Erkrankungsstadium des infektiösen Partners eine Rolle spielen.

Eine Übertragung durch Muttermilch ist möglich, wie mehrere dokumentierte Fälle zeigen, bei denen Kinder durch Spenderinnenmilch infiziert wurden.

Das Risiko für das Krankenhauspersonal ist relativ gering, da zur HIV-Übertragung eine relativ große Blutmenge nötig ist. Außerhalb des Körpers ist der Erreger recht instabil, so daß z. B. herumliegende Fixerspritzen nach einem Tag kaum noch infektiös sind (allerdings gilt das nicht für Hepatitis B!).

*Keine Ansteckungsgefahr* besteht durch normale Sozialkontakte wie Hautkontakte, gemeinsamen Haushalt, Nahrungsmittel, Insektenstiche. HIV-infizierte Kleinkinder haben in seltenen Fällen durch Bisse die Infektion auf andere Kinder übertragen.

**Klinik und Verlauf:** Wegen der langen Inkubationszeit von Monaten bis eher Jahren sind die Anfangssymptome oft uncharakteristisch. Bei Säuglingen ist die Inkubationszeit eher geringer, so daß die ersten Krankheitserscheinungen oft schon nach einigen Monaten auftreten. Da das Abwehrsystem primär erkrankt, können atypische oder unüblich verlaufende Infektionen am Anfang stehen. Da Neugeborene HIV-infizierter Mütter passiv übertragene Antikörper haben, läßt sich der Infektionsstatus oft nicht sehr sicher bestimmen. Bei Direktnachweis der Viren ist allerdings eine kindliche Infektion sicher. In den allermeisten Fällen kommt es dann auch zu typischen Krankheitserscheinungen mit leider recht schlechter Prognose. In einigen sehr seltenen Fällen kann es bei Säuglingen zur spontanen Ausheilung der HIV-Infektion kommen.

Die Infektion wird in mehrere Stadien unterteilt, wobei diese Einteilung für Kinder und Erwachsene unterschiedlich ist (CDC-Klassifizierung). Neben atypischen Infektionen z. B. mit Pneumoycstis, Mykobakterien, Candida etc. kann es zu Organerkrankungen an Lunge, Lymphknoten und Zentralnervensystem kommen. Ferner kommen bestimmte Tumoren und Leukämiearten als Folge vor. Der Tod tritt entweder durch Infektionen oder durch solche malignen Erkrankungen ein.

**Bedeutung in der SS:** Eine Embryopathie oder Fetopathie durch HIV gibt es nicht. Wenn die Mutter manifest an AIDS erkrankt ist, kann es dadurch zu Dystrophie, Infektionskomplikationen und einer höheren Infektionsrate bei der

Geburt kommen. Viel häufiger ist aber der Fall, daß eine asymptomatische oder gering manifeste Infektion der Mutter besteht, die vielleicht sogar zufällig während der Schwangerschaft entdeckt wird. Allerdings ist es möglich, daß durch die Schwangerschaft der Ausbruch der AIDS-Erkrankung beschleunigt wird. Trotzdem stellt eine asymptomatische HIV-Infektion keine generelle Indikation für einen Schwangerschaftsabbruch dar.

Auf „blutige" Eingriffe wie Amniozentese sollte während der ganzen Schwangerschaft möglichst verzichtet werden.

**Bedeutung für das Neugeborene:** Bezieht man die asymptomatisch infizierten sonst gesunden Frauen mit ein, so liegt die Infektionsrate unter der Geburt eher unter 10%. Noch vor wenigen Jahren wurden wesentlich höhere Zahlen angegeben, was aber daran liegt, daß damals hauptsächlich erkrankte Frauen mit höherer Viruslast erfaßt wurden, was tatsächlich zu einer höheren Infektionsrate führt.

**Diagnostik:** Der Nachweis spezifischer Antikörper beweist die stattgehabte Infektion, wobei bei Neugeborenen mütterliche Antikörper bis zu einem Jahr lang nachweisbar sein können. Die Viren können direkt nachgewiesen werden, wobei das Vorhandensein von Viren die aktive Infektion beweist, z. B. beim Säugling. Die Anzahl der Viren („Virenlast") zeigt die Aktivität der Erkrankung an.

**Behandlung:** Die Erkrankung kann nicht kausal behandelt werden. Durch Kombination verschiedener Virustatika kann die weitere Vermehrung der Viren jedoch gestoppt werden. Dies ist jedoch nur so lange möglich, wie auch die Therapie (mit allen ihren Nebenwirkungen) erfolgt. Darüber hinaus kann die körpereigene Abwehr durch Gabe von Immunglobulinen passiv unterstützt werden. Außerdem sind häufig antibiotische Behandlungen sowie die Therapie der atypischen Infektionen nötig.

**Verhütung:** Eine Impfung oder einen anderen zuverlässigen Schutz gibt es nicht. Kondome schützen relativ sicher vor sexueller Übertragung. Entsprechende Aufklärungskampagnen haben in den letzten Jahren zu einem veränderten Sexualverhalten besonders bei Jugendlichen geführt. Der Verbrauch an Kondomen ist zumindest ganz deutlich gestiegen.

Die vertikale Übertragung (von der Mutter auf das Neugeborene) ist nicht sicher zu verhindern. Unnötige Blutkontakte müssen vermieden werden. Eine Sectio scheint das Risiko nicht wesentlich zu beeinflussen. Eine Übertragung durch Muttermilch ist möglich. Zumindest bei manifester AIDS-Erkrankung sollte auf das Stillen verzichtet werden.

**Verhalten bei Blutkontakt bzw. Stichverletzung:**

– Wunde ausbluten lassen bzw. Blutung induzieren, unter fließendem Wasser abspülen.
– Stichkanal desinfizieren mit 70% Isopropanol.
– Blutabnahme, um Ausgangsbefunde zu erhalten (Serologie), eine Serumprobe tiefgefrieren und aufbewahren.
– Sicherstellung des Materials (Kanüle, Spritze, Blutreste), denn darin kann ggf. das HIV-Virus nachgewiesen werden.
– Information des Betriebsartzes/Risikoabschätzung.

– Bei hohem Risiko antiretrovirale Therapie nach den gängigen Richtlinien, in der Regel als Dreifachtherapie (z. B. mit AZT, 3TC, IDV) nach entsprechender Aufklärung.
– Therapieüberwachung durch spezialisierte Ambulanz.
– Serologische Kontrollen nach 6 Wo., 3 Mo., 6–9 Mo.

### 21.5.5 Masern

**Erreger** ist das Masernvirus. Die Inkubationszeit beträgt 11 Tage, bis zum Ausbruch des Exanthems 14 Tage.

**Klinik und Verlauf:** Prodromalstadium mit allgemeinen Krankheitszeichen:- Fieber, Rhinitis, Konjunktivitis, Koplik-Flecken (weiße festhaftende Stippchen, besonders Wangenschleimhaut), Husten. Danach kurze scheinbare Erholung mit Fieberabfall, dann Exanthemstadium mit erneutem hohem Fieber. Das Exanthem beginnt hinter den Ohren und breitet sich über Hals und Gesicht zentrifugal aus. Es ist eher großfleckig, mit leicht erhabenen, unregelmäßigen Flecken, am Oberkörper sehr dichtstehend.

**Bedeutung in der SS:** Masernerkrankungen verlaufen bei Erwachsenen meistens schwerer, und daher kann es zu Aborten und Frühgeburten kommen. Embryopathien scheinen nicht vorzukommen oder sind zumindest sehr selten.

**Bedeutung für das Neugeborene:** Treten die Masern unmittelbar vor der Geburt oder im Wochenbett auf, kann das Neugeborene sehr schwer erkranken. Da aber mehr als 98% der Schwangeren einen Masernschutz haben, geben sie ihn an das Neugeborene weiter, so daß es in den ersten Lebensmonaten nicht erkranken kann.

**Behandlung:** Symptomatisch, Bettruhe, evtl. fiebersenkende Medikamente, evtl. Schutz vor bakteriellen Superinfektionen.

**Komplikationen:**
– *Masern-Krupp:* Bellender Husten durch Infektion von Luftröhre und Kehlkopf, bei etwa 1%, meist ungefährlich.
– *Mittelohrentzündung,* bei ca. 1%.
– *Lungenentzündung,* bei ca. 1%, bei mangelernährten oder immungeschwächten Kindern sehr viel häufiger (eine der wichtigsten Todesursachen in Entwicklungsländern!).
– *Enzephalitis,* bei ca. 0,1%, mit Krampfanfällen, Koma und zahlreichen wechselnden neurologischen Symptomen, häufig mit Dauerfolgen, wie Krampfleiden, geistiger Entwicklungsverzögerung, Teilleistungsstörungen.
– *SSPE* (Subakut sklerosierende Pan-Enzephalitis), Latenz zur Masernerkrankung meist 5 bis 7 Jahre, ca. 1:10000 bis 1:50000. Uncharakteristischer Beginn mit Persönlichkeitsveränderungen, Verhaltens- und Intellektstörungen. Diese nehmen innerhalb einiger Monate deutlich zu. Anschließend Bewegungsstörungen, Krampfanfälle, muskuläre Hypertonie. Allmählicher Übergang in komatösen Dämmerzustand, immer tödlicher Ausgang.

**Verhütung:** Impfung. Es handelt sich um eine Lebendimpfung mit abgeschwächten Viren. Sie wird üblicherweise mit ca. 15 Monaten vorgenommen, kann aber auch noch später nachgeholt werden. Die Impfung wird meist mit Mumps und Röteln kombiniert.

## 21.5.6 Mumps

**Mumpsvirus,** Parotitis epidemica, Mumps oder Ziegenpeter, zahlreiche regional unterschiedliche volkstümliche Bezeichnungen. Inkubationszeit 14–24 (Mittel 17) Tage. Übertragung der Krankheit durch Tröpfcheninfektion.

**Klinik und Verlauf:** Meist keine wesentlichen Vorzeichen, gelegentlich Kopf- und Halsschmerzen. Beginn mit meist erst einseitiger teigiger, schmerzhafter Schwellung einer Speicheldrüse, besonders der Parotis (Ohrspeicheldrüse). Die Patienten haben meist nur leichtes Fieber. Die anderen Speicheldrüsen folgen meist nach einigen Tagen.

**Bedeutung in der SS:** Verschiedentlich wurden Fehlbildungen durch Mumps Infektionen in der SS vermutet, sind aber noch nicht sicher bewiesen, so daß keine Indikation zum Abbruch besteht.

**Bedeutung für das Neugeborene:** In den allermeisten Fällen bekommt das Neugeborene einen passiven Schutz durch mütterliche Antikörper (> 96%). Daher sind Infektionen in den ersten Lebenswochen extrem selten. Sie verlaufen allerdings wesentlich schwerer als später.

**Behandlung:** Keine, nur symptomatisch (Fiebersenkend, Umschläge auf die Schwellungen).

**Komplikationen:** Eine Hirnhautreizung kommt bei Mumps sehr häufig vor (bis 50%), eine Hirnhautentzündung bei ca. 1–2%, wobei meist keine Dauerschä- den nachfolgen. Bei Jungen nach der Pubertät und Männern kommt es bei etwa 30% zur schmerzhaften Infektion des Hodens. Etwa $1/3$ der befallenen Hoden atrophieren, und es ist die häufigste Ursache erworbener Sterilität.

**Verhütung:** Durch Impfung, die meist mit etwa 15 Monaten als Kombination mit Masern (und Röteln) vorgenommen wird.

## 21.5.7 Parvoviren

**Parvovirus B 19:** Ringelröteln, Erythema infectiosum, Inkubationszeit 6 bis 17 Tage.

**Klinik und Verlauf:** Die Erkrankung verläuft sehr häufig unbemerkt bzw. uncharakteristisch. Das Exanthem beginnt meist im Gesicht mit rötlich-livider Verfärbung der Wangen, dann besonders an den Streckseiten der Extremitäten girlandenförmige Effloreszenzen, die aus zentral abblassenden Flecken entste- hen. Als Begleitsymptom können Gelenkbeschwerden auftreten.

**Bedeutung in der SS:** Das Virus hat eine besondere Neigung, das Knochen- mark zu befallen, vor allem die Vorläuferzellen der Erythrozyten. Dadurch kann es zur Anämie kommen. In der Frühschwangerschaft treten daher gehäuft Aborte auf, wenn der Embryo mit erkrankt. Später beobachtet man ausgeprägte fetale Anämien, die bis zum Hydrops oder Fruchttod führen können. Eine Infek- tion der Mutter ist kein Grund zum Abbruch, sollte aber besonders intensive Überwachungsmaßnahmen nach sich ziehen, um eine fetale Anämie zu erkennen und ggf. zu behandeln.

**Bedeutung für das Neugeborene:** Bei einer Infektion nach der Geburt können Anämien ebenfalls auftreten, sind dann aber leicht zu erkennen und zu behan- deln.

**Behandlung:** Nicht möglich. Bei ausgeprägter fetaler Anämie intrauterine Transfusion (s. 3).

### 21.5.8 Poliomyelitis (Kinderlähmung)

**Polio-Viren,** drei Typen, in Europa I (85%) und III (10%). Typ II ist in Übersee von größerer Bedeutung. Keine Kreuzimmunität, daher nacheinander Erkrankung mit allen Typen möglich. Die Inkubationszeit beträgt 10–14 Tage.

**Klinik und Verlauf:** Die Infektion wird in vielen Fällen nicht bemerkt oder als leichter uncharakteristischer Infekt erlebt. Bei leichtem Verlauf haben die Patienten Fieber, Kopfschmerzen, Schwindel, Erbrechen, Obstipation und unspezifische katarrhalische Symptome. Die Erkrankung des Nervensystems erfolgt nicht in jedem Fall und beginnt immer erst nach diesem Vorstadium. Die schwere Verlaufsform kann einmal wie eine Meningitis oder Enzephalitis ablaufen. Bei der paralytischen Polio kann die charakteristische „Morgenlähmung" beobachtet werden: Nach bereits überstandenem Infekt bemerkt der Patient beim Aufstehen eine schlaffe Lähmung, meist zuerst der Beine. Die Beteiligung anderer Muskeln, auch der Atemmuskulatur, ist möglich. Als Folge bleiben ausgedehnte Nerven- und Muskelatrophie und Koordinationsstörungen zurück. Bei Kindern wachsen durch die Lähmungen die betroffenen Extremitäten nicht mehr richtig weiter, so daß als Spätfolge z. B. Beinverkürzungen, Kontrakturen und Skoliosen entstehen.

**Bedeutung in der SS:** Embryopathien oder Fetopathien sind nicht bekannt. Indirekte Schädigungen bei einer schweren Erkrankung der Mutter sind denkbar.

**Bedeutung für das Neugeborene:** Der Nestschutz bei Polio ist nicht so zuverlässig wie bei anderen Viren. Mit der Muttermilch werden wahrscheinlich Antikörper übertragen, die das Eindringen der Polioviren verhindern. In den ersten Lebensmonaten scheint die Erkrankung leichter zu verlaufen als später.

**Behandlung:** Keine spezifische Therapie bekannt, bei Atemlähmung Intensivtherapie mit Beatmung. Orthopädische und krankengymnastische Behandlung der Folgen!

**Verhütung:** Durch aktive Impfung. Dabei werden abgetötete Viren (meist in Kombination mit anderen Impfungen) gespritzt, wobei gegen alle drei Typen gleichzeitig geimpft wird. Die Impfung ist unproblematisch und wird gut vertragen. Sie kann auch während der Schwangerschaft vorgenommen werden. Die frühere Schluckimpfung wird seit 1998 nicht mehr allgemein empfohlen, weil sie in sehr selten Fällen (weniger als 1:4 Mio) zu einer polioähnlichen Erkrankung führen konnte und außerdem eine Übertragung auf andere Personen möglich war. Die jetzt empfohlene Impfung („IPV") beinhaltet solche Risiken nicht.

### 21.5.9 Röteln

**Rötelnvirus,** Inkubationszeit 14–23 d, Ansteckungsfähigkeit 6 Tage vor bis 8 Tage nach Exanthem! Kontagiosität insgesamt relativ gering, Erkrankung meist mit 5–15 Jahren. Etwa 6 bis 10% der Schwangeren haben keinen Rötelnschutz.

**Klinik und Verlauf:** Häufig symptomlose Erkrankung, aber auch dann anstekkend! Nur schwache Vorzeichen, dann Schwellung der Lymphknoten besonders im Nackenbereich für- etwa eine Wochen, danach Exanthem. Es ist feinfleckig, makulös, sehr leicht erhaben, teils dichtstehend, aber nicht konfluierend, am Kopf beginnend, etwa 3 Tage lang sichtbar.

**Bedeutung in der SS:** Bei Röteln in den ersten Schwangerschaftswochen kommt es bei ca. 80% zur Infektion der Plazenta und dadurch bei ca. 15% zum Abort. Der Embryo ist bei etwa zwei Drittel der mütterlichen Erkrankungen infiziert, und bei der Hälfte kommt es in der Folge zur Embryopathie. Die Fruchtschädigung ist am häufigsten und intensivsten bis zur 8. SSW. Nach der 17. SSW besteht praktisch keine Gefahr mehr für Fehlbildungen. Allerdings kann auch zu diesem Zeitpunkt der Fet infiziert werden. Auch wenn die Infektion einige Tage bis wenige Wochen vor der Konzeption stattfindet, muß mit einer Infektion des Embryo gerechnet werden.

Eine Infektion mit Röteln bis zur 12. SSW-ist eine medizinische Indikation für einen Abbruch, von der 12. bis 17. Woche wird eine pränatale Diagnostik empfohlen, keine sichere Indikation zum Abbruch mehr, nach der 17. SSW besteht keine Indikation mehr für eine pränatale Untersuchung. Passive Immunisierung nach Kontakt.

**Bedeutung für das Neugeborene:** Die typischen Zeichen der Rötelnembryopathie betreffen vor allem Gehirn, Sinnesorgane und Herz. Die Schwere und Art der Fehlbildungen hängt dabei vom Zeitpunkt der Infektion ab. Die wichtigsten Symptome sind:

– Katarakt (dadurch Erblindung).
– Herzfehler (offener Ductus Botalli, Pulmonalarterienstenose und andere).
– Taubheit (und dadurch oft Taubstummheit).
– Mikrozephalus (mit begleitenden Hirnfehlbildungen).
– Geistige Behinderung.

Weniger häufig treten (zusätzlich) auf:

– Mikrophthalmus (zu kleiner Augapfel, bis zum völligen Fehlen) oder Buphthalmus (zu großer Augapfel).
– Syndaktylie (zusammengewachsene Finger und Zehen).
– Lippen-Kiefer-Gaumen-Spalte und Zahnanomalien.
– Weitere Fehlbildungen.

Zusätzlich treten vorübergehende Symptome auf, die auf die Infektion hindeuten: Das Kind gedeiht kaum. Die Infektion kann sich in vielen Organen weiter ausbreiten, besonders Leber, Hirn, und Knochenmark. Als sichtbare Zeichen beobachtet man Zeichen der Leberentzündung, vor allem einen verstärkten und verlängerten Ikterus, eine Anämie und vor allem Thrombozytopenie mit Hautblutungen sowie Krampfanfälle. Auch Lungenentzündungen kommen gehäuft vor.

Da die frühe Infektion des Embryos oder Feten auf ein noch sehr unreifes Immunsystem trifft, verläuft die Infektion u.a. auch deswegen atypisch, weil keine zuverlässige Abwehrreaktion in Gang kommt. Das Neugeborene mit Rötelnembryopathie scheidet massiv Viren aus und ist daher im Gegensatz zu seiner Mutter sehr ansteckend. Die Virusausscheidung dauert Monate bis wenige Jahre.

**Titerbestimmung in der SS:** Bei HAH 1 < = 8 und ELISA IgG 1 < = 64 keine Immunität, bei HAH 1 > = 16 und ELISA IgG 1 > = 256 wahrscheinlich bis sicher vorhandener Schutz, bei sehr hohen Titern oder positivem IgM frische Infektion wahrscheinlich.

**Behandlung:** nur symptomatisch, Bettruhe, ggf. fiebersenkende Mittel. Eine Behandlung des infizierten Neugeborenen ist nicht möglich!

**Verhütung:** Durch Impfung. Diese wird üblicherweise als Lebendimpfung mit ca. 15 Monaten vorgenommen, gleichzeitig mit der Masern- und Mumpsimpfung. Bei Mädchen soll sie vor der Pubertät wiederholt werden. Bei allen Schwangeren wird im Rahmen der Vorsorge nach der Immunität gegen Röteln geschaut. Wenn die Schwangerschaft bereits eingetreten ist, wird nicht mehr geimpft, wenn auch bisher keine Fruchtschädigungen durch die Impfung bekannt geworden sind. So ist eine versehentliche Rötelnimpfung in der Frühschwangerschaft auch keine Abbruch-Indikation. Man sollte die Impfung bei nicht geschützten Frauen möglichst bald nach einer Schwangerschaft vornehmen, z.B. noch in der Entbindungsklinik, damit es nicht später vergessen wird.

Ein passiver Schutz mit Gammaglobulin ist nach sicherem oder fraglichen Rötelnkontakt in der Frühschwangerschaft indiziert, wenn kein Schutztiter bei der Mutter besteht. Für diese passive Immunisierung gibt es spezielle Gammaglobulinpräparate mit besonders hohen Rötelntitern.

## 21.5.10 Rotaviren

**Rotaviren,** 4 Serotypen mit Subtypen. Sie rufen vor allem Durchfallerkrankungen hervor. Die Inkubationszeit beträgt 24–72 h, die Ansteckungsfähigkeit ist sehr hoch, Mehrfacherkrankungen und Reinfektionen sind häufig. Besonders schnell breitet sich das Rota-Virus auf Neugeborenen- und Säuglingsstationen aus. Die Durchseuchung ist bereits im ersten Lebensjahr sehr hoch.

**Klinik und Verlauf:** Relativ plötzlicher Beginn mit übelriechenden oft grün verfärbten Stühlen, evtl. mit Blutbeimengung, ferner Übelkeit bzw. Trinkschwäche und Nahrungsverweigerung. Als Folgeerscheinung können aufgrund einer Schleimhautschädigung sehr langdauernde Durchfälle auftreten, mit sehr problematischem Nahrungsaufbau.

**Bedeutung in der SS:** Keine.

**Bedeutung für das Neugeborene:** Bei Neugeborenen verläuft die Erkrankung oft besonders intensiv. Bei manchen Serotypen kommen gehäuft nekrotisierende Enterokolitiden (s. 11.2.2) vor. Durch Rotaviren wird die Darmschleimhaut durchlässiger, so daß zugefütterte Nahrungsbestandteile leichter in die Blutbahn gelangen können. Rotaviren können daher, besonders bei nicht gestillten Kindern, die Entstehung von Nahrungsmittel-Allergien begünstigen.

**Behandlung:** Keine gezielte Behandlung möglich. Wenn es verantwortet werden kann, sollte unbedingt weitergestillt werden. Bei drohendem Flüssigkeitsverlust Infusionstherapie und anschließender Nahrungsaufbau.

**Verhütung:** Eine Impfung gibt es noch nicht. Die beste Prophylaxe ist Isolierung und strenge (Hand-)Hygiene der betreuenden Personen.

### 21.5.11  Varizellen (Windpocken)/Zoster (Gürtelrose)

Varizella-Zoster-Virus (VZV).

*Ersterkrankung:* Varizellen, Windpocken. Inkubationszeit 11 bis 21 Tage, Durchschnitt 18 Tage. Hohe Kontagiosität, daher Frühdurchseuchung groß (bis 10. Lebensjahr > 90%).

*Zweiterkrankung:* Zoster, Gürtelrose.

**Klinik und Verlauf:**

* *Varizellen:* Zunächst uncharakteristische Symptome wie bei grippalem Infekt, dann Beginn des Exanthems mit feinen rötlichen leicht erhabenen Flecken, die sich innerhalb eines Tages in Bläschen mit einem anfangs hellen , dann gelblich trüben Inhalt umwandeln, ca. 2 bis 5 mm groß. Danach Eintrocknung und Schwarzfärbung der Krusten, die nach einigen Tagen abfallen, gelegentlich unter Hinterlassung von Narben. Das Exanthem kann länger als eine Woche sichtbar sein, und es finden sich Bläschen aller Stadien nebeneinander. Betroffen ist der ganze Körper einschließlich der Kopfhaut. Starker Juckreiz. Häufig subklinischer Verlauf ohne Fieber und mit sehr wenigen Bläschen, so daß die Diagnose verpaßt wird.
* *Zoster:* Im Ausbreitungsgebiet eines oder mehrerer Nerven, z. B. gürtelförmig am Stamm oder längs verlaufend an den Extremitäten, schmerzhafte oder stark juckende, dichtstehende Bläschen, ca. 2–4 mm groß, mit trübem Inhalt, relativ stabile Blasendecke. Das Fieber ist meist nur leicht. Innerhalb einiger Wochen erfolgt die Abheilung unter Bildung von Krusten.

**Bedeutung in der SS:** Eine Zoster-Infektion in der SS bedeutet keine Gefahr für Embryo oder Feten.

Die Windpocken-Infektion kann zum Abort oder zur Frühgeburt führen, meist aber nur bei schweren mütterlichen Verläufen.

Sehr viel seltener als bei Röteln, wahrscheinlich bei 1–2%, kommt es nach Windpocken zu einer Infektion des Embryo oder Feten mit Zeichen der Schädigung. Dabei treten neben einer Mangelentwicklung fast immer Narben oder größere Hautdefekte auf, meistens Verkürzungen oder Wachstumsstörungen der Gliedmaßen, aber auch andere Fehlbildungen an Muskeln oder Skelett. Ferner kommen Augenfehlbildungen, Krampfanfälle, Mikrozephalie und geistige Entwicklungsverzögerung vor.

Hat die Mutter die Windpocken kurz vor der Geburt bekommen, so wird bei etwa 30% das Kind infiziert. Beginnt der Ausbruch mehr als 5 Tage vor der Entbindung, gehen schon so viele Antikörper über die Plazenta, daß das Kind nicht mehr erkrankt.

Nach Windpockeninfektion in der SS kommen gehäuft atypische Vorläufe beim Kind vor, z. B. ein Zoster ohne vorhergehende Varizellen oder ein gleichzeitiges Auftreten beider Stadien.

**Bedeutung für das Neugeborene:** Neben der recht seltenen Embryo-/Fetopathie sind Infektionen in den ersten Lebenswochen bei fehlendem Nestschutz insofern problematisch, weil die Erkrankung meist besonders schwer verläuft. Neben den äußeren normalen Symptomen kommt es in diesen Fällen zu einer Enzephalitis, Pneumonie, Infektion anderer innerer Organe, mit jeweils oft tödlichem Verlauf.

**Behandlung:** Symptomatisch: fiebersenkende Mittel, bei starkem Juckreiz Antihistaminika oder Auftragen von Zinkschüttelmixtur.

**Komplikationen und deren Behandlung:**

Eine bakterielle Superinfektion der Windpockenbläschen ist zumindest bei größeren Kindern relativ harmlos, führt aber immer zur Entstehung von Narben. Eine antibiotische Behandlung ist trotzdem nur selten angezeigt.

Weitere Komplikationen (Enzephalitis, Pneumonie) sind jenseits des Neugeborenen-Alters recht selten.

**Verhütung:** Bei gefährdeten Neugeborenen ist ein passiver Schutz mit einem speziellem Immunglobulin möglich. Die aktive Impfung ist nur in Spezialfällen indiziert (z. B. vor Behandlung einer Leukämie oder vor Transplantationen).

## 21.5.12 Zytomegalie

**Erreger** ist das Zytomegalievirus (CMV). Eine volkstümliche Bezeichnung für die Erkrankung gibt es nicht. Sehr weit verbreitetes Virus, keine typische Inkubationszeit bekannt, Durchseuchung hoch, Angaben sehr schwankend, bei Schwangeren 20–80%, davon 4–5% Ausscheider (Urin). Häufigkeit der kongenitalen Infektion 0,4 bis 8%! Durch eine serologische Blutuntersuchung kann nicht eindeutig geklärt werden, ob der Patient infektiös ist oder nicht.

**Klinik und Verlauf:** Bei Erwachsenen meist nur uncharakteristische Krankheitszeichen wie Fieber, Lymphknotenschwellungen, Milzvergrößerung.

**Bedeutung in der SS:** Das CMV-Virus kann besonders ab der Mitte der SS die Plazenta passieren und den Feten infizieren. Bei Ersterkrankung der Mutter während der SS beträgt das Infektionsrisiko für den Feten ca. 40% bei einer Schädigungsrate von 5–15%. Nach der Geburt bleibt die Erkrankung aktiv und die Kinder sind oft für mehrere Jahre Virusausscheider. Sie sind meist untergewichtig. Leber und Milz sind vergrößert. Als erstes Zeichen der Leberfunktionsstörung tritt ein intensiver und verlängerter Ikterus auf, in einigen Fällen kann sich eine Zirrhose entwickeln. Hautblutungen können vorkommen. Viele Kinder haben einen Mikrozephalus, seltener auch einen Hydrocephalus oder Verkalkungen im Gehirn. Schwere Infektionen verlaufen tödlich, ansonsten resultiert eine geistigen und körperlich-motorischen Behinderung.

**Bedeutung für das Neugeborene:** Auch das Neugeborene kann noch frisch infiziert werden, z. B. während der Geburt durch mütterlichen virushaltigen Urin oder über die Muttermilch, und dieselben Krankheitszeichen entwickeln wie bei einer fetalen Infektion. Allerdings führt längst nicht jeder Kontakt mit CMV-Virus zu einer Erkrankung, d.h. nicht alle ausscheidenden Mütter haben später kranke Kinder. Bei Früh- und Neugeborenen sollten nur CMV-freie Blutkonserven zur Transfusion verwendet werden. Dies ist aber nur bei geplanten Transfusionen mehr oder weniger lückenlos zu gewährleisten, so daß ein „Restrisiko" besteht, durch Blut und andere aus frischem Blut stammende Produkte eine CMV zu übertragen.

**Diagnostik:** Die Viren können im Urin nachgewiesen werden, was aber sehr aufwendig ist und nicht so schnell geht. Eine serologische Blutuntersuchung gibt keine sichere Auskunft über die Ansteckungsfähigkeit.

**Differentialdiagnose:** Andere angeborene Infektionen, besonders Toxoplasmose, Röteln, Herpes, sowie bakterielle Sepsis.

**Behandlung:** Die einmal ausgebrochene Erkrankung kann nicht mehr aufgehalten werden.

**Verhütung:** bei Früh- und Neugeborenen und anderen sehr gefährdeten Patienten ist ein passiver Schutz mit spezifischem Immunglobulin möglich.

## 21.6 Bakterielle Erkrankungen

### 21.6.1 Chlamydien

**Chlamydia trachomatis:** Häufiger Erreger von Harnwegsinfektionen sowie der „Schwimmbadkonjunktivitis". Die Inkubationszeit beträgt 2 bis 25 Tage.

**Klinik:** Bei Erwachsenen sind die Symptome oft relativ gering. Brennen beim Wasserlassen und Sekret aus der Harnröhre sind am häufigsten geschildert. Die Infektion kann bis in die Tuben aufsteigen und dann zu Fertilitätsproblemen führen.

**Bedeutung in der SS:** Die Frage, ob es durch Chlamydien gehäuft zu Abort und Frühgeburt kommt, ist nicht endgültig entschieden. Embryopathien und Fetopathien kommen sicher nicht vor.

**Bedeutung für das Neugeborene:** Die Infektion wird bei der Passage durch den Geburtskanal erworben. Dabei gibt es hauptsächlich zwei Erscheinungsformen:

*Konjunktivitis:* Meist in der 2. Lebenswoche (3. Tag bis 6. Wo.) beginnende eitrige Entzündung eines oder beider Augen, mit Lidschwellung und Pseudomembranen. Bei routinemäßigen Abstrichen werden keine Erreger gefunden, wenn nicht gezielt nach Chlamydien gesucht wird.

*Pneumonie:* Beginn bis zum 3. Lebensmonat, aber auch schon beim Neugeborenen mit zunehmender Tachypnoe, Hustenreiz, Apnoen, ohne Fieber. Bei rechtzeitiger Behandlung verläuft die Pneumonie meist gutartig, aber nachfolgend entsteht oft ein überempfindliches Bronchialsystem.

**Verhütung:** möglich. Bei nachgewiesener Infektion der mütterlichen Harnwege kann eine rechtzeitige antibiotische Behandlung die Infektion des Neugeborenen verhindern.

### 21.6.2 Diphtherie

Erreger ist das **Corynebakterium diphtheriae**. Die Erkrankung zählt zu den sog. Kinderkrankheiten. Sie ist aufgrund des seltenen Auftretens fast in Vergessenheit geraten. Kleinepidemien kommen jedoch immer wieder vor, und mit einem häufigen Wiederauftreten ist zu rechnen, denn auch in der Vergangenheit hat die Aktivität der Erkrankung in jahrzehntelangen Zyklen gewechselt.

Die Inkubationszeit beträgt 2 bis 5 Tage, aber auch länger, die Verbreitung erfolgt durch Tröpfcheninfektion.

**Klinik:** Beginn mit Halsschmerzen, Unwohlsein und leichtem Fieber, dann Entwicklung zunächst dünner grauer spinnwebartiger Membranen auf den Tonsillen. Die Lymphknoten und Halsweichteile schwellen stark an. Eine Gaumensegellähmung ist möglich, auch Kreislaufsymptome. Im weiteren können die Symptome sich ausbreiten auf Kehlkopf, Nase und Haut, bei Neugeborenen auf den Nabel. Diese Komplikationen sind dann häufig bedrohlich. Eine Sonderform ist die toxische Diphtherie, bei der es durch Fernwirkung des Bakterientoxins zur Erkrankung anderer Organe, vor allem des Herzmuskels, kommt. Insgesamt beträgt die Sterblichkeit z.Zt. etwa 20%!

**Bedeutung in der SS:** Keine.

**Bedeutung für das Neugeborene:** Bei nichtgeimpften Schwangeren besteht für das Neugeborene kein Nestschutz, so daß es an Nabel- und Nasendiphtherie erkranken kann. Die Sterblichkeit ist dann sehr hoch. In einigen Entwicklungsländern, besonders im pazifischen Raum, spielt derzeit die Diphtherie eine größere Rolle bei der Säuglingssterblichkeit.

**Behandlung:** Es wird Antitoxin gespritzt, was die Schwere der Erkrankung und damit die Sterblichkeit reduziert. Gleichzeitig wird antibiotisch behandelt, um die Bakterien zu reduzieren.

**Verhütung:** Impfung mit modifiziertem und damit ungiftigem Toxin (als Toxoid bezeichnet). Die Impfung wird in der Regel gut vertragen, kann allenfalls unspezifische Reizungen hervorrufen und z. B. Ekzeme aktivieren. Zur Impfung (und Auffrischung) bei Erwachsenen steht ein besonderer, in der Menge reduzierter Impfstoff zur Verfügung. Auch während der Schwangerschaft ist eine Diphtherie-Impfung möglich.

### 21.6.3 Escherichia Coli/Dyspepsie-Coli

**Escherichia Coli** ist bei Neugeborenen ein wichtiger Sepsis- Erreger. Ansonsten normaler Darmkeim, der allerdings auch für viele Harnwegsinfekte verantwortlich ist.

Einige Stämme sind aufgrund ihrer Oberflächeneigenschaften von Bedeutung (Kennzeichnung durch O und Zahl, z. B. O 112)

*Enteropathogene Stämme:* Sie bilden ein Bakteriengift (Toxin). Sie haben besondere Bedeutung durch epidemieartiges Auftreten auf Säuglingsstationen (früher Dyspepsie-Coli genannt).

*Enteroinvasive Stämme:* Sie wandern durch die Schleimhaut des Dickdarmes und lösen so eine schwere Infektion aus.

**Klinik und Verlauf:** Plötzlich einsetzende wässrige Durchfälle, meist nur subfebrile Temperaturen. Schleimbeimengungen, aber kein Blut (Differentialdiagnose: Rota!) .

**Bedeutung in der SS:** Keine

**Bedeutung für das Neugeborene:** Neugeborene erkranken wie auch Säuglinge relativ schwer. Eine gleichzeitige Erkrankung mehrerer Neugeborener deutet auf schwere Hygienemängel hin!

**Behandlung:** Antibiotisch und Flüssigkeitsersatz sowie Nahrungsaufbau.

**Verhütung:** Durch Hygiene. Bei Auftreten im Kinderzimmer sofortige Isolierung, bei Massenerkrankungen Kohortensystem, strengste Handhygiene (s. 2.7).

### 21.6.4 Gonokokken

**Neisseria gonorrhoeae,** Erreger der Gonorrhoe (Tripper).

**Bedeutung in der SS:** Auswirkung auf den Embryo oder Feten gibt es nicht, da es sich um eine lokalisierte Infektion handelt.

**Bedeutung für das Neugeborene:** Bei infektiöser Mutter erfolgt während der Geburt die Ansteckung des Neugeborenen. Folge ist eine Blenorrhoe bzw. Konjunktivitis. Sie tritt ein- oder beidseitig auf, zunächst mit Rötung, dann mit grünlich-eitrigem Sekret. Als Folge entsteht bei unzureichender oder zu spät erfolgender Behandlung eine Schädigung der Hornhaut, die zur Erblindung führt. Um diese Komplikation zu verhindern, wurde 1884 die Crede-Prophylaxe erstmalig eingeführt, die Gabe von je einem Tropfen Silbernitrat als Desinfektionsmittel in jedes Auge des Neugeborenen nach der Geburt. Später wurde diese Prophylaxe gesetzlich vorgeschrieben, dann auch mit anderen Substanzen (Antibiotika-Augentropfen) vorgenommen, inzwischen aber wieder abgeschafft, da Gonokokken sehr gut mit Penicillin zu behandeln sind, so daß eine generelle Prophylaxe nicht mehr gerechtfertigt ist.

**Behandlung:** Penicillin, bei Resistenz β-lactamase-stabile Penicilline.

### 21.6.5 Haemophilus influenzae

**Haemophilus Influenzae** Typ B (HiB) ist ein Bakterium, das sehr häufig Mittelohrentzündungen, Nebenhöhleninfektionen, Bronchitiden u.a. hervorruft. Bei Säuglingen und Kleinkindern können zusätzlich sog. invasive Erkrankungen vorkommen, bei denen die Schleimhautbarriere überschritten wird. Dies sind besonders Hirnhautentzündung und Kehldeckelentzündung (Epiglottitis). Bei Neugeborenen ist Haemophilus ein wichtiger Erreger für Sepsis-Erkrankungen.

**Klinik und Verlauf:** Meningitis (s. 21.1). Die Epiglottitis tritt vor allem bei Kleinkindern auf, äußert sich mit Atemnot, gleichzeitiger Schluckstörung, sehr hohem Fieber und Schwellung am Hals. Es ist eine akut bedrohliche Erkrankung mit hoher Sterblichkeit (Tod durch Ersticken).

**Bedeutung in der SS:** Keine

**Bedeutung für das Neugeborene:** Auch bei nicht-invasiven Haemophilus-Stämmen kann das Neugeborene infiziert werden und septisch erkranken. Wenn Geschwister-Kinder an akuten Ohr- und anderen Entzündungen leiden, sollte daher der Kontakt nicht allzu eng sein, und auf das Neugeborene muß besonders gut geachtet werden. Vor allem bedeutet es aber, daß Kleinkinder mit solchen Erkrankungen nichts auf einer Entbindungsstation zu suchen haben, und die Forderung, nur gesunde Geschwister als Besuch zuzulassen, berechtigt ist.

**Behandlung:** antibiotisch.

**Verhütung:** Gegen die invasiven Haemophilus-Stämme kann geimpft werden (HIB-Impfung). Sie wird im ersten Lebensjahr begonnen, kann aber auch noch später nachgeholt werden.

### 21.6.6 Listeriose

Der Erreger **Listeria monocytogenes** kommt bei vielen Tieren (besonders Vieh, Kleintiere und Wild) vor. Listerien sind relativ hitzestabil. Mit dem Kot werden besonders viele Erreger ausgeschieden, daher besteht eine Infektionsmöglichkeit nicht nur beim Kontakt mit den Tieren, sondern auch über verunreinigten Boden oder z. B. naturgedüngtes, nicht ausreichend gekochtes Gemüse. Milch von Kühen, Ziegen, und Schafen kann infiziert sein, dadurch auch Rohmilchkäse.

**Klinik:** Bei Erwachsenen und größeren Kindern gibt es meist nur uncharakteristische Symptome, grippeähnlich, mit Lymphknotenschwellung, seltener auch eine Hepatitis.

**Bedeutung in der SS:** Der Keim ist plazentagängig, und löst meist einen fieberhaften Abort bzw. eine Frühgeburt aus.

**Bedeutung für das Neugeborene:** Es gibt eine Frühform, bei der die Infektion intrauterin erworben wurde (und vielleicht die Geburt ausgelöst hat) und eine Spätform, die unter der Geburt erworben wird, wobei die Symptome nicht sofort, sondern nach 1 bis 6 Wochen beginnen.

Vor allem bei der *Frühform* steht eine septische Erkrankung im Vordergrund („Granulomatosis infantiseptica"): Die Absiedelung der Keime erfolgt in viele Organe. An der Haut entstehen tausende feiner rötlicher, leicht erhabener Granulome. Allgemeinsymptome wie Trinkschwäche, Bewegungsarmut, Erbrechen. Verstärkter Ikterus, Atemnotsyndrom, Hepatosplenomegalie, Myokarditis können hinzukommen.

Bei der *Spätform* tritt vor allem eine Meningitis oder Enzephalitis auf, aber auch eine Allgemeininfektion. Bei beiden Formen ist die Sterblichkeit sehr hoch, trotz rechtzeitiger Therapie meist noch über 50% und bei später Erkennung des Erregers nahezu 100%! Als Folgezustand bleiben häufig Hydrocephalus, Behinderungen und Entwicklungsstörungen zurück.

**Diagnostik:** Kultureller Nachweis in Fruchtwasser, Mekonium, Blutkultur, Liquor, Stuhl und Abstrichen des Neugeborenen.

**Behandlung:** Antibiotisch, wobei die Resistenzlage sehr unterschiedlich sein kann.

**Verhütung:** Entsprechende Ernährung der Schwangeren, Verzicht auf unkontrollierte Milchprodukte.

Wichtig: Das Kind muß bei Verdacht sofort in eine Kinderklinik verlegt werden, die Wöchnerin muß streng isoliert werden, da eine nicht unerhebliche Ansteckungsgefahr für andere Schwangere bzw. Neugeborene von ihr ausgeht, aber auch für das Personal!

### 21.6.7 Lues (Syphilis)

Erreger ist **Treponema pallidum** aus der Gruppe der Spirochäten. Die Erkrankung wird ausschließlich sexuell übertragen, mit der Ausnahme der Neugeborenen. Die Durchseuchung liegt unter 1%, aber bei jeder 2000. Schwangeren muß, zumindest in Großstädten, mit einer unentdeckten Infektion gerechnet werden.

**Klinik:** Schmerzloser Primäraffekt an der Eintrittspforte (meist Genitalschleimhaut), nach zwei bis 12 Wochen Sekundärstadium mit Allgemeinsymptomen wie Exanthemen, Lymphknotenschwellungen und Beteiligung verschiedener Organsysteme. Der Erreger kann weiterhin latent vorhanden sein und z. B. in der SS reaktiviert werden. Das Tertiärstadium mit Gefäß- und Hirnschäden tritt nur bei jedem dritten (unbehandelten) Patienten auf.

**Bedeutung in der SS:** Das Risiko einer Fruchtschädigung ist im ersten Jahr nach der mütterlichen Infektion am größten. Der Erreger kann etwa ab dem 4. Monat die Plazenta passieren. Bei früher fetaler Infektion oder frischer Infektion der Mutter folgen meist Abort bzw. Tot- oder Frühgeburt.

**Bedeutung für das Neugeborene:** Die Zeichen der Infektion können sofort auftreten oder bei der Geburt bereits vorhanden sein, aber auch erst nach jahrelanger Latenz erscheinen.

*Frühzeichen,* die innerhalb der ersten Lebenswochen auftreten, sind: Persistierender (oft blutiger) Schnupfen, ein rötelnähnliches, aber intensiveres und dauerhaftes Exanthem, ein Pemphigoid, d. h. bis zu pfenniggroße Blasen, besonders an den Fußsohlen, mit eitrigem Sekret. Organsymptome sind ferner eine Vergrößerung von Leber und Milz sowie der Lymphknoten. Eine Osteomyelitis wird gelegentlich beobachtet, besonders an den langen Röhrenknochen, dadurch eine Auftreibung oberhalb der Hand- und Fußgelenke, und als Folge schmerzhafte Scheinlähmung.

*Spätzeichen* (nach Jahren, selten geworden) sind: Sattelnase, tonnenförmige Schneidezähne mit typischen Schmelzdefekten, Skelettabnormitäten (Säbelscheidentibia u.a.), Taubheit oder Schwerhörigkeit sowie als allgemeine Zeichen Gedeihstörungen und Entwicklungsverzögerungen.

**Behandlung:** Mit Penicillin.

### 21.6.8 Pertussis (Keuchhusten)

**Bordetella pertussis.** Keuchhusten, Stickhusten. Die Keime wachsen nur auf den Schleimhäuten der Atemwege. Sie bilden ein Toxin, das den Husten zentral im Stammhirn auslöst. Die Inkubationszeit beträgt 7 bis 21, meist um 10 Tage. Die Durchseuchung ist bereits im Kleinkindalter hoch.

**Klinik und Verlauf:** *Katarrhalisches Stadium (1 bis 2 Wochen)* mit Schnupfen, leichtem Husten und unspezifischen Infektzeichen.

*Konvulsives Stadium* (2 bis 4 Wochen, teils länger): Die Hustenanfälle werden häufiger und intensiver: Stakkatoartiger Husten mit 10 bis 20 Hustenstößen, dadurch schrittweise immer intensiverer Ausatmung, am Ende langer lauter Atemzug. Während des Anfalls unterschiedlich ausgeprägte Zyanose, daher für die Umgebung der Eindruck des Erstickens. Anschließend kann glasig aussehender Schleim erbrochen werden. Anfälle werden ausgelöst durch Essen, Trinken, etc. und durch Racheninspektion!

**Bedeutung in der SS:** Keine.

**Bedeutung für das Neugeborene:** Mütterliche Antikörper sind auch bei eigener überstandener Krankheit beim Neugeborenen gering bzw. kaum wirksam. Daher kann das Neugeborene bei entsprechender Kontaktmöglichkeit angesteckt werden und auch erkranken. Vor allem bei Neugeborenen, aber auch noch in den ersten ca. 6 Lebensmonaten beobachtet man oft keine typischen Hustenanfälle, sondern statt dessen Apnoen. Dadurch ist die Sterblichkeit in den ersten 6 Monaten besonders hoch.

**Diagnostik:** Auf die bei Keuchhusten erhöhte Leukozytenzahl kann man sich in den ersten Lebenswochen nicht verlassen. Der Erregernachweis durch einen speziellen Nasenabstrich ist zuverlässiger.

**Behandlung:** Antibiotisch, um die Keime zu vernichten, damit nicht noch mehr Toxin gebildet wird. Die bereits begonnene Krankheit kann allenfalls noch abgekürzt werden. Nach der antibiotischen Behandlung gehen die Symptome meist nicht sofort zurück, was nicht deren Unwirksamkeit bedeutet. Bei Neugeborenen und Säuglingen ist der Keuchhusten eine Indikation zur stationären Aufnahme und Monitorüberwachung!

**Verhütung:** Gegen Pertussis gibt es eine sehr wirksame Impfung. Sie wird jedoch erst ab dem dritten Lebensmonat begonnen, kann also die Neugeborenen nicht schützen. Diese werden fast immer durch ihre ungeimpften Geschwister angesteckt, so daß eine Impfung indirekt doch schützt. Seit ca. 1995 werden vorwiegend azelluläre Impfstoffe verwendet, die wesentlich besser verträglich sind als der frühere Ganzkeimimpfstoff. Insofern gibt es keine ernstzunehmenden Gegenargumente gegen die Keuchhustenimpfung mehr.

Ist eine Ansteckung trotzdem erfolgt, ist prinzipiell eine Antibiotikaprophylaxe möglich, die aber die Erkrankung nicht sicher verhindern kann. Eine zuverlässige passive Immunisierung gibt es nicht.

### 21.6.9 Staphylokokken

**Staphylokokkus aureas** ist der wichtigste Eitererreger der Haut, kann aber auch andere Organerkrankungen hervorrufen. Bei Neugeborenen haben Staphylokokken große Bedeutung.

**Staphylokokkus epidermidis** (früher: S. albus) spielt fast nur bei Neugeborenen, als Krankenhausinfektion bei Kathetern etc. oder bei Patienten mit Abwehrstörungen eine Rolle.

**Bedeutung in der SS:** Keine.

**Bedeutung für das Neugeborene:** Bei Neugeborenen kann eine blasenbildende Hautinfektion („Schälblasen"), die septische Verlaufsform und eine Sonderform mit großflächigem Befall der Haut vorkommen.

Die Staphylodermie des Neugeborenen beginnt meist recht plötzlich mit bis zu zentimetergroßen schlaffen Blasen, die sehr leicht platzen und einen roten nassen Grund hinterlassen. Sie breiten sich sehr schnell über den Körper aus. Ohne Behandlung kann eine septische Allgemeininfektion folgen, mit Pneumonie, Osteomyelitis und Arthritis. Die Erkrankung ist äußerst ansteckend und breitet sich sehr schnell innerhalb des Säuglingszimmers aus. Daher strenge Isolierung bzw. Kohortensystem und strengste Handhygiene!

Bei bestimmten Untertypen werden Toxine gebildet, die zum großflächigen Ablösen der obersten Hautschicht führen. Diese relativ seltene Erkrankung wird meist als Lyell-Syndrom bezeichnet (auch Ritter v. Rittershain-Krankheit, Staphylococcal scalded skin syndrome). Sie beginnt unspezifisch mit Fieber und allgemeinen Infektzeichen. Dann entsteht eine Rötung des gesamten Körpers mit Übergang in das Blasenstadium mit sehr großflächigen Blasen, teils mit Ablösung größerer Hautbezirke (wie Schuh oder Handschuh). Durch den Flüssigkeitsverlust und die Kreislaufbelastung ist die Erkrankung lebensbedrohlich (s.a. 15.5).

**Behandlung:** Bei leichteren Hautinfektionen und größeren Kindern reicht eine lokal desinfizierende Behandlung.

Bei allen schweren Infektionen sowie generell bei Neugeborenen wird eine systemische antibiotische Behandlung notwendig. Dazu reicht wegen der Resistenzentwicklung das einfache Penizillin oft nicht.

**Verhütung** nur durch Hygiene!

### 21.6.10  A-Streptokokken (S. pyogenes, β-hämolysierend)

Bei Streptokokken gibt es zahlreiche Untergruppen, von denen aber nur die **A- und B-Streptokokken** für Neugeborene von Bedeutung sind.

A-Streptokokken rufen vor allem Infekte von Mund, Rachen, Nase, Ohren und Weichteilen hervor. Eine Sonderform ist der Scharlach, bei dem durch Toxine gleichzeitig ein Exanthem auftritt. Auch das Erysipel („Wundrose") ist eine, allerdings nicht sehr häufige, Sonderform der A- Streptokokken-Infektion.

**Klinik:** Beim Scharlach nach einer Inkubationszeit von meistens 2 bis 4 Tagen (extrem 1 bis 8 Tage) abrupter Beginn mit schnell steigendem Fieber, Halsschmerzen, allgemeinem erheblichen Krankheitsgefühl, Kopf- und Gliederschmerzen. Die Rachenhinterwand ist dunkelrot, die Zunge ist anfangs weißlich belegt, hat aber bald eine samtartige gleichmäßige Rötung mit verdickten Papillen („Erdbeerzunge". Das Exanthem tritt am 2, bis 4. Krankheitstag auf, kann aber sehr diskret sein oder fehlen. Es ist kleinfleckig, oft dichtstehend bis konfluierend. Es beginnt am oberen Thorax, Hals, Schenkelbeugen, Gesäß, dann mit zentrifugaler Ausbreitung, bei Aussparung der Perioralregion. Nach Abblassen des Exanthems unterschiedlich ausgeprägte Hautschuppung. Mehrfacherkrankungen sind möglich, Reinfektionen mit Streptokokken häufig, dann aber meist ohne Exanthem. Der Scharlach kann einige Folgeerkrankungen nach sich ziehen, vor allem eine Endokarditis mit Herzklappenschädigung sowie eine Nierenschädigung. Streptokokkeninfektionen sind die häufigste Ursache für erworbene Herzfehler und für den Verlust der Nierenfunktion.

**Bedeutung in der SS:** Keine.

**Bedeutung für das Neugeborene:** Bei Scharlach in der Umgebung gibt es keinen Nestschutz, das Neugeborene kann erkranken, wird aber meist keinen typischen Scharlach, sondern eine Allgemeininfektion bekommen.

**Behandlung:** Immer antibiotisch, wobei Penizillin in aller Regel wirksam ist.

**Verhütung:** Eine Impfung ist nicht möglich. Bei Ansteckungsverdacht ist eine kurzzeitige antibiotische Behandlung indiziert.

### 21.6.11  B-Streptokokken (S. agalactiae, β-hämolysierend)

Bei größeren Kindern und Erwachsenen haben diese Keime kaum eine Bedeutung bzw. rufen meist nur harmlose Erkrankungen hervor.

**Bedeutung in der SS:** Für die Mutter selbst ist der Keim nicht gefährlich. Ein erheblicher Anteil der Schwangeren ist aber mit B-Streptokokken besiedelt (5 bis 30%).

**Bedeutung für das Neugeborene:** Bei vaginaler Besiedelung der Mutter kann das Neugeborene infiziert werden. Bei ca. 1:300 Geburten muß damit gerechnet werden. Das Risiko steigt bei vorzeitigem Blasensprung kontinuierlich an, innerhalb der ersten 15 Stunden auf das Zehnfache! Auch kleine Frühgeborene sind besonders gefährdet. B- Streptokokken können aber die intakten Eihäute von der Scheide her durchwandern, so daß auch bei normaler Geburt und zeitgerechtem Blasensprung eine Infektion möglich ist. Wenn das Fruchtwasser bereits besiedelt war, beobachtet man meist die Frühform der Erkrankung mit Symptomen bereits in den ersten Lebensstunden. Bei später erfolgender Infektion tritt eher die primäre Meningitis als sogenannte Spätform auf.

*Frühform:* Die Erkrankung beginnt oft sehr schnell und plötzlich mit Verschlechterung des Zustandes, beschleunigter Atmung, Einziehungen und Zyanose. Dies weist auch auf die primär pulmonale Infektion hin, wobei sich das Atemgeräusch meist normal anhört. Leber und Milz sind fast immer geschwollen. Die Sterblichkeit bei der B- Streptokokken-Sepsis liegt zwischen 10 und 40% (s. 21.1)! (Zu Verwechslungsmöglichkeiten und Differentialdiagnose s. Tabelle 21.2).

**Tabelle 21.2** Differentialdiagnose

| Krankheit | Häufigkeit | Unterscheidung durch |
|---|---|---|
| B-Streptokokken-Sepsis | 1:300 | Weitere Sepsiszeichen, Leber *und* Milz vergrößert, Störung der Mikrozirkulation |
| Zyanotischer Herzfehler | 1:400 | Zentrale Zyanose Meist Lebervergrößerung keine Kreislaufprobleme, evtl. Herzgeräusch |
| Atemnotsyndrom | 1:100 | Vorwiegend Tachypnoe, anamnestische Risikofaktoren |
| Galaktosämie | 1:20000 | Besserung nach Nahrungskarenz, nur Lebervergrößerung |

*Spätform:* Nach 1 bis 8 Wo. Beginn mit Meningitis. Das erste Zeichen kann eine plötzliche Zunahme des Kopfumfanges sein, dann Unruhe, Trinkschwäche, Krampfanfälle und sekundäre Sepsiszeichen. Diese späte beginnende Streptokokken- Erkrankung ist zwar wesentlich seltener, aber genauso gefährlich.

**Diagnostik:** Bei Verdacht erfolgt der Nachweis in Abstrichen und Blutkulturen, zusätzlich auch in Liquor, Urin, Magenabsaugsekret.

**Behandlung:** Immer antibiotisch (i.v.-Behandlung mit Medikament Kombination).

**Verhütung:** Bei Neugeborenen und vorzeitigem Blasensprung > 36 Stunden oder Streptokokkennachweis bei der Mutter prophylaktische antibiotische Behandlung des Kindes.

## 21.6.12 Tetanus

Erreger ist das toxinbildende Bakterium **Clostridium tetani.** Es kommt praktisch überall vor, vor allem im Boden und Staub, besonders intensiv in Gartenerde, wenn mit Pferde- oder Kuhmist gedüngt wird. Die Keime dringen über verschmutzte Wunden ein. Die Inkubationszeit beträgt 3 bis 14 Tage.

**Klinik:** Tonische, schmerzhafte Muskelkrämpfe, meist in der Nähe der Verletzung oder im Gesicht beginnend, dann Generalisierung. Krampfartige generalisierte Spasmen der Skelettmuskulatur, die durch Berührung oder andere Stimuli ausgelöst werden. Das Bewußtsein bleibt erhalten. Die Erkrankung verläuft fast immer tödlich.

**Bedeutung in der SS:** Kommt zum Gluck nicht häufig vor. Keine direkte Wirkung auf den Feten, aber bei der schlechten Prognose natürlich fatal.

**Bedeutung für das Neugeborene:** Normalerweise besteht ein Nestschutz. Wenn die Mutter jedoch nicht geimpft ist, kann das Neugeborene bei Kontakt erkranken. Der vom Nabel ausgehende Tetanus ist tödlich. Die Kinder fallen zuerst durch die Verkrampfung der Gesichtsmuskulatur auf, was ihnen einen eigenartig grinsenden Ausdruck verleiht.

Leider ist es in vielen armen Ländern üblich, Wunden mit Kuhmist zu behandeln (in der Türkei bei Nachblutungen nach der Geburt, in Afrika zum Abdekken des Nabels). Dadurch werden sehr viele Tetanus-Todesfälle verursacht. In diesem Landstrichen trägt die Erkrankung erheblich zur Säuglingssterblichkeit bei, während sie bei uns dank der ausgedehnten Impfung keine große Rolle spielt.

**Behandlung:** Bei bereits bestehender Erkrankung Versuch mit Antibiotika, Muskelrelaxierung, Beatmung. Die Behandlung entspricht praktisch einer Narkose über mehrere Wochen, bis das Toxin abgebaut ist. Trotzdem ist die Überlebenschance nicht viel höher als früher.

**Verhütung:** Durch Impfung, die im 4. Lebensmonat begonnen wird. Die Impfung ist sehr gut verträglich, und in der Wirkung sehr sicher. Wenn zuviel geimpft wird, z. B. bei gehäuften Verletzungen, können allergieähnliche Reaktionen auftreten.

Bei Verletzungen ohne ausreichend vorhandenen Impfschutz erfolgt die passive Immunisierung.


## 21.6.13 Tuberkulose

Erreger ist das **Mycobakterium tuberculosis.** Die Erkrankung ist in den letzten Jahrzehnten sehr viel seltener geworden, aber es gibt doch zunehmend wieder eingeschleppte Fälle und dadurch vermehrt Kontaktmöglichkeiten. Die Inkubationszeit liegt sicher über 3 Wochen, die Ansteckungsfähigkeit ist relativ gering. Die Erkrankung breitet sich bei uns nur von Mensch zu Mensch aus. Die Rinder-Tuberkulose und dadurch infizierte Milchprodukte stellen nur noch in Entwicklungsländern ein wesentliches Problem dar.

**Klinik:** Es wird unterschieden zwischen der Primärinfektion, also beim ersten Kontakt, und den Folgeerkrankungen durch Reaktivierung des Erregers (postprimäre Formen). Die *Primärinfektion* findet praktisch immer in der Lunge statt, und nur bei geschwächten Patienten (und Säuglingen) verläuft diese Phase bereits schwer Normalerweise wird das Immunsystem zumindest soweit mit der Erkrankung fertig, daß die Erreger in Lymphknoten abgekapselt werden. Unter besonderen Bedingungen, die das Immunsystem beeinträchtigen, kann es dann zur endogenen Reinfektion kommen, die nicht nur den ersten Infektionsort betreffen kann, sondern den ganzen Körper. Besonders häufig sind neben den Lungen die Nieren, Nebennieren, Hirnhäute, Knochen und vor allem Lymphknoten beteiligt oder es kommt zu einer („miliaren") Aussaat in alle Organe.

**Bedeutung in der SS:** Eine Erstinfektion in der Schwangerschaft kann den Allgemeinzustand der Mutter beeinträchtigen. Eine Aktivierung der Tb. in der SS ist ebenfalls möglich. Ein plazentarer Übergang ist jedoch nicht bekannt, allerdings eine erhöhte Rate von Frühgeburten.

**Bedeutung für das Neugeborene:** Ist die Mutter oder eine andere Person in der näheren Umgebung infektiös, kann das NG angesteckt werden und erkrankt aufgrund seiner immunologischen Unreife meist relativ schwer mit einer gleich einsetzenden Absiedelung der Bakterien in alle Organe.

**Behandlung:** Sie erfolgt mit speziellen Antibiotika, die bei den besonderen Stoffwechseleigenschaften der Tuberkelbakterien wirksam sind. Die Behandlung besteht meist aus einer Kombination mehrere Medikamente und dauert mindestens 3 Monate, meist aber länger.

**Verhütung:** Sichere Maßnahmen zur Verhütung einer Infektion gibt es nicht. TB-Kranke dürfen keinen Kontakt zu Neugeborenen haben. Die BCG-Impfung wird wegen schlechter Wirksamkeit und hoher Komplikationsrate nicht mehr empfohlen.

## 21.7 Pilzinfektionen/Mykosen

Es gibt verschiedene Arten von Pilzinfektionen, von denen aber die meisten bei Schwangeren und Neugeborenen keine Rolle spielen. Faden- und Schimmelpilze sollen daher hier ausgelassen werden, und allein die Sproßpilze sind von großer Bedeutung. Der wichtigste Vertreter ist der Soor-Pilz, von dem es sehr zahlreiche Unterarten und Varianten gibt. Die Unterscheidung spielt aber in der täglichen Praxis keine Rolle.

Der wichtigste Erreger ist **Candida albicans** (Soorpilz, 90 %), daneben gibt es noch andere Hefepilze, die dieselben Symptome hervorrufen. Der Pilz kommt auf jeder Schleimhaut in geringen Mengen vor. Unter besonderen Umständen kann er überwuchern, z. B. bei Neugeborenen, bei Immunmangelzuständen aller Art, aber auch bei Störungen des bakteriellen Gleichgewichts auf der Schleimhaut, z. B. nach antibiotischer Behandlung.

**Bedeutung in der SS:** Eine vorgeburtliche Schädigung bei massiver Soorinfektion der Mutter ist nicht bekannt.

**Bedeutung für das Neugeborene:** Wenn eine dichte vaginale Besiedelung besteht, hat das Neugeborene ein größeres Infektionsrisiko. Ferner trägt die gemeinsame Benutzung unzureichend sterilisierter Sauger zur Infektionsgefahr bei, überhaupt mangelnde Hygiene. Die Infektion äußert sich meist an Schleimhäuten und Haut:

*Mundsoor:* Bei Neugeborenen finden sich weißliche Beläge, teils festhaftend, besonders in den Wangentaschen, aber auch am Gaumen und auf der Zunge.

*Intestinalsoor:* Bei Ausbreitung über den Darm zeigt das Kind Trinkschwäche, einen aufgetriebenen Bauch und Koliken.

*Windelsoor: Er* ist sehr häufig, meist kombiniert mit Mund- und Darmsoor. Ferner kommt er vor als Superinfektion bei Windeldermatitis oder bei Infekten und antibiotischer Behandlung. Es zeigt sich eine intensive Rötung, teils flächenhaft mit einzelnen satellitenartig angeordneten Streuherden. Diese sind scharf begrenzt mit leicht schuppendem Rand. Gelegentlich gibt es auch blutende Erosionen.

**Behandlung: Wirksam** sind die Antimykotika Nystatin oder Amphotericin B. Sie werden als Suspension nach der Mahlzeit gegeben oder als Paste auf die befallenen Hautstellen aufgetragen. Beide Medikamente werden nicht von Haut oder Schleimhaut aufgenommen, für die Kinder ungiftig, aber auch nur am Auftragungsort wirksam.

**Verhütung:** Durch ausreichende Hygiene. Für mehrere Kinder gemeinsame „Sterilisationsboxen" für Sauger und Schnuller fördern eher den Soor und sollten daher keine Verwendung mehr finden.

## 21.8  Protozoen

### 21.8.1  Toxoplasmose

Der Erreger, **Toxoplasma gondii** wird meist durch Katzen übertragen (Katze hat akuten Durchfall), aber auch durch andere Haustiere sowie den Genuß von rohem Fleisch. Die Durchseuchung bei Schwangeren beträgt 30 bis 50%!

**Klinik:** Bei Erwachsenen und älteren Kindern verläuft die Infektion häufig unbemerkt oder nur mit leichten Krankheitszeichen. Lymphknotenschwellungen sind charakteristisch und werden meist beobachtet.

**Bedeutung in der SS:** Bei einer Erstinfektion in der SS droht eine Infektion des Feten. Auch bei einer frischen Infektion in der Frühschwangerschaft gelangen die Erreger erst ab ca. der 16. SSW zum Feten. Die fetale Infektionsrate steigt bei Erstinfektion der Mutter im ersten Trimenon von 15 bis 25% ca. 65% bei Erstinfektion im letzten Trimenon. Die Häufigkeit der fetalen Infektion wird sehr unterschiedlich angegeben, mit ca. 1 auf 3000 Schwangerschaften muß gerechnet werden. Eine pränatale Diagnostik ist möglich. Eine Toxoplasmose-Infektion in der SS ist nicht zwangsläufig eine Indikation zum Abbruch, der aber bei erheblicher Schädigung des Feten in Erwägung gezogen werden kann.

**Bedeutung für das Neugeborene:** Die fetale Infektion führt immer zu einem generalisierten Organbefall. Betroffen sind zunächst Leber, Lunge, Herzmuskel und vor allem das Gehirn. Die Symptome der Enzephalitis durch Toxoplasmose können sehr variieren. Man findet z. B. einen Hydrozephalus oder Mikrozephalus, Verkalkungen, einen Diabetes insipidus und andere hormonelle Abweichungen durch Befall der Hypophyse, Krampfanfälle und fast immer eine schwere Entwicklungsverzögerung. Früh- oder Totgeburten sind gehäuft. Die Erkrankung kann intrauterin ablaufen und bereits ausgeheilt sein, so daß nur noch die Folgeerscheinungen (Hirnschädigung) zu sehen sind, die Ursache aber letztlich nicht erkannt wird.

**Behandlung:** Eine frische Infektion kann auch in der SS medikamentös behandelt werden.

**Verhütung:** Wenn vor der SS bereits ein Titer besteht, dann ist das Kind nicht gefährdet. Wenn eine Schwangere Toxoplasmose- negativ ist, sollte sie den Kontakt mit Katzen, anderen Kleintieren und vor allem deren Ausscheidungen vermeiden sowie bei Gartenarbeit etc. Handschuhe tragen.

### 21.8.2 Pneumozystis

**Pneumocystis carinii** ist normalerweise harmlos und spielt als Krankheitserreger nur bei immunologisch inkompetenten Patienten eine Rolle. Dazu zählen auch Säuglinge und seit einigen Jahren Patienten mit AIDS. Der Erreger ist auch in der Lunge von gesunden Personen zu finden, wird aber vom Immunsystem beherrscht, so daß keine Gefahr von ihm ausgeht. Antikörper sind daher bei sehr vielen Menschen zu finden.

**Bedeutung in der SS:** Keine.

**Bedeutung für das Neugeborene:** Eine Erkrankung beginnt mit Husten, leichtem Fieber, beschleunigter Atmung und zunehmender Atemnot, dann Einziehungen und Zyanose. Die Lunge hört sich dabei relativ normal an. Unbehandelt endet die Erkrankung oft tödlich. Sie ist selten, kam aber schon in Säuglingsstationen gehäuft vor.

## 21.9  Meldepflicht bei Infektionen

Nach den §§ 3, 4, 5, 8, 10a und 10c Bundesseuchengesetz (BSeuchG) sind zahlreiche Krankheiten zu melden. Die Liste wird in regelmäßigen Abständen aktualisiert (s. Tab. 21.3).

Meldepflichtig sind ferner gehäuft auftretende Infektionen mit allen Erregern, wenn sie in Krankenhäusern, Entbindungsheimen, Säuglingsheimen, Tagesstätten etc. nicht nur vereinzelt auftreten („Ausbruch") und nicht bereits vor Aufnahme in die betreffenden Institutionen bestanden.

Bei Zweifeln über die Meldepflicht Anruf beim zuständigen Gesundheitsamt!

Die Meldung erfolgt an das nächste Gesundheitsamt, verantwortlich für die Meldung ist der behandelnde Arzt.

## 21.10  Impfungen

Von einer **aktiven Impfung** spricht man, wenn der Körper nach Kontakt mit einem abgeschwächten Erreger oder vergleichbaren Substanzen selbst eine Abwehr entwickelt. **Passive Immunität** bedeutet hingegen, daß Abwehrstoffe aus anderen Quellen (Spendern) gegeben werden, und so vorübergehend die Abwehr bezüglich bestimmter Erkrankungen verstärkt wird. Der passive Schutz ist zwar schnell zu erreichen, aber je nach Zeitpunkt und Menge der übertragenen Abwehrstoffe auf wenige Tage bis einige Monate begrenzt und nicht in allen Fällen sicher. Die aktive Impfung braucht etwas Zeit, ist dafür aber dauerhafter und sicherer.

Ziel einer aktiven Impfung ist, eine dauerhafte Abwehr gegen einen bestimmten Erreger oder seine Giftstoffe bilden zu lassen. Im Prinzip erfolgt dieselbe

**Tabelle 21.3** Meldepflichtige Infektionskrankheiten (Auszug)

| Krankheit/Erreger | Verdacht | Erkran-kung | Todesfall | Ausscheider |
|---|---|---|---|---|
| AIDS* | | | | |
| Brucellose | n | j | j | |
| Cholera | j | j | j | j |
| Diphtherie | n | j | j | |
| Enteritis infectiosa** | j | j | j | |
| Gonorrhoe*** | n | j | n | |
| Hepatitis A | n | j | j | |
| Hepatitis B | n | j | j | |
| Influenza (Virusgrippe) | n | n | j | |
| Keuchhusten | n | n | j | |
| konnatale Infektion**** | n | j | j | |
| Masern | n | n | j | |
| Meningitis/Enzephalitis, alle Formen | n | j | j | |
| Poliomyelitis | j | j | j | |
| Salmonellose | j | j | j | j |
| Scharlach | n | n | j | |
| Sepsis (Puerperal) | n | n | j | |
| Syphilis*** | n | j | n | |
| Tetanus | n | j | j | |
| Tuberkulose | n | j | j | |
| Typhus abdominalis | j | j | j | j |
| Ulcus molle*** | n | j | n | |

\*     Keine gesetzliche Meldepflicht, sondern freiwillige anonyme Meldung der Labors.
\*\*    Einschl. Lebensmittelvergiftungen, im Prinzip auch Yersinia, Rotaviren
\*\*\*   In gewissen Fällen (Therapieverweigerung) namentliche Meldung, sonst nur anonyme Meldung zu statistischen Zwecken.
\*\*\*\*  Konnatale Cytomegalie, Listeriose, Lues, Toxoplasmose,Rötelnembryopathie (im Prinzip auch weitere).

Abwehrreaktion wie bei der „natürlichen" Infektion. Bei Toxoiden oder Kapselantigenen wird durch Impfung sogar eine zuverlässigere und belastungsfähigere Abwehr erzeugt. Die einzelnen Impfungen unterscheiden sich bezüglich der immunologischen Mechanismen:

- **Lebendimpfungen** entsprechen von der Funktion des Immunsystems sehr exakt der eigentlichen Infektion. Es werden abgeschwächte Erregerstämme verwendet, die zwar dieselben Immun-Eigenschaften haben, also für den Körper äußerlich genauso aussehen, aber die schädigenden Auswirkungen der Original-Erreger nicht besitzen. Beispiele: Masern, Mumps, Röteln.
- **Totimpfstoffe** lassen sich in mehrere Gruppen einteilen: Bei den Toxoid-Impfstoffen (z. B. Tetanus, Diphtherie) wird der Körper gegen ein Bakteriengift (Toxin) immunisiert, indem man ein verändertes Toxin spritzt, das zwar für das Immunsystem genauso aussieht wie das echte, aber keine Giftwirkung hat, daher auch der Name Toxoid.
  Bei einigen Impfungen kann ein lebender abgeschwächter Organismus nicht verwendet werden, so daß abgetötete gereinigte Erreger zur Impfung eingesetzt werden (z. B. FSME, Tollwut).

Manche Erreger rufen eine so schwache Abwehr hervor, daß der Körper eine gefährliche Infektion nicht zuverlässig verhindern kann, z. B. Haemophilus influenzae Typ B, der bei Kleinkindern lebensbedrohliche Infektionen verursacht. Hier wendet man einen Trick an, indem Teile des Erregers mit einem anderen Stoff gekoppelt werden, gegen den der Körper leichter eine Abwehr bildet (= Konjugatimpfstoff).

Es gibt darüber hinaus noch weitere Möglichkeiten, Impfstoffe gezielt herzustellen.

Praktisch alle Impfungen werden als **Injektion** verabreicht, entweder ins Unterhautfettgewebe oder in den Muskel. Um die Zahl der Spritzen möglichst gering zu halten, werden bei der Erstimmunisierung von Kindern meist mehrere Impfungen gleichzeitig vorgenommen, d.h. man verwendet **Mehrfachimpfstoffe**. Dabei ist natürlich gewährleistet, daß die Wirkung genauso zuverlässig ist, als wenn alle Komponenten einzeln verabreicht werden. Entgegen häufig vorgetragenen Vermutungen ist das Immunsystem damit nicht überfordert, sondern kann regelmäßig und zuverlässig eine Immunität gegen alle verabreichten Komponenten bilden.

Zur **Grundimmunisierung** zählen folgende Impfungen:

– **Tetanus** („Wundstarrkrampf"): Die Krankheit ist zwar selten, hat aber ein hohes Todesfallrisiko, da sie kaum behandelbar ist. Die Impfung wird gut vertragen und ruft praktisch nur leichtere Komplikationen hervor.
– **Diphtherie:** Die Diphtherie ist zwar derzeit selten, tritt aber seit Jahrhunderten immer wieder epidemieartig auf. Die gut verträgliche Impfung schützt vor schweren Krankheitsverläufen. Die Diphtherie-Todesfälle der letzten Jahre betrafen nur Ungeimpfte!
– **Pertussis** (= Keuchhusten): Diese Erkrankung ist nicht nur lästig, sondern für kleine Kinder sehr gefährlich, sie fördert in allen Altersstufen die Asthmaentstehung und führt in seltenen Fällen zu bleibenden Hirnschäden. Die seit ca. 1992 verwendete azelluläre Impfung ist gut verträglich und ruft keine schweren Komplikationen hervor.
– **HiB**: Haemophilus influenzae führte bei einem von 500 Kindern zu einer Hirnhautentzündung oder Kehldeckelentzündung, beides oft mit tödlichem Ausgang oder Dauerschädigungen. Durch die Impfung sind HiB-bedingte schwere Infektionen äußerst selten geworden. Die Impfung ist nur im Kleinkindesalter sinnvoll, da ältere Kinder und Erwachsene eine natürliche Immunität gegen den Erreger aufbauen können.
– **Polio** (= „Kinderlähmung"): Die Polio ist durch die bisherige Schluckimpfung sehr selten geworden, weil das Wildvirus in Europa fast ausgestorben ist. Durch Fernreisen werden aber immer wieder kleinere oder größere Epidemien beobachtet, und durch den geringen Impfschutz der erwachsenen Bevölkerung kann das Virus sich auch verbreiten. Die Polio ist nicht behandelbar, es können lediglich die Auswirkungen der Lähmung behandelt werden, was im Extremfall Beatmung bis zum Lebensende bedeutet. Da durch die Schluckimpfung in sehr seltenen Fällen auch Lähmungen vorkamen, besonders bei Personen mit angeborenen Defekten im Abwehrsystem (einmal auf 15 Millionen Impfungen!), hat man die Schluckimpfung durch die Totimpfung ersetzt (1998), wodurch dieses geringe Risiko völlig ausgeschaltet ist.

- **Hepatitis B**: Die Hepatitis B hat in den letzten Jahrzehnten sehr deutlich zugenommen. Die Erkrankung ist praktisch nicht behandelbar und führt häufig zu schweren Folgeerscheinungen (Leberkoma, Leberzirrhose, nach Jahrzehnten als Spätfolge Leberkarzinom). Daher ist die gut verträgliche, aber teure Impfung jetzt allgemein für die Grundimmunisierung empfohlen. Da der Schutz um so sicherer und langdauernder ist, je früher die Impfung vorgenommen wird, hat man diese Impfung in den Grundimmunisierungs-Plan aufgenommen.

- **Mumps:** Mumps ruft häufig Hirnhautentzündungen hervor. Wegen der geringen Kinderzahl sind Erkrankungen bei Erwachsenen häufiger geworden, so daß die Komplikationsrate weiter steigt, vor allem die Infertilität bei Männern als Mumpsfolge. Die Lebendimpfung gegen Mumps wird gut vertragen, wobei manchmal nach einigen Tagen eine Art Impfkrankheit auftritt. Schwere Komplikationen sind extrem selten.

- **Masern:** Die Erkrankung ruft häufig vorübergehende, seltener bleibende Hirnschäden hervor, darüber hinaus viele andere Komplikationen, die bei schlechtem Ernährungszustand, aber auch bei Jugendlichen und Erwachsenen häufiger sind. Die Impfung ist gut verträglich, kann aber bei einigen Personen nach einer Woche leichte und harmlose „Impfmasern" hervorrufen.

- **Röteln:** Sie sind als Erkrankung relativ harmlos, wenn man von den seltenen Hirnerkrankungen absieht. Das Hauptrisiko ist die Rötelnembryopathie, wobei die meisten Schwangeren von ungeimpften Kleinkindern angesteckt wurden. Die Impfung wird von Kindern besser vertragen als von Erwachsenen, bei denen es nicht so selten zu längerdauernden Gelenkbeschwerden kommen kann.

Für die Erstimmunisierung gibt es einen **Impfplan**. Dieser wird von einer Expertengruppe (Ständige Impfkommission = STIKO) erarbeitet und den jeweiligen Notwendigkeiten angepaßt. So werden unnötige Impfungen herausgenommen und nicht mehr empfohlen (z. B. Pocken, Tuberkulose), andere neu aufgenommen, wenn eine allgemeine Impfung sinnvoll ist (z. b. HiB, Hepatitis B), oder Änderungen vorgenommen (Austausch der Schluckimpfung gegen Polio gegen die parenterale Impfung). Die STIKO-Empfehlungen werden in kurzen Abständen überprüft, ggf. überarbeitet und in den einschlägigen Zeitschriften veröffentlicht. Diese empfohlenen Impfungen werden von den Kassen bezahlt, während darüber hinausgehende Impfungen (z. b. Gelbfieber vor entsprechenden Reisen) privat zu zahlen sind.

*Impfungen wurden schon immer kritisch bewertet.* Hundert Jahre nach Einführung der Pockenimpfung wurde immer noch ernsthaft behauptet, daß andere Erkrankungen wie Cholera durch die Pockenimpfung hervorgerufen sind, und es gab Ärzte, die ausgerechnet haben, daß die Bevölkerung durch die Pockenimpfung schrittweise ausgerottet wird. Inzwischen sind die Pocken ausgerottet und die Menschen leben noch. Heute kann man in alternativmedizinischen Publikationen lesen, daß AIDS, Multiple Sklerose, Jugendkriminalität und vieles andere mehr eine Folge von Impfungen seien, und daß durch die vielen Impfungen das Immunsystem so weit geschwächt würde, daß die Menschheit daran zugrunde ginge. Bei genauer Betrachtung haben also die Argumentationen und Behaup-

**Tabelle 21.4** Impfkalender für Säuglinge, Kinder und Jugendliche. Empfohlenes Impfalter und Mindestabstände zwischen den Impfungen

| Impfstoff/ Antigenkombina-tionen | Lebensmonat | | | | | | Lebensjahr | |
|---|---|---|---|---|---|---|---|---|
| | Geburt | 2 | 3 | 4 | 5 | 12–15 | 5–6 | 11–18 |
| DTPaP | | | 1. | 2. | 3. | 4. | | A |
| Hib | | | 1. | | 2. | 3. | | |
| IPV | | | 1. | | 2. | 3. | | G |
| HB | | 1. | | | 2. | 3. | | G |
| MMR | | | | | | 1. | 2. | G |
| DT/T | | | | | | | A | A |

Um die Zahl der Injektionen möglichst gering zu halten, sollten vorzugsweise Kombinationsimpfstoffe verwendet werden. Impfstoffe mit unterschiedlichen Antigenkombinationen von D/d, T, aP, HB, HiB, IPV sind bereits verfügbar oder in Vorbereitung.
Abkürzungen: D = Diphtherie, T = Tetanus, aP = Keuchhusten, HiB = Hämophilus influenzae, IPV = Polio, HB = Hepatitis B, MMR = Masern/Mumps/Röteln

tungen über hunderte von Jahren nicht gewechselt. Vorsorge gleich welcher Art wird offensichtlich von einem Teil der Bevölkerung grundlegend abgelehnt.

Davon muß man natürlich ernsthafte Argumente gegen einzelne Impfungen unterscheiden. So ist die Kritik an der Tuberkulose-Impfung seit Jahrzehnten vorgetragen worden, aber erst 1998 wurde endgültig entschieden, diese Impfung in Deutschland nicht mehr zu empfehlen.

In der Anfangszeit dieses Jahrhunderts gab es zudem eine Art Impfeuphorie, und man stellte unkritisch vermeintliche Impfstoffe gegen mancherlei Erkrankungen her, wobei diese „Impfstoffe" oft nicht ausreichend wissenschaftlich erprobt waren (z. B. die „Scharlachimpfung" in den 30er Jahren).

Solche Fehler der Vergangenheit darf man aber nicht pauschal auf die heutige Zeit übertragen. Die Zeit unqualifizierter Impfexperimente ist vorbei, und in den meisten Industrieländern (außer Deutschland!) gibt es sehr gute epidemiologische Zahlen, d.h. man weiß über die infektiösen Erkrankungen und ihre Komplikationen gut Bescheid. Insofern sind viele Vorbehalte gegen Impfungen irrational. Die Argumentation wird trotzdem oft mit sogenannten Fakten geführt, vor allem auch in einschlägigen Büchern, die aber bei genauerer Überprüfung oft falsch verstanden oder lückenhaft sind. So wurde in Deutschland die Komplikationsrate der Keuchhustenimpfung bis vor wenigen Jahren viel zu hoch angegeben, was auf fehlerhafter Begutachtung sogenannter Schadensfälle beruhte, wie man heute weiß.

**Häufige Argumente von Impfgegnern** und -skeptikern sind:

– *Die natürlichen Krankheiten gehören zur Entwicklung des Kindes und sollten nicht unterdrückt werden:* Bisher ist niemals nachgewiesen worden, daß z. B. Kinder sich nach Masern besser entwickeln als nach der Masernimpfung. Diese Behauptung entbehrt jeder Grundlage. Der oft beschriebene „Entwicklungsschub" ist nichts anderes als die Erholung nach einer schweren Erkrankung, die auch das Gehirn betrifft. Ähnliches gilt für andere Erkrankungen. Für die normale Entwicklung eines Kindes sind die Infektionen nicht nötig, und das Erlebnis Krankheit kann man auch mit wirklich harmlosen Erkrankungen haben.

– *Die Kinderkrankheiten sind völlig ungefährlich, wenn wir nur wieder zu einer natürlichen Lebensweise zurückkehren würden:* Diese Argumentation ignoriert völlig, daß die sogenannten Kinderkrankheiten in den Ländern mit·„natürlicher" nichtindustrieller Lebensweise wesentlich komplikationsreicher verlaufen. In Entwicklungsländern stellen z. B. die Masern die dritthäufigste Todesursache dar.

– *Krankheitskomplikationen treffen nur Geschwächte:* Viele Komplikationen (Lähmung bei Polio, Hirnentzündung bei Masern) sind nicht vorhersehbar und treten unabhängig von individuellen Bedingungen ein. Personen mit Störungen der Abwehr oder in schlechtem Ernährungszustand etc. sollten natürlich besonders gut geschützt sein.

– *Impfungen schwächen das Immunsystem:* Das Immunsystem als solches kann kaum geschwächt oder gestärkt werden. Eine dauerhafte immunologische Veränderung ist bei keiner der bisher bekannten Impfungen je beobachtet worden. Bei der Masernimpfung kann es zu einer vorübergehenden Reduktion der zellulären Immunität kommen, aber wesentlich geringer als nach den echten Masern. Das Immunsystem reagiert bei den Lebendimpfungen in derselben Weise wie bei der echten Krankheit. Bei den Tod- oder Toxoidimpfungen reagiert das Immunsystem sogar stärker und anhaltender als nach einer echten Infektion.

– *Impfschäden sind häufiger als Krankheitsschäden:* Dieses Vorurteil wird häufig benutzt. Da die Erkrankungen dank Impfung kaum noch auftauchen, kennt z. B. fast niemand mehr Polio-Kranke aus eigener Anschauung. Dadurch bekommen die sehr seltenen Impfkomplikationen ein anderes Gewicht und werden sehr intensiv wahrgenommen. Die verhinderten Krankheitskomplikationen kann man sich als Laie nur sehr schwer bildhaft vorstellen. Insgesamt sind Impfschäden bei allen Impfungen wesentlich seltener als Krankheitskomplikationen.

– *Impfungen lösen Allergien aus:* Allergische Reaktionen auf Impfstoffe sind extrem selten. Bei genauer Überprüfung bzw. Testung stellen sich meist andere Ursachen heraus. Daß allergische Erkrankungen wie Heuschnupfen oder Asthma als Impffolge entstehen können, ist immunologisch kaum denkbar und wurde auch noch niemals nachgewiesen.

– *Mehrfachimpfungen stellen eine zu große Belastung für das Immunsystem dar:* Die Antigenbelastung durch banale Infekte ist meist höher als bei einer Mehrfachimpfung. Das Immunsystem ist durchaus in der Lage, gleichzeitig mehrere Antigene zu erkennen und immunologisch zu verarbeiten. Dies ist bei allen Impfstoffkombinationen untersucht.

– *Impfungen werden nur durchgeführt, weil die Pharmaindustrie dahinter steckt:* Diese Behauptung ist insofern absurd, weil die Industrie weder direkt noch indirekt entscheidet, wogegen geimpft wird. Bei jeder Impfung ist der volkswirtschaftliche Nutzen berechnet. Ein nicht impfender Arzt rechnet für die Behandlung unkomplizierter Masern meist mehr ab, als ein normal impfender Kinderarzt für die Masernimpfung des ganzen Kindergartens. Insofern steht dieses Argument auf dem Kopf.

# 22 Medikamente in Schwangerschaft und Stillzeit

Nachdem man in der Vergangenheit mehrfach schwere Fehlbildungen durch Medikamenteneinnahme in der **Schwangerschaft** erlebt hatte, werden seit mindestens 20 Jahren alle neuen Medikamente auf ihre Teratogenität untersucht. Dabei ist es niemals völlig sicher, ob ein bei Versuchstieren unbedenkliches Arzneimittel auch beim Menschen keine Fehlbildungen hervorruft. Insofern ist es zur Gewohnheit geworden, daß man in der Schwangerschaft besonders kritisch bei der Verordnung differenter Medikamente vorgeht, aber es ist ebenfalls üblich geworden, daß praktisch jeder Begleitzettel eines Medikamentes den Hinweis trägt, daß es in der Schwangerschaft nur bei besonders kritischer Indikationsstellung zu verwenden ist. Damit ist die Verantwortung für die Gabe eines Medikamentes ganz auf den Verordnenden übergegangen und verlangt von ihm besonders gute Kenntnisse über die Gefahren der jeweiligen Substanzen. Die Tab. 22.1 nennt einige Beispiele für teratogene Medikamente und die typischen Schädigungen.

**Tabelle 22.1** Embryo- und Fetopathien durch Medikamente (Auswahl)

| Medikament | * | Art der Schädigung |
|---|---|---|
| Thalidomid | e | „Contergan-Kinder", Phokomelien etc. |
| Tetracycline | f | Zahnanomalien (Schwarzfärbung) |
| Aminoglykoside | f | Nephrotoxisch, Ototoxisch |
| Zytostatika | e/f | vielfältige Effekte |
| Hydantoin | e/f | typische Embryo-Fetopathie |
| Valproat | e | Spina bifida u.a. |
| Cumarine | e/f | typische Embryopathie, fetale Blutungen |
| Vitamin A | e | schwere allgemeine Mißbildungen |
| Retinoide | e | wie Vitamin A |
| Androgene | f | Vermännlichung weiblicher Feten |

* e: Embryopathie   f: Fetopathie

Manche Substanzen haben eine so lange Wirkdauer, daß ihre Gabe auch vor der Schwangerschaft noch zu Auswirkungen führen kann. Ein Beispiel ist die (innerliche) Aknetherapie mit Retinoiden. Daher ist nach solchen Behandlungen über die eigentliche Therapie hinaus eine sichere Antikonzeption zu gewährleisten.

Medikamente, die kurz vor der Geburt oder im Kreißsaal gegeben werden, können kurzfristige Auswirkungen auf das Neugeborene haben. Dazu zählen vor allem Narkotika und besonders Opiate, die gelegentlich als Schmerzmittel eingesetzt werden. Sie haben eine atemdepressive Wirkung, so daß das Neugeborene durch die indirekte Medikamentenwirkung asphyktisch werden kann. Man sollte anstreben, durch ein Antidot (Narcanti neonatal®) die Wirkung aufzuheben, um so eine Intubation etc. zu vermeiden.

In der **Stillzeit** liegt die Problematik etwas anders, denn jetzt geht es vorwiegend um den Übertritt in die Muttermilch. Nicht alle Medikamente können überhaupt gut übertreten, und nicht alle, die sich in der Muttermilch wiederfinden, sind für das Kind schädlich. Trotzdem ist eine ungewollte „Mitbehandlung" des gestillten Säuglings nicht anzustreben. Die wichtigsten Medikamente, welche für den Säugling eine Bedeutung haben können, sollen aufgezählt werden. Von besonderer Bedeutung ist dabei, daß einige der Substanzen rezeptfrei sind!

Bedacht werden muß, daß auch andere Substanzen mit pharmakologischer Wirkung auf die Muttermilch übergehen können. Kaffee und Tee in hohen Mengen können z. B. nennenswerte Koffein- und Theophyllin-Konzentrationen in der Muttermilch hervorrufen, die zu vermehrter Unruhe beim Kind führen können. Alkohol geht nur in relativ geringen Mengen über, sollte aber trotzdem nicht exzessiv genossen werden.

Auch Drogen können ein Problem darstellen. Das allgemein als relativ harmlos angesehene Haschisch (= Marihuanha) kumuliert in der Muttermilch bis zur 8fachen Konzentration, wird auch aus dem Rauch resorbiert und kann zu neurologischen Schäden und Entwicklungsstörungen führen (Tab. 22.2).

Allgemeines Prinzip ist daher die strenge Indikationsstellung bei jeglicher medikamentöser Therapie während der Stillzeit. Bei chronischen Erkrankungen der Mutter muß prinzipiell eine Beratung bezüglich der Behandlung und der Stillmöglichkeit erfolgen.

**Tabelle 22.2** Medikamente in der Stillzeit, die Bedeutung für den Säugling haben (Abkürzungen + = tritt über, – tritt nicht oder nicht wesentlich über, ? nicht genau bekannt; KI = Kontraindikation, ? = unbekannt, lieber auf Stillen verzichten, E = erlaubt, Ü = Überwachung des Kindes, kann dann gegeben werden; HWZ = Halbwertszeit, MM = Muttermilch)

| Substanz | Übertritt | Effekt beim Kind | Stillen |
|---|---|---|---|
| **Analgetika/Antiphlogistika** (Schmerzmittel) | | | |
| Acetylsalicylsäure | + | keine wesentlichen NW, nur bei sehr hoher mütterlicher Dosis metabolische Azidose | Ü |
| Ibuprofen | – | kein Effekt | E |
| Morphin, Pethidin | + | Kumulationsgefahr, Atemdepression | Ü |
| Pentazocin | + | bei einmaliger Dosis kein Effekt | Ü |
| Phenylbutazon | + | Kumulationsgefahr, beim Säugling relativ hohe Konzentrationen | KI |
| Piroxicam | + | geringer Übergang, kein Effekt bekannt | Ü |
| Paracetamol | + | bei niedriger Dosis kein Effekt, bei hoher Dosis Beeinträchtigung der Leberfunktion denkbar | Ü |
| Indometacin | ? | evtl. Krampfanfälle | KI |
| Propyphenazon | ? | evtl. Hämolyse, wenig bekannt | KI |
| Metamizol | ? | wenig untersucht, Effekte denkbar | Ü |
| **Antiallergika** | | | |
| Antihistaminika | + | zentralnervöse Wirkungen beim Säugling denkbar, bei zwingender Notwendigkeit Antihistaminika mit kurzer HWZ einsetzen | KI/Ü |

**Tabelle 22.2** Medikamente in der Stillzeit, die Bedeutung für den Säugling haben (Fortsetzung)

| Substanz | Übertritt | Effekt beim Kind | Stillen |
|---|---|---|---|
| **Antiarrhythmika/Kardiaka** | | | |
| Digoxin | + | Konzentration beim Säugling etwa $1/10$ wie bei der Mutter | Ü |
| Procainamid | + | Kumulationsgefahr, Effekte aber nicht bekannt | Ü |
| Verapamil | + | Kumuliert in der Milch, Konzentration beim Kind bis $1/5$ der Mutter | Ü |
| **Antiasthmatika** | | | |
| *Theophyllin* | + | toxische Spiegel beim Säugling möglich, Kumulationsgefahr wegen längerer HWS! | KI |
| *Betamimetika* | | | |
| Terbutalin | + | in der MM hohe Spiegel, aber beim Kind kein Effekt nachzuweisen | Ü |
| andere Betamimetika nicht untersucht, wahrscheinlich ähnlich zu beurteilen inhalative Betamimetika sind mit hoher Wahrscheinlichkeit harmlos! | | | |
| Ketotifen | + | Müdigkeit, Trinkschwäche | Ü |
| inhalative Steroide | – | kein Effekt | E |
| DNCG, Nedocromil | – | kein Effekt | E |
| **Antibiotika** | | | |
| *Aminoglykoside* (Amikacin, Gentamicin, u.a.) | – | Übergang nur in Spuren | E |
| *Cephalosporine* | | | |
| Cefadroxil | + | Kumulationsgefahr, wenig toxisch | Ü |
| Cefalexin, Cefalotin, | + | Kumulationsgefahr, wenig toxisch | Ü |
| Cefradin, Ceftazidim, Moxalactam, Latamoxef | | geringe Konzentration in der MM | Ü |
| Cefazolin, Cefoperazon, Cefotaxim, Cefotiam, Cefoxitin, Ceftizoxim | – | sehr geringer Übertritt | E |
| *Chloramphenicol* | + | bei Säuglingen therapeutisch oder toxische Dosis möglich! | KI |
| *Penizilline* | | | |
| Amoxicillin, Ampicillin, Carbenicillin | +/– | geringer Übergang, Effekte unwahrscheinlich | Ü |
| Bacampicillin, Mezlocillin, Penicillin G und V, Ticarcillin | – | kein wesentlicher Übergang | E |
| *Tetrazykline* | + | relativ hohe MM-Konzentrationen, Durchfälle und Einbau in Knochensubstanz | KI |
| *Gyrasehemmer* | ? | Wegen denkbarer Schädigungen auf Knorpel sicherheitshalber nicht geben | KI |
| *Makrolide* | | | |
| Erythromycin | # | kumuliert, therapeutische Konzentrationen beim Säugling! | KI |
| Josamycin | + | Kumulationsgefahr, Durchfälle | Ü |
| *Clindamycin* | + | hohe Konzentrationen, Effekte unklar | KI |
| *Lincomycin* | + | hohe Konzentrationen, Effekte unklar | KI |
| *Nitrofurantoin* | – | kein Effekt | E |

**Tabelle 22.2** Medikamente in der Stillzeit, die Bedeutung für den Säugling haben (Fortsetzung)

| Substanz | Übertritt | Effekt beim Kind | Stillen |
|---|---|---|---|
| *Sulfonamide* | | | |
| Sulfamethoxazol | + | sehr hohe MM-Konzentrationen, Kumulation | KI |
| Trimethoprim | + | kumuliert, Konzentrationen höher als bei der Mutter! | KI |
| Sulfasalazin | +/– | nur sehr geringe Konzentrationen | Ü |
| Metronidazol | + | kumuliert beim Säugling, höhere Konzentration als bei der Mutter, Effekte unklar | KI/Ü |
| *Tuberkulostatika* | | | |
| Dihydrostreptomycin, Pyrazinamid | – | kein wesentlicher Übergang | E |
| INH, PAS, Rifampicin, Streptomycin | + | keine eindeutigen Effekte bekannt | Ü |
| **Antidepressiva** s. Psychopharmaka | | | |
| **Antiemetika** (Mittel gegen Erbrechen und Übelkeit) | | | |
| Metoclopramid | + | bereits in geringen Konzentrationen zentralnervöse Symptome beim Kind möglich | Ü |
| Dimenhydrinat | ? | kein Effekt | E |
| **Antiepileptika** | | | |
| Alle Substanzen | + | Müdigkeit und leichte zentralnervöse Störungen beim Kind möglich | Ü |
| **Antihypertonika** (blutdrucksenkende Mittel) | | | |
| Diazoxid | + | | |
| Methyldopa | /– | kein Effekt | E |
| Propanolol | + | Blutdrucksenkung möglich | Ü |
| Rauwolfia-Alkaloide | + | Hypersekretion, Atemdepression, Apathie bei Neugeborenen | KI |
| Clonidin | + | hohe MM-Konzentration, Effekt unbekannt, Angaben widersprüchlich! | Ü/KI |
| Captopril | – | sehr geringe MM-Konzentration | E |
| Minoxidil | + | hohe MM-Konzentraionen! | KI |
| **Antihypotonika** | – | Keine Wirkungen bekannt | E |
| **Antikoagulantien** (gerinnungshemmende Medikamente) | | | |
| Heparin | – | kein Effekt | E |
| Warfarin | – | kein Effekt nachgewiesen | E |
| Cumarine | +/– | Beeinflussung der Gerinnung möglich, evtl. Blutungen | KI/Ü |
| **Antimykotika** | | | |
| systemische (orale, i.v.-Antimykotika, alle Substanzen) | + | Effekte weitgehend unbekannt | ? |
| lokale | – | keine Effekte | E |
| **Antiphlogistika** s. Analgetika | | | |

**Tabelle 22.2** Medikamente in der Stillzeit, die Bedeutung für den Säugling haben (Fortsetzung)

| Substanz | Übertritt | Effekt beim Kind | Stillen |
|---|---|---|---|
| **Antitussiva** (hustenlösende Medikamente) | | | |
| Ambroxol, Bromhexin | + | keine Probleme bekannt | E |
| Codein | + | Hohe Konzentration der Milch, bei niedriger Dosierung vorübergehend unbedenklich, evtl. Atemdepression | Ü/KI |
| **Betamimetika** (oral) | + | Unruhe, neurolog. Auffälligkeiten | KI |
| **Kortikoide** (oral) | +/– | in hoher Dosis Übergang | Ü |
| **Diuretika** (harnausscheidende Medikamente) | | | |
| alle Präparate: Dehydratationsrisiko, evtl. Laktationshemmung! | | | |
| Amilorid | + | geht über, Wirkung unbekannt | KI |
| Chlortalidon | + | lang HWZ, Wirkung auch beim Säugling | KI |
| Triamteren | + | keine ernsten NW | Ü |
| Furosemid | + | keine ernsten NW | Ü |
| **Laxantien** (Abführmittel) | | | |
| Bisacodyl | + | Darmtätigkeit des Säuglings | KI |
| Phenolphthalein | + | Darmtätigkeit des Säuglings | KI |
| Sennoside und andere pflanzliche Laxantien | + | Durchfälle beim Säugling | KI |
| Lactulose | – | keine NW | E |
| Leinsamen u. andere Quellmittel: unbedenklich | | | |
| **Magen-Darm-Therapeutika** | | | |
| Cimetidin, Ranitidin | + | Kumulationsgefahr | KI |
| Antacida | – | keine NW | E |
| Dimeticon | – | keine NW | E |
| **Mund- und Rachentherapeutika** sind unbedenklich | | | E |
| **Narkosegase** (Halothan) empfohlen wird eine 24stündige Stillpause) | + | Atemdepression u.a. NW | KI |
| **Psychopharmaka** | | | |
| *Antidepressiva* | | | |
| Amitriptylin | + | Effekt nicht eindeutig bekannt | Ü |
| Imipramin | + | Effekt unklar | Ü |
| Lithiumsalze | + | Elektrolytverschiebungen, zentrale Wirkungen? | KI |
| *Tranquillantia* | | | |
| Diazepam, Bromazepam | + | Schläfrigkeit, zentrale NW, bei Neugeborenen verstärker Ikterus | KI |
| Clobazam u.a. Bendozdiazepine | | | |
| Lorazepam, Lormetazepam | +/– | geringer Übertritt | Ü |
| *Hypnotika* | | | |
| Chloralhydrat | +– | Sedierung | Ü |
| *Neuroleptika* | | | |
| Haloperidol | + | extrapyramidale Symptome | Ü |

**Tabelle 22.2** Medikamente in der Stillzeit, die Bedeutung für den Säugling haben (Fortsetzung)

| Substanz | Übertritt | Effekt beim Kind | Stillen |
|---|---|---|---|
| andere Neuroleptika (Promazine) | + | Kumulation, ZNS-NW | KI |
| **Rhinologika** (Schnupfenmittel) | | | |
| orale Sympathomimetika und Kombinationen mit Antihistaminika | +/– | unterschiedliche Effekte | Ü |
| lokal abschwellende Nasentropfen | – | Kein Effekt | E |
| **Schilddrüsentherapeutika** | | | |
| Jod | – | Hypothyreose | KI |
| Carbimazol, Methimazol | + | Hypothyreose | KI |
| Thiouracil | +/– | geringer Übertritt, kein Effekt | Ü |
| Thyroxin | + | physiologisch, keine NW | E |
| **Schlafmittel** s. Psychopharmaka | | | |
| **Sexualhormone** | | | |
| *Ovulationshemmer* Gestagene | + | Dosen meist niedrig | Ü |
| Cyproteronacetat | + | relativ hohe MM-Dosis | KI |
| andere Gestagene | +/– | wahrscheinlich unbedenklich | Ü |
| Medroxyprogesteron | + | Kumuliert | KI |
| *Androgene* | | | |
| *Östrogene* | | | |
| Estradiol | + | relativ hohe MM-Dosis | Ü |
| andere Östrogene | +/– | wahrscheinlich unbedenklich | Ü/E |
| **Zytostatika und Immunsuppressiva** | +/– | aus prinzipiellen Gründen wegen Spätwirkungen (Kanzerogenität) abzulehnen | KI |
| **Rauschgifte und Suchtmittel** | | | |
| Äthylalkohol | + | geringe Toleranz, zentrale NW, Hypoglykämien | Ü/KI |
| Marihuana/Haschisch | + | Übergang über Milch und direkt vom Rauch, kumuliert stark! Neurologische Schäden | KI |
| Nikotin | + | Atemwegserkrankungen, Atopiegenese | KI |
| Kaffee | + | Unruhe | Ü |
| Tee s. Theophyllin (bei Antiasthmatika) | | | E/Ü |

# 23 Soziale, psychische und ethische Probleme

Wenn auch die Geburtshilfe in den allermeisten Fällen eine erfreuliche und letztlich auch problemlose Angelegenheit ist, so treten doch immer wieder Störungen dieses normalen und natürlichen Vorganges auf.

Man kann die Geburt nicht auf den rein körperlich-physiologischen Ablauf reduzieren. Die gleichzeitig ablaufenden psychischen Prozesse können auch schon bei einer medizinisch normalen Geburt beeinträchtigt sein. Bei Komplikationen und Problemen, besonders bei schweren Erkrankungen des Neugeborenen, gibt es regelmäßig auch psychische oder soziale Probleme. Daher ist es für die Hebamme besonders wichtig, sich mit diesen Themen vertraut zu machen, um nicht nur auf den „gesunden Menschenverstand" oder ein meist unsicheres Gefühl angewiesen zu sein, wenn es um Hilfe und Beistand in solchen Situationen geht.

## 23.1 Interaktion zwischen dem Neugeborenen und der Mutter/Familie

Das Neugeborene ist kein „unbeschriebenes Blatt", und es trifft auch keine offene Situation an, sondern wird mit Freude, Angst, Anforderungen oder Wünschen erwartet und muß sich seinen Platz in der Familie erobern. Ereignisse und Probleme während der Schwangerschaft haben sicher Einfluß auf den Feten, wobei sich dies bisher kaum genau bestimmen läßt. Ein regelrechtes Gedächtnis für pränatale Ereignisse besteht wohl kaum, aber negative Erfahrungen, Unruhe, Streß etc. können negative Auswirkungen auf das Kind haben. Hinzu kommen direkt schädigende oder zumindest beeinträchtigende Einflüsse durch Medikamente, Nikotin, Alkohol etc.

Die Einstellung zur Schwangerschaft und der Ablauf der Geburt prägen das primäre Verhältnis der Eltern, vor allem der Mutter, zum Kind, so daß schon ein Grundstein für die gegenseitige Beziehung gelegt ist.

Die Geburt selbst ist zwar ein physiologischer Vorgang, aber auch hier gibt es zahlreiche Variationsmöglichkeiten, die das Kind indirekt beeinflussen können. Die Geburt ist also nicht nur ein medizinisches, sondern auch ein soziales Ereignis.

Das Neugeborene kann die Stimme seiner Mutter erkennen und reagiert darauf anders als bei anderen Stimmen oder Geräuschen. Es wendet seinen Blick häufiger in die Richtung dieser Stimme. Auch andere Sinnesreize werden bereits bekannten Erfahrungen zugeordnet. Das Vertrauen in die Welt bekommt das Neugeborene wohl auch dadurch, daß es solche ihm bekannten Reize mit den neuen Einflüssen kombiniert und dadurch die notwendige Sicherheit empfindet.

Die ersten Lebensstunden, in denen das Kind meist aufmerksam und wach ist, können eine wesentliche Bedeutung für die spätere Bindung innerhalb der Familie erlangen, auch für den Vater oder andere Familienmitglieder.

Wieweit solche Bindungsphasen kritisch sind, d. h. absolut notwendig und unersetzbar, ist noch nicht erforscht. Wahrscheinlich können sie bei ungestörter Familienstruktur nachgeholt oder ausgeglichen werden, z. B. nach einer Sectio oder bei kindlichen Geburtskomplikationen. Insofern besteht keine absolute Parallele z. B. zu den Prägungsphasen bei manchen Tieren. Andererseits kann bei problematischer oder gestörter Familienstruktur hier bereits der Grundstein zu späteren Problemen, wie Vernachlässigung, Mißhandlung oder emotionalen Störungen, gelegt werden.

## 23.2 Kind und Eltern in weiteren Entwicklungsphasen

Der Säugling wird in seinen sozialen Antworten im wesentlichen den Leitlinien der Entwicklung folgen, also z. B . in einem bestimmten Alter lächeln. Aber diese Reaktionen sind auch von der Einstellung der Umgebung mitgeprägt und verlangen eine ungestörte Kommunikation mit der Familie. Die Eltern wiederum reagieren auf die Äußerungen des Kindes je nach ihrer Einstellung unterschiedlich, und in diesem Wechselspiel entsteht die individuelle Eltern-Kind-Bindung.

Wenn auch jedes Kind in seinem Verhalten und seinen Fähigkeiten anders ist, so lassen sich doch typische Entwicklungsphasen ausmachen, die allerdings einer großen individuellen Streubreite unterliegen, also nicht von allen Kindern in derselben Weise durchgemacht werden.

Ein sehr wichtiges und für die Eltern beglückendes Ereignis ist die sichtbare **soziale Kontaktaufnahme des Kindes** zu anderen Personen, indem es lächelt, wenn es ein Gesicht sieht. Diese Reaktion ist im Alter von ca. 4 bis 6 Wochen ausgereift. Es handelt sich zwar um einen Reflex, also eine automatische Reaktion. Aber die Gegenreaktion der Eltern bzw. anderer Personen ist doch für das Kind von Bedeutung, weil davon positive Impulse für die weitere soziale Entwicklung ausgehen.

Eine weitere wichtige Fähigkeit ist das **Greifen**. Dabei geht das Wollen, das Interesse an der Umgebung, einher mit der motorischen Fähigkeit, die Hände vor dem Körper zusammenzuführen und Gegenstände zu halten.

Im späteren Säuglingsalter werden **fremde Personen** von den Familienmitgliedern **unterschieden**, das Kind wendet sich von unbekannten Menschen zunächst ab. Dabei kann das Gedächtnis anfangs recht kurz sein, so daß der wenige Tage abwesende Vater schon als fremd abgelehnt wird.

Mit dem **Laufenlernen** beginnt die Phase der Erforschung der Umgebung. Dabei entwickelt das Kind einerseits einen enormen Freiheitsdrang, will alles erobern, andererseits fühlt es sich nur in Gegenwart der Mutter bzw. vertrauter Personen sicher und entfernt sich meist nicht sehr weit von ihnen.

Die **Entwicklung der Sprache** erschließt eine weitere wichtige Dimension im Zusammenleben, wobei die ersten Äußerungen des Kindes nur von den Familienmitgliedern gedeutet werden können und auch hier erst schrittweise die weitere Umgebung einbezogen werden kann.

Im Kleinkindalter, mit ca. 3 bis 5 Jahren erfolgt die **soziale Kontaktaufnahme mit Gleichaltrigen**, das Spielen nebeneinander wird zum Spielen miteinander. Hier spielt eine „Schulung" durch ältere Geschwister oder Eltern eine bahnende

Rolle, der Eintritt in den Kindergarten ist ein wichtiges Ereignis, vor allem für Einzelkinder.

Auch die weiteren Entwicklungsphasen bis hin zum Erwachsenwerden haben gewisse typische Merkmale, aber mit zunehmendem Alter des Kindes werden solche Entwicklungsschritte auch durch die eigene Persönlichkeit und die bis dahin erworbenen Fähigkeiten und Erfahrungen geprägt. Die Toleranz gegenüber schwierigen Situationen wird größer, wenn ein stabiler Grundstein in den ersten Lebensjahren gelegt wurde. In diesen ersten Lebensabschnitten ist das Kind besonders darauf angewiesen, die erwarteten und normalen Reaktionen der Umgebung zu erlangen und dadurch die Sicherheit zu gewinnen, die für eine gesunde psychische Entwicklung nötig ist.

Die **Erziehung** soll das Kind fordern, aber nicht überfordern. Sie muß also den einzelnen Entwicklungsphasen und den Fähigkeiten des Kindes angepaßt sein. Es gibt keine allgemeingültigen Erziehungsprinzipien. Ob eine Familie einen antiautoritären bis unstrukturierten Erziehungsstil hat oder sehr rigide an Prinzipien festhält, ist persönliche Eigenart und spiegelt die Spannbreite der gesellschaftlichen Möglichkeiten wider. So lange die Erziehung nicht eindeutig zum Schaden des Kindes gereicht, muß man diese Variationsbreite auch akzeptieren. Spannungen können dann entstehen, wenn Eltern erheblich unterschiedliche Erziehungsstile und -ziele haben. Dem Kind fällt die Orientierung schwer, und daraus kann sehr leicht eine neurotische Fehlentwicklung resultieren.

Das wichtigste Erziehungsprinzip ist Stetigkeit. Man kann nicht den einen Tag alles erlauben und am nächsten alles verbieten. Das Kind braucht Orientierung in seiner näheren Umgebung, damit es sich und seine Persönlichkeit entwickeln kann. Daher sollten sich Eltern in ihren Erziehungswünschen einig werden und über die Ziele einigermaßen klar sein, wobei die Erziehung auch durchaus umgekehrt erfolgt: Kinder erziehen auch die Eltern, ihre Rolle anzunehmen und auszufüllen. Die Erziehung des Kindes wird natürlich wesentlich erleichtert, wenn die Vorstellungen der Eltern im wesentlichen den vorherrschenden Einstellungen der Gesellschaft entsprechen, so daß die Orientierung des Kindes auch über das Elternhaus hinaus ohne allzu starke Widersprüche möglich ist. Sehr abweichende Erziehungsprinzipien fördern die Abkapselung der Kleinfamilie. Insofern kann Erziehung auch nur im Kontext mit der Gesellschaft erfolgen, worüber sich viele junge Eltern nicht im klaren sind. Oft wird versucht, Fehler in der eigenen Erziehung nicht weiterzugeben, dafür macht man dann andere. Man muß sich auch im Klaren darüber sein, daß Kinder einige Erziehungsfehler durchaus aushalten, sonst wäre es schlecht um uns bestellt.

**Das wichtigste Erfordernis ist jedoch die Liebe zum Kind**. Wird es von den Eltern innerlich abgelehnt, kann auch die perfekteste Pflege und Erziehung zum falschen Resultat führen. Dabei ist es wichtiger, dem Kind seine Zuneigung zu *zeigen als* verbale Bekenntnisse.

## 23.3 Neugeborene in der Kinderklinik

Die Verlegung in die Kinderklinik bedeutet zunächst einmal Trennung von Mutter und Kind, selbst wenn beide Abteilungen im selben Haus und nebeneinander liegen. Diese physische Trennung zerreißt auch symbolisch die Verbindung miteinander, so daß die Mutter sich alleingelassen fühlt und vor allem für das Kind dasselbe empfindet.

Dieses Gefühl der Verlassenheit, der Sorge und Angst wird oft nicht genügend erkannt, so daß viele Wöchnerinnen sich darüber beklagen, daß sie damit völlig alleine gelassen werden. So ist nicht verwunderlich, daß solche Frauen sehr häufig auf eine vorzeitige Entlassung aus der Entbindungsklinik drängen, weil sie das Verlassensein nicht ertragen können (und die Anwesenheit gesunder Neugeborener).

Bestehen bei dem Kind erhöhte Risiken oder handelt es sich um sehr kleine Frühgeborene, kommt die reale Sorge um das Überleben und um Schäden beim Kind hinzu.

In solchen Fällen spielt der Vater oft eine wesentliche Mittler-Rolle: Er fährt in die Kinderklinik, holt die Informationen ein, bringt evtl. Muttermilch zum Kind etc. Daher ist es hier wichtig, ihn in Gespräche möglichst mit einzubeziehen.

Einige **praktische Hinweise**, die eine solche Situation erleichtern können:
– Ein Polaroid-Photo vom Kind ersetzt dieses zwar nicht, kann aber für die Mutter wichtig sein, damit sie nicht nur eine abstrakte Vorstellung von ihrem Neugeborenen hat.
– Ein guter Informationsaustausch mit der Kinderklinik fördert das Vertrauen der Eltern.
– Eine sehr gute und einfühlsame „Still"anleitung ist nötig, mit dem Abpumpen von Milch sollte bald begonnen werden. Vielen Müttern ist dies auch eine seelische Hilfe, denn sie haben das Gefühl, wenigstens ein klein wenig für das Kind zu tun.
– Mütter von verlegten Kindern zusammenlegen, auf jeden Fall nur dann zu Frauen mit gesunden Kindern, wenn sie dies bejahen.
– Bei Visiten etc. diese Frauen besonders intensiv besuchen und betreuen. Die Erfahrung lehrt, daß sich häufig die Visite hier auf das Nötigste beschränkt, um unangenehmen Gesprächen auszuweichen. Auch ein etwas längerer Besuch durch die Hebamme, die bei der Geburt dabei war, kann hier sehr hilfreich sein.

Ziel sollte sein, die Familieninteraktion in dieser wichtigen Lebensphase möglichst wenig zu stören. Das Trauma durch den zeitweiligen Verlust des Kindes soll so gering wie möglich gehalten werden.

In einigen Kinderkliniken hat man neue Wege beschritten, um dem Frühgeborenen oder kranken Neugeborenen den Weg in die Familie zu erleichtern. Die Eltern können sich sehr lange und intensiv auf der Station aufhalten und an der Pflege beteiligen. Teils dürfen sogar gesunde Geschwister die Station betreten. Ruheräume und eine entsprechende Stationsatmosphäre sorgen dafür, daß Eltern sich wohlfühlen und dies an ihr krankes Kind weitergeben können. Selbst intensivpflegebedürftige, z. B. beatmete Neugeborene können den Inkubator verlassen und bei der Mutter auf dem Bauch liegen („Känguruh-Methode"), wenn die entsprechende Anleitung und Bereitschaft vorhanden ist. Die vielmals befürchteten Infektions- und sonstigen Risiken sind viel geringer als oft vermutet, und der Gewinn an Lebensqualität ist gewaltig. Leider fällt es vielen Abteilungen schwer, auf diese Weise ein Stück Kontrolle abzugeben, die Kompetenz an die Eltern weiterzugeben und die Barrieren vor der Intensivstation etwas einzureißen.

Wenn das Kind sehr lange in der Kinderklinik bleiben muß (bei sehr unreifen Frühgeborenen oft drei Monate oder länger), sollte den Eltern zur zuverlässigen Antikonzeption geraten werden, damit die Heimkehr des Frühgeborenen nicht mit der nächsten Frühschwangerschaft zusammenfällt. Da solche ehemals sehr kleinen Kinder oft viel Pflegeaufwand erfordern, z. B. durch häufige Mahlzeiten, viele ärztliche Kontrollen, Krankengymnastik etc., rät man den Eltern, mit dem nächsten Kind mindestens zwei Jahre zu warten.

## 23.4  Familiäre Probleme bei behinderten und kranken Kindern

Eines der schwierigsten Probleme ist ein **Aufklärungsgespräch** über die vermutliche Behinderung des Kindes. Nicht selten wird einem solchen Gespräch ausgewichen, so daß die Eltern auf nebensächliche Weise oder durch Zufall erfahren, daß mit ihrem Kind etwas nicht stimmt. Wenn sie so mit der Krankheit des Kindes konfrontiert werden, bedeutet dies eine Katastrophe für die weitere Entwicklung, auch für die Mitarbeit an therapeutischen Maßnahmen. Das Vertrauen der Eltern geht auf jeden Fall verloren. Andererseits darf keine Überaufklärung erfolgen, so daß alle eventuell möglichen Komplikationen und Konsequenzen bis ins einzelne erörtert werden. Ein solches falsch geführtes Gespräch kann zutiefst verunsichern und das Verhältnis der Eltern zum Kind nachhaltig negativ beeinflussen.

Aufklärungsgespräche haben daher in ruhiger Atmosphäre zu erfolgen. Den Eltern muß das Gefühl vermittelt werden, daß man Zeit für ihre Sorgen und Fragen hat, denn nur so werden sie auch gestellt und man kann Fehleinschätzungen und Ängste gezielter ansprechen. Ein Aufklärungsgespräch über wesentliche Erkrankungen oder Behinderungen darf nicht jeder führen, der sich dazu berufen fühlt, sondern sollte dem Erfahrenen überlassen werden. Es muß auf der Station festgelegt sein, wer mit einer bestimmten Familie vorrangig spricht, damit nicht durch mehrere Gespräche mit unterschiedlichem Grundtenor erneute Verunsicherung entsteht.

Für die Eltern ist es kein leichter Schritt, die Behinderung ihres Kindes zu akzeptieren. Dies geht ganz sicher nicht innerhalb eines einzigen Gespräches. Dabei müssen die verschiedensten Aspekte sozusagen einzeln vermittelt werden und von den Eltern auch Schritt für Schritt in ihre Vorstellungswelt übernommen werden. Die Tatsache, daß eine Behinderung oder Fehlbildung vorliegt, ist relativ schnell mitgeteilt. Vergessen wird oft, und manche Eltern fragen aus Unsicherheit nicht danach, was dies praktisch bedeutet, d. h. wie ein solches Kind später aussieht, was es können wird, wie es sich zu seiner Umgebung stellen wird, was es lernen kann und viele andere Dinge mehr, die man als Arzt oder Hebamme oft nicht einmal richtig beantworten kann. Auch das Verständnis für therapeutische Maßnahmen, ihren Sinn und ihre Wirkung, ist meist nicht in einem einzigen Gespräch zu vermitteln.

Nicht selten sind die Eltern nach einem ersten Aufklärungsgespräch scheinbar gelassen oder scheinen dies gut zu verkraften. Dabei sind sie eher wie gelähmt und haben durch dieses Schockerlebnis zunächst gar keine Fragen, sondern sind mit sich selbst und dem Mitleid mit dem Kind beschäftigt. Erst später stellen sich dann die vielen anderen Fragen ein.

Daher ist es von besonderer Bedeutung, daß man ihnen immer die **Möglichkeit zu wiederholten Gesprächen** läßt, die vielleicht auch manchmal kurz und nebenbei sein können. Man sollte aber auf alle Fragen, und seien sie noch so „absurd", geduldig eingehen, und keine Frage als dumm, nebensächlich oder lächerlich abtun. Aus den Fragen sieht man am besten, welche Vorstellungen und Sorgen die Eltern haben. Wenn sie keine Fragen stellen, sollte man den Fehler durchaus auch bei sich selbst und der Technik der Gesprächsführung suchen.

Eltern können auf verschiedene Weise spontan auf die Fehlbildung oder Behinderung des Kindes reagieren:

- **Technisch-operativer Standpunkt**: Eine Fehlbildung wird sozusagen als technische Panne angesehen, nach dem Motto, heute sei ja praktisch alles machbar, d.h. reparierbar. Diese Einstellung wird auch bei sehr kleinen Frühgeborenen immer wieder geäußert, und dabei die Möglichkeit von Komplikationen oder späteren Problemen zunächst weitgehend ausgeklammert. Diese Reparaturmentalität trifft man eher bei Männern an.
- **Emotional von der Sicht des Kindes aus**: Vor allem bei Fehlbildungen fragen die Eltern, ob es weh tut, was das Kind empfindet, was es spürt, ob es leben möchte etc. Solche Fragen sollten nicht einfach abgetan werden.
- **Emotional aus eigener Sicht**: Die Eltern sind erst einmal mit sich selbst beschäftigt und fragen, wie soll ich das schaffen, warum hat es mich/uns getroffen. Auf diese Fragen ist schwer zu antworten, hier ist der Seelsorger oder auch Psychologie gefragt, wenn dieser Fragenkomplex großen Raum einnimmt. Man muß versuchen, die Eltern aus ihrer subjektiven Sicht herauszuführen.
- **Schuldgefühle** werden sehr oft geäußert, indem bestimmte Gedanken oder Ereignisse während der Schwangerschaft auf die Krankheit des Kindes bezogen werden. Solche Schuldgefühle sind in den wenigsten Fällen berechtigt und können durch behutsame Aufklärung oft beseitigt werden. Durch unbedachte oder ungeschickt vorgetragene Äußerungen oder Fragen zur Schwangerschafts- und Familienanamnese können andererseits erhebliche Schuldgefühle entstehen (z.B. „Wenn sie umziehen, brauchen Sie sich über die Frühgeburt nicht wundern")!
- **Schuldzuweisungen**: Gelegentlich wird die Schuld an der Erkrankung auf Dritte, vor allem Ärzte, übertragen: Warum hat man dies nicht bei der Vorsorge bemerkt, warum hat man nichts dagegen getan, warum hat man nicht zum Abbruch geraten etc. Solche Schuldzuweisungen sind in den seltensten Fällen real begründbar, aber fast immer verständlich. Es zeigt sich hier einmal mangelndes Vertrauen, aber auch die fehlende Möglichkeit, Unglück oder Krankheit als solche zu akzeptieren. Aggressivität ist oft ein Zeichen von Unsicherheit. Auf keinen Fall darf man sich auf dieselbe Stufe stellen und mit aggressiver Verteidigung reagieren. Die Reaktion der Eltern ist aus der Situation heraus verständlich, sie fühlen sich in die Enge getrieben, ihr Lebensplan bricht zusammen und sie haben nur diesen Ausweg. Freundlichkeit und

Geduld, gepaart mit sachlicher Aufklärung ist hier der beste Weg, möglichst schnell eine Kooperation zu erreichen.
– **Ablehnung des Kindes**: Sehr selten wird das Kind als solches offen abgelehnt, d. h. die Eltern bekunden aufgrund der Erkrankung Desinteresse oder wollen das Kind sogar gar nicht zu sich nehmen, weil sie sich sozusagen nur für gesunde Kinder zuständig fühlen. Mit solchen Reaktionen ist äußerst schwer umzugehen.

Nach dieser spontanen Reaktion, die jeweils aus der Situation und Persönlichkeitsstruktur verständlich ist, muß durch weitere Gespräche schrittweise und einfühlsam eine realistische Sicht des Problems erreicht werden.

Selbst wenn am Anfang erreicht wurde, daß das behinderte oder kranke Kind von den Eltern akzeptiert wird, sind damit nicht alle Probleme gelöst. Es handelt sich ja nicht um einen einmaligen Unglücksfall, der damit behoben wird, sondern in vielen Fällen wird das Kind zur Dauerbelastung für die Familie, etwa wenn eine geistige oder körperliche Behinderung besteht oder Fehlbildungen sich nicht vollständig ausgleichen lassen, eine Dauerbehandlung oder weitere Operationen etc. nötig werden.

Die dadurch entstehenden Belastungen der Familie können sich auf vielerlei Weise manifestieren.

Hinzu kommen noch die **Reaktionen anderer Menschen** auf das behinderte Kind. Nicht immer ist von der erweiterten Familie Hilfe oder zumindest Verständnis zu erwarten. Auch Freunde ziehen sich oft zurück, meist aus Gedankenlosigkeit oder Unsicherheit. Fremde reagieren oft aggressiv oder mit abschätzig geäußertem Unverständnis. Viele Eltern behinderter Kinder haben solche Reaktionen in der Öffentlichkeit schon miterleben müssen.

Durch ein chronisch krankes oder behindertes Kind kann die Belastungsfähigkeit einer Familie oder einzelner Mitglieder überschritten sein. So kommen Ehescheidungen, Alkoholismus und andere Fluchtformen häufiger vor. Auch die Vernachlässigung gesunder Geschwister durch die übergroße Fürsorge für das kranke Kind kann sich einspielen.

Man sollte **soziale Hilfsmöglichkeiten** kennen und rechtzeitig vermitteln. Der Kontakt zu gleichartig Betroffenen kann für die Eltern eine große Hilfe sein. Daher sollte man das Angebot machen, solche Kontakte zu vermitteln. Selbsthilfegruppen spielen hier eine wichtige Rolle, und ihre Arbeit ist fast immer als positiv zu werten. Gerade bei der Bewältigung praktischer Probleme wird den Eltern dort mehr geholfen als etwa von Ärzten.

## 23.5 Tod eines Neugeborenen und die psychischen und sozialen Folgen

Der Tod eines Neugeborenen trifft die Familie fast immer unvermittelt, selbst wenn es Anzeichen oder hinweisende Komplikationen vorher gegeben hat. Wenn das Kind an einer schweren oder nicht behandelbaren Fehlbildung stirbt oder nach einer längerdauernden, komplikationsreichen und vergeblichen Intensivtherapie, kann der Tod als solcher vielleicht eher akzeptiert werden, aber die Trauerreaktion durch den Verlust des Kindes ist dieselbe.

Läßt sich bei schwerkranken Kindern der eventuelle tödliche Ausgang abse-
hen, ist es von besonderer Bedeutung, eine vertrauensvolle Basis zwischen
Klinikteam und Eltern zu schaffen. Die Eltern müssen, mehr noch als sonst auf
Intensivstationen, feste Ansprechpartner haben. Diese Forderung wird allzu oft
außer Acht gelassen. Gespräche müssen intensiv und häufig stattfinden.

Ein weiteres Problem ist, wie man in der hektischen Betriebsamkeit der Intensivstation eine für den bevorstehenden Tod einigermaßen ruhige und würdevolle
Atmosphäre schafft. Auf jeden Fall müssen die Eltern ungehindert Zugang zum
Kind haben, um bei ihm zu sein. Dabei muß auch in Kauf genommen werden,
daß eventuelle medizinische Maßnahmen gestört werden. Es ist in diesem Falle
wichtiger, daß die Eltern ihr sterbendes Kind auf dem Arm halten dürfen, wenn
sie das möchten, als daß Beatmung oder Monitor richtig funktionieren. In solchen Situationen hat die Technik sowieso ausgespielt und der Zusammenhalt der
Familie ist viel wichtiger, auch für die Verarbeitung des Geschehens.

Die Familie darf mit der Trauer nicht allein gelassen werden. In der Realität ist
es leider so, daß sich niemand richtig dazu berufen fühlt, solche Gespräche zu
führen und den Eltern Hilfestellung in dieser schwierigen Zeit zu geben. Idealer-
weise gibt es ein Team aus Arzt, Schwester, evtl. Sozialarbeiter, Seelsorger, Psychologen. Die Erinnerung an das Kind soll nicht verdrängt, sondern wach gehalten werden, um eine normale Trauerreaktion zu ermöglichen. Die Eltern müssen
Gelegenheit haben, die Umstände und Probleme, die zum Tode des Kindes
geführt haben, zu erfahren. D.h., es dürfen keine Fragen offen bleiben, nicht nur
damit spätere Anschuldigungen vermieden werden, sondern auch um Schuldgefühle von Seiten der Eltern abzubauen, denn in aller Regel ist der fatale Verlauf
schicksalshaft und nicht durch individuelle Schuld hervorgerufen. Auch muß
trotz der Trauerreaktion angesprochen werden, welche Bedeutung der Tod des
Neugeborenen für eventuelle spätere Schwangerschaften haben könnte, denn
dann wird unweigerlich die Erinnerung zur großen Belastung, wenn falsche
Befürchtungen nicht schon im Vorfeld ausgeräumt werden konnten. Wenn eine
Sektion vorgenommen wurde, sollten die Eltern die Möglichkeit haben, wichtige
Ergebnisse zu erfahren oder erläutert zu bekommen.

Es kann hilfreich sein, wenn man für die nächste Zeit nach dem Tod weitere
Gespräche anbietet, nur ist dies bei den heutigen Stellenplänen und Stationsabläu-
fen kaum realistisch. Private Kontakte, z. B. von Schwestern der Intensivstation mit
den Eltern eines verstorbenen Kindes, können sich überaus positiv nicht nur für die
Eltern, sondern auch für die Zusammenarbeit auf der Station auswirken.

## 23.6  Die Nottaufe

In früherer Zeit bestand ein erheblicher Teil der Hebammenlehrbücher aus
Anweisungen zur Nottaufe und Gebeten. Heutzutage ist dies wiederum so sehr
aus dem Bewußtsein verdrängt, daß dieser Punkt kaum noch der Rede wert
scheint. Die Nottaufe ist auch wegen der besseren Überlebenschancen Neugeborener seltener geworden.

Trotz Kirchenaustritten und Bevölkerungsteilen, die anderen Religionsgrup-
pen zugehören, ist doch ein großer Anteil der Bevölkerung christlich erzogen

und orientiert, und besonders in Krisenzeiten wird der Zuspruch durch die Religion gebraucht.

Der Sinn der Taufe ist ein zweifacher: Zum einem wird damit ein Kind aufgenommen in die christliche Gemeinschaft. Zum anderen wird dadurch zum Ausdruck gebracht, daß dieser und jeder Mensch seinen Wert und sein Leben von Gott bekommt. Im Symbol der Taufe kommt der Glaube an Gott zum Ausdruck, der Glaube an das Leben und die Liebe, den auch der Tod nicht zerstören kann.

Normalerweise findet die Taufe vor der Gemeinde im Rahmen eines Gottesdienstes statt, denn alle Gemeindeglieder dürfen und sollen Zeuge sein, wenn ein neues Mitglied in ihre Mitte aufgenommen wird, und das damit verbundene Familienfest unterstreicht den feierlichen Charakter der Taufhandlung.

Die Nottaufe wird vorgenommen, wenn eine lebensbedrohliche Erkrankung oder Komplikation vorliegt und nicht sichergestellt erscheint, daß die Taufe in der Kirche gefeiert werden kann.

Die Taufe kann von jedem Christen und darüber hinaus von jedem Menschen vorgenommen werden. wenn er nicht gegen seine eigene Überzeugung handelt. Die Nottaufe wird von allen christlichen Religionsgemeinschaften gegenseitig anerkannt.

Natürlich dürfen Kinder nur dann die Nottaufe empfangen, wenn die Eltern dies wünschen. Bei totgeborenen Kindern kann die Taufe nicht mehr vorgenommen werden. Wenn ein Kind aus christlicher Familie ungetauft stirbt, ist es trotzdem nicht „verloren", es ist trotzdem nicht von Gott und seiner Liebe ausgeschlossen, und kann im Gegensatz zu früheren Jahrhunderten auch kirchlich bestattet werden.

Die Nottaufe sollte auch auf der Intensivstation oder im Kreißsaal in Ruhe und Würde vorgenommen werden. Nach Eingangsformel und einem gemeinsamen Gebet (Glaubensbekenntnis) wird die Taufhandlung vorgenommen, bei der der vollständige Name des Kindes genannt wird.

Die Meldung der Taufe erfolgt nachträglich an die betreffende Kirche. In Kliniken sind meist entsprechende Meldeformulare vorhanden.

## 23.7  Ethische Probleme bei fehlgebildeten, kranken und extrem unreifen Kindern

Einerseits ist es Pflicht des Arztes und natürlich im gleichen Maße auch der Hebamme, Leben zu bewahren, also zu erhalten. Aus dieser Verpflichtung darf sich aber kein einseitiger Ehrgeiz entwickeln, um jeden Preis, im direkten wie auch im übertragenen Sinn, das anvertraute Leben zu erhalten, auch wenn dies mit den allergrößten Schwierigkeiten verbunden ist. Die Verpflichtung bedeutet umgekehrt für Ärzte und damit auch für Angehörige anderer medizinischer Berufe, daß der Tod als Niederlage und Nichteinhalten dieser Verpflichtung verstanden wird. Ein großer Teil der Verdrängung des Todes entspringt auch sicher aus solchen Empfindungen. Psychologischer Druck von außen tut noch ein übriges.

Andererseits kann das erhaltene Leben eines körperlich schwerst behinderten Neugeborenen für das Kind selbst eine einzige Kette von unangenehmen qualvollen Maßnahmen bedeuten, eine dauerhafte Trennung von Eltern und Familie, die Unmöglichkeit einer einigermaßen normalen sozialen Entwicklung und in vielen Fällen nur einen hinausgeschobenen Tod. Auch für die Angehörigen bedeutet ein solchermaßen erhaltenes Leben eine riesige Bürde und massive Konflikte. Die sozialen Auswirkungen müssen ebenfalls bedacht werden.

Man kann Lebensqualität und Lebenswertigkeit nicht bemessen, und mancher Behinderte, vor allem viele geistig Behinderte, führen ein für sie glückliches und zufriedenes Leben. Daher ist die Entscheidung über die Lebensfähigkeit und -qualität eines anderen immer mit allergrößter Vorsicht zu treffen. Pauschalurteile sind immer einfacher als eine differenzierte Betrachtung. Dabei ist das Pauschalurteil des Lebensunwertes aus historischen und politischen Gründen in unserem Lande kaum anzutreffen, und aus lauter Angst verfällt ein großer Teil der Bevölkerung einschließlich der professionellen Helfer in das Gegenteil, das unkritische Helfen um jeden Preis.

Man sollte sich in solchen Diskussionen vor wertenden Formulierungen („zum Leben verurteilt", „lebensunwert") hüten, die eine sachliche Diskussion erschweren bzw. auf eine emotionale Ebene verschieben, auf der nicht nur keine Einigung möglich ist, sondern auch keine nachvollziehbare Entscheidung getroffen werden kann. Bei schwierigen ethischen Fragen werden besonders oft weltanschauliche Urteile geprägt und weitergetragen.

Die meisten ethischen Entscheidungsprobleme gibt es bei folgenden **Patientengruppen**:
– Extreme Unreife (Geburt vor der der 26.–28. SSW).
– Multiple schwere Fehlbildungen, besonders bei Kombination mit weiteren (genetischen) Defekten.
– Schwere Asphyxie.
– Schwere Folgeschäden durch geistige Behinderung oder dauerhafte Abhängigkeit von Hilfsmaßnahmen (z. B. Dauerbeatmung)

**Problematisch beim Einsatz medizinischer Hilfsmaßnahmen kann sein** deren
– *Einführung:* Beginnt man bei wahrscheinlich aussichtslosem Verlauf überhaupt eine Intensivtherapie? Die Frage ist hier hauptsächlich, ob man durch die eventuelle Behandlung nicht den Schaden oder das Leiden vergrößert. Diese Problematik stellt sich vor allem bei schwer fehlgebildeten Kindern ohne realistische Lebenschance.
– *Unterlassung:* Reagiert man auf eine Verschlechterung mit einer zusätzlichen Maßnahme, z. B. antibiotische Behandlung oder Beatmung? Diese Frage tritt meist auf, nachdem eine Therapie prinzipiell begonnen wurde, dann aber festgestellt wird, daß ein günstiger Ausgang oder dauerhafter Erfolg nicht zu erzielen ist.
– *Beendigung:* Wird die Intensivtherapie zu einem bestimmten Zeitpunkt beendet, damit der Tod eintreten kann? Diese Entscheidung ist die schwerste, zumal sie aktives Eingreifen erfordert und den Arzt sozusagen als Herrn über Leben und Tod einsetzt. Die Frage nach Therapie-Beendigung stellt sich nur dann, wenn mit Sicherheit kein Erfolg erzielt werden kann, d. h. das Kind auf jeden Fall sterben wird oder zumindest hirntot ist.

Wichtig ist, daß in einer Klinik solche Entscheidungsprozesse geregelt sind. Es geht nicht nur darum, Fakten zu bewerten, sondern bei einer ethischen Entscheidung die jeweiligen Wertvorstellungen der Beteiligten zu kennen. In einer multi-kulturellen Gesellschaft ohne einheitliche religiöse oder weltanschauliche Bin-dung müssen ethische Entscheidungen im Konsens gefunden werden und können nicht als vorgegeben betrachtet werden.

Um ethische Entscheidungen vom Ablauf her leichter und vernünftiger zu fäl-len, kann man **Regeln** aufstellen:

– Eine schriftlich formulierte Richtlinie sollte festlegen, wer wann und wie in welchen Fällen bei ethisch problematischen Entscheidungen mitzuwirken hat. Auch sollte klar sein, wie bei uneinheitlicher Stellungnahme zu verfahren ist. Oberstes Ziel muß immer das Interesse des betroffenen Patienten, also des Kindes sein, erst in zweiter Linie die Interessen der Familie. Die Eltern sollten bei ethischen Entscheidungen so weit wie irgend möglich mitwirken können. Richtlinie ist nicht das Leben an sich bzw. dessen Länge, sondern die Lebens-qualität, wobei deren Bewertung immer auch subjektive Kriterien beinhaltet.
– Typische Entscheidungsprobleme mit den typischen dabei auftretenden Fra-gen (z. B. extreme Unreife) sollten in einer Art Checkliste vorhanden sein. Dies erspart Irrtümer und Fehlentscheidungen bei erneuten ähnlichen Proble-men. Solche Checklisten können auch ohne akuten Anlaß zusammengestellt und diskutiert werden, und zwar möglichst mit allen Mitarbeitern einer Klinik, die an der Versorgung des Kindes direkt beteiligt sind.
– Die Verantwortung für eine ethisch schwierige Entscheidung sollte auf so viele Schultern wie möglich verteilt werden.
– Bei der Entscheidungsfindung müssen zunächst die verschiedenen Möglichkei-ten und ihre Auswirkungen diskutiert werden, damit alle Mitglieder der Ethik-Kommission denselben Informationsstand haben und überhaupt eine Abschätzung möglich ist.
– Es sollte klar sein, auf welche Weise die Eltern beteiligt werden. Manchmal wird ihnen die ganze Verantwortung zugeschoben! Was geschieht zu ihrer Ent-lastung, wer kümmert sich um ihre seelische Not, wer führt diese Gespräche? Schwierig ist auch die Frage, wie man verfährt, wenn die Eltern eine grundsätz-lich andere Haltung einnehmen. Wenn die Ethik-Kommission einer Klinik die Fortsetzung einer Intensivtherapie für falsch hält und zu deren Abbruch rät, wird man sich über den Willen der Eltern nach Fortsetzung der lebenserhalten-den Maßnahmen meist nicht hinwegsetzen. Andererseits wird dem schlecht begründeten Willen der Eltern nach Nichtversorgung oder Abbruch der The-rapie nicht entsprochen, wenn das Kind eine realistische Überlebenschance hat.
– Wie erfolgt die Umsetzung einer Entscheidung: Wer informiert Schwestern und Ärzte, die mit dem Kind zu tun haben. Wie wird das Ergebnis des ethi-schen Votums in der Krankenakte dokumentiert. Wer schaltet die Beatmungs-maschine ab, wenn der Abbruch der therapeutischen Bemühungen beschlos-sen wurde. Gerade bei problematischen Entscheidungen ist es besonders wich-tig, daß hier die Verantwortlichkeiten geklärt sind.

Auch praktische Fragen gibt es zu bedenken. Vor der Entscheidung, eine The-rapie definitiv zu beenden, kann die Frage nach dem Hirntod stehen. Hier gibt es wohldefinierte Vorgehensweisen, wie dieser zweifelsfrei festgestellt werden kann, wobei dies bei Früh- und Neugeborenen deutlich schwieriger sein kann als in späteren Lebensphasen. Als hirntot wird ein Mensch angesehen, wenn es trotz mehrfacher gründlicher Untersuchung keinerlei Hinweise für eine Hirntätigkeit gibt. Dabei muß sichergestellt sein, daß die Hirntätigkeit nicht durch Medikamente oder andere äußere Einflüsse vorübergehend gestört ist. Der Hirntod sollte unabhängig voneinander von mehreren Ärzten nach unterschiedlichen Methoden festgestellt werden.

Bei dieser ganzen Problematik dürfen die seelischen Probleme der im Krankenhaus Tätigen nicht vergessen werden. Keiner Hebamme dürfte es gleichgültig sein, wenn das mit ihrer Hilfe geborene Kind stirbt oder chronisch krank ist, Schwestern und Ärzten geht es genauso. Da solche Situationen immer wieder vorkommen, ist die entsprechende Belastung groß, und der Ausweg in Verzweiflung oder Zynismus wird nicht selten beschritten.

Hier gilt es, außerhalb der täglichen Routine gemeinsame Gesprächsrunden anzubieten, evtl. unterstützt durch unabhängige Personen, z. B. Psychologen, um persönliche Spannungen und Interaktionsprobleme aufgrund der äußeren Belastung rechtzeitig zu erkennen und den adäquaten Umgang mit den Problemen und den damit verbundenen Reaktionen zu erlernen. Nur dann kann man auf Dauer anderen eine Hilfe sein und selbst seine psychische Kraft bewahren.

# 24 Anhang: Tabellen und Abbildungen

**Tabelle 24.1** Blutgasanalyse

|  | Nabelschnur-Vene | NS-Arterie | 10 Min. pp. arteriell | Säuglinge, Kleinkinder, Schulkinder arteriell |
|---|---|---|---|---|
| pH | ≥ 7,30 | ≥ 7,24 | > 7,20 | 7,35–7,45 |
| $pCO_2$(mmHg) | 35–50 | 35–50 | 39–53 | 32–47 |
| Standardbikarbonat (mmol/l) | 20 | 20 | 15–20 | 22–28 |
| BE (mmol/l) | ≥ –4 | ≥ –7 | ≥ –10 | –3,5 bis +2,5 |
| $pO_2$ (mmHg) | ≥ 27 | ≥ 16 | ≥ 50 | 80–108 |

Umrechnung: mmHg x 0,1333 = kPa

**Tabelle 24.2** Weitere wichtige Laborwerte

| | |
|---|---|
| **Bilirubin** | **direkt:** *Neugeborene* < 1 mg/dl (< 17 µmol/l), *1 Mon.-Erwachsene:* 0–0,4 mg/dl (0–7 µmol/l); **gesamt:** *Frühgeborene:* Nabelschnur: < 2 mg/dl (34 µmol/l), < 24 h: 1–6 mg/dl (17–100 µmol/l), 1–2 d: 6–8 mg/dl (100–140 µmol/l), 3–4 d: 10–12 mg/dl (170–200 µmol/l); *Termingeborene:* Nabelschnur: < 2 mg/dl (34 µmol/l), < 24 h: 2–6 mg/dl (34–100 µmol/l), 1–2 d: 6–7 mg/dl (100–120 µmol/l), 3–5 d: 4–12 mg/dl (70–120 µmol/l; *1 Monat.–Erwachsene:* < 1 mg/dl (< 17 µmol/l |
| **Glukose (nüchtern)** | Frühgeborene: 20–60 mg/dl (1,1–3,3 mmol/l, Neugeborene: 30–60 mg/dl (1,7–3,3 mmol/l, Säuglinge: 50–90 mg/dl (2,8–5,0 mmol/l), Kinder/Erwachsene: 60–100 mg/dl (3,3–6,1 mmol/l) |

**Tabelle 24.3** Normalwerte des roten Blutbildes vom 1. Lebenstag bis zum Erwachsenenalter. Lebenstag = LT; Wochen = Wo.; Monate = Mon.; Jahre = J.; männlich = m; weiblich = f; Erwachsene = Erw.

| Alter | Erythro-zyten Mill./$\mu$l | Retikulo-zyten ‰ Erys | Mittlerer Durchm.* $\mu$m | MCV $\mu$m$^3$ | Hb$_E$ = MCH pg | Hb$_k$ = MCHC % | Hämatokrit % |
|---|---|---|---|---|---|---|---|
| 1. LT | 5,5 (4,5–6,5) | 42 (15–65) | 8,0 ± 0,4 | 106 ± 7 | 35,5 ± 1,5–2,5 | 33,5 ± 1,1–1,7 | |
| 3. LT | 5,3 (4,5–6,3) | 41 (13–60 | | | | | |
| 5. LT | 5,3 (4,4–6,1) | 30 (10–50) | | | | | 60 (58–62) |
| 7. LT | 5,2 (4,4–5,9) | 10 (5–15) | 8,1 ± 0,2 | 103 ± 7 | 35,5 ± 1,6–2,5 | 34,5 ± 1,1–1,7 | |
| 2 Wo. | 5,0 (3,0–5,5) | 8 (3–13) | | | | | 55 (53–58) |
| 4 Wo. | 4,7 (3,9–5,3) | 8 (3–13) | 7,9 ± 0,2 | 100 ± 6 | 33,5 ± 2,0 | 34,2 ± 1,5 | 44 (41–48) |
| 2 Mon. | 4,5 (3,7–5,0) | 8 (3–13) | | | | | 37 (34–39) |
| 3 Mon. | 3,8 (3,2–4,3) | 19 (10–35) | 7,4 ± 0,2 | 88 ± 6 | 30,0 ± 2,0 | 34,0 ± 1,7 | 34 (30–37) |
| 4 Mon. | 3,9 (3,3–4,5) | 10 (5–25) | | | | | 35 (31–38) |
| 6 Mon. | 4,2 (3,8–5,0) | 8 (3–13) | 7,3 ± 0,2 | 77 ± 7 | 26 ± 2,5 | 33,5 ± 2,0 | 37 (34–39) |
| 9 Mon. | 4,8 (4,0–5,3) | 8 (3–13) | | | | | 36 (34–39) |
| 1 J. | 4,9 (4,2–5,5) | 8 (3–13) | 7,1 ±0,2 | 73 ± 8 | 23,5 ± 3,7 | 32,5 ± 2,4 | 37 (33–40) |
| 2–6 J. | 5,0 (4,3–5,5) | 5 (1–13) | | 76 ± 8 | 26,0 ±13,0 | | 38 (34–41) |
| 7–12 J. | 5,1 (4,5–5,5) | 5 (1–13) | | 79 ± 8 | 27,0 ± 3,0 | | 41 (37–43) |
| 13–17 J., m | 5,4 (4,8–57,7) | 5 (1–13) | | 78 ± 8 | 28,0 ± 3,0 | | 44 (39–47) |
| 13–17 J., f | 5,0 (4,3–5,5) | 5 (1–15) | | 79 ± 8 | 29,0 ± 3,0 | | 41 (36–44) |
| Erw., m | 5,4 (4,8–5,9) | 3 (1–14) | 7,2 ± 0,3 | 85 (82–9) | 32,0 (27–35) | 35,0 ± 4,0 | 46 (40–49) |
| Erw., f | 4,8 (4,3–5,2) | 6 (1–14) | | | | | 41 (36–44) |

| | |
|---|---|
| MCV | = Mittleres Volumen der einzelnen Erythrozyten |
| Hb$_E$ = MCH | = Mittleres Hb-Gehalt der einzelnen Erythrozyten |
| Hb$_K$ = MCHC | = Mittlere Hb-Konzentration der einzelnen Erythrozyten |
| * | = Mittlerer Durchmesser der Erythrozyten |

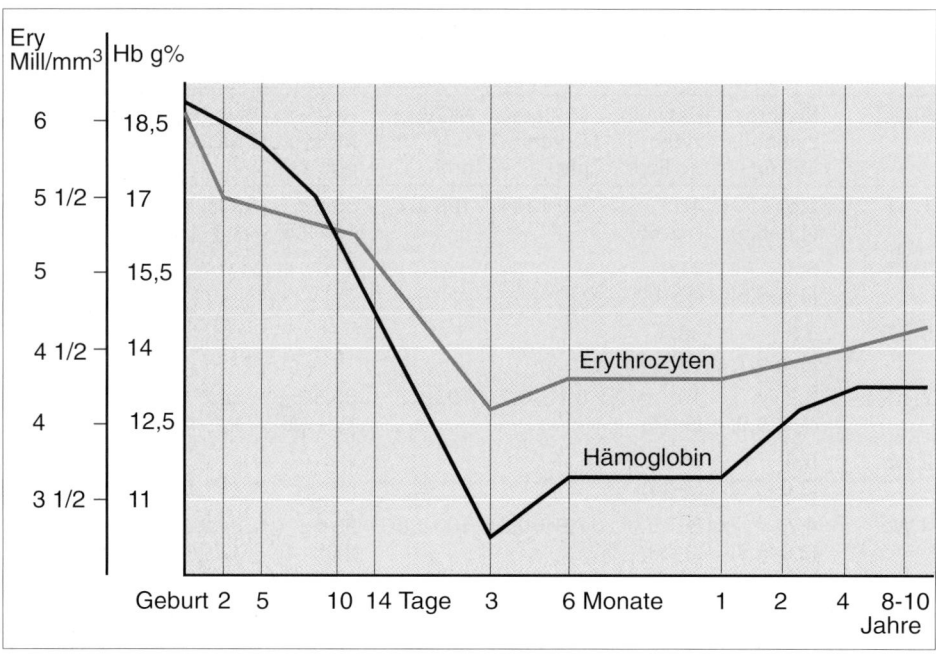

**Abb. 24.1** Normwerte rotes Blutbild

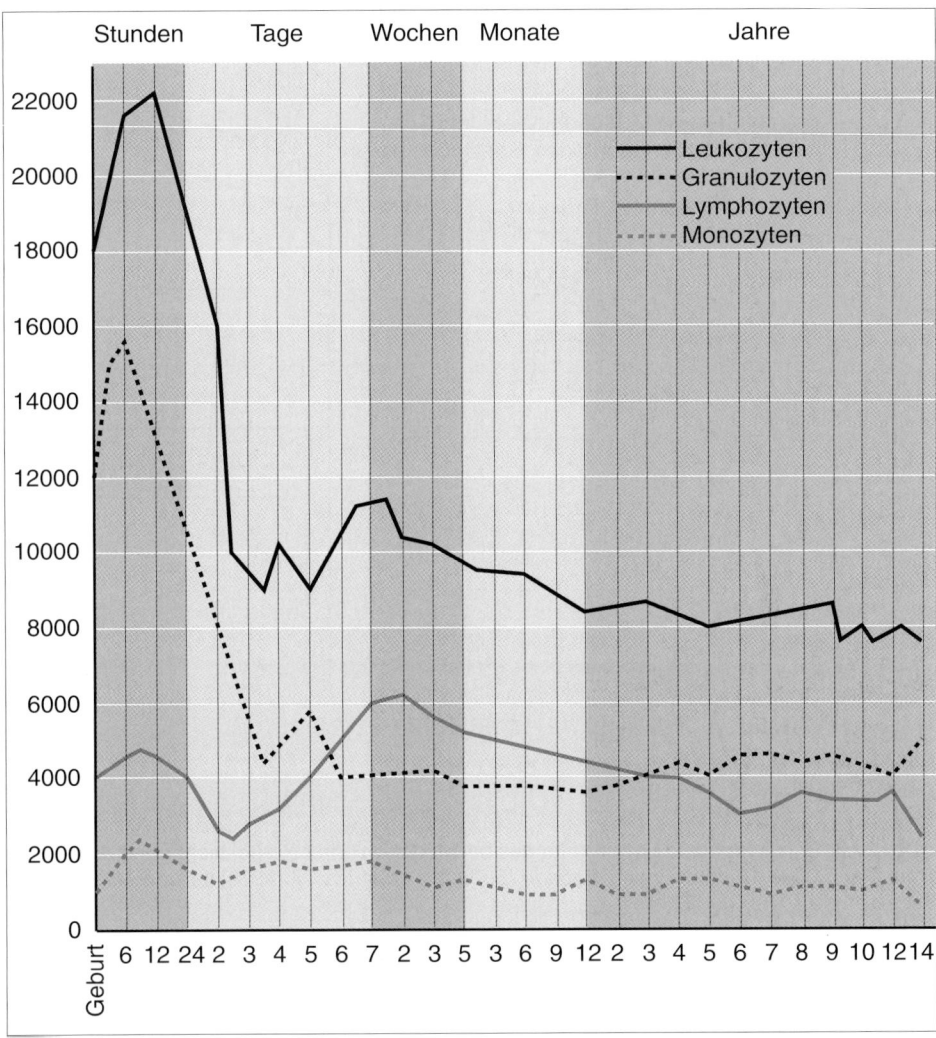

**Abb. 24.2** Normwerte weißes Blutbild

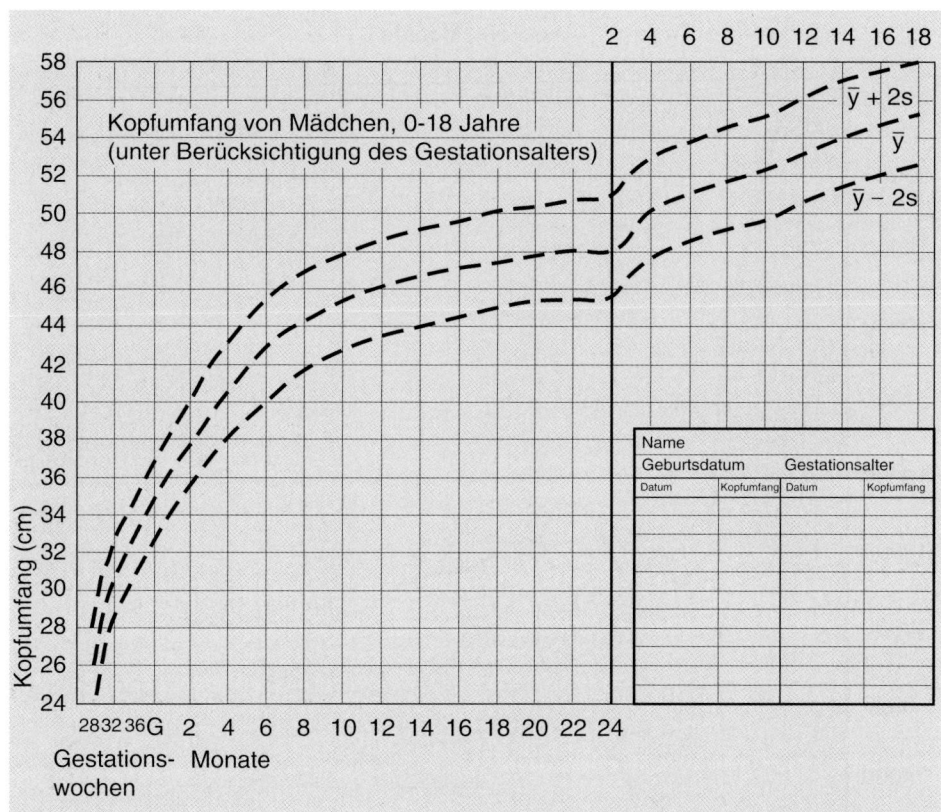

**Abb. 24.3** Entwicklung des Kopfumfanges bei Mädchen unter Berücksichtigung des Gestationsalters, 0 bis 18 Jahre (nach *Babson, S.G.:* J. Pediatrics 77 [1970] 11 und *Nellhaus, G.:* J. Pediatrics 4 [1968] 106)

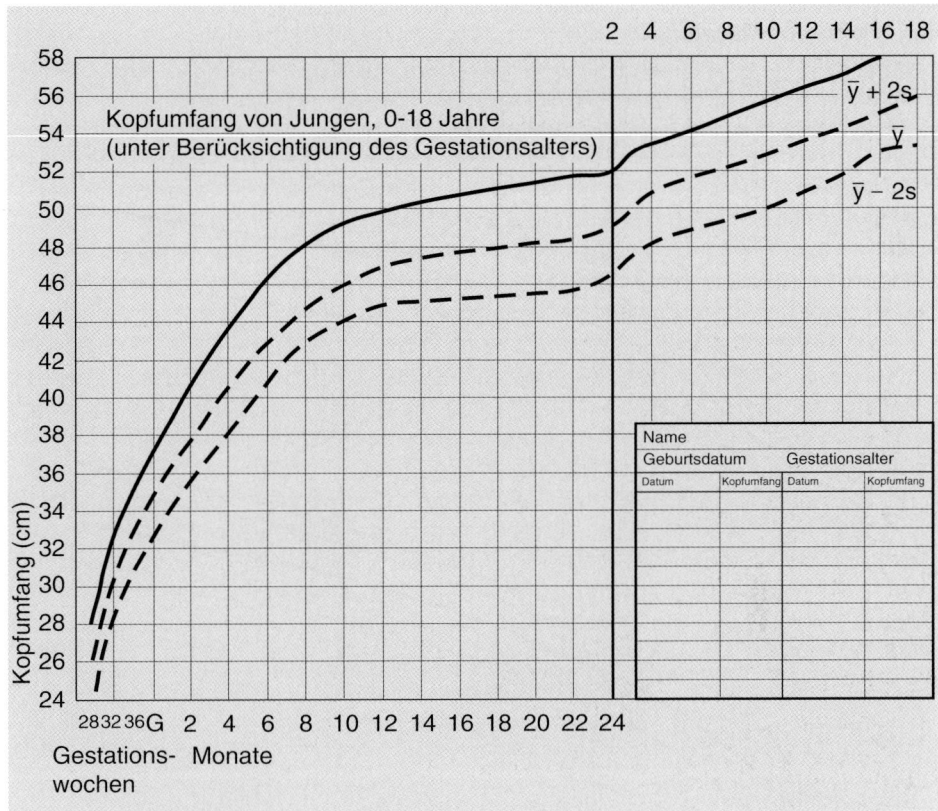

**Abb. 24.4** Entwicklung des Kopfumfanges bei Jungen unter Berücksichtigung des Gestationsalters, 0 bis 18 Jahre (nach *Babson, S.G.:* J. Pediatrics 77 [1970] 11 und *Nellhaus, G.:* J. Pediatrics 4 [1968] 106)

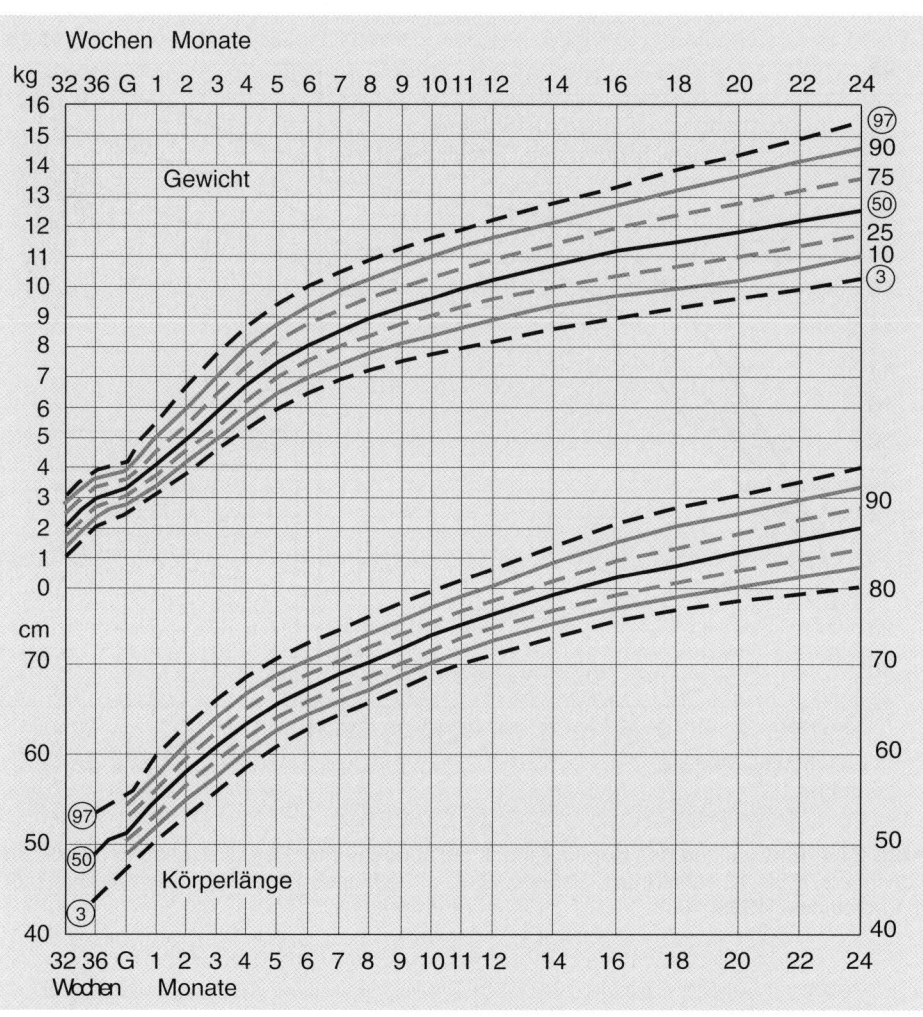

**Abb. 24.5** Normogramm für die Entwicklung von Gewicht und Körperlänge in den ersten Lebensmonaten für Jungen (nach *Tanner, J.M., Whitehouse, R.H.:* Arch. Dis. Childh. 48 [1973] 786)

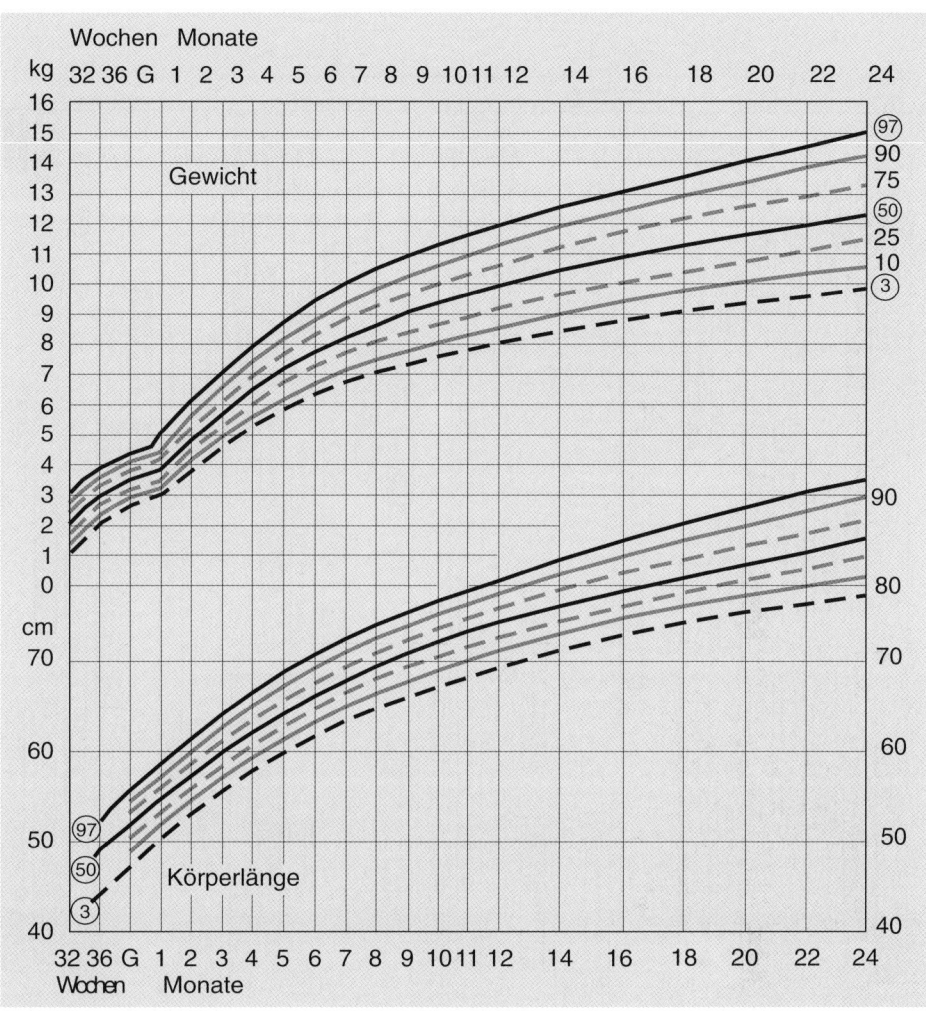

**Abb. 24.6** Normogramm für die Entwicklung von Gewicht und Körperlänge in den ersten Lebensmonaten für Mädchen (nach *Tanner, J.M., Whitehouse, R.H.:* Arch. Dis. Childh. 48 [1973] 786)

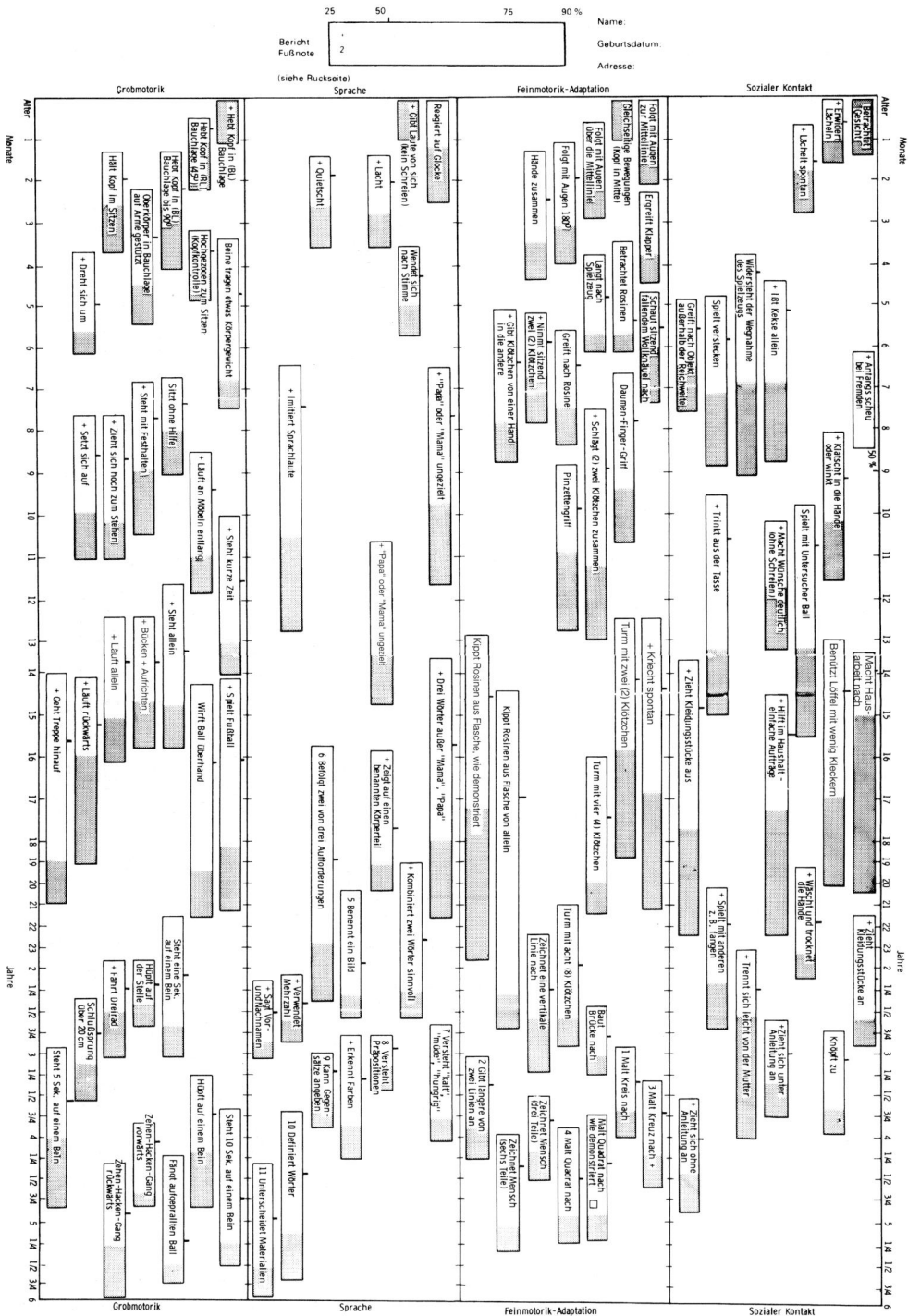

**Abb. 24.7** Denver-Entwicklungstest (nach *Flehmig, I.:* Normale Entwicklung des Säuglings und ihre Abweichungen. Früherkennung und Frühbehandlung. 5. Aufl. Thieme, Stuttgart 1996, S. 36f)

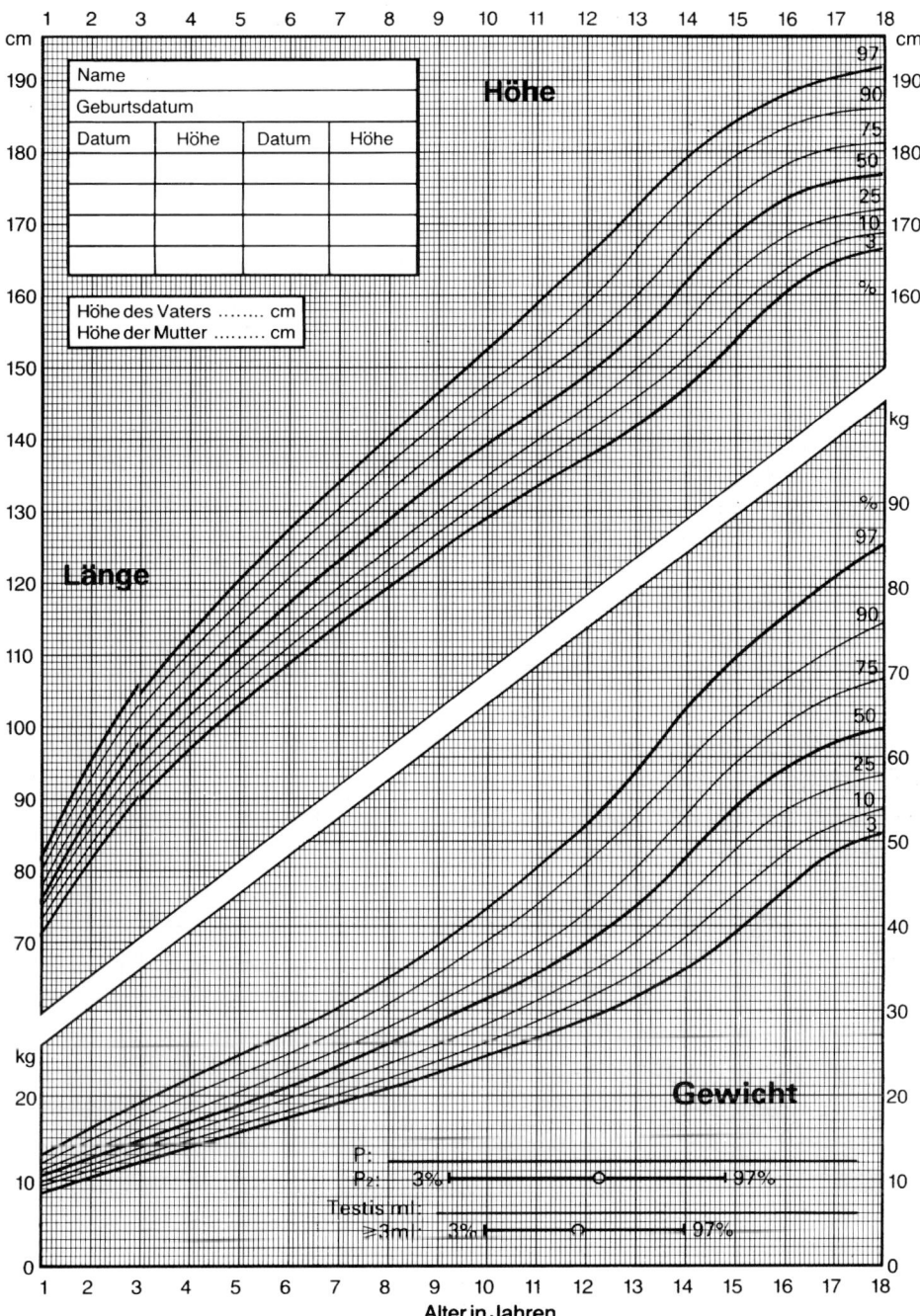

**Abb. 24.8** Wachstums- und Gewichtskurven in Perzentilen für Jungen, 1 bis 18 Jahre (Züricher Longitudinale Wachstumsstudie. In: *Prader, A.* et al.: Ergebnisse der inneren Medizin und Kinderheilkunde, Springer Berlin

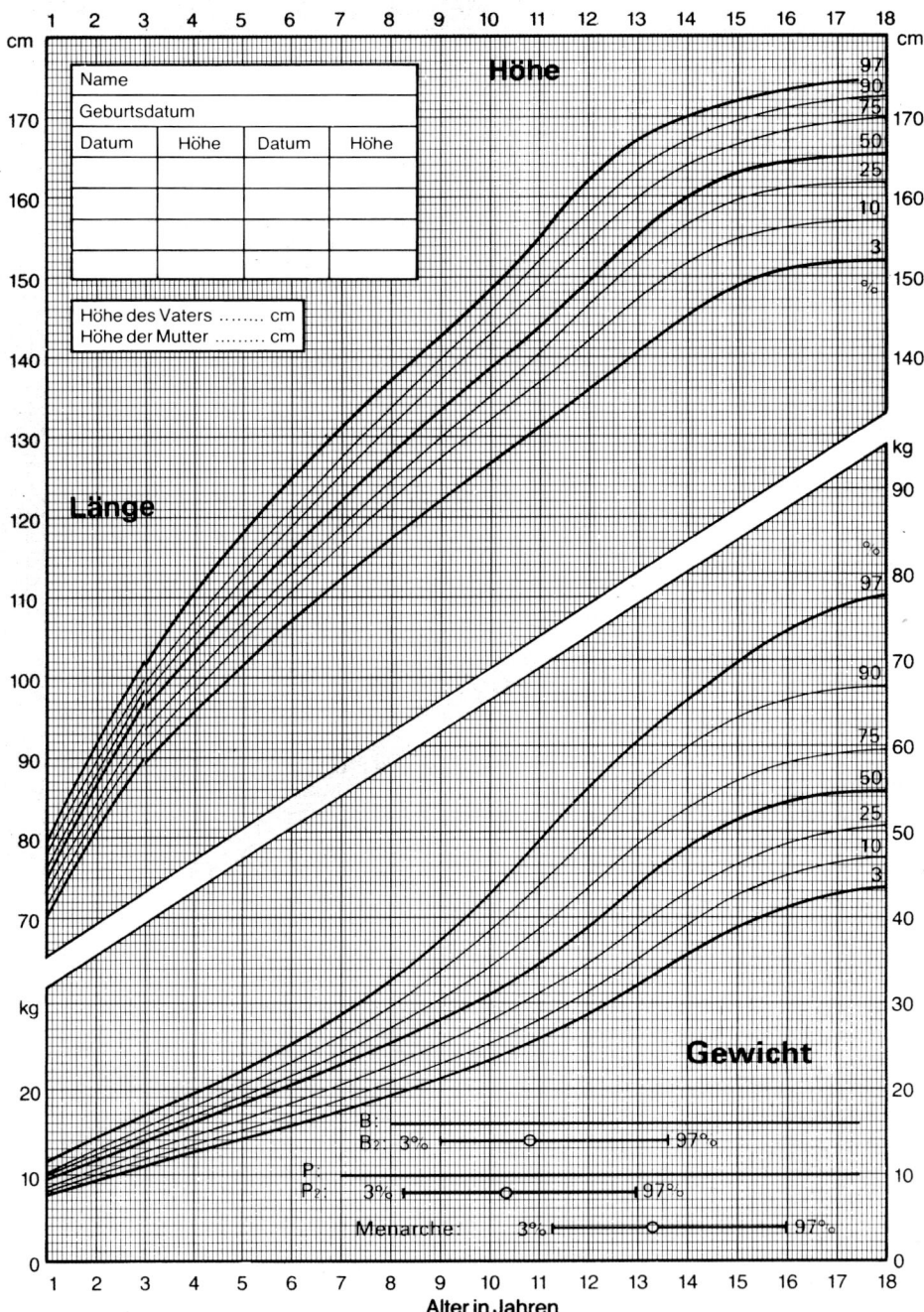

**Abb. 24.9** Wachstums- und Gewichtskurven in Perzentilen für Mädchen, 1 bis 18 Jahre (Züricher Longitudinale Wachstumsstudie. In: *Prader, A.* et al.: Ergebnisse der inneren Medizin und Kinderheilkunde, Springer Berlin

# 25 Sachregister

AB0-Unverträglichkeit 169
Abführmittel 254
Absauggerät 56
Abspreizhemmung 160
Abwehr, zelluläre 219
Abwehrstoffe 218
Achondroplasie s. Chondrodystrophie
Aciclovir 222
Aderlaß 172
Adrenogenitales Syndrom 156
AIDS 223, 243, s.a. HIV
Akne 19
Albumin 180
Alkohol 9, 77, 255
–, Desinfektion 31, 37
Alkohol-Embryopathie 102
Allergien 28, 229
Allergieprophylaxe 43
Alveolen 90
Ambu-Beutel 56
Aminosäuren 190
Amniozentese 47, 206
Analatresie 120, 207
Anämie 53, 167 f.
–, Blutungs- 171
–, fetale 226
–, immunhämolytische 168
Anenzephalus 136
Anfälle s. Krampfanfälle
Anpassungsstörung 79
Anti-D-Prophylaxe 169
Antiallergika 251
Antiarrhythmika 252
Antibiotika 216
–, Stillzeit 252
Antidiuretisches Hormon 203
Antiemetika 253
Antihypertonika 253
Antikonvulsiva 144
Aortenisthmusstenose 109
Aortenstenose 109
Apathie 52, 201
Apgar-Test 10, 64, 67
Apnoe-Monitor 60
Apnoen 63, 98 f., 141, 236
Arnold-Chiari-Fehlbildung 133
Arthrogryposis 158

Asphyxie 58, 63 ff., 141, 186
–, Ursachen 64
Atelektasen 67
Atemdepression 250
Atemfrequenz 53, 91
Atemmonitor 99
Atemnotsyndrom 53, 71, 90 ff., 187, 239
Atmung 11
ATNR (-Reflex) 18
Atopieprophylaxe 43
Atopische Dermatitis 165
Atrioventrikular-Kanal 110, 207
Aufklärungsgespräch 260
Auge 15
–, Infektionen 144
Auskühlung 56
Austauschtransfusion 183
Autositze 35
Autosomen 205
AV-Kanal 110
Azidose 92, 137

Baden 30
Badezusätze 31
Bakterien 217, 219
Basisuntersuchung 14
Baumwolle 33
BCG-Impfung 241
Bebeuteln 59
Behinderung, geistige 260
–, körperliche 260
–, schwere 265
Beinlänge 160
Berstungsfraktur, Schädel 86
Beschneidung 155
Betamimetika 252
Bettenmaterial 33
Bewußtlosigkeit 139
Bilirubin 220
–, Normalwerte 268
–, direktes 175
–, indirektes 175
Bilirubinstoffwechsel 175
Biopsien, fetale 49
Blähungen 54
Blasen 165, 216, 237

Blasenekstrophie 152
Blasenlähmung 133
Blausucht s. Zyanose
Blenorrhoe 234
Blut-Hirn-Schranke 138
Blutbild 167, 217
–, Normalwerte 269 ff.
Blutdruck 102, 138
Blutgasanalyse 217
–, Normalwerte 268
Blutgruppenunverträglichkeit 168
Blutkörperchen 167
–, weiße 173
Blutkultur 217
Blutschwämmchen 164
Blutungen 179
Blutungsschock 64
Blutzucker s. Hypoglykämie
Bradykardie 114
Breikost 30
Bronchuszysten 96
Brustdrüsenschwellung 21
Brustwarzen, überzählige 163

Candida 241
Chlamydien 100, 144, 232
Choanalatresie 96
Chondrodystrophie 157
Chorionzotten-Biopsie 48, 206
Chromosomen 204
Chromosomenanalyse 46, 155, 206
Clavikelfraktur 84
Clostridium tetani 239
CMV-Virus 231
$CO_2$-Messung 61
Coffein 99
Coli-Bakterien 233
Coombs-Test 168
Corynebakterium diphtheriae 232
Credésche Prophylaxe 145, 234
Cytomegalie s. Zytomegalie

Debilität 208
Deletion 214
Denver-Test 276
Desinfektion 37
Desinfektionsmittel, jodhaltige 202
Diabetes insipidus 203
Diabetes mellitus, mütterlicher 90, 186
Diastolikum 102
Differentialblutbild 167, 217
Diphtherie 232
Diphtherieimpfung 245
Diuretika 254
Dominant 204

Down-Syndrom s. Trisomie 21
Drogen 223
–, mütterliche 142
–, Stillzeit 255
Druckmarken 81
Duchenne-Krankheit 148
Ductus Arantii 7
Ductus Botalli 7, 71
–, persistierender (PDA) 107
Dünndarmatresie 120
Durchfall 123, 216, 229, 233
Dyspepsie-Coli 233
Dystrophie 9, 75, 77 f., 172, 186

Echokardiographie 104
Edwards-Syndrom 209
Eihäute 5
Einmalwindeln 32
Einziehungen, thorakale 52, 91
Eisenmangel 171
Eisenmenger-Komplex 105
Eitererreger 237
Eiweiß 190
EKG 103
EKG-Monitor 60
Ekzem 165
Eltern-Kind-Beziehung 256
Embryo 218
Embryopathie 3, 250
Endokrinologie 200
Enteritis 123
Enterohepatischer Kreislauf 175
Enterokolitis, nekrotisierende 123
Entscheidungsprobleme 266
Entwicklung 39
–, intrauterine 3 f.
–, psychomotorische 257
Entwicklungsphasen 3
Entwicklungsstörung 74, 144, 201
Entwicklungstest 40, 276
Entwicklungsverzögerung 130, 139, 208
Entwöhnung 29
Enzephalitis 222, 225, 227
Enzephalopathie s. Hirnschädigung
Enzephalopathie, hypoxisch-ischämische 137
Enzephalozele 136
Enzyme 189
Epiglottitis 234
Epikanthus 207
Epiphysenlösung 85
Epispadie 152, 154
Erbsche Lähmung 87
Erbkrankheiten 206

Erbrechen 54, 128
–, Medikamente 253
Erbsubstanz, Aufbau 204
Ernährung 21 ff.
Erstuntersuchung 10, 14
Erysipel 238
Erythema infectiosum 226
Erythema toxicum 19
Erythropoietin 172
Erythrozytendefekte 171
Erziehung 257
Escherichia coli 233
Ethik 264
Ethikkommission 265

Fahrradsitze 36
Fallotsche Tetralogie 111
Faltenasymmetrie 160
Familieninteraktion 256, 259
Farr-Schema 12 f.
Fazialislähmung 88
Fehlbildungen 3, 49
Fetale Eingriffe 49
Fetalentwicklung 4
Fetopathie 3, 8, 250
alpha-Fetoprotein 134
Fettnekrose, subkutane 84
Fieber 215
Flächendesinfektion 37
Flaschenreinigung 38
Foramen ovale 7
Forceps 82
Fragile-X-Syndrom 213
Fruchtwasser 8, 22, 49, 176
–, Phospholipide 92
–, grünes 67
Fruchtwasser-Untersuchung 206
Fructoseintoleranz 195
Frühgeborene 64, 69 ff., 143, 146, 259
–, Nachsorge 74
Frühgeburt, Auslöser 69
Fußgreifreflex 19

Galaktosämie 193, 197, 214
Galaktose 193
Galant-Reflex 17
Galeablutung 83, 171
Gallengangsatresie 121, 183
Gastro-ösophagealer Reflux 98, 125
Gastroenteritis 123
Gastroschisis 123
Gaumenspalte 117
Geburtsgeschwulst 82
Geburtslähmung 87
Geburtsverletzungen 81 ff.

Gehirn, Unreife 71
Gehörgang 147
Gelbsucht s. Hyperbilirubinämie
–, infektiöse 220
Gemüse 30
Genetische Defekte 189
Genetische Diagnostik 46
Genitalblutungen 21
Genitale, Fehlbildungen 154
Gerinnungsstörung 173, 216
Geschichte 1
Geschlechtschromosomen 205
Geschlechtsdifferenzierung 213
Gewicht 4, 274 f.
Gewichtsverlust 19
Gewichtszunahme 24
Glasknochenkrankheit s. Osteogenesis
    imperfecta
Glukose 73, 79, 185, 193
–, Normalwerte 268
Glukoselösung 28
Glukuronisierung 175
Glykogenosen 115, 195
Gonoblenorrhoe 144
Gonokokken 144, 234
Gonosomen 205
Granulomatosis infantiseptica 235
Granulozyten 167
Greifreflexe 19
Gürtelrose 230
Guthrie-Test 196 f.

Haarshampoo 31
Haemophilus influenzae 234
Halszysten 166
Hämangiom, kavernöses 164
–, makulöses 164
Hämatokrit 167, 172, 176
Hämatom 84
Hämoglobin, Normalwerte 269
–, fetales 4
Hämolyse 175, 179
Hämophilie 174, 214
Händedesinfektion 37
Handgreifreflex 19
Harnwegsinfekt 134, 153
Hautanhängsel 163
Hautbeschaffenheit 12
Hautfarbe 11
Hautpflege 31
Hautschuppung 19, 165
HCG 5
Hepatitis B 218, 220
Hepatitis C 221
Hepatitis-B-Impfung 221, 246

Herpes genitalis 222
Herpes simplex 222
Herzaktion 102
Herzfehler 53, 101 ff.
Herzfrequenz 58, 114
Herzgeräusch 102
Herzkatheter 104
Herzmassage 58
Herzrhythmusstörungen 114
Herztätigkeit 11
Herztöne 101
Heterozygot 204
HiB-Impfung 245
Hirnanhangsdrüse 203
Hirnblutung 65, 71, 73, 98, 138 ff.,
    174
Hirnfehlbildungen 143
Hirngefäße, Autoregulation 138
Hirnhautentzündung 216
Hirnödem 138
Hirnschädigung 180
–, hypoxische 65, 137
Hirnsklerose, tuberöse 143
Hirntod 266
Hirnventrikel 138
Hirschsprungsche Krankheit 121
HIV 218
HIV-Embryopathie 223
HIV-Virus 223
Homozygot 204
Hörtest 15, 147
HPL 5
Hufeisenniere 150
Hüftdysplasie 160
Hüftgelenk 160
Hüftluxation 133
Humerusfraktur 85
Hustenanfälle 236
Hustenmedikamente 254
Hyaline Membranen 90
Hydramnion 118
Hydronephrose 49
Hydrops 49, 170, 226
Hydrozele testis 155
Hydrozephalus 50, 129 f., 133, 140
–, vacuo 138
Hygiene 36
Hyperbilirubinämie 53, 168, 175 ff.
–, konjugierte 183
Hypertrophie 187
Hypoallergene Nahrung 29, 44
Hypocalciämie 142, 188
Hypoglykämie 27, 79, 142, 172, 185
Hypomagnesiämie 142
Hypophyse 200, 203

Hypospadie 154
Hypothalamus 200
Hypothyreose 179, 197, 200
–, vorübergehende 201
Hypotonie, muskuläre 148
Hypoxämie 53

Ichthyosis 165
Ikterus 175 ff., s.a. Hyperbilirubinämie
Ikterus, muttermilchinduzierter 27,
    179
–, pathologischer 177
–, physiologischer 176
–, verlängerter 121, 177, 201
–, verstärkter 139, 177
–, vorzeitiger 177
Immunglobulin A 22
Immunglobuline 168, 218
Immunsystem 8, 218
–, Unreife 72
Impfgegner 248
Impfplan 246 f.
Impfung, aktive 243
–, passive 243
Impressionsfraktur 86
Infektionen 142
–, Meldepflicht 243
–, pränatale 129, 218
Infektionskette 38
Infektionskrankheiten 215 ff.
Inkubator 73
Innenohr 147
Insuffizienzgefühl 24
Insulin 187
Intensivstation 259
Intensivtherapie, Beendigung 265
Intersexualität 155
Intubation 59
Ischämie 137
ITP 173

Jod 200
Jodlösung 31

Kaltlicht 182
Kalzium 188
Kardiomyopathie 115
Kariesprophylaxe 189
Käseschmiere 30
Katarakt 145, 228
Katzenschrei-Syndrom 214
Kehlkopf, Fehlbildungen 96
Kephalhämatom 82
Kernikterus 72, 180
Keuchhusten 236

Keuchhustenimpfung 245
Kinderbad 31
Kinderklinik 258
Kinderlähmung 227
Kindersitze 35
Kindertee 30
Kinderwagen 34
Kindstod, plötzlicher 115
Kleidung 33
Klinefelter-Syndrom 213
Klumpfuß 133, 158 f.
Klumpke'sche Lähmung 87
Knochensubstanz 188
Kohlenhydrat-Stoffwechsel 193
Kohortensystem 38
Kolobom 145
Kolostrum 22
Konjunktivitis 144, 232
Kopfumfang 4, 55, 133, 272 f.
Körpergewicht 274 f.
Körperlänge 4, 274 f.
Krampfanfälle 54, 75, 87, 128, 140 f., 181, 186
–, genetische 143
Krankenhausinfektionen 38
Kreislaufumstellung 6
Kretinismus 201
Kropf 202
Kryotherapie 164
Kryptorchismus 154
Kuhmilch 28
Kutis marmorata 163

Labiensynechie 155
Lactose 193
Lähmung 87
Länge, Normalwerte 274 f., 277 f.
Lanugobehaarung 12
Laryngoskop 56
Laxantia 254
Lebendimpfung 244
Lebensqualität 265
Leber, Asphyxie 65
–, Unreife 72, 175
Leberfunktion 8
Lebertransplantation 122
Lebervergrößerung 215
Leberzellschädigung 183
Leberzirrhose 193, 221, 231
Lecithin-Sphingomyelin-Verhältnis 92
Leistenbruch 124
Leistenhoden 154
Letdown-Reflex 23
Linksverschiebung 167, 173, 216
Lipidstoffwechsel 195

Lipomeningozele 137
Lippen-Kiefer-Gaumen-Spalte 117
Lippenherpes 222
Liquor 129
Listeriose 218, 235
Lues 218, 235
Lumbalpunktion 217
Lunge, Fehlbildungen 94
Lungenentzündung s. Pneumonie
Lungenfehlbildungen 65 f.
Lungenfunktion 7
Lungenhypoplasie 95, 150
Lungenreife 92
Lungenreifung 72
Lungenunreife 64
Lyell-Syndrom 237
Lymphangiom 164

Magenpförtnerkrampf 125
Magill-Zange 56
Magnesiummangel 142
Makrosomie 187
Maldeszensus testis 154
Mangelentwicklung, fetale 76
Mangelgeborene s. Dystrophie
Maschinengeräusch 107
Masern 225
Masernimpfung 246
Maskenbeatmung 66
Mastdarmlähmung 133
Mastitis 24
Mastopathie 21
Matratze 33
Medikamente, mütterliche 64, 77, 98, 142, 250
Mehrlinge 70, 78
Mekonium 8, 20
Mekoniumabgang 64
Mekoniumaspiration 67
Mekoniumileus 126
Meldepflicht, Infektionen 243
Menigozele 137
Meningitis 55, 216, 234, 239
Mikrophthalmus 145
Mikrozephalus 228, 231
Mikrozirkulation 215
Milchersatz 29
Milchküche 38
Milchpumpe 25
Milchstau 24
Milchzucker 193
Milien 20
Milieuschädigung 40
Milzvergrößerung 215
Minderwuchs 207

Mineralstoffwechsel, Defekte 196
Mongolenfleck 164
Mongolismus s. Down-Syndrom
Monitor 60
Monosomie 205, 211
Morbus Hirschsprung 121
Morbus Wilson 196
Moro-Reflex 17
Mosaik 205
Mukoviszidose 126, 196, 214
Mumps 226
Mumpsimpfung 246
Mundsoor 242
Muskelatrophie, spinale 148, 214
Muskeldystrophie, progressive 148, 214
Muskeleigenreflexe 17, 148
Muskelerkrankungen 147
Muskeltonus 11, 16, 128
Muskelverletzungen 84
Muskelzuckungen 54
Mutter-Kind-Beziehung 256
Muttermal 165
Muttermilch 21 f., 171, 174, 188, 217, 259
–, Abpumpen 24
–, Aufbewahrung 25
–, Medikamente 251 f.
–, Schadstoffe 22
Myasthenia gravis 149
Mycobakterium tuberkulosis 240
Myelomeningozele 129, 131, 153, 158

Nabel, Desinfektion 31
Nabelarterien 7
Nabelbinden 31
Nabelbruch 125
Nabelpflege 31
Nabelschnur 5
Nabelschnurbruch 122
Nabelschnurpunktion 48
Naevi 165
Nahrungszubereitung 38
Narkose, Stillzeit 254
Nasenseptum 15
–, Luxation 86
Nässepuffer 32
Natriumhypochlorid 38
Nekrotisierende Enterokolitis 123
Nervenschädigung 87
Nestschutz 36
Netzhaut 146
Neugeborenen-Gelbsucht s. Hyperbilirubinämie
Neugeborenenakne 19
Neugeborenenschuppung 19

Neugeborenes, Reifezeichen 11 ff.
–, Zustandsbeurteilung 10
Neuralrohrdefekt 131
Neurologische Untersuchung 16 f., 128
Neuromuskuläre Erkrankungen 65, 147 f.
Niere, Asphyxie 65
–, Fehlbildungen 150
–, Funktionsstörungen 153
–, Konzentrationsfähigkeit 71
–, Unreife 71
–, Transportdefekte 196
Nierenagenesie 150
Nierenfunktion 8
Niereninsuffizienz 134
Nierenversagen 153
Nierenzysten 152
Nikotin 9, 77, 255
Notfallkoffer 56
Nottaufe 263

$O_2$-Messung 60
Oberarmfraktur 85
Oberschenkelfraktur 86
Obst 30
Ohranhängsel 147, 163
Ohrform 12
Ohrinfektionen 146
Ohrknorpel 147
Omphalozele 122
Opiate 250
Opisthotonus 128, 181
Organtransplantation 136
Organunreife 70
Ortolani-Zeichen 160
Ösophagusatresie 118 f.
Ösophagusfehlbildungen 66
Osteogenesis imperfecta 158
Östriol 5
Otitis 146
Oxytocin 25

Pankreas 187
Pankreasinsuffizienz 126
Parasiten 219
Parotitis epidemica 226
Parvoviren 218, 226
Pätau-Syndrom 210
Periost 82
Pertussis 236
Pertussisimpfung 245
Perzentilen 39
Petrussa-Schema 11
Phenylalanin 190
Phenylketonurie 190, 197, 214

Phimose 155
Phosphat 188
Phototherapie 181 f.
Pierre-Robin-Syndrom 96
Pigmentflecken 165
Pilze 220
Pilzinfektionen 241
Plattfuß 160
Plazenta 4 f., 218
–, praevia 171
Plazentainsuffizienz 64, 69, 76
Plexuslähmung 87
Pneumonie 99, 216, 238
–, Chlamydien 232
Pneumothorax 60, 95, 97
Pneumozystis 243
Polioimpfung 245
Poliomyelitis 227
Polyglobulie 79, 172, 179
Polyhydramnion 118
Potter-Sequenz 150
Pränatale Diagnostik 46
Pränatale Infektionen 218
Progesteron 5
Protozoen 219
Psychopharmaka 254
Pterygium 211
Puder 32
Pulmonalstenose 108
Puls 102
Pulsfrequenz 114
Pulsoximeter 60
Puppenaugenphänomen 18
Purpura, idiopathische
    thrombopenische 173
Pylorusstenose 125

Rachitis 188 f.
Rachitisprophylaxe, „alternative" 189
Rauchen 44
Raumtemperatur 32
RDS s. Atemnotsyndrom
Reanimation 55, 63
–, kardiale 58
Rectumatresie 120
Reflexe 71, 128
Reflexerregbarkeit 11
Reflexstatus 17
Reflux, gastroösophagealer 125
Rehabilitation 134
Reisen 35
Retardierung 78
–, psychomotorische 181
Retikulozyten 167
Retinopathie 146

Rezessiv 204
Rhesusunverträglichkeit 168
Rhythmusstörungen 114
Ringelröteln 226
Risikofaktoren 51
Risikogeburt 51, 58
Rohmilch 235
Röntgen 217
Rooming-in 38
Rota-Viren 123, 229
Röteln 173, 218, 227
Röteln-Embryopathie 102, 145, 228
Rötelnimpfung 246

Sauerstoff 56, 93, 146
Sauerstoffmangel 137, 141
Saugerreinigung 38
Saugersterilisation 242
Säuglingsnahrung, hypoallergene 29
–, künstliche 28 f.
Säuglingspflege 30 ff.
Saugreflex 18
Schädelfraktur 86
Schädelnähte 14
Schadstoffe 22
Schälblasen 237
Scharlach 238
Schilddrüse 200
Schilddrüsenhormon 200 f.
Schildthorax 211
Schlüsselbein s. Clavikel
Schmerzmittel 251
Schnupfenmittel 255
Schock 141
Schuldgefühle 261
Schuppung 165
Schwammniere 152
Schweißtest 126
Schwerhörigkeit 147
Screening, TSH 202
Screening-Untersuchungen 196 f.
Seborrhoische Dermatitis 165
Sectio 82
Seife 31
Sepsis 53, 98, 153, 173, 193, 216,
    239
Shunt, ventrikuloperitonealer 130
Shuntumkehr 105
Sichelfuß 160
SIDS 115
Silbernitratlösung 145
Single ventricle 114
Sinnesorgane, Erkrankungen 144
Skoliose 161
Sojanahrungen 29

Sonnenlicht 182
Sonnenuntergangsphänomen 129
Soorpilz 241
Sozialentwicklung 39, 257
Spannungspneumothorax 97
Speicheldrüsen 226
Speicherkrankheiten 195
Spina bifida s. Myelomeningozele
Spinale Muskelatrophie 148
Sprachentwicklung 257
Spurenelemente 196
Stammhirn 139
Staphylodermie 237
Staphylokokken 165, 237
Steißbeinfistel 166
Sterilisation 38
Sternocleido-Blutung 84
Stichverletzung 224
Stillanleitung 23
Stillen 21 f.
–, Medikamente 251 f.
Stillhindernisse 27 f.
Stillpause 180
Stoffwechseldefekte 189 f.
Stoffwechselkrankheiten 185 ff.
Stoffwechselstörungen 142
Stoffwindeln 32
Storchenbiß 164
A-Streptokokken 238
B-Streptokokken 99, 238 f.
Streptokokken 238
Stridor, konnataler 96
Struma 202
Stuhlhäufigkeit 20
Subakut sklerosierende Panenzephalitis 225
Subaponeurotische Blutung 83
Subarachnoidalblutung 139
Subdurale Blutung 139
Suchreflex 18
Surfactant 90, 93
Syphilis 235
Systolikum 102

Tachykardie 64, 114
Tachypnoe 53
Tagesrhythmus 34
Taufe 263
Teilaustausch 172
Teilleistungsstörung 139
Temperaturregulation 72
Tetanie 188
Tetanus 239
Tetanusimpfung 245
Tetrazyklin 250

Thalassaemia major 171
Thalidomid 250
Theophyllin 143, 252
Thrombopenie 173
Thrombozyten 173, 217
Thyroxin 201
Tiermilchen 28
Tod 262
Totimpfstoffe 244
Totimpfung 244
Toxoid 244
Toxoplasmose 203, 218, 242
Trachea, Fehlbildungen 96
Tragebeutel 34
Tragetücher 34
Tränengangsstenose 145
Transfusion 171
–, fetofetale 171
–, fetomaternale 171
Transportinkubator 61
Transposition (TGA) 112
Trauerreaktion 262
Trimenonanämie 172
Trinkschwäche 25, 215
Trinkstörungen 54
Tripper 234
Trisomie 46, 205
Trisomie 3 102, 145, 210
Trisomie 18 102, 209
Trisomie 21 102, 110, 153, 207 f.
TSH 202
Tuberkulose 240
Tuberkulostatika 253
Tubus 59
Turner-Syndrom 102, 109, 153, 211
Tyrosin 191

Übelkeit, Medikamente 253
Umgebungsprophylaxe 44
Unreife 69, 90, 98
–, extreme 265
Unruhe 52
Unterkühlung 72, 143
Ureter, Fehlbildungen 150
Ureterozele 150
Urin 20
Urvertrauen 256
UV-Licht 181

Vakuumextraktion 82
Varizellen 218, 230
Vaseline 32
Ventilsystem s. Shunt
Ventrikelblutung 139
Ventrikelseptumdefekt (VSD) 104

Verdauungsfunktion 7, 71
Verlegung 61
Viren 219
Virusinfektion 217
Vitamin B6-Mangel 142
Vitamin D 188
Vitamin D-Prophylaxe 189
Vitamin E 146
Vitamin K-Mangel 174
Vitamin K-Prophylaxe 174
Volvulus 120
Vorhautverengung 155
Vorhofseptum 7
Vorhofseptum-Defekt (ASD) 106
Vorsorgeprogramm 43
Vorsorgeuntersuchungen 14

Wachstumskurven 277 f.
Waschen 30
Wasserkopf s. Hydrozephalus
Weichspüler 33
Werdnig-Hoffmann-Krankheit 148
Wet-lung-syndrom 94
Wiederbelebung s. Reanimation
Wiegen 24
Windeln 32

Windelsoor 242
Windpocken s. Varizellen
Wirbelsäule, Fehlbildungen 161
Wundstarrkrampf 239
Würmer 219

XO-Syndrom 211

Zahnentwicklung 117
Zange, Druckmarken 82
Zellkultur 206
Ziegenmilch 28
Zinkpaste 32
Zoster 230
Zuckungen 141
Zufütterung 23, 28 f., 78, 181, 186
Zungenbändchen 21
Zwerchfellhernie 50, 65, 95
Zwergwuchs 157
Zwillinge 24, 70, 78
Zwitter 155
Zyanose 20, 53, 101, 239
Zystennieren 152
Zystische Fibrose s. Mukoviszidose
Zytomegalie 173, 218, 231

Notizen

Notizen